不要な輸液を可視化する

ER・ICUの適正輸液

Web動画付

編集

東海大学医学部医学科総合診療学系
救命救急医学准教授
土谷飛鳥

MEDICAL VIEW

Fluid Stewardship in the ER and ICU
(ISBN 978-4-7583-2304-8 C3047)

Editor: TSUCHIYA Asuka

2025. 3. 1   1st ed

©MEDICAL VIEW, 2025
Printed and Bound in Japan

Medical View Co., Ltd.
2-30 Ichigayahonmuracho, Shinjyukuku, Tokyo, 162-0845, Japan
E-mail   ed@medicalview.co.jp

序文

　本書は，救急・集中治療における輸液療法について，最新のエビデンスと臨床経験を融合させ，実践的な解説を試みたものです。

　輸液療法は医療者が最初に学ぶ基本的治療法ですが，その再学習と実臨床での見直しの重要性は年々高まっています。その理由の 1 つとして，輸液は“薬”であるという事実をわれわれが忘れてしまいがちなことが挙げられます。輸液が“薬”である以上，ほかの薬剤と同様に明確な適応があり，適切な投与量と投与期間が存在します。しかし，多くの医療者が，この当たり前の事実を見過ごしており，輸液が漫然と投与されている現状があります。

　近年，抗菌薬適正使用プログラム（antibiotic stewardship）と同様に，輸液適正使用における監視体制 (fluid stewardship) が欧州を中心に確立され，世界的な広がりを見せています。この世界的な流れのなかで，ROSE モデル（resuscitation 期 /optimization 期 /stabilization 期 /evacuation 期）が輸液適正化の新たなコンセプトとして注目されています。過剰な輸液投与（fluid creep）を防ぎ，各期における適切な輸液反応性の評価と de-escalation，さらには de-resuscitation の重要性が認識されています。また，高度なモニタリングデバイスの開発や大規模臨床研究の進展により，従来の経験則に基づく輸液管理から，より精密で個別化された輸液戦略への転換が求められています。

　本書では，基礎的な体液生理学から，各種のショック・病態・代謝異常に対する具体的な輸液戦略まで，実臨床に即した形で解説しました。特に，最新の知見に基づく輸液管理の再学習が必要とされる現状を踏まえ，エビデンスと実践をつなぐ架け橋となることを目指しています。

　本書が救急・集中治療に携わる医療者の皆様にとって，新たな時代の輸液療法を実践するための指針となれば幸いです

2025 年 1 月

東海大学医学部医学科総合診療学系救命救急医学 准教授

土谷飛鳥

目次

執筆者一覧 ·· vii

略語集 ·· viii

第1章　輸液蘇生と最新エビデンスから考えるこれからの輸液療法

輸液の歴史とガイドライン

1-1-1　輸液製剤と開発の歴史，世界のガイドラインと輸液療法の個別化 ················ （土谷飛鳥）　　2

体液過剰が各臓器に及ぼす影響

1-2-1　過剰輸液と過度な輸液制限（体液除去）による害悪とリスク ················ （土谷飛鳥）　　8

輸液に関する世界の潮流

1-3-1　Fluid stewardship とは？ ·· （土谷飛鳥）　　10

第2章　ER・ICUにおける適正輸液を導くために必要な基礎

急性期の生理学

2-1-1　組織灌流，酸素需給バランス ·· （三浦直也）　　14

2-1-2　心拍出量，血管抵抗，血液粘稠度 ·· （三浦直也）　　19

2-1-3　体液組成と電解質：濾過，腎機能，浸透圧 ································ （三浦直也）　　24

2-1-4　内分泌ホルモン系（RAAS/バソプレシン分泌機構）と体液の出納バランス ··· （三浦直也）　　30

2-1-5　自由水クリアランス ·· （三浦直也）　　35

感染管理の原則

2-2-1　生体侵襲による eGCX 障害と感染，抗菌薬治療 ··············· （手塚宜行，岡田英志）　　38

栄養管理の原則

2-3-1　骨格筋蛋白，微量元素 ···························· （小橋紅音，中村謙介）　　42

輸液のフェーズとタイミング

2-4-1　臓器保護 ·· （三浦直也）　　48

2-4-2　末梢血管と微小循環系 ·· （三浦直也）　　52

第3章　輸液反応性の評価法とパラメータの解釈

動的指標

3-1-1　循環動態モニター装置：FloTrac®, HemoSphere™, PiCCO®, PulsioFlex® 等 …………………………………………（田上　隆）56

3-1-2　心拍出量：cardiac output(Index), stroke volume(Index) …………（田上　隆）60

3-1-3　前負荷：stroke volume variation(index), pulse pressure variation, right ventricular end-diastolic volume(index), central venous pressure …………………………………………（田上　隆）62

3-1-4　後負荷（体血管抵抗, 肺血管抵抗）：systemic vascular resistance（index）, pulmonary vascular resistance（index）…………………………（田上　隆）65

3-1-5　収縮力（左室収縮力指標, 全駆出率）：dPmx, global ejection fraction ……（田上　隆）68

3-1-6　肺血管外水分量：extravascular lung water（index）………（田上　隆）71

3-1-7　IVC（inferior vena cava）呼吸性変動 ……………………（田中　旬）75

3-1-8　VTI（velocity time integral）呼吸性変動 ………………（田中　旬）80

3-1-9　Mini-fluid challenge …………………………………………（土谷飛鳥）85

3-1-10　PLR（passive leg raising）……………………………………（土谷飛鳥）88

3-1-11　Tidal volume challenge ……………………………………（土谷飛鳥）93

3-1-12　EEOT（end-expiratory occlusion test）…………………（土谷飛鳥）99

静的指標

3-2-1　CVP（central venous pressure）………………………………（西野智哉）102

3-2-2　TRV（tricuspid regurgitant velocity）/ TRPG（tricuspid regurgitant-pressure gradient）……………（田中　旬）107

3-2-3　PCWP（pulmonary capillary wedge pressure）………………（西野智哉）113

3-2-4　GEDV（global end diastolic volume index）…………………（西野智哉）120

第4章　ROSEモデルと症例で学ぶ輸液適正化のポイント

ROSE モデルとフェーズごとに紐解く輸液のモデルケース

4-1-1　4Ds：drug/dose/duration/de-escalation ………………（土谷飛鳥）128

4-1-2　ROSE モデル：resuscitation期/optimization期/stabilization期/evacuation 期 …………………………………………（土谷飛鳥）137

病態別適正輸液

4-2-1　熱中症 …………………………………………………………（青木弘道）145

4-2-2　急性肺血栓塞栓症 …………………………………（森　大樹, 舩越　拓）151

4-2-3　くも膜下出血 ………………………………………（藤谷牧子, 井上雅人）157

4-2-4　腸閉塞 …………………………………………………………（重田健太）163

4-2-5　多発外傷からの重症感染症 …………………………………（遠藤　彰）169

4-2-6　外傷性ショック ………………………………………………（菊地　斉）175

4-2-7	敗血症性ショック	（櫻井　力，近藤　豊） 180
4-2-8	心不全増悪	（竹内一郎） 185
4-2-9	ARDS	（勝田　賢，工藤大介，久志本成樹） 188
4-2-10	COPD の急性増悪	（大田原正幸，中島幹男） 194
4-2-11	電解質異常（代謝性アシドーシス）	（大和田祐介，柳　秀高） 199
4-2-12	電解質異常（Na，K の異常）	（柳　秀高） 205
4-2-13	電解質異常（Ca，iP，Mg の異常）	（柳　秀高） 211
4-2-14	リチウム中毒	（小林憲太郎） 217
4-2-15	糖尿病関連脳症	（松岡由典） 222
4-2-16	熱傷	（土谷飛鳥） 227
4-2-17	急性腎障害	（岡田一宏） 233
4-2-18	急性膵炎	（堀部昌靖） 239
4-2-19	肝硬変と肝腎症候群	（竹内啓人） 245
4-2-20	急性肝不全と人工肝補助療法	（小暮高之，廣田衛久） 251
4-2-21	術後の腹部コンパートメント症候群	（白井邦博） 256
4-2-22	低体温療法中の輸液	（山元　良） 262
4-2-23	腫瘍崩壊症候群の予防	（沖　将行） 267
4-2-24	下部消化管穿孔からの DIC	（三次悠哉，湯本哲也） 272
4-2-25	PRES による高血圧緊急症	（榎本有希） 278
4-2-26	TACO による心原性肺水腫	（榎本有希） 283
4-2-27	急性心筋梗塞（右心不全）	（野田賢史，上岡智彦） 289
4-2-28	重症心不全からの ECPELLA（ECMO+Impella®）導入症例	（中村則人，上岡智彦） 296
4-2-29	心房細動・心原性脳梗塞	（岩崎夢大，福田怜雄） 303
4-2-30	小児の症例	（加藤宏樹） 310
4-2-31	妊産婦の症例	（折田智彦） 316
4-2-32	救急・集中治療終末期の輸液	（伊藤　香） 323
4-2-33	移植医療の輸液（ドナー管理）	（佐野秀史，弦切純也） 328

輸液プロトコル

| 4-3-1 | 輸液療法の個別化 | （土谷飛鳥） 333 |

付録

| 主な輸液製剤一覧 | （横田秀一） 336 |
| 索引 | 346 |

執筆者一覧

[編集]

土谷飛鳥	東海大学医学部医学科総合診療学系救命救急医学准教授

[執筆] (掲載順)

土谷飛鳥	東海大学医学部医学科総合診療学系救命救急医学准教授
三浦直也	東海大学医学部医学科総合診療学系救命救急医学講師
手塚宜行	岐阜大学大学院医学系研究科感染症寄附講座特任教授
岡田英志	岐阜大学大学院医学系研究科救急・災害医学分野准教授
小橋紅音	横浜市立大学附属病院集中治療部
中村謙介	横浜市立大学附属病院集中治療部准教授
田上 隆	日本医科大学救急医学准教授
西野智哉	東海大学医学部医学科総合診療学系救命救急医学
田中 旬	三井記念病院循環器内科科長
青木弘道	東海大学医学部医学科総合診療学系救命救急医学講師
森 大樹	東京ベイ・浦安市川医療センター救急・集中治療科
舩越 拓	東京ベイ・浦安市川医療センター救命救急センター長
藤谷牧子	国立国際医療研究センター病院脳神経外科
井上雅人	国立国際医療研究センター病院脳卒中センター長
重田健太	日本医科大学付属病院高度救命救急センター
遠藤 彰	総合病院土浦協同病院救命救急センター長
菊地 斉	藤沢市民病院救急科専門医長
櫻井 力	順天堂大学医学部附属順天堂医院救急科
近藤 豊	順天堂大学医学部附属順天堂医院救急科教授
竹内一郎	横浜市立大大学院医学研究科救急医学主任教授
勝田 賢	東北大学病院救急科・高度救命救急センター
工藤大介	東北大学大学院医学系研究科外科病態学講座救急医学分野准教授
久志本成樹	東北大学大学院医学系研究科外科病態学講座救急医学分野教授
大田原正幸	東京都立広尾病院救命救急センター医長
中島幹男	東京都立広尾病院救命救急センター部長
大和田祐介	東海大学医学部医学系総合診療学系総合内科学
柳 秀高	東海大学医学部医学系総合診療学系総合内科学講師
小林憲太郎	国立国際医療研究センター病院救命救急センター救急科第2救急科医長
松岡由典	神戸市立医療センター中央市民病院救急救急センター医長
岡田一宏	横浜市立大学附属市民総合医療センター高度救命救急センター
堀部昌靖	慶應義塾大学医学部内科学 (消化器)
竹内啓人	東京医科大学消化器内科講師
小暮高之	東北医科薬科大学消化器内科准教授
廣田衛久	東北医科薬科大学消化器内科教授
白井邦博	香川県立中央病院救急部・救命救急センター部長
山元 良	慶應義塾大学医学部救急医学
沖 将行	東海大学医学部医学系総合診療学系総合内科学准教授
三次悠哉	岡山市立市民病院外科
湯本哲也	岡山大学学術研究院医歯薬学域救命救急・災害医学講座講師
榎本有希	筑波大学医学医療系救急・集中治療学講師
野田賢史	東海大学医学部医学科内科学系循環器内科学
中村則人	東海大学医学部医学科内科学系循環器内科学講師
上岡智彦	東海大学医学部医学科内科学系循環器内科学講師
岩崎夢大	済生会宇都宮病院救急・集中治療科
福田怜雄	済生会宇都宮病院救急・集中治療科
加藤宏樹	国立成育医療研究センター手術・集中治療部集中治療科
折田智彦	済生会横浜市東部病院産婦人科医長／救命救急センター
伊藤 香	帝京大学医学部外科学講座Acute Care Surgery部門長・病院准教授
佐野秀史	東京医科大学八王子医療センター救命救急センター講師
弦切純也	東京医科大学八王子医療センター救命救急センター准教授
横田秀一	東海大学医学部付属病院薬剤部薬科

略語集

略称	欧名（フルスペル）	和名
A		
ACE	angiotensin-converting enzyme	アンジオテンシン変換酵素
ACS	abdominal compartment syndrome	腹部コンパートメント症候群
ACTH	adrenocorticotropic hormone	副腎皮質刺激ホルモン
ADH	antidiuretic hormone	抗利尿ホルモン
AKI	acute kidney injury	急性腎障害
ANP	atrial natriuretic peptide	心房性ナトリウム利尿ペプチド
APTT	activated partial thromboplastin time	活性化部分トロンボプラスチン時間
ARB	angiotensin receptor blocker	アンジオテンシンⅡ受容体拮抗薬
ARDS	acute respiratory distress syndrome	急性呼吸窮迫症候群
ARNI	angiotensin receptor-neprilysin inhibitor	アンジオテンシン受容体ネプリライシン阻害薬
ATC	acute traumatic coagulopathy	急性外傷性凝固障害
ATN	acute tubular necrosis	急性尿細管壊死
B		
BMR	basal metabolic rate	基礎代謝率
BNP	brain natriuretic peptide	脳性ナトリウム利尿ペプチド
C		
CART	cell-free and concentrated ascites reinfusion therapy	腹水濾過濃縮再静注法
CDI	central diabetes insipidus	中枢性尿崩症
CHDF	continuous hemodiafiltration	持続的血液濾過透析
CI	cardiac index	心係数
CKD	chronic kidney disease	慢性腎臓病
CO	cardiac output	心拍出量
COPD	chronic obstructive pulmonary disease	慢性閉塞性肺疾患
CRRT	continuous renal replacement therapy	持続的腎代替療法
CRT	capillary refill time	毛細血管再充満時間
CVP	central venous pressure	中心静脈圧
D		
DCI	delayed cerebral ischemia	遅発性脳虚血
DIC	disseminated intravascular coagulation	播種性血管内凝固
DKA	diabetic ketoacidosis	糖尿病性ケトアシドーシス
DO_2	oxygen delivery	酸素供給量
DVT	deep vein thrombosis	深部静脈血栓症
E		
ECF	extracellular fluid	細胞外液
ECMO	extracorporeal membrane oxygenation	体外式膜型人工肺
ECUM	extracorporeal ultrafiltration method	体外限外濾過法
EEOT	end-expiratory occlusion test	呼気終末閉塞テスト
eGCX	endothelial glycocalyx	血管内皮グリコカリックス
EGL	endothelial glycocalyx layer	血管内皮グリコカリックス層
ELWI	extravascular lung water index	肺血管外水分量指数
EVLW	extra vascular lung water	肺血管外水分量
G		
GDFT	goal-directed fluid therapy	目標指向型輸液管理
GEDV	global end-diastolic volume	心臓拡張末期容積
GEDVI	global end-diastolic volume index	心臓拡張末期容積指数
GEF	global ejection fraction	全駆出率
GFR	glomerular filtration rate	糸球体濾過率
H		
HES	hydroxyethyl starch	ヒドロキシエチルデンプン含有製剤（HES製剤）
HHS	hyperosmolar hyperglycemic syndrome	高浸透圧高血糖症候群
HRS	hepatorenal syndrome	肝腎症候群
I		
IAP	intra-abdominal pressure	腹腔内圧
ICF	intracellular fluid	細胞内液
ICU-AW	ICU acquired weakness	ICU獲得筋力低下
IPPV	invasive positive pressure ventilation	侵襲的陽圧換気
ITTV	intrathoracic thermal volume	胸腔内熱量容積
IVC	inferior vena cava	下大静脈
L		
LAP	left arterial pressure	左房圧
LOS	low output syndrome	低心拍出症候群
LVEDP	left ventricular end-diastolic pressure	左室拡張末期圧
LVEDV	left ventricular end-diastolic volume	左室拡張末期容積
LVOT	left ventricular outflow tract	左室流出路
LVOT-VTI	left ventricular outflow tract velocity time integral	左室流出路速度時間積分値

	略称	欧名（フルスペル）	和名
M	MAP	mean arterial pressure	平均動脈圧
	MCS	mechanical circulatory support	機械的補助循環
	MCTD	mixed connective tissue disease	混合性結合組織病
	MPP	mean perfusion pressure	平均灌流圧
	MRA	mineralocorticoid receptor antagonist	ミネラルコルチコイド受容体拮抗薬
	MTP	massive transfusion protocol	大量輸血プロトコル
N	NPPV	non invasive positive pressure ventilation	非侵襲的陽圧換気
	NST	non stress test	ノンストレステスト
O	O_2ER	O2 extraction ratio	酸素抽出率
	OAM	open abdominal management	腹部開放管理
P	PAC	pulmonary artery catheter	肺動脈カテーテル
	PAOP	pulmonary artery occlusion pressure	肺動脈閉塞圧
	PAWP	pulmonary artery wedge pressure	肺動脈楔入圧
	PCAS	post-cardiac arrest syndrome	心停止後症候群
	PCV	pressure control ventilation	従圧式換気
	PCWP	pulmonary capillary wedge pressure	肺毛細血管楔入圧
	PEEP	positive end-expiratory pressure	呼気終末陽圧
	PH	pulmonary hypertension	肺高血圧症
	PI	perfusion index	灌流指数
	PLR	passive leg raising	受動的下肢挙上
	PPI	proton pump inhibitor	プロトンポンプ阻害薬
	PPV	pulse pressure variation	脈圧変動
	PRES	posterior reversible encephalopathy syndrome	可逆性後頭葉白質脳症
	PTE	pulmonary thromboembolism	急性肺血栓塞栓症
	PVPI	pulmonary vascular permeability index	肺血管透過性指数
	PVR	pulmonary vascular resistance	肺血管抵抗
R	RAAS	reninangiotensin-aldosterone system	レニン―アンジオテンシン―アルドステロン系
	RAP	right arterial pressure	右房圧
	RVEDV	right ventricular end-diastolic volume	右室拡張末期容積
	RVEDVI	right ventricular end-diastolic volume	右室拡張末期容積指数
S	SAH	subarachnoid hemorrhage	くも膜下出血
	SBP	spontaneous bacterial peritonitis	特発性細菌性腹膜炎
	SGLT2	sodium-glucose cotransporter 2	ナトリウム・グルコース共輸送体2
	SIDH	syndrome of inappropriate secretion of antidiuretic hormone	抗利尿ホルモン不適切分泌症候群
	SSCG	surviving sepsis campaign guidelines	敗血症診療国際ガイドライン
	SV	stroke volume	1回拍出量
	SVC	superior vena cava	上大静脈
	SVI	stroke volume index	1回心拍出量指数
	SvO_2	mixed venous oxygen saturation	混合血酸素飽和度
	SVR	systemic vascular resistance	全身血管抵抗
	SVRI	systemic vascular resistance Index	全身血管抵抗指数
	SVV	stroke volume variation	1回拍出量変動
T	TACO	transfusion–associated circulatory overload	輸血関連循環過負荷
	TAPSE	tricuspid annular plane systolic excursion	三尖弁輪収縮期移動距離
	TLS	tumor lysis syndrome	腫瘍崩壊症候群
	TPTD	transpulmonary thermodilution	経肺熱希釈法
	TPV	total pulmonary volume	全肺容積
	TRALI	transfusion–related acute lung in jury	輸血関連急性肺障害
	TRPG	tricuspid regurgitation pressure gradient	三尖弁逆流圧較差
	TRV	tricuspid regurgitation velocity	三尖弁逆流最大速度
	TTM	targeted temperature management	体温管理療法
V	VAP	ventilator-associated pneumoniae	人工呼吸器関連肺炎
	VCV	volume control ventilation	従量式換気
	VO_2	oxygen consumption	酸素消費量
	VR	vascular resistance	血管抵抗
	VTI	velocity time integral	速度時間積分値

動画視聴方法

　本書の内容に関連した動画をメジカルビュー社のホームページでストリーミング配信しております。解説と関連する動画のある箇所にはQRコードを表示しています。下記の手順でご利用ください（下記はパソコンで表示した場合の画面です。スマートフォンで見た場合の画面とは異なります）。

※動画配信は本書刊行から一定期間経過後に終了いたしますので，あらかじめご了承ください。

1 動画配信ページにアクセスします。
https://www.medicalview.co.jp/movies/

2 表示されたページにある本書タイトルをクリックします。次のページで，本書タイトル付近にある「動画視聴ページ」ボタンを押します。

3 パスワード入力画面が表示されますので，利用規約に同意していただき，右記のパスワードを半角で入力します。

4 本書の動画視聴ページが表示されます。視聴したい動画のサムネイルをクリックすると動画が再生されます。

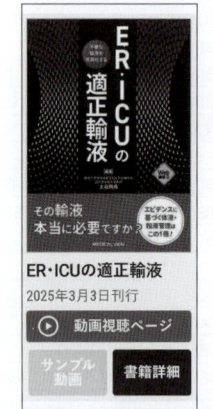

スマートフォンやタブレット端末では，QRコードから **3** のパスワード入力画面にアクセス可能です。その際はQRコードリーダーのブラウザではなく，SafariやChrome，標準ブラウザでご覧ください。

パスワード
82263343

動作環境

下記は2025年2月時点での動作環境で，予告なく変更となる場合がございます。

●Windows
OS：Windows 11/10（JavaScriptが動作すること）
ブラウザ：Edge・Chrome・Firefox 最新バージョン

●Macintosh
OS：13/12/11（JavaScriptが動作すること）
ブラウザ：Safari・Chrome・Firefox 最新バージョン

●スマートフォン，タブレット端末
2025年2月時点で最新のiOS端末では動作確認済みです。Android端末の場合，端末の種類やブラウザアプリによっては正常に視聴できない場合があります。動画を見る際にはインターネットへの接続が必要となります。パソコンをご利用の場合は，2.0Mbps以上のインターネット接続環境をお勧めいたします。また，スマートフォン，タブレット端末をご利用 の場合は，パケット通信定額サービス，LTE・Wi-Fiなどの高速通信サービスのご利用をお勧めいたします（通信料はお客様のご負担となります）。
QRコードは（株）デンソーウェーブの登録商標です。

第1章

輸液蘇生と最新エビデンスから考えるこれからの輸液療法

輸液の歴史とガイドライン

輸液製剤と開発の歴史, 世界のガイドラインと輸液療法の個別化

図 輸液の歴史でみるキーポイントと今後の流れ

1. 人類史上初めて輸液をヒトに投与したのは, コレラの大流行時

2. リンゲル液は, 水道水から発明された

3. 日本人はアルブミンに縁がある

4. 初期蘇生輸液における世界のガイドラインの共通推奨項目は, 以下の3つ
   1) 晶質液の使用
   2) HES の非使用
   3) 大量輸液ではなく等張アルブミン製剤 (4～5%) の使用

5. ガイドラインから個別化医療へシフトさせる必要がある

輸液製剤と開発の歴史

▶輸液の始まり

歴史上, 人間の静脈に輸液を投与した始まりは, 1832年 (今から約190年前), コレラの大流行のときである。スコットランドの医師 Thomas Aitchison Latta 博士 (図1) が, "6パイント (約3,400mL) の水に塩と炭酸ソーダ2スクラップを混ぜた液体"を静脈注射することで多くの患者が救われた。それ以前にも, 医師たちは静脈内輸液療法の有益性を推測していたが, 誰も試したことはなかった。1832年になってようやく, 静脈内輸液投与を行い, 素晴らしい成果を納めたのだが, この治療法は Latta 博士の死後, 姿を消した。その主な理由は, 医学界の懐疑論, その時代の生化学や生理学の知識の欠如, 患者選択の不適切さなどであった[1]。

図1 Thomas Aitchison Latta 博士

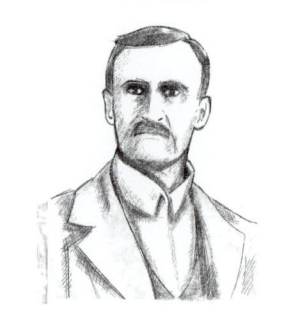

▶水道水から生まれたリンゲル液

▌Sydney Ringer 博士による実験

　次に輸液が世界の歴史に登場するのは，1882 〜 1885 年（今から約 140 年前），イギリスの生理学者・内科医 Sydney Ringer 博士（図2）がカエル心臓の灌流実験を行ったときである（図3）。カエルの心臓を体外に取り出して，血漿に近い成分の溶液に漬けることで，カエルの心臓が体外でも鼓動を続けることを発見したのである。それまでは，蒸留水 + NaCl = 生理食塩液を作成して使用していたのだが，あるとき，助手が蒸留水を切らしてしまった。Ringer 博士はやむなく水道水を使用してみたところ，生理食塩液よりもはるかに心臓は動き続けたのである。この発見（観察）を契機として，この水道水に含まれる成分を分析したところ，NaCl（塩化ナトリウム）以外にも，Ca^{2+}（カルシウムイオン），Mg^{2+}（マグネシウムイオン），K^+（カリウムイオン）などのミネラルが豊富に含まれており，これが心臓にとってよい効果を生み出していることを発見した[2]。ここから開発されたのがリンゲル液であり，今の輸液の基礎となっている。

図2　Sydney Ringer 博士

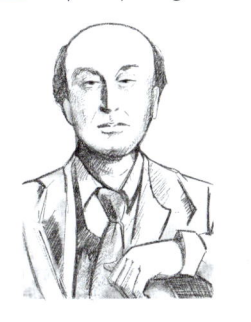

図3　カエル心臓の灌流実験

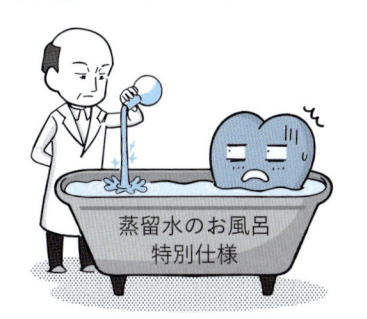

蒸留水のお風呂
特別仕様

水道水のお風呂

▌Alexis Frank Hartmann 博士による改良

　さらに時代は進み，1932 年（今から約 90 年前）アメリカの小児科医 Alexis Frank Hartmann 博士（図4）が，先述のリンゲル液に乳酸を加えて改良したのが乳酸リンゲル液（ラクテック®）である[3]。今でも現役で使用されている輸液である。開発論文のなかで，Hartmann 博士は乳酸リンゲル液が代謝性アシドーシスの治療になんらかの効果があることを世界で初めて報告している。興味深いのは，乳酸リンゲル液よりもずいぶん昔に重炭酸ナトリウム入りの輸液，今でいうところのビカーボン®（重炭酸リンゲル液）が開発されていたのだが，当時の技術では安定化させることができず，多くの有害事象が発生したため，歴史から姿を消したことである。ご存知のとおり，今日では遅れてではあるが市販されて医療界に流通している。

図4　Alexis Frank Hartmann 博士

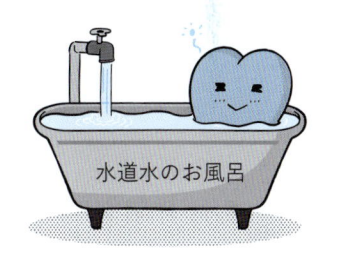

▶真珠湾攻撃がきっかけで実証されたアルブミン製剤

　最後にアルブミン製剤について触れる。実はわれわれ日本人と非常につながりが深い。ヒトアルブミンは，1940 年代に E. Cohn 博士によって臨床使用のために初めて精製された[4]。まだ実証実験前であったが，1941 年，日本時間の 12 月 8 日に，日本海軍第一航空艦隊がアメリカ海軍太平洋艦隊の根拠地であるオアフ島の真珠湾を奇襲攻撃（図5）し，多数の海軍将兵が死傷した。翌 12

月8日，医学研究委員会の議長からCohn博士に電話があり，すぐに真珠湾に送れるアルブミンがあるかを問われた。臨床試験用に用意されていたアルブミンは，その夜のうちに真珠湾に空輸され，火傷を負った7人の患者がヒトアルブミンで治療され，一命を取り留めた。こうして，最初のアルブミン製剤，実質的には初めての血液製剤は臨床試験前に，その効果が戦場で実証されることとなった[5]。この最初の成功を受けて，第二次世界大戦の残りの期間には，ヒトアルブミンがショック患者の治療に使用されることとなった。なんとも歴史の重みを感じるエピソードである。

図5 真珠湾攻撃

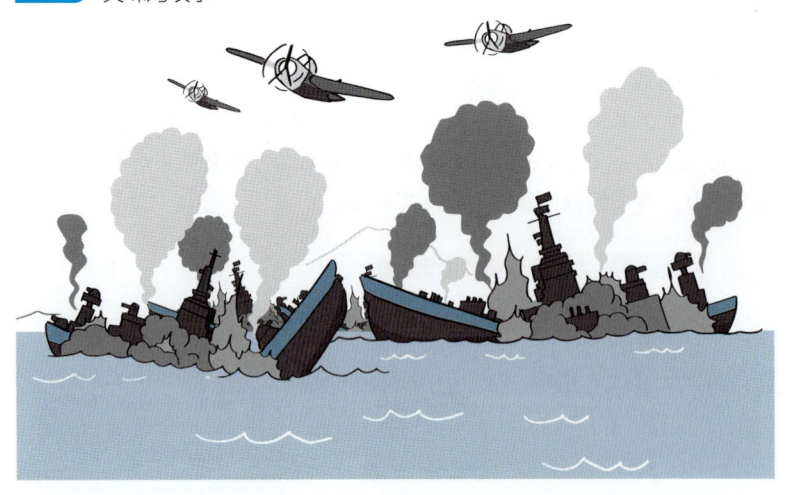

世界のガイドライン

輸液の始まりがわかったところで，今度は輸液に関する世界の最新のエビデンス，すなわちガイドラインを眺めてみよう。**表1**に蘇生輸液に関する世界のガイドラインの推奨を示す[6-8]。いずれのガイドラインも共通して推奨している項目は，1）初期蘇生輸液には，晶質液を使用する。2）スターチ（hydroxyethyl starch：HES）を使用しない。3）大量の晶質液を必要とする場合には等張アルブミン製剤（4〜5%）の投与を行う，の3点である。この3点はほぼ世界的なスタンダードであるが，初期蘇生輸液の投与速度（量）に関しては，欧州と米国で方向性が異なっている。米国は『最初の3時間以内に晶質液を最低30mL/kg投与する（体重60kgならば1,800mL以上，時間600mL/時以上）』ことを推奨しているが，欧州ではそれよりも少ない量（500mL）を短時間（15分未満）でボーラス投与し，その後は輸液の反応性をみながら追加投与することを推奨している。日本では米国の流れを踏襲している感があり，「血管内容量減少のある敗血症の初期輸液は，循環血液量を適正化することを目標とし，3時間以内に晶質液30mL/kg以上の投与を要することがある。ただし，過剰な輸液による害も報告されている」と，投与量そのものは米国集中治療医学会と欧州集中治療医学会が合同で策定した敗血症診療国際ガイドラインであるSSCG2021（surviving sepsis campaign：international guidelines for management of sepsis and septic shock 2021）に合わせている。しかし，それ以降に発表されたエビデンスも参考にして，過剰輸液の弊害に対する注意喚起も盛り込まれている。まさに，この投与量（投与速度）に関しては，近年過剰輸液の弊害のエビデンスが多く，画一型の輸液戦略から輸液療法の個別化を目指す方向にシフトしている。これらを受けて，今後のSSCGの改定でも変更されると思われる。

表1　蘇生輸液に関する世界のガイドライン推奨一覧

ガイドライン (Quality Indicators)	発行年	発行国	推奨	エビデンスレベル	ステートメント
日本版敗血症診療ガイドライン2024年版 (J-SSCG2024)	2024	日本	GRADE 2C	低	敗血症の初期輸液療法に生理食塩液と比較して調整晶質液の投与を行うことを弱く推奨する
			GRADE 2B	中	敗血症に対して，晶質液を用いた標準治療に反応せず大量の晶質液を必要とする場合には，初期輸液に等張アルブミン製剤（4〜5%）の投与を行うことを弱く推奨する
			GRADE 1B	中	敗血症に対して，人工膠質液の投与を行わないことを強く推奨する
			Background Questions	—	血管内容量減少のある敗血症の初期輸液は，循環血液量を適正化することを目標とし，3時間以内に晶質液 30mL/kg 以上の投与を要することがある。ただし，過剰な輸液による害も報告されている
			GRADE 2C	低	循環動態が安定した敗血症では，低灌流による臓器障害に十分注意しつつ，制限的輸液管理を行うことを弱く推奨する。付帯事項：低灌流は，皮膚所見（斑状皮膚や末梢チアノーゼなど），バイタルサイン，毛細血管再充満時間，血中乳酸値，尿量などを用いて総合的に判断する
			Future Research Question	低	敗血症性ショックに対する初期輸液に高張アルブミン製剤（20〜25%）を用いるか？は今後の課題である
			Background Questions	—	小児敗血症に対しての初期輸液投与法として，調整晶質液に対する反応を評価しながら 10〜20mL/kg ずつボーラス投与を反復する方法がある。輸液過剰を示唆する臨床所見や輸液に対する反応の鈍化があれば，初期輸液中断の参考になる。特に心不全を合併している場合などはボーラス量や投与速度に注意を要する。輸液速度や輸液量の上限について提示できる情報はない
surviving sepsis campaign: international guidelines for management of sepsis and septic shock 2021 (SSCG2021)	2021	米・欧	弱い	低	敗血症に惹起された低灌流状態からの蘇生には，最初の3時間以内に晶質液を最低 30mL/kg 投与することを提案する
			弱い	低	敗血症や敗血症性ショックの成人に対する初期蘇生輸液負荷は，身体所見や静的な指標だけではなく動的な指標も参考にして行うことを提案する
			強い	中	敗血症または敗血症性ショックの成人に対して，蘇生の第一選択輸液として晶質液を用いることを推奨する
			弱い	中	敗血症または敗血症性ショックの成人に対して，大量の晶質液を投与された患者には晶質液のみを使用するよりもアルブミンを使用することを提案する
			強い	高	敗血症または敗血症性ショックの成人に対して，蘇生にスターチを使用しないことを推奨する
			弱い	中	敗血症および敗血症性ショックの成人に対して，蘇生にゼラチンを使用しないことを提案する
			—	—	敗血症および敗血症性ショックの患者で，初期蘇生後に依然として低灌流および体液量減少の徴候が認められる患者において，蘇生の最初の24時間における制限的輸液戦略と非制限的輸液戦略の使用に関する推奨を出すには，エビデンスが不十分である
national institute for health and clinical excellence-intravenous fluid therapy in adults in hospital (CG174)	2017	欧	—	—	患者が点滴による輸液蘇生を必要とする場合，Na濃度が 130〜154mmol/L の範囲の晶質液を使用し，15分未満で 500mL のボーラス投与を行う
			—	—	テトラスターチ（ヒドロキシエチルデンプン）は輸液蘇生に使用しない
			—	—	重症敗血症の患者に限り，4〜5% のヒトアルブミン溶液を輸液蘇生に使用することを検討する

輸液療法の個別化

　最後に輸液療法の個別化戦略について解説する。ガイドラインは一般的には，RCTなどのエビデンスを集約したものであるが，RCTは平均的な処置効果のみを算出している。つまり，ある治療に関して，効果がある人，ない人，むしろ害になる人もいる。これら全員の効果を平均することでその治療は"効果がある"あるいは"効果がない"と算出される。このような，対象者により治療効果に違いがあることを治療効果の異質性とよぶ。つまり，治療効果の異質性がありながら，平均的な治療効果をまとめたものがガイドラインである。従って，ガイドラインは万人に当てはまるものではない。ゆえに，われわれは目の前の個人に対して，その患者がガイドラインの推奨に当てはまるのか，当てはまらないのかを吟味する必要がある。

　これらの観点から，「敗血症患者の初期蘇生における介入を個別化するための20の推奨事項」をまとめた論文を紹介する[9]。これは，国際的な集中治療医として著名なJean-Louis Vincentらのグループが提案しているものであり，SSCG2021やそのほかのガイドラインに最大限の敬意を払いつつ，それでも治療を個別化する必要性があることを訴えている。そのなかから輸液に関する項目を抜粋する。

「われわれのグループは，
1. 初期輸液蘇生の個別化を推奨する。輸液必要量は大幅に異なるため（敗血症の感染源と既存の心血管機能に依存），すべての患者に単一の公式を適用することはできない。これは特に最初の3時間以内に少なくとも30mL/kgの輸液を投与するという提案にも当てはまる。併存疾患のない若年患者が，重度の心臓病や腎臓病をもつ虚弱な高齢患者よりも大量の輸液投与に耐えられる可能性が高いことを考慮するべきである。
2. 動的な負荷試験を用いた輸液療法の個別化を推奨する。脈圧変動（pulse pressure variation：PPV）または1回拍出量変動（stroke volume variation：SVV）の評価は，自発呼吸のない深く鎮静された人工呼吸管理患者でのみ可能である。そのため，輸液負荷試験や受動的下肢挙上などの代替方法がより広く適用可能であり，これらを使用することを考慮するべきである。
3. 投与する静脈内輸液の種類の個別化を推奨する。例えば，重度の低アルブミン血症を伴う浮腫患者や晶質液への非反応性患者ではアルブミン投与を考慮する必要がある。
4. 生理食塩液を投与する場合は塩化物レベルのモニタリングを推奨する。生理食塩水を禁止すべきではないが，生理食塩液の自由な投与は高$NaCl$血症をもたらし，これが代謝性アシドーシスと腎機能障害の悪化をもたらす可能性があることを念頭に置く必要がある」

　このように，われわれはガイドラインのような"one size fits all"の推奨から，個別化医療へシフトする必要がある。最後にEvidence Based Medicineの父，David Sackettの言葉を引用したい。

「優れた医師は，個々の臨床的専門知識と最良のエビデンスの両方を利用するが，どちらか一方だけでは十分ではない。臨床的専門知識がなければ，診療はエビデンスに支配される危険性がある。優れたエビデンスであっても，個々の患者には適用できない（不適切な）場合があるからである。また，最新の最良のエビデンスがなければ，診療は急速に時代遅れになり，患者に不利益をもたらす危険性がある。エビデンスに基づく医療は，いわゆる『お仕着せ』の医療ではない。エビデンスは参考にはなるが，個々の臨床専門知識に取って代わることは決してできない。そして，エビデンスが個々の患者に適用できるかどうか，また適用できる場合，どのように臨床判断として統合すべきかを決定するのは専門知識なのである[10]」

輸液投与最適化に向けての心得

　コレラの大流行に始まるヒトへの輸液の投与は，カエルの心臓実験を経て確立した。われわれは歴史を学ぶとともに，最先端のエビデンスと知識を目の前の患者に適応させなければならない。ガイドラインという世界のスタンダードケアを知りながら，実際には個別に治療を行っているということを忘れてはならない。

文献

1) Janakan G, Ellis H: Dr Thomas Aitchison Latta（cl796-1833）: pioneer of intravenous fluid replacement in the treatment of cholera. J Med Biogr 2013; 21: 70-74.
2) jphysiol02460-0036.pdf. Accessed July 15, 2023. https://www.ncbi.nlm.nih.gov/pmc/articles/PMC1484842/pdf/jphysiol02460-0036.pdf
3) Hartmann AF, Senn MJE: STUDIES IN THE METABOLISM OF SODIUM r-LACTATE. I. RESPONSE OF NORMAL HUMAN SUBJECTS TO THE INTRAVENOUS INJECTION OF SODIUM r-LACTATE. J Clin Invest 1932; 11: 327-335.
4) Cohn EJ, Oncley JL, Strong LE, et al: CHEMICAL, CLINICAL, AND IMMUNOLOGICAL STUDIES ON THE PRODUCTS OF HUMAN PLASMA FRACTIONATION. I. THE CHARACTERIZATION OF THE PROTEIN FRACTIONS OF HUMAN PLASMA. J Clin Invest 1944; 23: 417.
5) Myburgh JA, Mythen MG: Resuscitation Fluids. N Engl J Med 2013; 369: 1243-1251.
6) 日本集中治療医学会，日本救急医学会：日本版敗血症診療ガイドライン 2024（J-SSCG2024）.
7) NICE Guideline_Intravenous fluid therapy in adults in hospital. https://www.nice.org.uk/guidance/cg174（2024年10月閲覧）
8) Evans L, Rhodes A, Alhazzani W, et al: Surviving sepsis campaign: international guidelines for management of sepsis and septic shock 2021. Intensive Care Med 2021; 47: 1181-1247.
9) Vincent JL, Singer M, Einav S, et al: Equilibrating SSC guidelines with individualized care. Crit Care 2021; 25: 397.
10) Sackett DL, Rosenberg WMC, Gray JAM, et al: Evidence based medicine: what it is and what it isn't. BMJ 1996; 312: 71-72.

1

輸液蘇生と最新エビデンスから考えるこれからの輸液療法

体液過剰が各臓器に及ぼす影響

過剰輸液と過度な輸液制限（体液除去）による害悪とリスク

Key Slide Case まとめ

図　過剰輸液を予防する心得

1. 体液貯留症候群は予後不良と関連
2. 輸液は薬剤
3. 浮腫は薬剤の過剰投与

はじめに

　輸液投与は，重症患者の治療において最も一般的な介入の1つであるが，議論が尽きない。輸液の種類・量・投与タイミング（輸液中止タイミング）などいまだに物議を醸している[1,2]。

過剰輸液の害悪とリスク

　敗血症性ショックに代表されるショック患者の治療では，必然的にある程度の塩分と水分の過負荷が生じる。これは，血管内容量の回復，心拍出量の増加，酸素供給の向上，組織の酸素化改善を目的とした初期の輸液蘇生による副作用である。このショック期には，毛細血管の透過性が亢進し，大量の体液が血管外に漏出し，間質性浮腫が生じているにもかかわらず，さらなる輸液投与が必要となることもしばしばある。また，蘇生のフェーズを離脱した時期においても，維持液，栄養輸液，薬剤の割水など，大量の水分を投与することでも，塩分と水分の過負荷が生じる。これらすべての結果として，全身性浮腫や臓器浮腫を引き起こし，臓器機能障害，最終的には臓器不全を引き起こす（**表1**）。このような輸液を投与しすぎることによる弊害（体液貯留症候群：fluid accumulation syndrome）は，さまざまな予後不良と関連している[3,4]。実際，体液蓄積が10%を超えると予後が悪化することから，この10%という値がいかなる段階においても体液過剰を定義する基準値となっている[5]。

　従って，ショックの治療には，累積輸液バランスを減らすためのあらゆる努力が含まれるべきであり，そのためには，常に"輸液は薬剤であり，浮腫は薬物の過剰投与により生じている"ということを心に留めておかなければならない。

表1 体液過剰による各種臓器障害

臓器	体液過剰により及ぼされる影響	臓器	体液過剰により及ぼされる影響
腎臓	・腎臓の間質の浮腫 ・腎静脈圧上昇 ・腎血流低下 ・間質圧の上昇 ・水と Na の蓄積 ・尿毒症 ・糸球体濾過量の低下 ・腎コンパートメント症候群	呼吸器	・肺浮腫 ・胸水貯留 ・肺外水分量の増加 ・肺容量の低下 ・呼吸仕事量の増加
肝臓	・肝うっ血 ・肝合成能低下 ・胆汁うっ滞 ・チトクローム P450 活性の低下 ・肝コンパートメント症候群	中枢神経系	・脳浮腫 ・認知障害 ・せん妄 ・脳圧の上昇
胃・消化管	・腹水の増加 ・腸管浮腫 ・吸収不良 ・イレウス ・腹腔内圧上昇 ・腸管透過性亢進 ・バクテリアルトランスロケーション亢進 ・内臓微小循環障害	腹壁	・組織浮腫 ・腹壁創傷治癒遅延 ・創部感染 ・圧潰瘍 ・腹壁コンプライアンス低下
循環器	・心筋浮腫 ・心筋伝導障害 ・心筋収縮障害 ・拡張障害 ・心嚢液貯留		

過度な輸液制限（体液除去）による害悪とリスク

　逆に，輸液を制限しすぎる，もしくは体液除去をし過ぎると，ショックが遷延し，血管内容量が回復せず（血管内脱水に陥り），心拍出量が低下し，酸素供給も低下し，組織の酸素化が悪化する。心臓は容易に心房細動を引き起こし，さらに循環不全に陥る。従って，輸液を制限し過ぎても体液除去し過ぎてもよくない。

文献

1) de Carvalho EB, Battaglini D, Robba C, et al: Fluid management strategies and their interaction with mechanical ventilation: from experimental studies to clinical practice. Intensive Care Med Exp 2023; 11: 44.

2) Malbrain MLNG, Van Regenmortel N, Saugel B, et al: Principles of fluid management and stewardship in septic shock: it is time to consider the four D's and the four phases of fluid therapy. Ann Intensive Care 2018; 8: 66.

3) Duchesne JC, Kaplan LJ, Balogh ZJ, et al: Role of permissive hypotension, hypertonic resuscitation and the global increased permeability syndrome in patients with severe hemorrhage: adjuncts to damage control resuscitation to prevent intra-abdominal hypertension. Anestezjol Intensywna Ter 2015; 47: 143-155.

4) Myatra SN, Prabu NR, Divatia JV, et al: The Changes in Pulse Pressure Variation or Stroke Volume Variation After a "Tidal Volume Challenge" Reliably Predict Fluid Responsiveness During Low Tidal Volume Ventilation*. Crit Care Med 2017; 45: 415.

5) Vaara ST, Korhonen AM, Kaukonen KM, et al: Fluid overload is associated with an increased risk for 90-day mortality in critically ill patients with renal replacement therapy: data from the prospective FINNAKI study. Crit Care 2012; 16: R197.

輸液蘇生と最新エビデンスから考えるこれからの輸液療法

輸液に関する世界の潮流

Fluid stewardshipとは？

図 輸液に関する世界の潮流を読み解くポイント

1. 抗菌薬適正使用における監視制度（antibiotic stewardship）と同じように，輸液適正使用における監視制度（fluid stewardship）が存在し，欧州を中心に広がっている。

2. Fluid stewardshipの動きを推奨している団体が，The International Fluid Academy（IFA）という団体である。

3. Fluid stewardship とは，輸液を適切に使用し，臨床転帰を最適化することである。

4. Fluid stewardshipを病院全体として導入することで，輸液使用量を38%減少させ，臨床転帰も改善させた施設もある。また，国全体として取り組んでいる国家も存在する。

適正使用の監視制度

　抗菌薬適正使用における監視制度（antibiotic stewardship）」という制度と概念をご存知だろうか？ "抗菌薬を適正に使用し，それを第三者が外部から監視することで，使用者にさらなる適正使用を促そう" という制度である。制度の具体的な内容は知らなくても，「抗菌薬の適正使用」という言葉は聞き馴染みがあると思う。これは，なんらかの感染があったときに，1）まず感染源を除去して，2）抗菌薬を選択し，3）適切な量を投与し，4）なるべく短期間で使用する。そして，5）培養の結果が出たらそれに合わせて抗菌薬のスペクトラムを狭めていく（de-escalation）という制度である。一方，監視する側の活動には馴染みがないかもしれない。6）耐性菌のサーベイランスをしてモニタリングを行い，7）抗菌薬使用に関するスタッフ教育を行い，8）他職種でどのように感染（抗菌薬使用）をサポートしていくか検討し，9）施設内での感染予防対策を行う。これらの監視作業は，一般的に感染対策室が行っている。読者の皆さんは（筆者もだが）感染対策室と聞くと，「少々面倒なことをいわれる…」とネガティブな感想をもつかもしれないが，院内・地域にとってはとても重要な役割を担っており，抗菌薬が適切に使用されているかどうかを監視し，適切な使用を促す役割を果たしている。

そして，これと同じような制度「輸液適正使用における監視制度（fluid stewardship）」が欧州を中心に広がっている。すなわち"輸液を適正に使用し，それを第三者が外部から監視しよう"という制度である。この動きを推奨している団体が，The International Fluid Academy（IFA）という団体であり，ESICU（The European Society of Intensive Care Medicine：ヨーロッパ集中治療医学会。ヨーロッパにおける集中治療分野の主要な医学団体であり，120カ国以上に会員をもつ世界的な組織）である。この団体による公式ジャーナルが『Intensive Care Medicine』（Impact Factor 38.9，集中治療分野で世界ランク1～2位）であり，世界のオピニオンリーダー的存在である。IFAはこのESICUの主要メンバーから構成されており，fluid stewardship という概念（図1）を世界に向けて発信している。

図1 Antibiotic stewardship と fluid stewardship の概念図

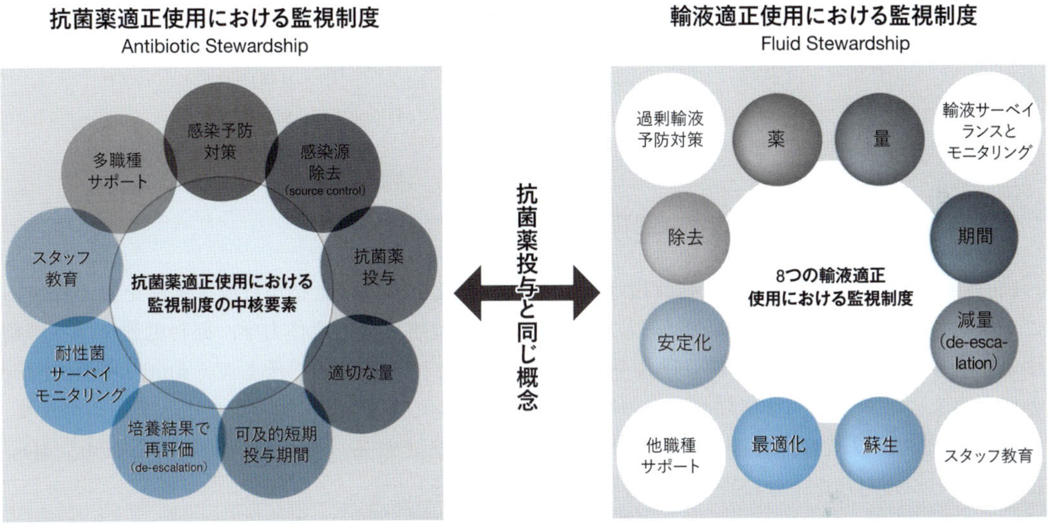

抗菌薬適正使用における監視制度
Antibiotic Stewardship

輸液適正使用における監視制度
Fluid Stewardship

Fluid stewardship の概念と実践

Fluid stewardship の概念は，輸液は薬であるという認識のもと，8つの要素から構成される。1）輸液の種類，2）投与量，3）投与期間，4）輸液量の減量，そして輸液を使用する病期（フェーズ）：5）resuscitation 期，6）optimization 期，7）stabilization 期，8）evacuation 期である。本来的にはこれらを監視する側の視点が必要となるが，i）輸液のサーベイランスとモニタリング，ii）輸液使用に関するスタッフ教育，iii）他職種サポート（医師・看護師・薬剤師・品質管理部門・組織管理部門），iv）施設内での過剰輸液予防対策は，現時点でも抗菌薬の監視制度ほど確立しておらず，これからの世界的な課題となっている。

実際の取り組みとして，fluid stewardship を病院全体として導入することで，病院全体の輸液使用量を38％（輸液総使用量 0.65L/ 入院患者ベッド日 → 0.40L/ 入院患者ベッド日）も減少させた事例を紹介する。スコットランドで実際に行われた取り組みであり，それを記述した疫学研究である[1]。2013年に National Institute for Health and Clinical Excellence（NICE）ガイドラインは，病院内の成人患者に対する輸液処方に関して，0.9％NaCl（生理食塩液）の使用を現在の慣行よりも減らすよう勧告した[2]。これを遵守するために，病院全体として院内システムを構築し，教育，指導，記録，監査を病院全体で取り組み，輸液使用をモニタリングした。その結果，2007～2017年の間に，生理食塩液の使用は75％減少し，総輸液使用量は38％減少した。また，アシドーシス発生率は，全入院患者の7.4％から4.8％に減少した（図2）。

1 輸液蘇生と最新エビデンスから考えるこれからの輸液療法

図2 輸液の使用量の変動

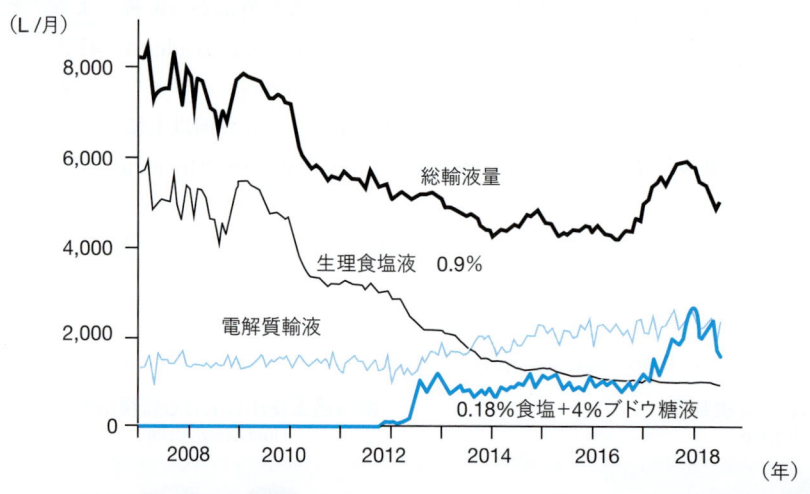

2010 〜 2017 年にかけて総輸液量と生理食塩液が減少し，電解質輸液と，より NaCl が少ない 0.18% 食塩＋ 4% ブドウ糖液が増量している。

Fluid stewardship を実現するために

Fluid stewardship の目標は，輸液投与による弊害を最小限に抑えながら臨床転帰を最適化することである。そのためには，輸液の適応，禁忌，毒性，有害事象，流体力学，薬物動態を深く理解する必要がある。これは結果的に医療費を削減することにつながる。そして，fluid stewardship の構成要素には，包括的な病院ベースの輸液ガイドラインの作成, fluid stewardship チームの構築，継続的なスタッフ教育，監査または質改善の枠組みが含まれる。次章以降で述べられる，4Ds, ROSE モデルの内容を十分に理解し，各施設で実践してほしい。

文献

1) McDougall M, Guthrie B, Doyle A, et al: Introducing NICE guidelines for intravenous fluid therapy into a district general hospital. BMJ Open Qual 2022; 11: e001636.
2) NICE Guideline_Intravenous fluid therapy in adults in hospital [CG174]. https://www.nice.org.uk/guidance/cg174（2024 年 10 月閲覧）

第2章

ER・ICUにおける
適正輸液を導くために
必要な基礎

急性期の生理学
組織灌流, 酸素需給バランス

図 組織灌流と酸素供給バランスの規定式と要点

1. 血流は $Q = \dfrac{\pi r^4}{8\eta L} \times \Delta P$

2. 組織灌流の決定因子は平均血圧

3. $DO_2 = CO \times 1.34 \times Hb \times SaO_2$

4. $VO_2 = CO \times 13.4 \times Hb \times (SaO_2 - SvO_2)$

5. $O_2ER = \dfrac{VO_2}{DO_2}$

急性期における生理学の重要性

　急性期患者の管理において, 輸液療法は治療戦略の中心的な役割を果たし, その効果を最大化するためには, 急性期の生理学を深く理解することが不可欠である。高度侵襲を受けている急性期患者では, 組織や臓器への血流が不足することで酸素供給量 (oxygen delivery：DO_2) が酸素消費量 (oxygen consumption：VO_2) を下回り, 酸素需給バランスが崩れる。これをショックともよぶ[1]。このような状況下では, 迅速かつ適切な蘇生輸液を行い, 循環を安定化させることが急務となる。本項では, 循環を維持するために最も重要な因子である組織灌流と酸素需要バランスについて述べる。

組織灌流の重要性

　組織灌流 (perfusion) とは, 血液が臓器や組織に十分に供給され, 酸素や栄養素が適切に運ばれ, 同時に代謝産物が除去される状態を指す。特に, 心臓, 脳, 腎臓, 肝臓などの主要臓器における組織灌流の維持は, 生命維持において不可欠である。組織灌流が低下すると, 臓器は低酸素状態に陥り, 嫌気性代謝が進行し, 乳酸の蓄積を引き起こす。これにより, 代謝性アシドーシスや臓器機能不全が進行し, 最悪の場合には多臓器不全に至る。では, 具体的に組織灌流とはいかなるものであろうか。その実態は毛細血管に血液が十分に流れることととらえられる。

組織灌流が維持される条件

　組織灌流が維持されるためには，各臓器の毛細血管に十分な血流が，そして各臓器への均等な分布が必要である。毛細血管に血流を十分に送ることができなくなると組織はたちまち壊死していく。血液は動脈から毛細血管を介して静脈へと灌流していくが，5μm 以下の直径しかない毛細血管を 7 ～ 8μm の赤血球が通過する[2]には，適切な血圧が不可欠である。組織灌流において血圧がいかに大切であるかを説明するのに用いられるのがハーゲン・ポアズイユの式で，血流量（Q）は以下の式で示される。

$$Q = \frac{\pi r^4}{8\eta L} \times \Delta P$$

　この式は，一定の圧力差（ΔP）の下で，血流量が血管の半径（r）の 4 乗に比例し，血液の粘度（η）と血管の長さ（L）に反比例することを示している。組織灌流における血流量（Q）は，血圧差（ΔP）によって大きく影響されることがわかる。また，毛細血管の半径が細くなれば r は小さくなっていき，Q を維持するためには ΔP が大きくなる必要があるという関係が成り立っている（図1）。

図1　毛細血管における組織灌流

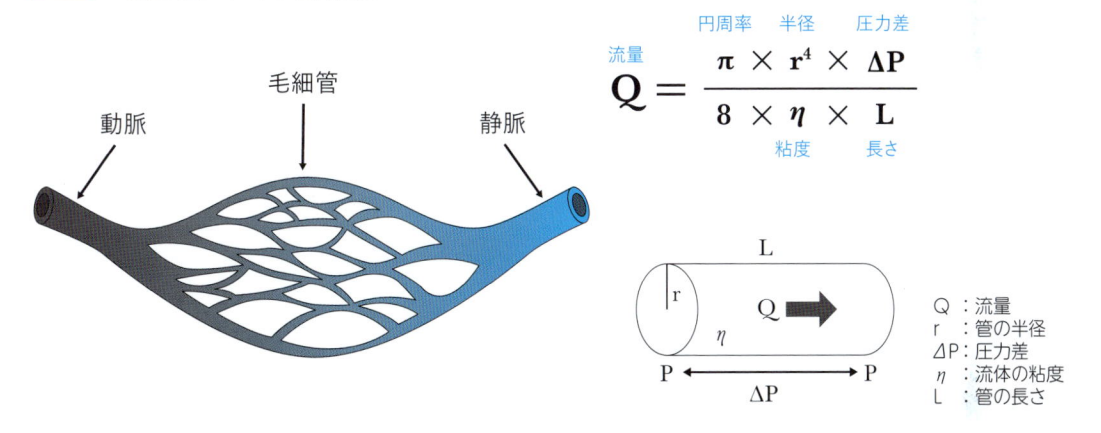

組織灌流の重要な規定因子

　臨床的には，毛細血管を介して臓器や組織への血流は，動脈と静脈の圧力差［すなわち平均動脈圧（mean arterial pressure：MAP）から中心静脈圧（central venous pressure：CVP）を引いた値］によって決定される。CVP は MAP に比べてかなり低いため無視する（静脈灌流圧も大きくなると，組織灌流を障害する可能性があるが）ことができる。すなわち，平均動脈圧が組織灌流の規定因子となる。平均動脈圧の目標値として MAP ≧ 65mmHg が国際的な敗血症ガイドラインでも推奨されている[3]。疾患や臓器特異的な要素，また，高血圧患者ではより高い圧設定値に変更する必要があるとはいわれているが，この 65mmHg という数字以上のエビデンスは今のところないため，これが目標値となる。また，組織灌流が十分であるかは尿量によるモニタリングが最も適している。なぜなら，血圧低下時に血流低下が最も顕著なのが腎臓であり，腎臓への組織灌流がなされていることが全身の組織灌流がなされている証明になるからである。乳酸については後述する酸素需要バランスが破綻している場合でも上昇がみられることに加え，上昇している時点ですでに循環が破綻していることが多い。

酸素需給バランス

　酸素需給バランスは，組織に運ばれる酸素供給量（DO$_2$）と，組織で消費される酸素量（VO$_2$）の比率を示す。酸素需給バランスの維持は，組織酸素化と臓器機能の維持にとって不可欠であり，このバランスが破綻すると，全身の機能障害へとつながる。酸素供給量（DO$_2$）が酸素消費量（VO$_2$）を下回ると組織は低酸素に陥り，嫌気性代謝に依存するようになるため，組織灌流が障害された際と同様に，乳酸の産生が増加する（**図2**）。DO$_2$ と VO$_2$ のバランスを常に適正に保つことが重要である。

　では，DO$_2$ と VO$_2$ それぞれの構成要素から何に注意すべきかを解説する。

図2　酸素供給バランス

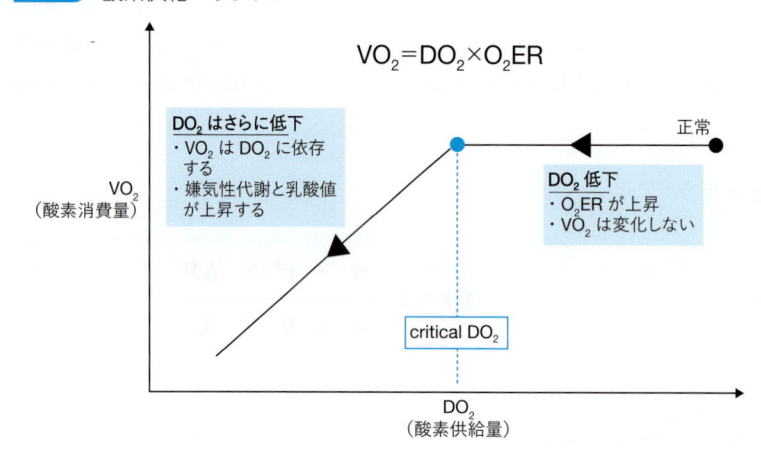

$$VO_2 = DO_2 \times O_2ER$$

DO$_2$ はさらに低下
・VO$_2$ は DO$_2$ に依存する
・嫌気性代謝と乳酸値が上昇する

正常

DO$_2$ 低下
・O$_2$ER が上昇
・VO$_2$ は変化しない

VO$_2$（酸素消費量）

critical DO$_2$

DO$_2$（酸素供給量）

DO$_2$：VO$_2$ は正常で4：1程度だが，これが2：1となる時点を critical DO$_2$ とよび，ここから好気性代謝→嫌気代謝に移行する。

▶ 酸素供給（DO$_2$）の構成要素

　酸素供給は，心拍出量（Cardiac Output：CO）と動脈血酸素含量（CaO$_2$）によって決定され，次の式で表される。

$$DO_2 = CO \times CaO_2$$

　ここで，心拍出量（CO）は，心拍数（heart rate：HR）と1回拍出量（stroke volume：SV）の積であるが，心拍出量を規定するさまざまな因子については第3章で説明する。また，CaO$_2$ は，動脈血酸素飽和度（SaO$_2$）とヘモグロビン濃度（Hb）が決定因子であり，以下の式で表される[4]。

$$CaO_2 = 1.34 \times Hb \times SaO_2 + 0.003 \times PaO_2 \, (mg/dL)$$

　PaO$_2$ にかかる係数に注目すると0.003であり Hb と SaO$_2$ にかかる係数の約1/500である。もちろん PaO$_2$ と SaO$_2$ は酸素解離曲線に示されるように相関しながら値が変化していくが，この式から PaO$_2$ より SaO$_2$ が重要ということもわかる。

　結果的に，血漿に溶けている酸素量を表す PaO$_2$ は無視できるほどに小さいため，DO$_2$=CO × 1.34 × Hb × SaO$_2$ と変換することができ，酸素供給を最大化するためには酸素飽和度，ヘモグロビン濃度，そして心拍出量が鍵になる。

▶ 酸素消費（VO₂）の調整因子

酸素消費量（VO$_2$）は，酸素がどれだけ全身で消費されたかを指し，以下の式で表される。

$$VO_2 = CO \times (CaO_2 - CvO_2)$$

CaO$_2$ は CO $\times$ 13.4 $\times$ Hb $\times$ SaO$_2$　であり，CvO$_2$ は CO $\times$ 13.4 $\times$ Hb $\times$ SvO$_2$ である。よって，さらに以下の式で表される。

$$VO_2 = CO \times 13.4 \times Hb \times (SaO_2 - SvO_2)$$

SvO$_2$ は混合静脈血の酸素飽和度であり，正確に測定しようとすればスワンガンツ・カテーテルによる肺動脈酸素飽和度として実測できる。SaO$_2$ と合わせて VO$_2$ は計算することができる。

VO$_2$ の値は，通常，安静時には一定であるが，敗血症や重症外傷の患者では，全身の代謝が亢進し，VO$_2$ が急上昇するため，DO$_2$ が追いつかず，低酸素状態に陥る。そのほかにも，VO$_2$ は，基礎代謝率（basal metabolic rate：BMR）や活動レベル，発熱，炎症反応などの因子に影響される。

▶ 酸素抽出率（O₂ER）

酸素抽出率（O$_2$ extraction ratio：O$_2$ER）は，DO$_2$ に対して末梢組織における酸素取り込みである VO$_2$ がどれだけ行われているかの割合を示す指標で，以下の式で表される。

$$O_2ER = \frac{VO_2}{DO_2}$$

O$_2$ER が上昇する場合，末梢組織が酸素をより多く取り込もうとしていることを意味し，通常は酸素供給が不足しているか，酸素消費が上昇しているかである。O$_2$ER には代償機構が存在するため，低酸素に曝露されても，つまり，DO$_2$ が減少しても VO$_2$ をある程度まで一定に保つことができる。これが破綻するか否かは SvO$_2$ で判断され，SvO$_2$ が 60％程度を下回ると O$_2$ER での代償を超えた DO$_2$ の不足を示唆することになる。

組織灌流と酸素需給バランスからみる輸液戦略

組織灌流と酸素需給バランスを維持することが循環管理において重要である。組織灌流における重要な規定因子は血圧であるため，まず平均動脈圧を目標に近づくように管理することが必須である。次に，酸素需給バランスの要素である CO，SaO$_2$，Hb の維持をめざすように管理することになる。輸液はこのなかで，CO を確保するために必須の治療である。初期蘇生段階においては，迅速かつ効果的な輸液負荷が必要であり，これにより循環血液量を増加させ，心拍出量が改善する。また，血管作動薬の適切な使用によって，血圧を維持し，臓器灌流を確保する。また，目標とする灌流指標［平均動脈圧（MAP），心拍出量（CO），混合静脈酸素飽和度（SvO$_2$）など］を達成するためには，持続的なモニタリングが必要である。輸液量や薬剤の投与量はこれらの指標に基づいて調整され，過剰な輸液による心不全や肺水腫のリスクを回避しながら，最適な循環血液量を維持することが求められる。

- 組織灌流の重要な規定因子である平均動脈圧（MAP）を 65mmHg 以上に維持する。モニタリング方法としては尿量が最適である。

- 酸素供給バランスの維持には，酸素供給量が酸素消費量を上回ることが必要である。酸素供給量を最大化するためには SaO_2，Hb，CO の 3 つが鍵となる。

- 末梢組織における酸素抽出率の代償機構の破綻は，混合静脈血酸素飽和度（SvO_2）が 60％を下回ることで判断できる。

- 目標とする灌流指標を達成するために持続的なモニタリングを行い，過剰な輸液を回避しながら適正な循環血液量を維持することが重要である。

文献

1）Cecconi M, De Backer D, Antonelli M, et al: Consensus on circulatory shock and hemodynamic monitoring. Task force of the European Society of Intensive Care Medicine. Intensive Care Med 2014; 40: 1795-1815.
2）Uyesaka N: Methodology of Erythrocyte Deformability andRelated Medical Phenomena. MEMBRANE 2008; 33: 208-214.
3）Evans L, Rhodes A, Alhazzani W, et al: Surviving sepsis campaign: international guidelines for management of sepsis and septic shock 2021. Intensive Care Med 2021; 47: 1181-1247.
4）Zander R: The oxygen status of arterial human blood. Scandinavian Journal of Clinical and Laboratory Investigation 1990; 50: 187-196.

急性期の生理学

心拍出量, 血管抵抗, 血液粘稠度

Key Slide Case まとめ

図 心拍出量, 血管抵抗, 血管粘稠度の要点

1. 心拍出量は前負荷, 後負荷, 心収縮力に依存

2. 前負荷は容量負荷

3. 後負荷は収縮期血圧

4. 血管抵抗は血管径の影響が大きい

5. 血液粘稠度はヘマトクリットが規定

はじめに

　心拍出量は, 組織灌流, 酸素需給バランスいずれにも関与する重要な因子である。また, 血管抵抗は心拍出量との関係で血圧を規定し, 血液粘稠度は血流, 組織灌流を維持するうえでの抵抗因子である。ER や ICU では, 急速に変化する病態に対応するため, これらの指標を正確に理解し, 適切に管理することが求められる（Key Slide 図）。本項では, それぞれの要素について生理学的な基礎を解説し, 臨床に活用させる。

心拍出量の生理学

　心拍出量（cardiac output：CO）は, 1 分間に心臓が送り出す血液の総量を指し, 全身の臓器に酸素を供給するうえで極めて重要な指標である。心拍出量は, 心拍数（heart rate：HR）と 1 回拍出量（stroke volume：SV）の積で表され, 以下の式で計算される。

　CO = HR × SV

　1 回拍出量は, 主に前負荷, 後負荷, 心収縮力に依存している。まずはこれらの定義を概説する。

▶ 前負荷

前負荷（preload）は，心室の拡張末期容積または拡張末期圧によって示される収縮開始前の心筋への負荷を指す。実臨床においては，"心臓が拡張した際に心室内に充填される血液量"の意味で使われる。前負荷は心臓がどれだけ血液を受け入れることができるかによって変動する。いわゆる容量負荷である。前負荷が増えることで，心室の収縮力が増し，結果的に1回拍出量が増加する。これはFrank-Starlingの法則に基づいており[1]，実臨床では輸液によって前負荷を高める施策がしばしば行われる（図1）。

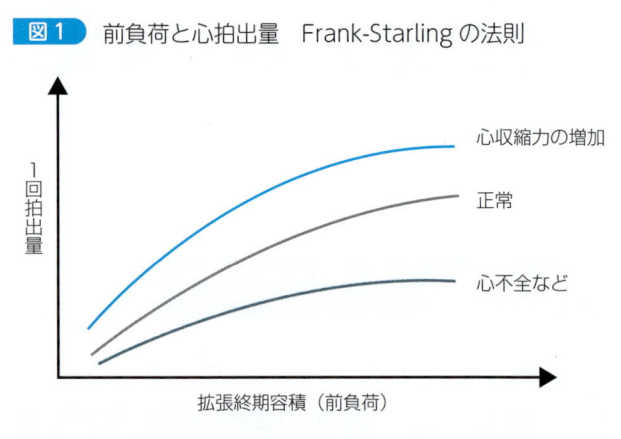

図1　前負荷と心拍出量　Frank-Starlingの法則

心収縮力の増加

正常

心不全など

1回拍出量

拡張終期容積（前負荷）

▶ 後負荷と心収縮力

一方，後負荷（afterload）は，心臓が血液を送り出す際に打ち勝たなければならない大動脈圧や血管抵抗などの負荷を指す。後負荷が高まると，心臓への負担が増加し，心拍出量が減少することがある。後負荷は血圧だけでなく血管抵抗や大動脈コンプライアンス（血管の硬さ）といった構成要素を含むが，実臨床においてほぼ"収縮期血圧"と同義であり，高血圧や動脈硬化症の患者で問題となることが多い。な

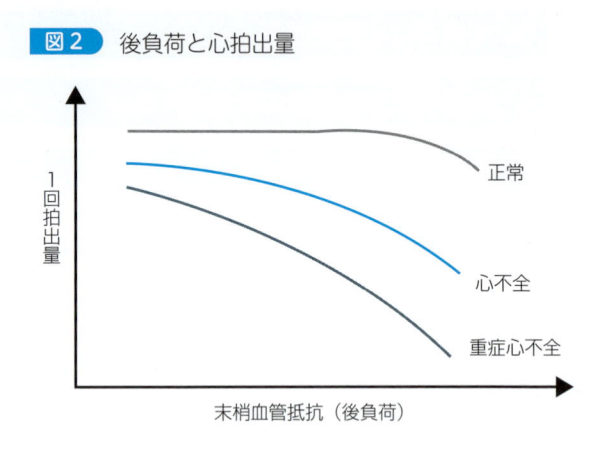

図2　後負荷と心拍出量

正常

心不全

重症心不全

1回拍出量

末梢血管抵抗（後負荷）

かでも特に心収縮力が悪い場合により顕著であるが，後負荷，つまり自らの収縮期血圧に，心収縮が負けてしまい，心拍出量が減少する現象がみられる（図2）。この場合には，血管拡張薬などを用いて後負荷を減少させることが重要である[2]。

心収縮が正常であれば後負荷は問題になることは少ないが，それでも過剰な高血圧は心拍出の低下につながるため，後負荷が増えると心拍出量が減少する現象は収縮期血圧と心収縮の相対関係によって決定される。心拍出量の低下は，全身の酸素供給に影響を与え，臓器不全やショック状態を引き起こす可能性が高いため，急性期の患者において心拍出量の維持は重要である。適切な輸液管理や血管収縮薬，ときに強心薬を使用することで，前負荷と後負荷，心収縮力を調整し，心拍出量の安定化を図ることが求められる。

血管抵抗の生理学

血管抵抗（vascular resistance：VR）は血圧（blood pressure：BP）を維持するうえできわめて重要な役割を果たす。これは，オームの法則からも導き出される。次に示す式のように，血圧（BP）は心拍出量（CO）と血管抵抗（VR）の積によって決定するからである。

$$BP = CO \times VR$$

また，血管抵抗（VR）は，血管径（r），血液粘度（η），血管長（L）によって規定される。これはハーゲン・ポアズイユの式とオームの法則からも導き出される。

$$Q = \frac{\pi r^4}{8 \eta L} \times \Delta P$$

ここで流量（Q），血圧差（ΔP）であるが，VR = BP/CO であり，BP は ΔP，CO は Q と置き換えることができるので，

$$VR = \frac{8 \eta L}{\pi r^4}$$

となる。つまり，特に4乗に反比例することから，血管抵抗は血管径の影響を強く受けることがわかる。

血管抵抗の生理学的調整因子

血管抵抗は，神経調節，内因性物質，代謝状態など，さまざまな因子によって調整される。以下の4つは，血管抵抗を調節する主な因子である。

▶▶ ① 交感神経系による調節

交感神経系は，血管平滑筋の収縮を促す主な因子である。交感神経終末から放出されるノルアドレナリンは，主に α_1 受容体を介して血管収縮を引き起こし，血管抵抗を増加させる。急性期のストレス反応やショック状態では，交感神経の亢進により全身の血管抵抗が増加し，血圧を維持する役割を果たすが，過度な収縮は末梢組織への血流を減少させるリスクがある。

▶▶ ② ホルモンおよび内因性調節物質

ホルモンや内因性調節物質は，血管径に顕著な影響を及ぼし血管抵抗を調節する。代表的には，バソプレシン（抗利尿ホルモン，antidiuretic hormone：ADH）は，血管収縮を引き起こし，血管抵抗を増加させる。また，アンジオテンシン II（レニン―アンジオテンシン―アルドステロン系）の最終生成物であり，強力な血管収縮作用を有し，全身血管抵抗を急激に上昇させる。心房性ナトリウム利尿ペプチド（atrial natriuretic peptide：ANP）および脳性ナトリウム利尿ペプチド（brain natriuretic peptide：BNP）は，血管拡張を引き起こし，血管抵抗を低下させる。

2

ER・ICU における適正輸液を導くために必要な基礎

▶▶ ③ 局所代謝因子

局所の酸素濃度，二酸化炭素濃度，pH などの代謝状態も血管径の調節に重要な役割を果たす。例えば，酸素濃度が低下すると，血管平滑筋は弛緩し，血管が拡張する（低酸素性血管拡張）。一方，肺循環では低酸素状態で血管収縮が引き起こされる（低酸素性肺血管収縮反応，hypoxic pulmonary vasoconstriction：HPV）。これにより，各組織や臓器への血流が需要に応じて分配され，酸素供給と消費のバランスが調整される。

▶▶ ④ 内皮因子（エンドセリンおよび一酸化窒素）

血管内皮細胞から分泌されるエンドセリンは強力な血管収縮作用を持ち，血管抵抗を増加させる。一方で，内皮由来の一酸化窒素（NO）は血管平滑筋の弛緩を促進し，血管拡張を引き起こす。これらの内皮因子は，血管トーンのバランスを維持し，局所的な血流調節において重要な役割を担う。

また，VR は臨床では，全身血管抵抗（systemic vascular resistance：SVR）として認知されることが多い。これは肺動脈カテーテルを挿入して心拍出量を測定すれば，｛（平均体動脈圧 − 平均中心静脈圧）÷心拍出量｝× 80 から算出できる[3]。

血管抵抗は後負荷の要素であるため，過度に高い場合，心臓が血液を送り出す際に大きな負担がかかり，心拍出量が減少する可能性がある。一方で，血管抵抗が低すぎる場合，特に敗血症では，末梢血管が拡張しすぎて血圧が低下し，臓器・組織灌流が障害される。

血液粘稠度の決定因子

血液粘稠度（viscosity）は，循環動態を左右する重要な因子であり，心拍出量や組織灌流に直接的な影響を及ぼす。血液粘稠度は，血液が血管内を流れる際の"流れにくさ"を示す指標で，血漿の粘度，赤血球濃度（ヘマトクリット値，Hct），赤血球の変形能および凝集性などの要素によって決定される。このパラメータが変動すると，血管内での血流の速度と灌流圧が変化し，組織への酸素供給量や臓器機能に大きな影響を与える。血液粘稠度は以下の 3 つの因子によって決定される。

▶▶ ① ヘマトクリット値（hematocrit：Hct）

ヘマトクリット値は，血液全体に対する赤血球の割合であり，粘稠度に最も影響を及ぼす。これは，血液全体の体積のなかで赤血球が占める割合が非常に大きいため，粘稠度への影響も大きいからである。ヘマトクリットが上昇すると血液粘稠度が増加し，心拍出量の低下を招くことが知られている[4]。急性期では，出血，脱水，ショックなどによりヘマトクリット値が急激に変動しやすいため，輸液管理においてこれを適正に調整することが求められる。

▶▶ ② 血漿の粘度（plasma viscosity）

血漿の粘度は，主に血中の蛋白質濃度（特にフィブリノーゲンやアルブミン濃度）によって決まる。急性期患者では，炎症や感染症による急性期反応蛋白の上昇がみられ，血漿粘度が増加することがある。血漿粘度が高まると，末梢血管抵抗が上昇し，組織への血流が減少するため，臓器への

酸素供給が不十分になるリスクが高まる。

③ 赤血球の変形能および凝集性（RBC deformability and aggregation）

　赤血球の変形能は，血管内を通過する際に赤血球がどれだけ柔軟に変形できるかを示す指標である。通常，毛細血管の直径は赤血球の直径よりも小さいため，赤血球は変形しながら通過する必要がある。急性期では，酸素供給不足や炎症性因子の影響により赤血球の変形能が低下し，粘稠度が増加することがある。また，赤血球の凝集性が増すと血流抵抗が増加し，特に微小循環での血流が悪化するため，組織灌流が障害される。

血液粘稠度の臨床的意義

　血液粘稠度を直接測定することはできないが，その変動は，心拍出量や末梢血管抵抗，さらには組織灌流圧に直接的な影響を与える。例えば，血液粘稠度が上昇すると血管抵抗が増大し，心臓が血液を拍出する際の負荷が高まる。これにより，心拍出量が低下し，結果的に組織への血流が減少することがある。特に，脱水状態や高度の赤血球増加症（例：真性多血症）では，血液粘稠度が極度に高まり，血流が著しく低下するため，酸素需給バランスが破綻しやすくなる。一方，血液粘稠度が低下した場合，血流は一見改善されるように思われるが，血漿膠質浸透圧が低下することで血管内の液体成分が漏れ出しやすくなり，組織浮腫を引き起こすリスクが高まる。特に，低アルブミン血症を伴う患者では，血漿粘度の低下によって血管外への水分移動が促進され，肺水腫や脳浮腫などの合併症を引き起こすことがある。

Key Slide　Case　**まとめ**

● 心拍出量，血管抵抗，血液粘稠度は身体所見としてとらえづらい。また，患者の病態や治療のフェーズにより刻々と変化していく。ER・ICU では，生理学的概念を念頭に置きながら，モニタリングデバイスによる測定値を参照し，統合的な判断により治療を遂行していく能力が求められる。

文献

1) Katz AM: Ernest Henry Starling, His Predecessors, and the "Law of the Heart." Circulation 2002; 106: 2986-2992.
2) Njoroge JN, Teerlink JR: Pathophysiology and Therapeutic Approaches to Acute Decompensated Heart Failure. Circulation Research. 2021; 128: 1468–1486.
3) 後負荷　日本救急医学会・医学用語解説集［Internet］．［cited 2024 Oct 3］．Available from: https://www.jaam.jp/dictionary/dictionary/word/0305.html（2024年11月閲覧）
4) Kuramoto K, Matsushita S, Matsuda T, et al: Effect of hematocrit and viscosity on coronary circulation and myocardial oxygen utilization. Jpn Circ J 1980; 44: 443-448.

急性期の生理学

体液組成と電解質：濾過，腎機能，浸透圧

はじめに

　急性期患者の管理において，体液生理学の理解はきわめて重要である（Key Slide 図）。特に高度侵襲下では，体液バランスや電解質組成が急激に変化し，これらの異常が適切に是正されないと，臓器機能不全や予後悪化につながる。本項では，体液組成と電解質，濾過，腎機能，浸透圧について詳述する。

急性期における体液区画の変化

　人体の総水分量（total body water：TBW）は体重の約 60%を占め，主に細胞内液（intracellular fluid：ICF）と細胞外液（extracellular fluid：ECF）に大別される[1]。通常，ICF は TBW の約 2/3（体重の 40%），ECF は 1/3（体重の 20%）を占める。ECF はさらに血管内と間質に 1：3 の比率で分布している。しかし，急性期では血管透過性亢進，浸透圧や静水圧変化などの要因によりこの水分バランスが崩れやすい。例えば，敗血症に代表される炎症性メディエーターの活性化で血管内皮機能が障害されると，血管内から間質への水分移動が増加する[2]。また，代謝異常や電解質異常により血漿浸透圧が変化すると，細胞内外の水分移動が生じる。さらに，循環不全や人工呼吸管理による胸腔内圧上昇は，毛細血管と間質の圧較差を変化させる。これらの変化は，組織の浮腫や臓器灌流低下につながる可能性がある。

電解質と体液量の調整

体液の各区画における主要な電解質とその分布は以下のとおりである[3]。

> **体液区画における主要な電解質と分布**
> ・ナトリウム（Na^+）…ECF の主要陽イオンであり，濃度は 135 〜 145mEq/L である。一方，ICF では濃度が低く，10 〜 15mEq/L 程度である。
> ・カリウム（K^+）…ICF の主要陽イオンであり，濃度は 140 〜 150mEq/L と高い。ECF では濃度が低く，3.5 〜 5.0mEq/L に維持される。
> ・クロール（Cl^-）…ECF の主要陰イオンであり，濃度は 95 〜 105mEq/L である。
> ・重炭酸イオン（HCO_3^-）は ECF の主要緩衝剤であり，通常 22 〜 26mEq/L の範囲で維持される。
> ・カルシウム（Ca^{2+}），マグネシウム（Mg^{2+}），リン酸（PO_4^{3-}）…細胞機能や骨代謝に重要な役割を果たす。

体液水分量を決定するのは，これら電解質の区画内の有効浸透圧物質の粒子数となる。細胞内液における，主要な陽イオンはカリウム（K^+）で，陰イオンにはリン酸（PO_4^{3-}）が多いのに対して，細胞外液の主要な陽イオンはナトリウム（Na^+），陰イオンは塩酸（Cl^-）や重炭酸（HCO_3^-）と，まったく異なっている。これらの電解質が，細胞内外での浸透圧の維持，酸塩基平衡，そして細胞の電気的活動の調整を担っており，体液のバランスはその濃度によって維持される。これらの電解質分布は，Na^+/K^+-ATPase などの能動輸送系や各イオンチャネルによって厳密に制御され電解質自体は細胞膜を自由に通過できないようになっている一方，細胞内外の水はアポクリンを介して自由に移動ができる。

▶ 急性期で電解質異常が生じるメカニズム

電解質と体液量の調整は密接に関連しているが，急性期にはこのバランスが崩れる主に以下の 2 つのメカニズムで電解質異常が生じる。

体液量の変化に伴う電解質濃度の変化

脱水や過剰輸液などにより体液量が変化すると，それに伴って電解質濃度も変化する。例えば，脱水では血清 Na 濃度が上昇し，過剰輸液では希釈性低 Na 血症が生じることがある。

電解質自体の出入りによる変化

体液量が変化しなくても，電解質自体の過剰な喪失や蓄積により電解質異常が生じることがある。例えば，下痢による K 喪失や，腎機能低下による K 蓄積などが挙げられる。

濾過と静水圧，膠質浸透圧の役割（図1）

　血管内と間質間の水分移動は，濾過という現象によって制御されている。この過程を理解するために，Starling の式が広く用いられている[4]。毛細血管圧，間質圧，浸透圧の関係を示す Starling の式は以下のように表される。

$$Jv = Kf \left[(Pc - Pi) - \sigma(\pi c - \pi i)\right]$$

ここで，Jv は水分移動の流量を示し，それぞれ

Jv > 0（正の値）は毛細血管から間質への濾過

Jv < 0（負の値）は間質から毛細血管への再吸収

を表す。そのほか，Kf は濾過係数，Pc は毛細血管圧，Pi は間質圧，σ は反射係数，πc は毛細血管膠質浸透圧，πi は間質膠質浸透圧を指す。この式は，水分移動が静水圧差（Pc − Pi）と有効膠質浸透圧差 $\sigma(\pi - \pi i)$ のバランスによって決定されることを示している。

図1　濾過と静水圧，膠質浸透圧

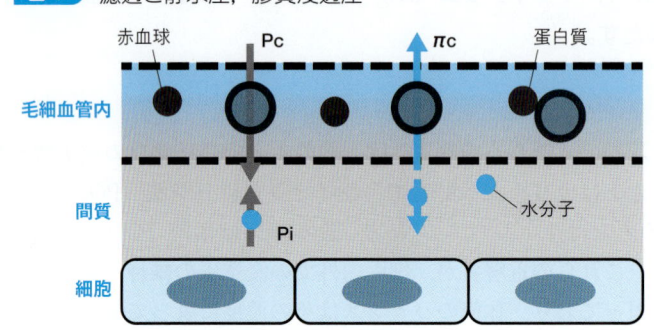

▶急性期で水分移動の異常が生じるメカニズム

　これらの要因は，通常の生理的状態ではバランスを保っているが，急性期にはこのバランスが崩れやすくなる。具体的には**表1**のような変化が生じうる。

表1　急性期における3つのバランス変化

	具体的な表れ方
静水圧の変化	・循環不全による Pc の低下 ・過剰輸液による Pc の上昇
膠質浸透圧の変化	・低アルブミン血症による πc の低下
血管透過性の変化	・炎症等による血管透過性亢進（σ の低下）

　これらの変化は，水分の異常な移動を引き起こし，結果として間質浮腫や臓器灌流低下につながる可能性がある。特に，血管内の蛋白（主にアルブミン）による膠質浸透圧は，血管内液と間質液の水分バランスの維持に重要な役割を果たしている。低アルブミン血症の状態では，πc が低下するため，血管内に投与された晶質液が間質へ漏出しやすくなる。このような状況下で過剰な輸液を行うと，間質の浮腫を悪化させる可能性がある。さらに，敗血症や重症外傷などの重篤な病態では，全身性炎症反応に伴う血管透過性亢進が顕著となる。これにより，σ が低下し，通常の Starling の式で予測される以上に水分が血管外へ漏出する。その結果，大量の輸液を行っても循環血液量が維持できないという現象が生じることがある[5]。このように，急性期の患者管理において

は，単純な水分バランスだけでなく，Starling の式の各要素を考慮した総合的な評価が必要となる。特に，膠質浸透圧の維持と血管透過性の制御は，適切な循環動態の維持と組織浮腫の予防において重要な要素となる。

急性期の腎機能変化と濾過

腎臓は体液量と電解質バランスの調節において中心的な役割を果たす。この機能を理解するには，糸球体濾過と尿細管での再吸収・分泌過程を詳細に検討する必要がある。糸球体濾過率（glomerular filtration rate：GFR）は腎機能の主要な指標であり，正常成人では約 120mL/ 分 /1.73m^2 である。糸球体濾過の駆動力は有効濾過圧（Puf）であり，以下の式で表される。

$$Puf = Pgc - Pbs - \pi gc$$

ここで，Pgc は糸球体毛細血管圧，Pbs はボウマン腔静水圧，πgc は糸球体毛細血管膠質浸透圧を示す。この式から，糸球体濾過が血圧や膠質浸透圧の変化に敏感であることが理解できる。

濾過された原尿の 99% 以上は尿細管で再吸収される。この過程は段階的に行われ，近位尿細管では Na，Cl，HCO_3^-，ブドウ糖，アミノ酸が等張性に再吸収される。続いてヘンレループでは Na，Cl，K の再吸収が行われ，これが尿濃縮に寄与する。遠位尿細管ではアルドステロンの影響下で Na の再吸収と K の分泌が行われ，最後に集合管ではバソプレシンの制御下で水の再吸収が行われる（図2）。

図2 糸球体濾過と再吸収

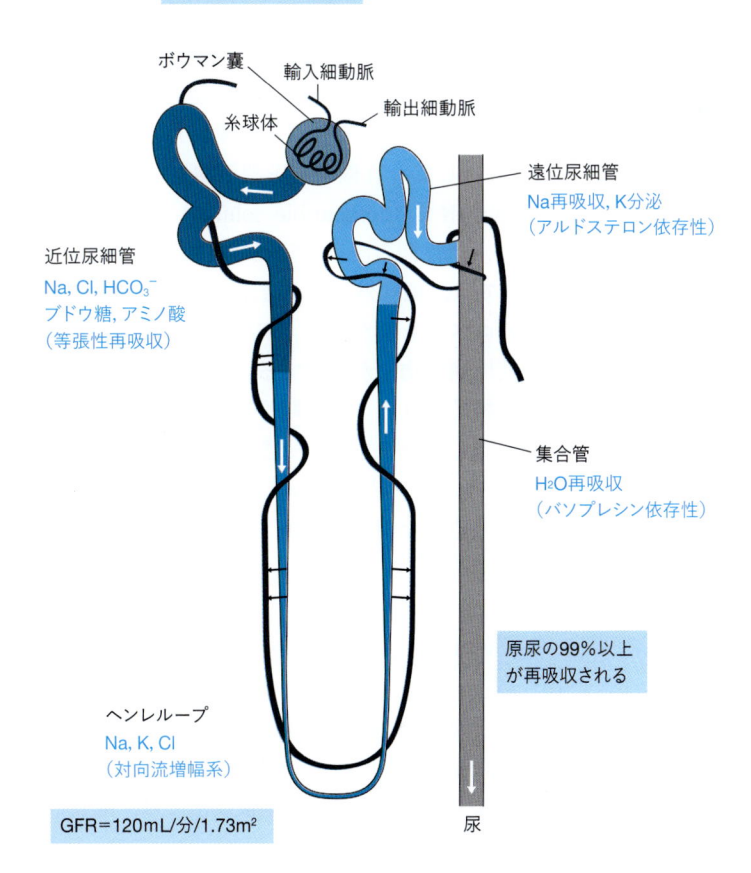

$$Puf=Pgc-Pbs-\pi gc$$

ボウマン嚢　輸入細動脈
糸球体　　輸出細動脈

遠位尿細管
Na再吸収，K分泌
（アルドステロン依存性）

近位尿細管
Na, Cl, HCO_3^-
ブドウ糖, アミノ酸
（等張性再吸収）

集合管
H_2O再吸収
（バソプレシン依存性）

原尿の99%以上
が再吸収される

ヘンレループ
Na, K, Cl
（対向流増幅系）

GFR=120mL/分/1.73m^2

尿

▶ AKI として表れる機能障害

急性期においてはさまざまな要因により腎機能が障害される可能性がある。GFR の低下は循環不全による腎血流量の減少，炎症性メディエーターによる腎微小循環の障害，薬剤性の腎障害などによって引き起こされる。また，虚血や酸化ストレスにより尿細管機能障害が生じ，Na 再吸収能や尿濃縮能が低下する。さらに，レニン—アンジオテンシン—アルドステロン系（renin-angiotensin-aldosterone system：RAAS）の活性化により Na 貯留と K 排泄が促進される。これらの変化は，臨床的に急性腎障害（acute kidney injury：AKI）として表れる，体液過剰や電解質異常のリスクを高め，患者の予後に重大な影響を与える可能性がある[6]。

GFR の低下は，体液や電解質の蓄積，代謝性アシドーシスなどを引き起こす可能性があるため，急性期の患者管理においては腎機能の継続的なモニタリングと適切な介入が重要になる。腎血圧の維持，腎毒性の回避が AKI を予防・治療することとなる。急性期の腎機能管理は，単に腎臓だけの問題ではなく，全身の恒常性維持に直結する重要な課題であると言える。

血漿浸透圧と細胞機能

浸透圧は，細胞の容積調節と機能維持に重要な役割を果たす。血漿浸透圧（Osm）は以下の式で近似できる

$$2[Na^+] + \frac{[glucose]}{18} + \frac{[BUN]}{2.8}$$

ここで，$[Na^+]$ は mmol/L，$[glucose]$ と $[BUN]$ は mg/dL で表される。正常値は 285 〜 295mOsm/kgH_2O である。この式からわかるように，血清 Na 濃度が浸透圧の主要な決定因子となる。脱水，高 Na 血症，高血糖など血漿浸透圧が上昇すると，細胞内脱水を引き起こす。一方，水中毒，低 Na 血症などにより血漿浸透圧が低下すると，細胞浮腫を引き起こす。

また，細胞は慢性的な浸透圧変化に対して，有機浸透圧調節物質［ベタイン，ミオイノシトール，タウリン，ソルビトールなど。適合溶質（compatible solutes）ともよぶ］を産生または喪失することで適応する。この適応機構が，急性期の浸透圧管理を複雑にする要因の 1 つとなる[7]。代表的な例として，慢性的な低 Na 血症では，細胞外液の浸透圧が低下し，細胞は低浸透圧環境に置かれる。この状況下で細胞は適応メカニズムを働かせる。初期には細胞内に水が流入し膨張しようとするが，その後，細胞内の有機浸透圧調節物質が減少する。それを受け，細胞内外の浸透圧差が減少し，細胞容積が正常に近い状態に維持される。急性期管理において問題となるのは，慢性的な低 Na 血症の急速な補正である。補正により細胞外液の浸透圧が急激に上昇するが，細胞内の有機浸透圧調節物質は依然として減少したままである。その結果，細胞内外の浸透圧差が急激に拡大し，細胞から水が急速に流出する。この急激な細胞収縮が，中枢性橋脱髄症候群などの合併症を引き起こす可能性がある[8]。

臨床への応用

急性期患者の体液管理においては，先述の生理学的変化を総合的に考慮する必要がある。特に，敗血症，ARDS（acute respiratory distress syndrome：急性呼吸窮迫症候群），重症外傷などの急性期特有の病態では，これらの変化がより顕著になる[9]。輸液療法では，晶質液と膠質液の適切な

選択が重要となる。晶質液は血管外への移動が早く，大量投与が必要な場合がある一方で，間質浮腫のリスクが高い。また，膠質液は血管内に留まりやすいが，腎機能障害のリスクや凝固異常を引き起こす可能性があり，急性期におけるエビデンスはいまだ明確ではない。

文献

1) Hall JE, Hall ME: Body Fluid Compartments. Guyton and Hall Textbook of Medical Physiology (15th Edition), 2023, Elsevier, (Philadelphia).
2) Lee WL, Slutsky AS: Sepsis and endothelial permeability. N Engl J Med 2010 ; 363: 689-691.
3) Adrogué HJ, Madias NE: Sodium and potassium in the pathogenesis of hypertension. N Engl J Med 2007; 356: 1966-1978.
4) Woodcock TE, Woodcock TM: Revised Starling equation and the glycocalyx model of transvascular fluid exchange: an improved paradigm for prescribing intravenous fluid therapy. Br J Anaesth 2012; 108: 384-394.
5) Ince C, Mayeux PR, Nguyen T, et al: The endothelium in sepsis. Shock 2016; 45: 259-270.
6) Kellum JA, Lameire N, KDIGO AKI Guideline Work Group: Diagnosis, evaluation, and management of acute kidney injury: a KDIGO summary (Part 1). Crit Care 2013; 17: 204.
7) Verbalis JG: Brain volume regulation in response to changes in osmolality. Neuroscience 2010; 168: 862-870.
8) Sterns RH. Disorders of plasma sodium-causes, consequences, and correction. N Engl J Med 2015; 372: 55-65.
9) Vincent JL, De Backer D: Circulatory shock. N Engl J Med 2013; 369: 1726-1734.

2

ER・ICUにおける適正輸液を導くために必要な基礎

急性期の生理学

内分泌ホルモン系（RAAS/バソプレシン分泌機構）と体液の出納バランス

図　内分泌ホルモン系（RAAS/バソプレシン分泌機構）の重要ポイント

1. RAAS は Na 再吸収と血管収縮を制御している

2. バソプレシンは浸透圧と循環血液量で調節する

3. RAAS とバソプレシンは相互に作用し循環を維持している

4. 重症化によりホルモン代償能が低下する

はじめに

　急性期治療において，体液量と電解質バランスの維持は患者管理の根幹を成す。この恒常性維持に中心的な役割を果たすのが，神経体液性調節機構における内分泌ホルモン系であるレニン―アンジオテンシン―アルドステロン系（renin-angiotensin-aldosterone system：RAAS）とバソプレシン（抗利尿ホルモン）分泌機構である[1]（図 1）。これらは，腎臓における水と Na の再吸収を制御し，循環血液量と血圧の調節に不可欠である。

　本項では，これら内分泌ホルモン系の分子レベルでの制御機構とその臨床的意義について解説する。

図1　RAAS とバソプレシン分泌機構

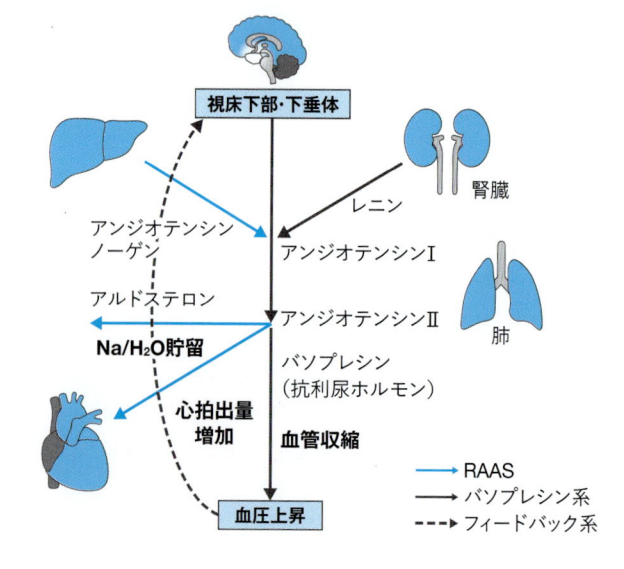

RAAS の分子制御機構と臨床的意義

　RAAS は体液量と血圧の調節に重要な役割を果たす内分泌ホルモン系であり，血圧低下や腎血流量低下に伴って活性化される。その活性化は複数の刺激により制御されている。腎臓の傍糸球体装置に存在する圧受容体は，輸入細動脈の灌流圧低下を感知し，レニン分泌を促進する。この機構により，循環血液量減少や心拍出量低下などの病態を早期に検知することが可能となる。また，交感神経系の活性化は，β_1 受容体を介して直接的にレニン分泌を促進する。この機構は，ショック状態における代償機構として重要である[1]。

　傍糸球体細胞で分泌されたレニンは，肝臓で産生されるアンジオテンシノーゲンに作用し，不活性なアンジオテンシン I を生成する。アンジオテンシン I は，主に肺の血管内皮細胞に存在するアンジオテンシン変換酵素（angiotensin-converting enzyme：ACE）により活性型のアンジオテンシン II に変換される。この過程は，ACE の作用を抑制・調節する役割をもつ ACE2 による負の制御を受けており，この制御バランスの破綻は，ARDS（acute respiratory distress syndrome：急性呼吸窮迫症候群）などの病態に関与することが知られている[2]。

　アンジオテンシン II は，AT1 受容体（アンジオテンシン受容体 type1）を介して多様な生理作用を示す。血管平滑筋の AT1 受容体を介して強力な血管収縮作用を示し，全身の血圧上昇をもたらす。また，副腎皮質での AT1 受容体刺激は，アルドステロン合成・分泌を促進する。アルドステロンは，腎集合管主細胞の核内受容体に結合し，上皮性ナトリウムチャネル（ENaC）の発現を増加させる。これにより，Na 再吸収と，それに伴う水分保持が促進される[3]。

　一方，遠位尿細管の緻密斑細胞（マクラデンサ細胞）は，管腔内の Na 濃度を感知する。Na 濃度低下をマクラデンサ細胞は糸球体内圧・糸球体濾過量の低下ととらえ，傍糸球体細胞からのレニン分泌を促進する。この機構により，Na 欠乏状態を感知し，その保持を図ることができる。このフィードバック系は，急性期の電解質バランス維持に重要な役割を果たす[4]。

バソプレシンの分子制御機構と受容体シグナリング

　バソプレシンは抗利尿ホルモン（antidiuretic hormone：ADH）であり，腎臓での水の再吸収を増加させる。バソプレシンは下垂体で分泌され，その分泌制御は主に視床下部の浸透圧受容体と圧受容体によって行われる[5]。浸透圧受容体は血漿浸透圧の 1 ～ 2% の上昇を感知し，速やかにバソプレシン分泌を促進し，浸透圧を正常化する（高い血液濃度を水で薄める）。この高感度な制御機構により，わずかな体液バランスの変化にも対応することができる。一方，圧受容体は約 10% 以上の循環血液量減少で活性化され，バソプレシン分泌を促進する。この二重の制御機構により，循環動態の恒常性維持が図られている。

　バソプレシンの受容体は 3 つのサブタイプ（V_{1a}，V_{1b}，V_2）に分類され，それぞれ特異的な細胞内シグナル伝達経路を活性化する[6]。V_{1a} 受容体は，Gq/11 蛋白質を介してホスホリパーゼ C を活性化し，細胞内 Ca 濃度を上昇させる。これにより，血管平滑筋の収縮や肝臓でのグリコーゲン分解が促進される。V_{1b} 受容体も同様の経路を介して副腎皮質刺激ホルモン（adrenocorticotropic hormone：ACTH）分泌を促進する。特に臨床的に重要なのが V_2 受容体を介したシグナリングである。V_2 受容体は，Gs 蛋白質を介してアデニル酸シクラーゼ（adenylyl cyclase：AC）を活性化し，細胞内 cAMP 濃度を上昇させる。これにより，水チャネル（aquaporin-2：AQP2）のエキソサイトーシスと遺伝子発現が促進され，水の再吸収が増加する[6]。

RAA とバソプレシンの分子レベルでの相互作用機構

両システムは複雑な相互作用を持ち，循環動態維持のため協調して機能する[7]。アンジオテンシンⅡは，視床下部に直接作用してバソプレシン分泌を促進する。一方，バソプレシンは，レニン分泌を抑制することで，フィードバック制御を行う。この相互作用の理解は，輸液反応性の予測に重要な示唆を与える。循環血液量が減少した初期段階では，これらの内分泌ホルモン系が適切に活性化され，血管収縮と水・Na 保持により循環動態を維持する。この段階では，輸液に対する反応性は良好であり，適切な輸液投与により循環動態の改善が期待できる。しかし，重症敗血症などでは，過剰な炎症反応により血管反応性が低下し，これらの内分泌ホルモン系による代償機構が破綻する可能性がある[8]。

急性期における水分バランス管理の分子基盤

成人の1日水分必要量は約 30 〜 35mL/kg だが，急性期患者ではさまざまな分子メカニズムにより水分バランスが変動する[8]。通常の水分出納に加え，炎症性サイトカインによる血管透過性亢進，内皮細胞障害，交感神経系の活性化などが，体液分布に大きな影響を与える。

血管内皮グリコカリックス層（endothelial glycocalyx layer：EGL）は，血管透過性の制御に重要な役割を果たす。敗血症や重症外傷などの急性期病態では，炎症性メディエーターによりグリコカリックス層が障害され，血管透過性が亢進する[1]。この状態では，投与された輸液の血管内滞留時間が短縮し，間質への移行が増加する。そのため，輸液反応性の評価には，単なる循環血液量だけでなく，血管内皮機能の状態も考慮する必要がある。

内分泌ホルモン系の活性化と輸液反応性の関係

RAAS とバソプレシン分泌機構の活性化状態は，輸液反応性を予測する重要な指標となる[9]。循環血液量が減少した初期段階では，これらの内分泌系の反応パターンは，病態の進行段階によって特徴的な変化を示す。

循環血液量減少の初期では，生体の恒常性維持機構が正常に働き，内分泌ホルモン系が段階的に活性化される。これにより末梢血管抵抗の上昇と体液保持が適切に行われ，血行動態は安定した状態に保たれる。この段階では，輸液負荷に対する心血管系の反応性が良好に保たれており，適切な輸液療法により速やかな循環動態の改善が得られやすい。しかし，病態が遷延すると，持続的な内分泌ホルモン系の活性化により受容体機能の変化やシグナル伝達系の修飾が生じうる。この段階での輸液反応性は個体差が大きく，過剰輸液のリスクに注意が必要となる。さらに，重症敗血症などでは過剰な炎症反応により血管反応性が低下し，これらの内分泌ホルモン系による代償機構が破綻する可能性がある[8]。

急性期特有の病態におけるホルモン異常

さまざまな急性期病態において，特徴的なホルモン異常が認められる[9]。SIADH（syndrome of inappropriate secretion of antidiuretic hormone：抗利尿ホルモン不適合分泌症候群）では，バソプレシンの自律的な分泌過剰により，水の再吸収が増加する。その分子機序として，V_2 受容体を介したアクアポリン2（AQP2）の過剰発現が関与する。この状態では，水分制限が基本となるが，重症例では V_2 受容体拮抗薬による分子標的治療も考慮される。

中枢性尿崩症（central diabetes insipidus：CDI）では，バソプレシンの分泌不全により，水の再吸収が障害される。特に急性期の頭部外傷や脳神経外科手術後では，視床下部―下垂体系の一時的な機能障害により，一過性の尿崩症を呈することがある。この場合，デスモプレシンによる補充療法と厳密な水分バランス管理が必要となる[7]。

一方で，副腎不全では，アルドステロンの欠乏により，Naの再吸収が障害される。特に敗血症性ショックでは，サイトカインストームにより副腎の反応性が低下し，相対的副腎不全を呈することがある。この場合，副腎皮質ステロイドの補充が必要となるが，その投与量と期間については個々の患者の病態に応じて慎重に判断する必要がある[10]。

内分泌ホルモン系の活性化と輸液反応性からみた輸液管理戦略

神経体液性調節機構（RAASとバソプレシン分泌機構）は輸液反応性に重要な役割を果たすが，実臨床でこれらを直接的かつ継続的にモニタリングすることは困難である。そのため，急性期の輸液管理では，これらの活性化状態を反映する代替指標を用いた段階的なアプローチが必要となる[10]（ROSEモデル，p49参照）。

初期蘇生期

初期蘇生期では，組織灌流の改善を目的とした大量輸液が必要となる。RAASやバソプレシン分泌機構の直接的な評価はできないため，代替として血行動態指標（血圧，心拍数，尿量），末梢循環（皮膚の色調，毛細血管再充満時間），血液ガス分析や電解質値などの複数のパラメータを総合的に評価する。過剰な輸液は体液貯留や組織浮腫を助長する可能性があり，これらの指標の慎重なモニタリングが必要となる。

最適化・安定化期

最適化・安定化期では，適切な輸液量と電解質バランスの維持を目指す。この時期には，神経体液性調節機構の状態を間接的に評価するため，体重変化，輸液バランス，電解質値，血漿浸透圧などをモニタリングしながら，組織間質の浮腫を最小限に抑えることが重要となる[8]。

離脱期

離脱期では，過剰水分の除去を進めるが，急激な除水は循環動態を不安定化させる可能性があるため，血行動態指標，電解質値，腎機能などを注意深くモニタリングしながら，緩徐な水分除去を心がける。特に，長期の重症管理後では循環動態の反応性が変化している可能性があり，これらの指標を総合的に評価しながら，慎重な管理を行う必要がある。

文献

1) Hall JE, Hall ME: Body Fluid Compartments. Guyton and Hall Textbook of Medical Physiology (15th Edition), 2023, Elsevier,（Philadelphia）.
2) Verdecchia P, Cavallini C, Spanevello A, et al: The pivotal link between ACE2 deficiency and SARS-CoV-2 infection. Eur J Intern Med 2020; 76: 14-20.
3) Pitt B, Zannad F, Remme WJ, et al: The effect of spironolactone on morbidity and mortality in patients with severe heart failure. N Engl J Med 1999; 341: 709-717.
4) Atlas SA. The renin-angiotensin aldosterone system: pathophysiological role and pharmacologic inhibition. J Manag Care Pharm 2007; 13: 9-20.
5) Christ-Crain M, Fenske W: Copeptin in the diagnosis of vasopressin-dependent disorders of fluid homeostasis. Nat Rev Endocrinol 2016; 12: 168-176.

2 ER・ICUにおける適正輸液を導くために必要な基礎

6) Knepper MA, Kwon TH, Nielsen S: Molecular physiology of water balance. N Engl J Med 2015; 372: 1349-1358.

7) Schrier RW: Water and sodium retention in edematous disorders: role of vasopressin and aldosterone. Am J Med 2006; 119: S47-53.

8) Myburgh JA, Mythen MG: Resuscitation fluids. N Engl J Med 2013; 369: 1243-1251.

9) Verbalis JG, Goldsmith SR, Greenberg A, et al: Diagnosis, evaluation, and treatment of hyponatremia: expert panel recommendations. Am J Med 2013; 126: S1-42.

10) Rhodes A, Evans LE, Alhazzani W, et al: Surviving Sepsis Campaign: International Guidelines for Management of Sepsis and Septic Shock: 2016. Intensive Care Med 2017; 43: 304-377.

急性期の生理学

自由水クリアランス

Key Slide　Case　まとめ

図　自由水クリアランスの重要ポイント

1. 自由水クリアランスは腎臓の水分調節能力の指標である

2. バソプレシンによる制御が主体である

3. 輸液全体の指標として有用である

4. 経時的評価が必要である

はじめに

　自由水クリアランス（free water clearance）は，腎臓の浸透圧調節を評価する指標であり，CH_2O で表記される。適正な輸液管理に欠かせない概念である[1]（Key Slide 図）。

自由水クリアランスの基本概念と生理学的背景

　自由水クリアランスは，腎臓が水分を排出または保持する能力を定量化したものである[2]。この概念を理解するために，まず浸透圧クリアランス（Cosm）について説明する。浸透圧クリアランスは，尿中の全溶質が排泄されるために必要な1分間あたりの血漿量として定義され，以下の式で表される。

　　$Cosm = (Uosm × V) / Posm [mL/分]$

　ここで，V は尿量（mL/分），Uosm は尿浸透圧（mOsm/L），Posm は血漿浸透圧（mOsm/L）である。

　自由水クリアランス（CH_2O）は，分時尿量から浸透圧クリアランスを減じたものとして定義され，以下の式で表される。

　　$CH_2O = V − (Uosm × V) / Posm [mL/分]$

　計算結果が正の値を示す場合，腎臓は自由水を排出している状態であり，負の値の場合は自由水

を保持している状態を表している[3]。この自由水クリアランスの生理学的基盤は，糸球体濾過，尿細管再吸収，対向流増幅系という腎機能メカニズムの統合的な働きによって成り立っている。これらの過程は，主に抗利尿ホルモン（anti-diuretic hormone：ADH）によって調節されており，ADH は特に集合管における水の再吸収において中心的な役割を果たしている[4]。

急性期における自由水クリアランスの臨床的意義

　急性期において，自由水クリアランスの変動はさまざまな病態を反映する重要な指標となる。急性腎障害（acute kidney injury：AKI）では，腎臓の濃縮能が著しく低下し，自由水クリアランスは通常陰性となる[5]。この状態では，体液過剰や電解質異常のリスクが高まるため，早期発見と適切な管理が求められる。

　敗血症患者においては，炎症性メディエーターの影響とサイトカインによる直接的な腎障害により ADH の分泌が亢進し，自由水クリアランスが低下する傾向にある[6]。また，循環動態の変化による腎血流低下もこの病態に寄与する。心不全患者では，心拍出量低下による有効循環血液量の減少が非浸透圧性 ADH 分泌を刺激する。さらに，腎血流の低下とレニン―アンジオテンシン―アルドステロン系の活性化により自由水クリアランスが低下し，体液貯留や肺うっ血のリスクが高まる[7]。術後の患者管理においては，手術侵襲による組織損傷や炎症反応に加え，麻酔の影響により ADH の分泌が増加し，自由水クリアランスを低下させることがある[8]。また，周術期の輸液負荷も体液バランスに影響を与えるため，術後の水分管理には特に注意深いモニタリングが必要となる。

自由水クリアランスに影響を与える因子

　自由水クリアランスは，腎血流量の変化，浸透圧利尿，電解質バランスの変動など，複数の生理学的・病態生理学的因子の影響を受ける[9]。また，利尿薬やバソプレシン拮抗薬，ステロイドなどの薬剤投与も，自由水クリアランスを大きく変動させる要因となる[10]。

自由水クリアランスに基づく輸液管理戦略

　自由水クリアランスが陽性の場合は等張性または軽度高張性の輸液を選択し，陰性の場合は利尿薬の使用や水分制限を検討する。電解質管理も重要な要素であり，特に Na 濃度の変動には細心の注意を払う必要がある[3]。一方で，測定誤差，特定の病態による影響，薬剤の影響，短時間での変動可能性などに注意が必要である[10]。単回の測定値のみでなく，経時的な評価が重要であり，血行動態指標やほかの腎機能指標と併せて総合的に評価することが望ましい。

文献

1) Perrier E, Armstrong LE, Bottin JH, et al: Hydration biomarkers in free-living adults with different levels of habitual fluid consumption. Br J Nutr 2013; 109: 1678-1687.
2) Rose BD, Post TW: Clinical Physiology of Acid-Base and Electrolyte Disorders, 5th ed. McGraw-Hill, New York, 2001.
3) Knepper MA, Kwon TH, Nielsen S: Molecular physiology of water balance. N Engl J Med 2015; 372: 1349-1358.
4) Sterns RH: Disorders of plasma sodium--causes, consequences, and correction. N Engl J Med 2015; 372: 55-65.
5) Ronco C, Bellomo R, Kellum JA: Acute kidney injury. Lancet 2019; 394: 1949-1964.

6) Marik PE, Bellomo R: Stress hyperglycemia: an essential survival response! Crit Care 2013; 17: 305.

7) Ellison DH, Berl T: Clinical practice. The syndrome of inappropriate antidiuresis. N Engl J Med 2007; 356: 2064-2072.

8) Brandstrup B, Tønnesen H, Beier-Holgersen R, et al: Effects of intravenous fluid restriction on postoperative complications: comparison of two perioperative fluid regimens: a randomized assessor-blinded multicenter trial. Ann Surg 2003; 238: 641-648.

9) Hew-Butler T, Loi V, Pani A, et al: Exercise-associated hyponatremia: 2017 update. Front Med (Lausanne) 2017; 4: 21.

10) Verbalis JG, Goldsmith SR, Greenberg A, et al: Diagnosis, evaluation, and treatment of hyponatremia: expert panel recommendations. Am J Med 2013; 126: S1-42.

2

ER・ICUにおける適正輸液を導くために必要な基礎

感染管理の原則

生体侵襲によるeGCX障害と感染，抗菌薬治療

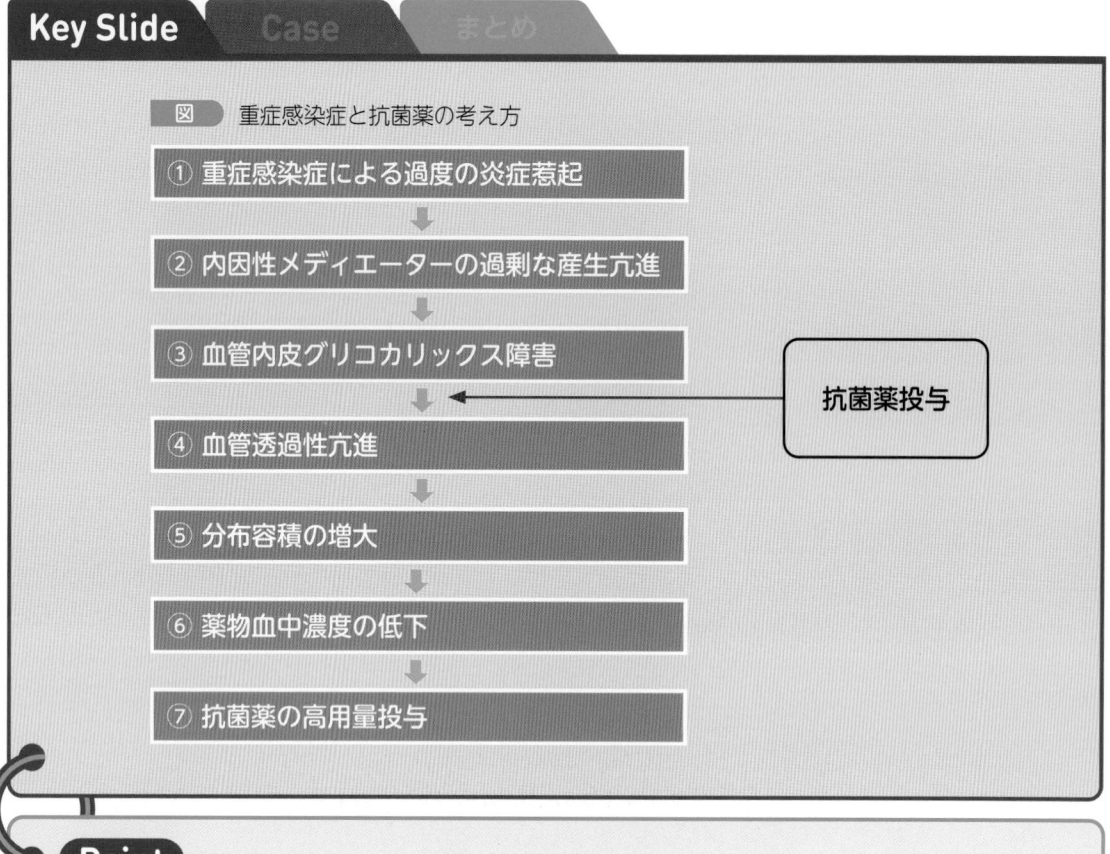

Key Slide Case まとめ

図 重症感染症と抗菌薬の考え方

① 重症感染症による過度の炎症惹起

② 内因性メディエーターの過剰な産生亢進

③ 血管内皮グリコカリックス障害 ← 抗菌薬投与

④ 血管透過性亢進

⑤ 分布容積の増大

⑥ 薬物血中濃度の低下

⑦ 抗菌薬の高用量投与

Point

1. 感染による炎症惹起は，血管内皮グリコカリックスを障害する
2. 感染による炎症惹起は，血管透過性を亢進させる
3. 感染による炎症惹起は，抗菌薬の分布容積が増大する
4. 感染による炎症惹起は，抗菌薬の血中濃度が上昇しにくい
5. 感染による炎症惹起は，抗菌薬の高用量投与が必要となる

生体侵襲下にある患者の生体防御反応と特異性

　ER・ICU 領域における重症患者は全身性かつ複合的な病態を呈し，急激な病態変化をたどることがある。そのため，疾患の重症度や臓器障害等の進展を迅速かつ正確に評価して，早期に適切な

治療法を選択することは救命率向上につながる。

　実際に，敗血症では抗菌薬投与の遅れと死亡率が関連しており[1]，救急外来到着から抗菌薬投与開始までの時間が1時間遅れるごとに死亡率が10％増加し，抗菌薬投与開始3時間以内に比べ，3時間以上で死亡率が有意に高いことが報告されている[1]。一方，本領域の患者は，原疾患や外科的処置・薬物治療に伴う医療行為により強い侵襲下にある。身体に組織損傷や感染などの侵襲が加わると，炎症性サイトカインやプロテアーゼなどが産生される。通常，これらの内因性メディエーターは損傷した組織の修復や免疫応答を含む生体防御として働くが，過大な侵襲は激しい炎症反応を誘導し，血管透過性を亢進させる[2]。そのため，重症患者では血流分布の異常や血管透過性の亢進などにより水溶性薬物の分布容積が増大し，薬物血中濃度が低下することが知られている[3,4]。

血管透過性を調節する血管内皮グリコカリックス（eGCX）

　血液と組織の間で物質交換が行われて個体の生命は維持されている。血管透過性とはこの血管と組織との間で起こる水分や酸素，栄養分などの移動のことを指す。正常時には酸素や栄養素などを透過させて末梢組織に届ける一方で，フィブリノーゲンやグロブリン，アルブミンなどの高分子を透過させないことで，組織の恒常性を維持している。この血管透過性を規定する因子として，血管内皮細胞上に存在する糖蛋白質や多糖類で構成される血管内皮グリコカリックス（endothelial glycocalyx：eGCX）がある[5]。eGCX は健常な血管内皮細胞の内膜面を覆う層状の複合体であり，血管内皮細胞を貫通するコア蛋白（シンデカンファミリー）のほか，グリコサミノグリカン（ヘパラン硫酸，コンドロイチン硫酸など）やヒアルロン酸などの糖鎖から構成される（**図1左**）[6]。eGCX の役割は，血管透過性の調節をはじめとして，物理的な血管内皮保護や微小血管のトーヌスの調節，白血球の接着や遊走の調節，血管内血栓の抑制など多肢にわたる[5]。

　血管が正常な状態であれば eGCX が血管表面を覆っているため，血管透過性は正常に保たれ，適量の水分や栄養分が組織へ移動し静脈やリンパ管へ回収され，組織が浮腫を起こすことはない。eGCX は電子顕微鏡上では硝酸ランタンにより描出され，その形状を確認することができるが[7-9]，血管炎が誘発される炎症により惹起された浮腫様変化による毛細血管壁の肥厚と eGCX の脱落が

図1 　eGCX 正常時と障害時の構造比較

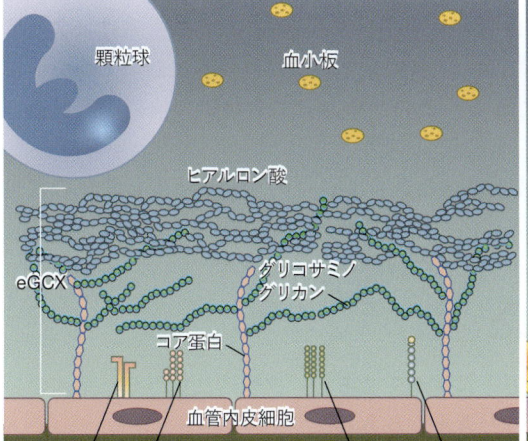
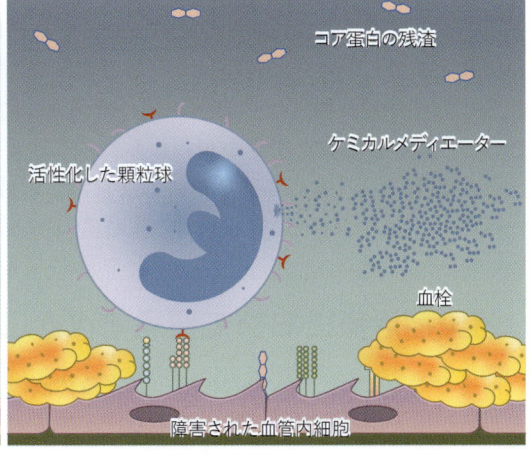

正常時　／　血管炎症誘発時

eGCX とは健常な血管内皮細胞の内膜面を覆う層状の構造物で，血管内皮細胞に直接結合するプロテオグリカンやグリコプロテインと細胞膜に直接結合していない糖鎖から構成されている。eGCX は血管内皮細胞上に存在する接着因子を覆うように存在しているが，ひとたび障害されるとコア蛋白は血中に遊離し，血管内皮細胞表面が血管内腔に露出すると，活性化顆粒球や血小板が血管内皮細胞に接着する。

（文献6の図を元に作成）

観察できる。このように，臓器障害に先んじて血管透過性亢進が生じ，その原因として eGCX が障害される。eGCX は臓器によりその厚さや構成成分が異なることが知られている（**図2**）[9]。

図2 連続型毛細血管の eGCX は臓器ごとに大きく形態が異なる

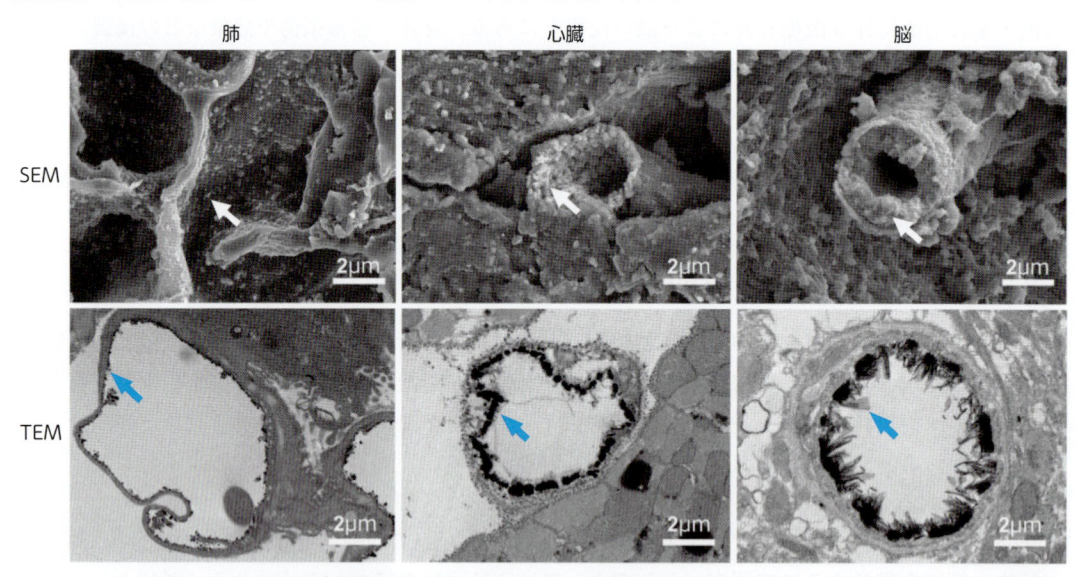

肺，心臓，脳の毛細血管はその形状が連続型毛細血管に属している。正常マウスにおいてこれらの血管を硝酸ランタンで電子染色を施し，eGCX を描出した走査型電子顕微鏡（SEM，白矢印）ならびに透過型電子顕微鏡像（TEM，青矢印）。eGCX の形態は臓器により大きく異なる。 （文献9より改変転載）

重症感染症が体液分布に及ぼす影響

　重症感染症などにより組織で過剰な炎症が惹起されると，炎症性サイトカインやプロテアーゼにより eGCX が障害される（**図1右**）[6]。eGCX の障害により血管の密封性が破綻すると血管透過性が亢進して，血管から漏れ出す水分や栄養分が過剰になる。この状態になると血管内に水分を補充してもどんどん間質に水分が漏れ出してしまうため，血管内容量は減少し，組織間質は水分が過剰となり浮腫を生じる。また，炎症時の細動脈拡張による毛細血管圧の上昇，毛細血管壁の水・蛋白質透過性の亢進は炎症性浮腫を増強させる。詳細は明らかとなっていないが，血管透過性は各臓器により亢進のしやすさが異なっていると考えられており，eGCX が極端に厚い脳においては炎症が起きてもほかの臓器に比べて eGCX の構造が保たれる。そのため eGCX の構造の違いが血管透過性に寄与していることがうかがわれる[9]。

　このように，ストレス下においては eGCX の破綻が鍵となり，血管内容量が減少し間質の容量が増加するという体液の分布異常が生じるのである。

感染症治療において留意すべきこと

　前述のように血管外への水の漏出による体液の分布異常が生じると，血管内に投与した薬剤の分布容積が増大するため，薬物の血中濃度が低下すると考えられる。

　グリコペプチド系抗菌薬であるテイコプラニン（teicoplanin：TEIC）を投与された ICU 患者の約30％が，腎機能と体重に基づく初期投与設計の予測値よりも実測値（初回血中トラフ濃度）が低下し[11]，重症度マーカーである SOFA（sequential organ failure assessment）スコア高値の患者

や低アルブミン血症の患者においても血中濃度が上昇しない要因であることが報告されている[11]。また，SOFA スコア高値の患者では，β-ラクタム系抗菌薬による緑膿菌感染症の治療不奏効となりやすいことが明らかにされている[12]。重症患者では血管透過性が亢進するため抗菌薬血中濃度が上昇せず，有効性が低下すると考えられる（**図3**）。そのため，eGCX が障害されて血管透過性が亢進すると分布容積の増大が予想されるため，血中濃度を早期に上昇させるために，より高用量での初期投与設計が必要になる可能性が考えられる。今後，より詳細な研究が必要な分野である。

図3 感染症が薬物血中濃度に与える影響

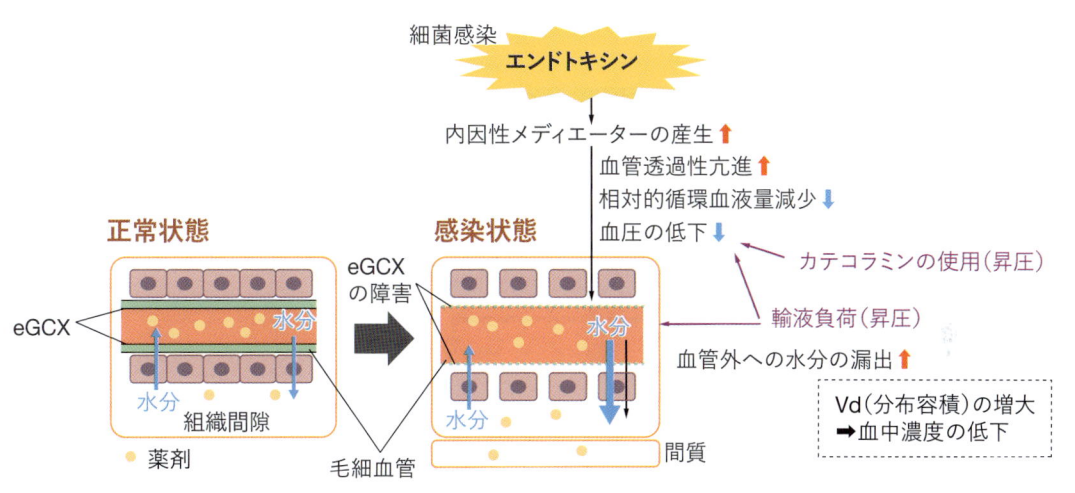

まず感染症により生じた過剰なケミカルメディエーターにより eGCX が障害される。それにより血管透過性が亢進し，血管外への水分の漏出することにより分布面積が増大するため，薬物血中濃度が低下する。

文献

1) Peltan ID, Brown SM, Bledsoe JR, et al: ED Door-to-Antibiotic Time and Long-term Mortality in Sepsis. Chest 2019; 155: 938-946.
2) Hosein S, Udy AA, Lipman J: Physiological changes in the critically ill patient with sepsis. Curr Pharm Biotechnol 2011; 12: 1991-1995.
3) Blot SI, Pea F, Lipman J: The effect of pathophysiology on pharmacokinetics in the critically ill patient--concepts appraised by the example of antimicrobial agents. Adv Drug Deliv Rev 2014; 77: 3-11.
4) Roberts JA, Lipman J: Pharmacokinetic issues for antibiotics in the critically ill patient. Crit Care Med 2009; 37: 840-851（quiz 859）.
5) Chelazzi C, Villa G, Mancinelli P, et al: Glycocalyx and sepsis-induced alterations in vascular permeability. Crit Care 2015; 19: 26.
6) Okada H, Yoshida S, Hara A, et al: Vascular endothelial injury exacerbates coronavirus disease 2019: The role of endothelial glycocalyx protection. Microcirculation 2021; 28: e12654.
7) Inagawa R, Okada H, Takemura G, et al: Ultrastructural Alteration of Pulmonary Capillary Endothelial Glycocalyx During Endotoxemia. Chest 2018; 154: 317-325.
8) Okada H, Takemura G, Suzuki K, et al: Three-dimensional ultrastructure of capillary endothelial glycocalyx under normal and experimental endotoxemic conditions. Crit Care 2017; 21: 261.
9) Ando Y, Okada H, Takemura G, et al: Brain-Specific Ultrastructure of Capillary Endothelial Glycocalyx and Its Possible Contribution for Blood Brain Barrier. Sci Rep 2018; 8: 17523.
10) Suzuki A, Tomita H, Okada H: Form follows function: The endothelial glycocalyx. Transl Res 2022; 247: 158-167.
11) Yoshida T, Yoshida S, Okada H, et al: Risk factors for decreased teicoplanin trough concentrations during initial dosing in critically ill patients. Pharmazie 2019; 74: 120-124.
12) Yoshida S, Suzuki K, Suzuki A, et al: Risk factors for the failure of treatment of Pseudomonas aeruginosa bacteremia in critically ill patients. Pharmazie 2017; 72: 428-432.

2

ER・ICU における適正輸液を導くために必要な基礎

栄養管理の原則

骨格筋蛋白，微量元素

Key Slide　~~Case~~　まとめ

図　栄養アセスメント・実施・評価のサイクル

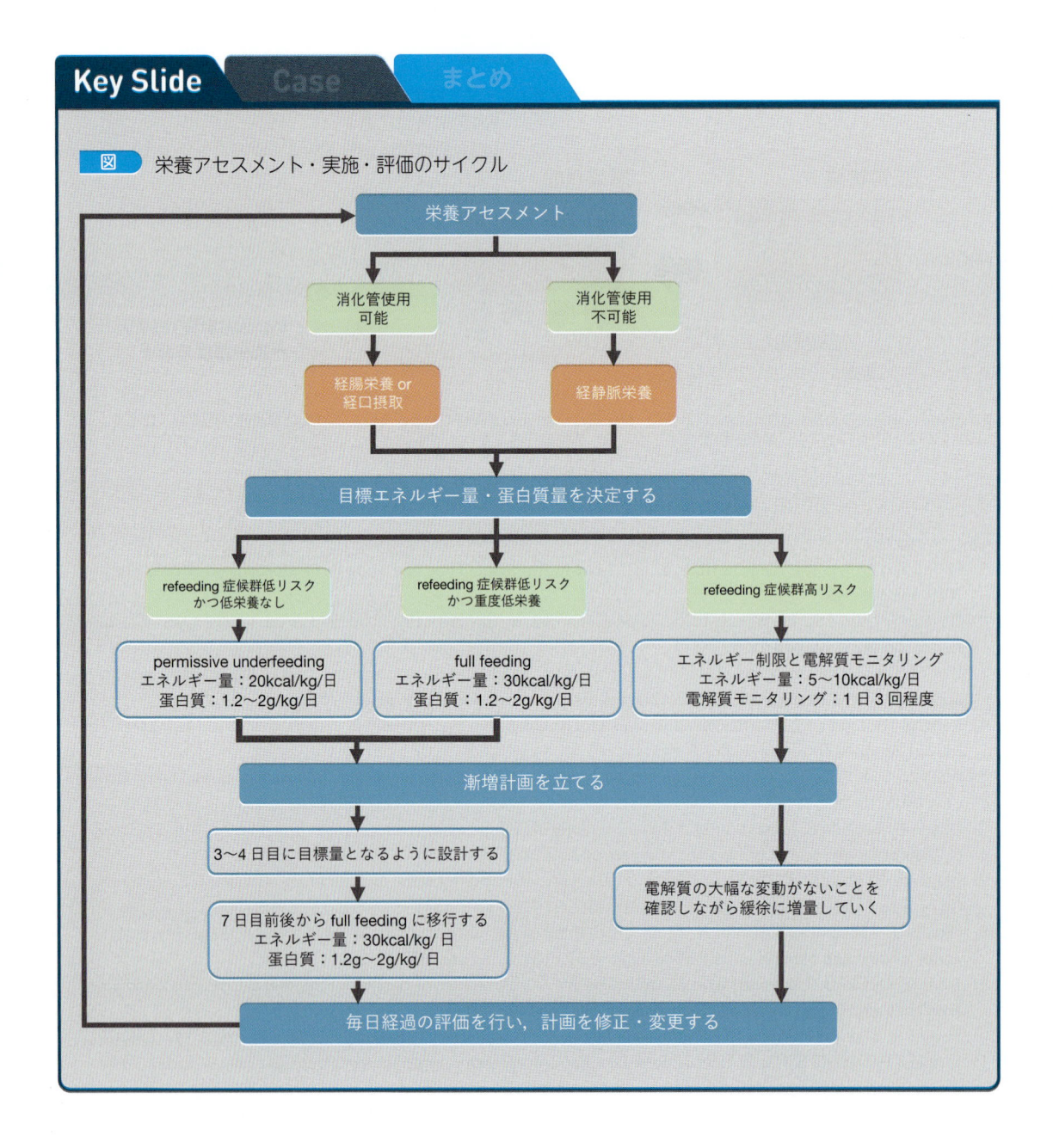

Point

1. 7 日目頃までは 20kcal/kg/ 日を目指す。
2. 7 〜 10 日目以降は full feeding（≒ 30kcal/kg/ 日）とする。
3. 目標蛋白質投与量は 1.2 〜 2.0g/kg/ 日とする。
4. 特定の微量栄養素の積極的な補充は推奨されないが，1 日必要量の補充は必要と考えられる。
5. 重症患者では，低栄養の背景がなくても refeeding 症候群のリスク評価を行い，発症に注意する。

はじめに

さまざまな ER・ICU 患者に対して，適切な栄養評価および栄養療法を目指すことは，長期的な生存や体の回復，およびそれに対応する機能回復において重要である。

重症病態の急性期には，侵襲に対する生体反応を支えるために代謝亢進が起こるが，この際に蛋白異化も促進され，エネルギー源としての糖新生や急性期蛋白の供給に寄与する。緊急病態を乗り越えるという一時的な意味では合理的な生体反応であるが，体組成成分の減少による筋肉量減少や免疫能の障害，創傷治癒遅延が持続することは大きな問題である。例えば，集中治療に伴う身体の障害を指す ICU acquired weakness（ICU-AW）は，低栄養状態が持続することで増悪すると考えられており [1]，早期からの適切な栄養療法が推奨される。

エネルギー量はどのように決定するか？

では，早期から十分な栄養投与を行えば異化を抑制することができるのだろうか。

今日，侵襲超急性期においては，侵襲に伴う筋蛋白分解や脂肪分解，すなわち体の異化により産生される内因性エネルギーが主に消費され，栄養として投与された外因性エネルギーの量や基質にかかわらず内因性エネルギーの利用が優先されることが知られている [2]。そのため，投与エネルギー量のみで消費エネルギーを賄うような栄養設計とした場合，過栄養（＝ overfeeding）となり，オートファジーを阻害することによる骨格筋蛋白質の代謝障害などの種々の合併症を引き起こす。従って，消費エネルギー量から内因性エネルギー量を差し引いた分を栄養として補給するべきなのだが，内因性エネルギーは測定することができず，病態や患者によっても差があるため，permissive underfeeding として overfeeding を避けるべきとする考え方がある。具体的には，消費エネルギーを Harris-Benedict の式や 30kcal/kg/日などの推定式で算出し，急性期早期にはその 70% 程度の underfeeding とすることを ESPEN（The European Society for Clinical Nutrition and Metabolism：欧州臨床栄養代謝学会）では推奨している [3]。急性期においては 30kcal/kg/日を full feeding とし，ちょうどその 70% である 20kcal/kg/日を投与目標とするのが考えやすいだろう。

一方，長期間 underfeeding を継続していると，筋蛋白分解や脂肪分解が持続することで身体機能の低下や免疫力の低下につながってしまうため，ある時期をもって十分なエネルギー投与を行う full feeding に切り替える必要がある。その切り替え時期については依然確固たるエビデンスはなく，ASPEN（American Society for parenteral and Enteral Nutrition：米国静脈経腸栄養学会）は 7 〜 10 日目以降を full feeding [4]，ESPEN ははじめの 2 日のみ permissive underfeeding とし，3 日目以降は極力 full feeding にするよう推奨 [3] しており，見解が異なっている。少なくとも 7 〜

2 ER・ICU における適正輸液を導くために必要な基礎

10 日目には full feeding を目指すほうがよいと考えられ，初期は控えめ，1 週間を目処に full feeding に移行していくような漸増計画が勧められる。

　ただし，栄養療法開始前から低栄養がある患者は栄養貯蔵に余力がなく，underfeeding の不利益が大きすぎるため，初日から full feeding を行ったほうがよい可能性があることに留意する。

蛋白質投与は体形成を目的として考える

　炭水化物・脂質・蛋白質という三大栄養素のなかで，蛋白質のみがエネルギー利用のほかに筋肉を中心とした体形成作用をもつ。特に蛋白質の構成要素であるアミノ酸のうち 9 種類（バリン，ロイシン，イソロイシン，メチオニン，リジン，フェニルアラニン，トリプトファン，スレオニン，ヒスチジン）は必須アミノ酸とよばれ，体内でほかの栄養素から合成することができないため，体形成のための栄養として補給する必要がある。そのため，炭水化物・脂質はエネルギー供給目的に投与されるが，蛋白質は体形成に重きを置いて検討するべきであり，エネルギー投与とは別に投与量を考えることになる。また，蛋白質もエネルギー利用が可能なため，体形成目的に効率的に利用されるためには非蛋白質エネルギー（糖質・脂質）を十分に摂取しておく必要がある。

　しかし，三大栄養素のなかでもアミノ酸が最もオートファジー障害に影響する[5]という意見もあり，超急性期の蛋白質・アミノ酸負荷は overfeeding の弊害から有害な可能性があるという見解が存在するということは認識しておかなければならない。

▶ 推奨される蛋白投与量

　実際に推奨される蛋白質投与量であるが，急性期の蛋白質投与量を検討した質の高いランダム化比較試験はほとんどなく，エビデンスは混沌としている。ESPEN および ASPEN は急性期栄養療法ガイドラインのなかで，いずれもエビデンスが不足し，暫定的であるとしながらも，理論的に蛋白質は必要不可欠であり ICU-AW なども見据えて必要量投与すべきというスタンスをとっている。ESPEN は 1.3g/kg/日[3]，ASPEN は 1.2～2.0g/kg/日[4] の蛋白質量投与とすることを推奨している。

　急性期にはある程度の蛋白質量が理論上必要であるが，超急性期の過負荷は避けるべきということを念頭におくと，エネルギー量の漸増とともに蛋白質量も漸増させることで超急性期 overfeeding の弊害を最小化できると考えられ，そのような栄養投与全体としての漸増計画が提案されている。つまり，栄養療法開始後 3～4 日目に投与される目標蛋白質量を 1.2～2.0g/kg/日として漸増させるのがよいだろう。

▶ 蛋白質投与に慎重になるべき病態

　腎機能障害などの蛋白質投与を敬遠させるような病態がある場合にも，前述の推奨量でよいのだろうか。この点については，少なくとも透析回避を目的として蛋白質量を制限してはならないというのが一般的なコンセンサス[6]となっている。なぜなら，慢性腎臓病（chronic kidney disease：CKD）においては蛋白質制限が腎障害進展抑制になることが示されている[7]が，急性腎障害（acute kidney injury：AKI）においてはそのようなエビデンスはなく，むしろ AKI を伴う多臓器不全下においては病態の回復や機能維持のために蛋白質は相当量必要と考えられるからである。

　このようにエネルギー製剤とアミノ酸製剤を併用して目標量の達成を目指し，末梢静脈栄養のみの場合には，ソリタ®-T3 号やアミノ酸製剤としてビーフリードなどを用いることができる。また，今回は静脈栄養のみの解説としているが，経腸栄養をためらわせる要因がなければ，経腸栄養の開始・併用を検討する。

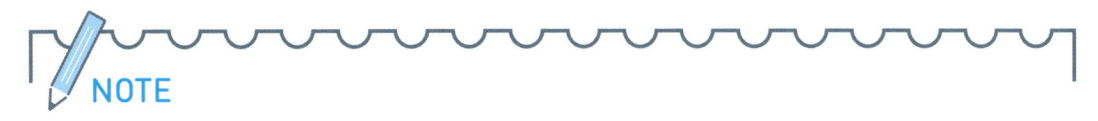

NOTE

実際の輸液例 ①

　50kg，成人男性，入院時栄養アセスメント*にて低栄養がなく，中心静脈栄養使用可能な場合，目標カロリー：1,000kcal/日，蛋白質：60 〜 100g/日である。

　1 日目：ノンカロリー輸液で開始
　2 日目：エルネオパ®NF1 号 10mL/時＋アミパレン® 10mL/時，230kcal/日，蛋白質 29g/日相当
　3 日目：エルネオパ®NF1 号 25mL/時＋アミパレン® 15mL/時，480kcal/日，蛋白質 48g/日相当
　4 日目：エルネオパ®NF1 号 35mL/時＋アミパレン® 20mL/時，660kcal/日，蛋白質 65g/日相当
　5 日目：エルネオパ®NF2 号 40mL/時＋アミパレン® 20mL/時，979kcal/日，蛋白質 77g/日相当

　2 日目，3 日目あたりに関して，エネルギーと蛋白質を均等に漸増していく場合にはアミパレン® もこのように投与することになるが，急性期早期のアミノ酸投与の是非や製剤の残破棄の問題を考えて，この時期のアミパレン® をなくしてもかまわない。
　この後も栄養療法が必要な場合，7 〜 10 日目を目処に，エルネオパ®NF2 号 65mL/ 時＋アミパレン® 20mL/ 時（1,471kcal/ 日，蛋白質 95g/ 日相当）などに増量する。

　*栄養アセスメント：低栄養をはじめとする栄養障害を選別し，その後の栄養療法を考慮するためのもの。

微量栄養素補充についてはどう考える？

　微量栄養素とはビタミンや微量元素のことで，エネルギー産生や抗酸化作用，免疫機能の維持などに関与し，生体に不可欠である。重症患者では血中の微量栄養素が低下していることが多く，これは死亡率の上昇や免疫機能の低下と関連するとされている。そのため，微量栄養素の補充による予後改善が期待されてきた。しかし，特定の栄養素の積極的な補充に関して推奨に足るエビデンスがないため，基本的には行わない。一方で，1 日必要量の補充や，欠乏患者への適切な補充は必要と考えられている。実際，ESPEN 微量栄養素ガイドライン 2022[8] では，栄養療法を受けるすべての患者において，栄養療法開始時からの微量栄養素の適切な補充が重要であると提言されている。
　特に近年は持続的腎代替療法（continuous renal replacement therapy：CRRT）による微量元素喪失が注目されており，重症患者においては病態や治療に応じて銅，亜鉛，セレンのモニタリングを考慮すべきとされる[9]。微量元素は炎症によって血中濃度が変化するため，CRP と同時測定することが推奨されている[8]。CRP 高値の場合，亜鉛とセレンは低下，銅は上昇する。CRRT においては水溶性ビタミンやビタミン D が欠乏することも知られている。
　微量栄養素に関する RCT は少なく，投与量や投与方法，対象患者も多様なため，補充療法の予後改善効果やその評価方法については，さらなる検討が必要である。

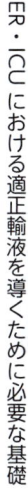

ER・ICU における適正輸液を導くために必要な基礎

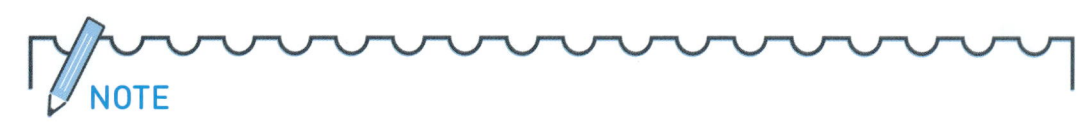

NOTE

実際の輸液例②

　前述の実際の輸液例①のようにエルネオパ®を使用する場合には，ビタミンや微量元素も含まれているため細かく検討する必要はない。エルネオパ® 2,000mL で 1 日必要量になることも知っておくとよい。そのほかの末梢輸液製剤などを使用する場合は，栄養療法開始 2 日目ごろから総合ビタミン製剤（ダイメジン，オーツカ MV など）や微量元素製剤（エレメンミック® など）を加えることを検討する。

重症患者においては refeeding 症候群の発症に注意

　Refeeding 症候群とは，低栄養患者に対する急激な栄養投与によって生じる種々の電解質異常・代謝異常のことで，栄養投与に伴い異化から同化に代謝が変化することにより起こる。重症患者は侵襲が大きく異化亢進状態にあり，低栄養の背景がなくとも発症する可能性があり，予後との関連も指摘されている[10]。そのため，栄養療法の開始前には全患者に refeeding 症候群のリスク評価を行い，リスクに合わせたエネルギー投与量の設定や電解質モニタリングを行う。

▶ リスク評価とモニタリング

　リスク評価には，National Institute for Health and Clinical Excellence in England and Wales（NICE：英国国立医療技術評価機構）の基準[11]（**表1**）が使われることが多い。高リスク以上の患者には初日 5 〜 10kcal/kg/日のエネルギー制限を行うが，過度なエネルギー制限による弊害も懸念されており，近年は refeeding 症候群リスク患者への栄養投与量は増加傾向にある。

　また，電解質異常についても定期的なモニタリングを行うことが重要であり，高リスク以上の患者については血清 P 濃度，血清 Mg 濃度，血清 K 濃度について 1 日 2 〜 3 回のモニタリングが必要である。補正には，リン酸ナトリウム製剤や硫酸マグネシウム製剤を用いるが，筆者の施設の場合，中心静脈カテーテル留置患者ではどちらも 1A（20mL）を 2 時間かけて持続静注している。リン酸カリウム製剤を用いる場合には血清 K 値の推移にも注意が必要である。

表1 NICE の基準

Major risk factors
・Body mass index（BMI）＜ 16kg/m²
・過去 3 〜 6 カ月以内における意図しない体重減少＞ 15%
・絶食または栄養摂取がほとんどない状態＞ 10 日間
・栄養投与前の低 K 血症，低 P 血症，低 Mg 血症

Minor risk factors
・BMI ＜ 18.5kg/m²
・過去 3 〜 6 カ月以内における意図しない体重減少＞ 10%
・絶食または栄養摂取がほとんどない状態＞ 5 日間
・アルコール多飲，またはインスリン使用，化学療法，制酸薬，利尿薬使用

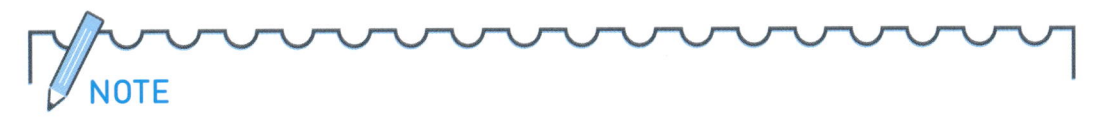

NOTE

実際の輸液例 ③

　50kg，成人男性，NICE の基準で refeeding 症候群高リスクの場合

→ 5kcal/kg/ 日のカロリー制限で開始し，1日3回（6時，14時，22時）の電解質モニタリング

1日目：ソリタ®-T3 号 60mL/時，248kcal/ 日相当
2日目：エルネオパ®NF 1 号 40mL/時，538kcal/日，蛋白質 19g/日相当
3日目：エルネオパ®NF 2 号 40mL/時，787kcal/日，蛋白質 29g/日相当

　1日3回の電解質モニタリングで大幅な電解質の低下が確認され，1日の間で頻回の電解質補充が必要となっている場合，この例よりもさらに慎重にエネルギー投与量を漸増させる。モニタリングで電解質の変動がなくなってきたら，1日2回，1日1回とモニタリングの頻度を減らし，目標エネルギー量も 20 ～ 30kcal/kg/日として栄養計画を変更する。

Key Slide　**Case**　**まとめ**

- 急性期栄養療法においては，overfeeding の弊害を避けるため，permissive underfeeding という考え方がある。それに合わせてエネルギー・蛋白質ともに漸増していくような栄養計画を検討する。

- ビタミン，微量元素は近年注目されているトピックであり，今後さらなる検討が必要である。

- 低栄養患者および重症患者においては refeeding 症候群にも注意し，エネルギー制限や電解質モニタリングなどを適切に行っていくことが重要である。

文献

1）Inoue S, Hatakeyama J, Kondo Y, et al: Post-intensive care syndrome: its pathophysiology, prevention, and future directions. Acute Med Surg 2019; 6: 233-246.

2）中村謙介：エキスパートが伝授する急性期栄養療法の理論と方法，三輪書店，東京，2023, p131, 132.

3）Singer P, Blaser AR, Berger MM, et al: ESPEN guideline on clinical nutrition in the intensive care unit. Clin Nutr 2019; 38: 48-79.

4）Compher C, Bingham AL, McCall M, et al: Guidelines for the provision of nutrition support therapy in the adult critically ill patient: The American Society for Parenteral and Enteral Nutrition. JPEN J Parenter Enteral Nutr 2022; 46: 12-41.

5）Casaer MP, Wilmer A, Hermans G, et al: Role of disease and macronutrient dose in the randomized controlled EPaNIC trial: a post hoc analysis. Am J Respir Crit Care Med 2013; 187: 247-255.

6）Flaccadori E, Sabatino A, Barazzoni R, et al: ESPEN guideline on clinical nutrition in hospitalized patients with acute or chronic kidney disease. Clin Nutr 2021; 40: 1644-1668.

7）Hahn D, Hodson EM, Fouque D, et al: Low protein diets for non-diabetic adults with chronic kidney disease. Cochrane Database Syst Rev 2018; 10: CD001892.

8）Berger MM, Shenkin A, Schweinlin A, et al: ESPEN micronutrient guideline. Clin Nutr 2022; 41: 1357-1424.

9）Berger MM, Reintam-Blaser A, Calder PC, et al: Monitoring nutrition in the ICU. Clin Nutr 2019; 38: 584-593.

10）Coşkun R, Gündoğan K, Baldane S, et al: Refeeding hypophosphatemia: a potentially fatal danger in the intensive care unit. Turk J Med Sci 2014; 44: 369-374.

11）National Institute for Health and Care Excellence: Guidelines: Nutrition support for adults: oral nutrition support, enteral tube feeding and parenteral nutrition. National Collaborating Centre for Acute Care, London, 2006.

2 ER・ICU における適正輸液を導くために必要な基礎

輸液のフェーズとタイミング

臓器保護

Key Slide　Case　まとめ

図 臓器保護と各臓器灌流圧の要点

1. 臓器保護の本質は組織灌流と酸素供給の維持

2. 冠動脈灌流圧＝拡張期血圧 − 右房拡張期圧（or 中心静脈圧）

3. 腎灌流圧＝平均動脈圧 − 腎実質内圧

4. 消化管灌流圧＝平均動脈圧 − 腹腔内圧

はじめに

　急性期患者管理において，臓器保護は患者の予後を大きく左右する重要な要素である[1]。組織灌流と酸素需給バランスの維持が臓器保護の根幹をなすが，これらは輸液管理と密接に関連している。近年，急性期の輸液管理は ROSE モデルのフェーズ（① resuscitation, ② optimization, ③ stabilization, ④ evacuation）に基づいて行うことが提唱されており[2]，各フェーズにおける適切な介入が臓器保護の成否を決定づける。ROSE モデルの詳細は第 4 章を参照されたい。

　本項では，同章の「急性期の生理学」（p14 〜 37）の内容を踏まえ，臓器保護の基本原理と各フェーズにおける概要，また各臓器における具体的な保護戦略について解説する。

臓器保護の基本原理

　臓器保護の本質は，適切な組織灌流と十分な酸素供給の維持にある[3]。組織灌流は平均動脈圧（mean arterial pressure：MAP）と心拍出量（cardiac output：CO）によって規定され，特に微小循環レベルでの血流維持が重要となる。ハーゲン・ポアズイユの式（p15）が示すように，毛細血管における血流量は血圧差と血管径に大きく依存する。そのため，MAP は 65mmHg 以上を維持することが推奨される。

　酸素供給量（DO_2）は心拍出量（CO），ヘモグロビン濃度（Hb），動脈血酸素飽和度（SaO_2）の積として表され[4]，これらの要素を総合的に最適化する必要がある。特に，心拍出量は前負荷，後負荷，心収縮力によって規定されるため，これらの要素を考慮した輸液管理が求められる。

ROSE モデルによる段階的アプローチ

▶ ① Resuscitation phase の管理

　この時期は組織低灌流の速やかな改善が主目標となる[5]。大量輸液による循環血液量の回復を図るが，適切な輸液負荷にもかかわらず循環動態の改善が得られない場合は，早期からの血管作動薬の使用を検討する[6]。血圧は臓器保護において最優先される。

▶ ② Optimization phase の戦略

　初期蘇生後となるこの時期では，各臓器への適切な灌流を確保しつつ，過剰輸液を回避することが重要となる[7]。この時期は血管透過性の亢進により，間質への水分移動が増加しやすい。血液粘稠度やヘマトクリット値も考慮しながら，適切な輸液速度を決定する。自由水クリアランスの評価も重要で，特に腎機能障害の早期発見と対応が必要となる。

▶ ③ Stabilization phase の要点

　全身状態が安定化してきたこの時期では，過剰輸液の予防と是正が主要な課題となる[8]。自由水クリアランスの正確な評価とそれに基づく水分管理が重要である。この時期には体液分布の変化も考慮する必要があり，特に細胞外液（extracellular fluid：ECF）と細胞内液（intracellular fluid：ICF）のバランス，および ECF における血管内容量と間質液量の比率に注意を払う。電解質バランス，特に Na と K の適切な管理も重要となる。

▶ ④ Evacuation phase の目標

　回復期に相当するこの時期では，過剰な体液の除去と臓器機能の回復促進が主目標となる[2]。浸透圧バランスを考慮しながら，適切な利尿を促進する。

臓器別の保護戦略

▶ 心臓

　心臓の機能維持には，冠動脈灌流圧の維持が最も重要である[9]。冠動脈血流の大部分は拡張期に行われるため，拡張期血圧の維持が心筋酸素供給において重要な役割を果たす。冠動脈灌流圧は，拡張期血圧から右房拡張期圧（または中心静脈圧：CVP）を引いた値で算出される。適切な冠動脈灌流圧として，通常 40 ～ 50mmHg 以上で維持することが推奨される。過剰な輸液による右房圧の上昇は，冠動脈灌流圧を低下させる可能性があることに注意が必要である。一方で，Frank-Starling の法則に基づく前負荷の適正化も重要であり，心エコー図検査による評価を定期的に行い，心筋収縮能，拡張能，弁機能とともに，右房圧（right arterial pressure：RAP）の評価を行うことが推奨される。

腎臓

　腎臓の保護において，糸球体濾過率（glomerular filtration rate：GFR）の維持と適切な腎灌流圧確保が基本となる。腎灌流圧はMAPから腎実質内圧を引いた値として定義され，また糸球体濾過圧（GFRを規定する重要な因子）は糸球体毛細血管圧と同義である。急性期においては，十分な腎灌流圧と糸球体濾過圧を確保するために，MAPを比較的高めに維持することが腎保護に有利となる。ただし，慢性期における持続的な高血圧は腎硬化症のリスク因子となることに注意が必要である。急性腎障害（acute kidney injury：AKI）の予防には，腎毒性物質の回避と適切な輸液管理が必要である[10]。自由水クリアランスと電解質バランスの継続的なモニタリングも重要で，特に尿量0.5mL/kg/時以上の維持を目標とする。過剰輸液は腎周囲の浮腫を引き起こし，腎灌流圧を低下させる可能性があるため，注意が必要である。特に，腎実質内圧の上昇は有効腎灌流圧を低下させ，GFRの維持に悪影響を及ぼす。そのため，輸液管理においては腎灌流圧を最適化するバランスが重要となる。

肺

　肺組織は過剰輸液の影響を受けやすい臓器であり，肺水腫の予防が臓器保護において特に重要である[11]。肺毛細血管での水分移動はStarlingの式（毛細血管内外の静水圧差と膠質浸透圧差のバランス）に従う。健常肺では血管内圧の上昇に対して肺リンパ流の増加で代償されるが，急性期の重症病態では血管透過性が亢進しやすく，この代償機構が破綻しやすい。特に低アルブミン血症では膠質浸透圧が低下しており，より少ない輸液負荷でも肺水腫をきたしやすい。また，人工呼吸管理中は胸腔内圧の上昇により静脈還流が抑制され，輸液の体内分布が変化することにも注意が必要である。

消化管

　消化管の血流は全心拍出量の約20〜25%を占め，虚血に対して特に脆弱である。急性期における消化管保護では，適切な灌流圧の維持が重要となる。特に，敗血症などの重症病態では，微小循環障害により消化管粘膜の虚血が生じやすい。腸管灌流圧はMAPから腹腔内圧（intra-abdominal pressure：IAP）を引いた値をとる。過剰輸液は腸管浮腫を引き起こし，腸管壁のコンプライアンスを低下させるとともに，IAPの上昇をきたし，腹部コンパートメント症候群につながる。腸管浮腫は腸管バリア機能を障害し，bacterial translocationのリスクも上昇させる。そのため，適切な輸液量の維持と併せ，早期経腸栄養の導入も考慮する必要がある。

実臨床での管理のポイント

　各フェーズの移行時期の判断には，複数の指標を総合的に評価する必要がある。乳酸値の推移，酸素需給バランスの改善，自由水クリアランスの変化などを継続的にモニタリングする。特に敗血症性ショックでは血管透過性の亢進により体液管理が複雑化するため[5]，より慎重な評価が必要となる。輸液反応性の評価には動的指標を用い，心エコー図検査による評価も併用する[7]。

文献

1）Malbrain MLNG, Van Regenmortel N, Saugel B, et al: Principles of fluid management and stewardship in septic shock: it is time to consider the four D's and the four phases of fluid therapy. Ann Intensive Care 2018; 8: 66.

2）Hoste EA, Maitland K, Brudney CS, et al: Four phases of intravenous fluid therapy: a conceptual model. Br J Anaesth 2014; 113: 740-747.

3）Vincent JL, De Backer D: Circulatory shock. N Engl J Med 2013; 369: 1726-1734.

4）Cecconi M, De Backer D, Antonelli M, et al: Consensus on circulatory shock and hemodynamic monitoring. Intensive Care Med 2014; 40: 1795-1815.

5）Rhodes A, Evans LE, Alhazzani W, et al: Surviving Sepsis Campaign: International Guidelines for Management of Sepsis and Septic Shock: 2016. Intensive Care Med 2017; 43: 304-377.

6）Boyd JH, Forbes J, Nakada T, et al: Fluid resuscitation in septic shock: a positive fluid balance and elevated central venous pressure are associated with increased mortality. Crit Care Med 2011; 39: 259-265.

7）Monnet X, Teboul JL: Assessment of fluid responsiveness: recent advances. Curr Opin Crit Care 2018; 24: 190-195.

8）Marik PE, Linde-Zwirble WT, Bittner EA, et al: Fluid administration in severe sepsis and septic shock, patterns and outcomes: an analysis of a large national database. Intensive Care Med 2017; 43: 625-632.

9）Duncker DJ, Bache RJ, Merkus D, et al: Regulation of coronary blood flow during exercise. Physiol Rev 2008; 88: 1009-1086.

10）Khwaja A: KDIGO clinical practice guidelines for acute kidney injury. Nephron Clin Pract 2012; 120: c179-184.

11）National Heart, Lung, and Blood Institute ARDS Clinical Trials Network: Comparison of two fluid-management strategies in acute lung injury: N Engl J Med 2006; 354: 2564-2575.

2

ER・ICUにおける適正輸液を導くために必要な基礎

輸液のフェーズとタイミング

末梢血管と微小循環系

Key Slide Case まとめ

図 微小循環系の要点

1. 微小循環系は改訂 Starling の式で考える

2. $Jv = Kf\,[(Pc - Pi) - \sigma\,(\pi c - \pi g)]$

3. 指標は乳酸クリアランス，CRT，mottling score，尿量

　ER・ICU における輸液管理では，末梢血管と微小循環系の動態を理解し，適切なタイミングで介入することが重要である。本項では，末梢と微小循環系の基本的理解から導かれる各フェーズにおける適切な輸液介入のタイミング，モニタリングについて解説する。

微小循環とは

　微小循環は，直径 $200\,\mu m$ 以下の血管系（細動脈，毛細血管，細静脈）とその周囲組織で構成される循環系である。その主な機能は，組織への酸素・栄養素の供給，代謝産物の除去，体液・電解質バランスの調整，炎症・免疫応答の制御である[1]。

▶末梢血管系と微小循環の制御機構

　微小循環における血流は，改訂 Starling の式に従って制御される。従来の Starling の式は，血管内外の静水圧と膠質浸透圧の差が体液移動を決定するとしていたが，グリコカリックスの発見により再検討を余儀なくされた[2]。血管内皮表面を覆うグリコカリックスは，糖蛋白質，プロテオグリカンなどで構成される糖蛋白質複合体であり，血管透過性の調節に重要な役割を果たす。改訂 Starling の式では，体液移動（Jv）は以下の式で表される。

$$Jv = Kf\,[(Pc - Pi) - \sigma(\pi c - \pi g)]$$

　ここでは，Jv：水分移動の流量，Kf：濾過係数，Pc：毛細血管圧，Pi：間質圧，σ：反射係数，πc：血管内の膠質浸透圧，πg：グリコカリックス直下の膠質浸透圧，である。

特に重要な点は，従来の間質液の膠質浸透圧（πi）がグリコカリックス直下の膠質浸透圧（πg）に置き換わったことである（**図1**）。グリコカリックスの蛋白透過性は低く，また水分移動によりアルブミンなどの蛋白成分が間質からグリコカリックス直下の領域に入り込みにくいため，πgは非常に低値となる。そのため，毛細血管全域で血管内から間質への水分移動が生じやすく，体循環への体液の復帰は主にリンパ管を介して行われる[2]。

図1　改訂 Starling の式と変更点π g

$$Jv/A = Lp\left[(Pc - Pi) - \sigma(\pi c - \pi g)\right]$$

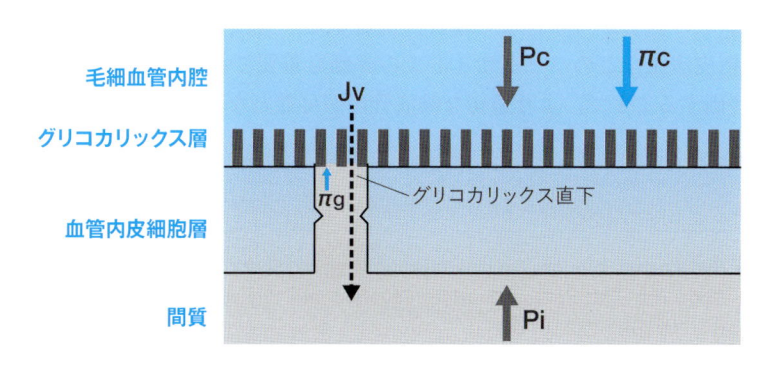

ROSE モデルの各フェーズにおける微小循環管理

① Resuscitation phase

この時期は血管内皮障害によりグリコカリックスが損傷を受け，血管透過性が亢進する[3]。グリコカリックスの損傷は，改訂 Starling の式における反射係数（σ）の低下と，πgの上昇をもたらし，間質への水分移動を促進する。組織低灌流の速やかな改善のため，平均動脈圧 65mmHg 以上を維持し，適切な毛細血管灌流圧を確保する。乳酸クリアランス（2 時間で 10% 以上の改善），毛細血管再充満時間（capillary refill time：CRT，3 秒未満），膝蓋骨周囲の皮膚の斑状変化を評価する mottling score[4]，さらに尿量（0.5mL/kg/ 時以上）を目安としてモニタリングする。

② Optimization phase

この時期は依然として血管透過性亢進が継続しており，間質への水分移動が増加しやすい[5]。指標は resuscitation phase と同じだが，この時期の特徴は，これらの指標を維持しながら，過剰輸液を回避することにある。そのため，累積輸液バランスや体重変化，浮腫の程度を注意深くモニタリングする必要がある。グリコカリックスのさらなる障害を防ぐためにも，必要最小限の輸液にとどめ，各臓器の灌流を維持することが重要となる。

③ Stabilization phase

微小循環の安定性維持に重点を置く[6]。過剰な輸液負荷による間質浮腫とグリコカリックスへの二次的障害を予防する。体液バランスは中性か軽度陰性を目指し，各臓器の灌流圧を適切に維持する。この時期には，グリコカリックスの機能が回復し，より生理的な水分移動が可能となる。

▶④ Evacuation phase

過剰水分の除去と微小循環機能の回復を目指す[7]。間質に貯留した水分の血管内への再移動を促進するが，急激な除水による微小循環障害を避ける必要がある。リンパ流を介した体液の再分布が重要となり，各臓器の微小循環を維持しながら，慎重な水分管理を行う。

微小循環評価の実際

微小循環の評価には，複数の指標を組み合わせることが重要である[8]。乳酸クリアランスは，初期2時間で10%以上の低下が得られない場合，治療戦略の見直しが必要となる。CRT，mottling score，尿量，末梢皮膚温などのベッドサイドでの評価も重要である。また，各臓器特異的な灌流指標を総合的に評価することで，より適切な輸液管理が可能となる。

文献

1) Ince C, Mayeux PR, Nguyen T, et al: The endothelium in sepsis. Shock 2016; 45: 259-270.
2) Woodcock TE, Woodcock TM: Revised Starling equation and the glycocalyx model of transvascular fluid exchange. Br J Anaesth 2012; 108: 384-394.
3) Rhodes A, Evans LE, Alhazzani W: Surviving Sepsis Campaign: International Guidelines for Management of Sepsis and Septic Shock: 2016. Intensive Care Med 2017; 43: 304-377.
4) Ait-Oufella H, Lemoinne S, Boelle PY, et al: Mottling score predicts survival in septic shock. Intensive Care Med 2011; 37: 801-807.
5) Monnet X, Teboul JL: Assessment of fluid responsiveness: recent advances. Curr Opin Crit Care 2018; 24: 190-195.
6) Boyd JH, Forbes J, Nakada T: Fluid resuscitation in septic shock: A positive fluid balance and elevated central venous pressure are associated with increased mortality. Crit Care Med 2011; 39: 259-265.
7) Malbrain MLNG, Van Regenmortel N, Saugel B: Principles of fluid management and stewardship in septic shock. Ann Intensive Care 2018; 8: 66-81.
8) Hernández G, Ospina-Tascón GA, Damiani LP: Effect of a resuscitation strategy targeting peripheral perfusion status vs serum lactate levels on 28-day mortality among patients with septic shock. JAMA 2019; 321: 654-664.

第3章

輸液反応性の評価法と
パラメータの解釈

動的指標

循環動態モニター装置：FloTrac®, HemoSphere™, PiCCO®, PulsioFlex® 等

| **Key Slide** | Case | まとめ |

図　経肺熱希釈法循環呼吸動態モニタリングのしくみ

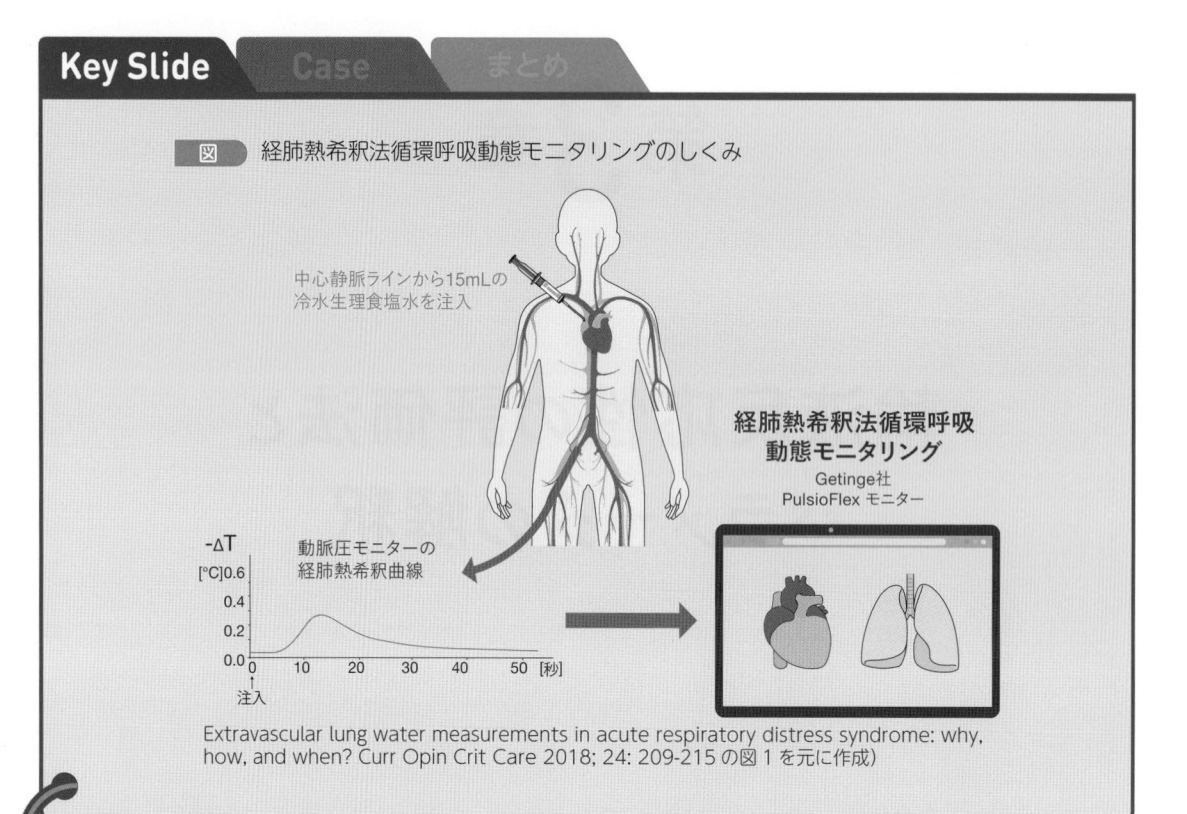

中心静脈ラインから15mLの
冷水生理食塩水を注入

動脈圧モニターの
経肺熱希釈曲線

-ΔT
[℃]0.6
0.4
0.2
0.0
0　10　20　30　40　50　[秒]
↑
注入

経肺熱希釈法循環呼吸
動態モニタリング
Getinge社
PulsioFlex モニター

Extravascular lung water measurements in acute respiratory distress syndrome: why, how, and when? Curr Opin Crit Care 2018; 24: 209-215 の図1 を元に作成）

Point

1. 循環動態モニター装置（PiCCO®, PulsioFlex® など）は，心拍出量や肺血管外水分量など，多様なパラメータを非侵襲的または低侵襲的にリアルタイムで測定できる。

2. 経肺熱希釈法と動脈波形解析法が主な測定原理であり，心拍出量，全身血管抵抗，血液容量，肺血管外水分量などを正確に評価する。

3. 肺血管外水分量（EVLW）は，肺水腫の程度を定量的に評価する重要な指標であり，ARDS や肺炎の治療評価に使用される。

4. 動的パラメータ（SVV, PPV など）は，輸液反応性を評価し，適切な輸液管理を可能にする。

5. 循環動態モニター装置は，重症患者の治療方針を適切に決定するために不可欠なツールである。

循環動態モニター装置の測定原理とパラメータ

経肺熱希釈法（transpulmonary thermodilution：TPTD）は，重症患者の循環動態を評価するために用いられる低侵襲的モニタリング技術である。この手法を用いることで，心拍出量（cardiac output：CO）や肺血管外水分量（extra-vascular lung water：EVLW），心臓拡張末期容積（global end-diastolic volume：GEDV）などの重要な循環および呼吸動態パラメータを，リアルタイムかつ高い精度で測定できる[1,2]。この技術は，ICU や手術室における患者管理において重要な役割を果たしている[3]。

▶測定原理

経肺熱希釈法の測定原理は，中心静脈カテーテルから注入される冷水（通常，生理食塩水や5%ブドウ糖水）が，血液を介して肺を通過する際の温度変化を動脈カテーテルで測定し，そのデータを基に循環パラメータを算出するものである（Key Slide 図参照）。この方法により，非侵襲的に広範囲な循環動態の評価が可能となる[1,2]。

注入冷水の目的

冷水は，中心静脈カテーテルから右房へ注入され，右心系から肺循環，左心系，そして全身の動脈系に至る。この冷水が血流と混ざる際に生じる温度変化は，動脈カテーテルに備えられた温度センサーによって検出され，そのデータが熱希釈曲線として記録される。この温度変化を基に，心拍出量やその他の循環パラメータが算出される。

熱希釈法の基本原理

熱希釈法の基本原理は，スワンガンツ・カテーテルでも使用される Stewart-Hamilton 法に基づいている。注入された冷水は，右心から左心を経て肺を通過する間に拡散し，その温度変化が時間経過に伴い測定される。温度変化が急速に起こる場合は心拍出量が高いことを示し，温度変化が緩やかである場合は心拍出量が低いと推測される[1-3]。

経肺熱希釈法の特徴

経肺熱希釈法の特徴は，右心系から左心系までの循環全体を評価できる点である。これにより，従来の右心系のみを評価するスワンガンツ・カテーテルと比較して，より広範囲の循環動態を把握することが可能である。また，肺における冷水の拡散領域が限定されているため，肺血管外水分量（EVLW）や心臓拡張末期容積（GEDV）などのパラメータも同時に評価することができる。

測定されるパラメータ

▶心拍出量（CO, 図1①）

心拍出量（CO）は，1分間に心臓が全身に送り出す血液の総量を示す重要な循環指標である。経肺熱希釈法では，冷水注入後の温度変化に基づき心拍出量を算出する。このパラメータは，患者の循環動態をリアルタイムで把握するうえできわめて有用であり，適切な治療指針を提供する。CO を体表面積で除した値が CI（cardiac index：心係数，$L/分/m^2$）である（図1①）。

3

輸液反応性の評価法とパラメータの解釈

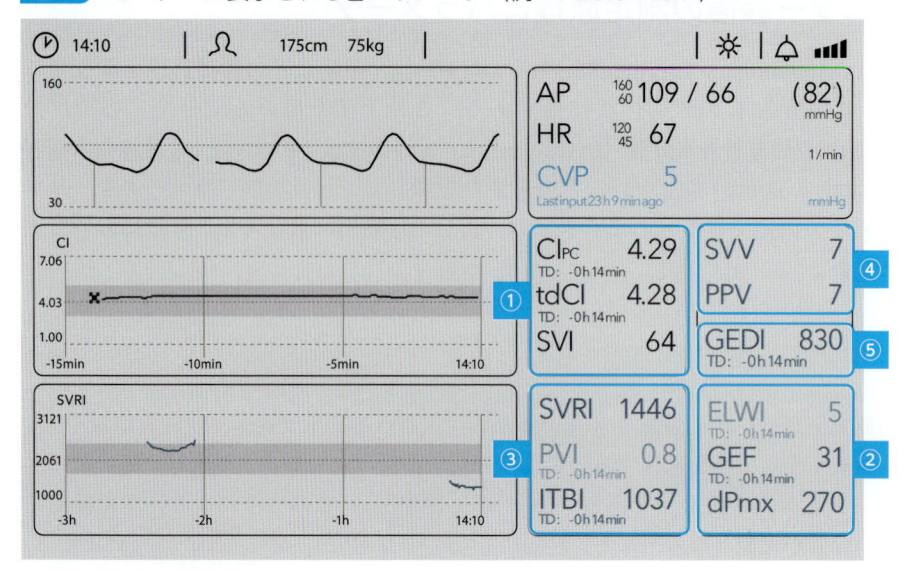

図1 モニターに表示される各パラメータ（例：Pulsio Flex®）

▶肺血管外水分量（EVLW）

　肺血管外水分量（EVLW）は，肺組織内に存在する水分の量を示し，肺水腫の重症度を定量的に評価するために用いられる指標である。ARDS（acute respiratory distress syndrome：急性呼吸窮迫症候群）や肺炎患者において，EVLW の増加は肺水腫の進行を示す。経肺熱希釈法は，ベッドサイドで EVLW を迅速かつ正確に測定し，治療効果のモニタリングに有用である。EVLW を標準体重で除した値が ELWI（extravascular lung water index：肺血管外水分量指数, mL/kg）である（図1 ②）[4]。

▶全身血管抵抗（SVR）

　全身血管抵抗（systemic vascular resistance：SVR）は，血管トーンや血圧を決定する重要な要素であり，特に低血圧やショック状態の患者において評価される。SVR は，心拍出量と平均動脈圧の比率から算出され，PiCCO® や PulsioFlex® では，動脈波形解析法を用いてリアルタイムに測定することが可能である。体表面積で除した値が SVRI（systemic vascular resistance index：全身血管抵抗指数）である（図1 ③）。

▶SVV と PPV（図1 ④）

　SVV（stroke volume variation：1回拍出量変動）と PPV（pulse pressure variation：脈圧変動）は輸液反応性を評価するための動的パラメータである。SVV は1回拍出量の変動を示し，PPV は脈圧（収縮期血圧と拡張期血圧の差）の変動を示す。これらのパラメータは，人工呼吸器装着患者において輸液管理を最適化するためにも使用される[3]。

▶心臓拡張末期容積（GEDV）

　心臓拡張末期容積（GEDV）は心臓の収縮直前に心室内に存在する血液量を示す指標であり，前負荷の評価に用いられる。経肺熱希釈法は心臓の全体的な容量を評価することが可能で，特に容量負荷が適切かどうかの判断に役立つ。GEDV が増加すると，過剰な輸液が行われている可能性があり，逆に低値の場合は循環血液量の不足を示唆する[5]。GEDV を体表面積で除した値が GEDI（global end-diastolic volume index：心臓拡張末期容積指数）である（図1 ⑤）。

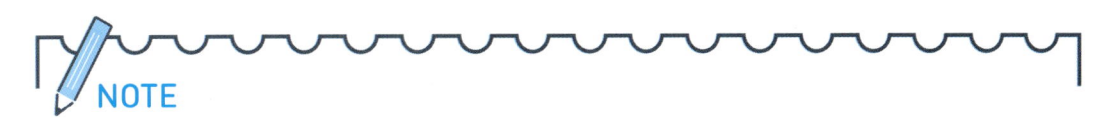

NOTE

Third space（サードスペース）

　細胞外液は，大きく 3 つに分類される。1 つ目は血管内に存在する血漿（first space），2 つ目は間質液が含まれる second space，そして 3 つ目は病的に液体が貯留する third space である。循環血液量が減少する原因には，出血や体液喪失，third space への水分移動が考えられる。特に，大手術や重症外傷，敗血症性ショックなどの際には血管透過性が変化し，third space に水分が蓄積することで間質浮腫と血管内脱水が同時に発生する。肺の透過性が亢進すると肺胞や間質が浮腫し，呼吸不全と循環不全を引き起こすため，麻酔や集中治療中にはこれらの水分動態を把握することが重要である。

Key Slide　**Case**　**まとめ**

- 循環動態モニター装置（PiCCO®, PulsioFlex® など）は心拍出量，全身血管抵抗，肺血管外水分量などの多様なパラメータをリアルタイムで評価することができる。

- 経肺熱希釈法と動脈波形解析法が主な測定原理であり，正確な循環および呼吸パラメータの測定が可能である。

- 肺血管外水分量（EVLW）は肺水腫の重症度を評価し，治療の進捗をリアルタイムで把握することができる。

- SVV や PPV は輸液反応性を評価し，適切な輸液管理を行うための動的パラメータである。

- 循環動態モニター装置は重症患者の治療方針を適切に決定し，予後を改善するために不可欠なツールである。

3

輸液反応性の評価法とパラメータの解釈

文献

1) Tagami T, Kushimoto S, Tosa R, et al: The precision of PiCCO measurements in hypothermic post-cardiac arrest patients. Anaesthesia 2012; 67: 236-243.

2) Monnet X, Persichini R, Ktari M, et al: Precision of the transpulmonary thermodilution measurements. Critical care 2011; 15: R204.

3) Marik PE, Monnet X, Teboul JL: Hemodynamic parameters to guide fluid therapy. Annals of intensive care 2011; 1: 1.

4) Tagami T, Ong MEH: Extravascular lung water measurements in acute respiratory distress syndrome: why, how, and when? Curr Opin Crit Care 2018; 24: 209-215.

5) Tagami T, Kuwamoto K, Watanabe A, et al: Optimal range of global end-diastolic volume for fluid management after aneurysmal subarachnoid hemorrhage: a multicenter prospective cohort study. Critical care medicine 2014; 42: 1348-1356.

動的指標

心拍出量：cardiac output（index），stroke volume（index）

Key Slide | Case | まとめ

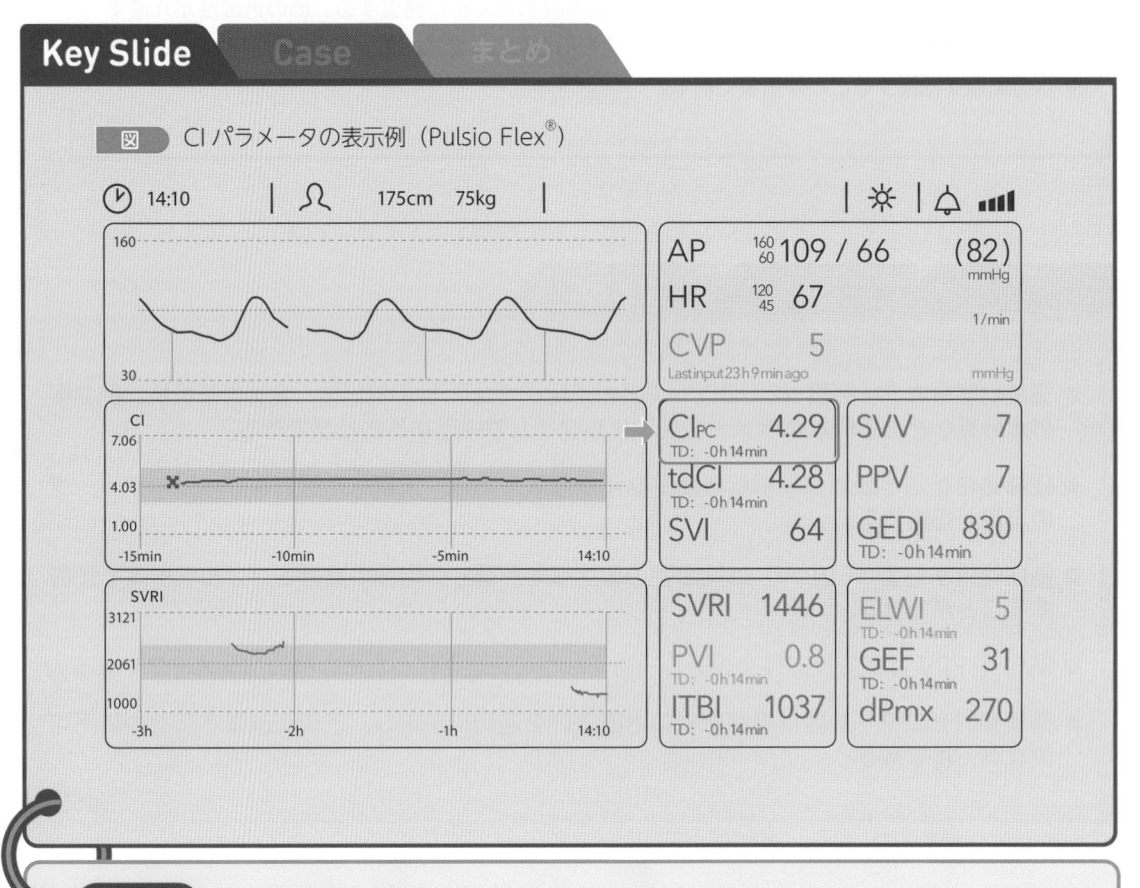

図 CI パラメータの表示例（Pulsio Flex®）

Point

1. 心拍出量（CO）は，心臓が 1 分間に送り出す血液量で，心拍数（HR）と 1 回拍出量（SV）の積により算出される

2. 心拍出量の評価は，循環不全やショック時における臓器灌流の適切な管理に不可欠である

3. モニタリング技術（PiCCO®やスワンガンツ・カテーテルなど）により，心拍出量の精密かつリアルタイムな評価が可能であり，治療方針の決定に重要な役割を果たす

心拍出量（CO）と心係数（CI）

　心拍出量（cardiac output：CO）は，心機能や循環動態を評価するうえで中心的な役割を担う指標であり，心臓が1分間に全身に送り出す血液量を示すものである。心拍出量は，心拍数（heart rate：HR）と1回拍出量（stroke volume：SV）の積によって算出され，正常な範囲は4L/分であるとされている[1,2]。心拍出量の適切な維持は，臓器灌流および酸素供給のバランスを保つためにきわめて重要である。心拍出量を体表面積で除した値が，心係数（cardiac index：CI，L/分/m^2）である（Key Slide 図）。

心拍出量の構成要素

　心拍出量に影響を与える主要な要因は，前負荷（preload），後負荷（afterload），および心筋収縮力（contractility）である。前負荷は心臓に戻る静脈血の量を示し，血管内ボリュームや静脈拡張の程度によって左右される。後負荷は心臓が血液を送り出す際に直面する抵抗であり，主に動脈の抵抗や血圧によって決定される。これらの要因に加え，心筋の収縮力が強ければ1回拍出量が増加し，結果的に心拍出量も向上する。

　心拍出量の低下は全身臓器への血液供給不足を引き起こし，特に脳や腎臓の機能に重大な影響を及ぼす可能性がある。例えば，ショックや心不全患者では心拍出量が著しく低下し，適切な介入が行われなければ多臓器不全に至るリスクが高まる。このため，心拍出量を正確かつリアルタイムに評価することは，治療の適切な判断においてきわめて重要である。

　PiCCO® やスワンガンツ・カテーテルを用いたモニタリング技術により，心拍出量を精密に評価することが可能である[3]。これらの技術では，経肺熱希釈法や動脈波形解析法などを用いて，リアルタイムでの心拍出量の変動を把握でき，患者の循環動態の変化に即応した治療が可能である。特に，ショック状態や集中治療が必要な患者において，心拍出量のモニタリングは迅速かつ的確な介入を支える基盤となる。

　また，輸液反応性の評価においても，心拍出量の変動が重要な指標となる。SVV や PPV（前項参照）といった動的パラメータは，輸液が心拍出量にどの程度影響を及ぼすかを予測するために有用な指標である。心拍出量をターゲットにしながらこれらのパラメータを用いることで輸液過多によるリスクを回避しつつ，適切な輸液管理が実現される[3]。

3

輸液反応性の評価法とパラメータの解釈

Key Slide	Case	**まとめ**

- ● 心拍出量は全身の臓器灌流維持に不可欠な指標である。

- ● 前負荷，後負荷，心筋収縮力が心拍出量に影響を与える。

- ● モニタリング技術の進展により心拍出量の正確な評価が可能となり，治療方針決定における重要な役割を果たす。

文献

1) Gladstone SA: Cardiac Output and Related Functions under Basal and Postprandial Conditions. Arch Intern Med（Chic）1935; 55: 533-546.

2) Rusinaru D, Bohbot Y, Djelaili F, et al: Normative Reference Values of Cardiac Output by Pulsed-Wave Doppler Echocardiography in Adults. Am J Cardiol 2021; 140: 128-133.

3) Marik PE, Monnet X, Teboul JL: Hemodynamic parameters to guide fluid therapy. Annals of intensive care 2011; 1: 1.

動的指標

前負荷：stroke volume variation（index），pulse pressure variation, right ventricular end-diastolic volume（index）, central venous pressure

Key Slide | Case | まとめ

図 SVV，PPV，GEDI パラメータの表示例（Pulsio Flex®）

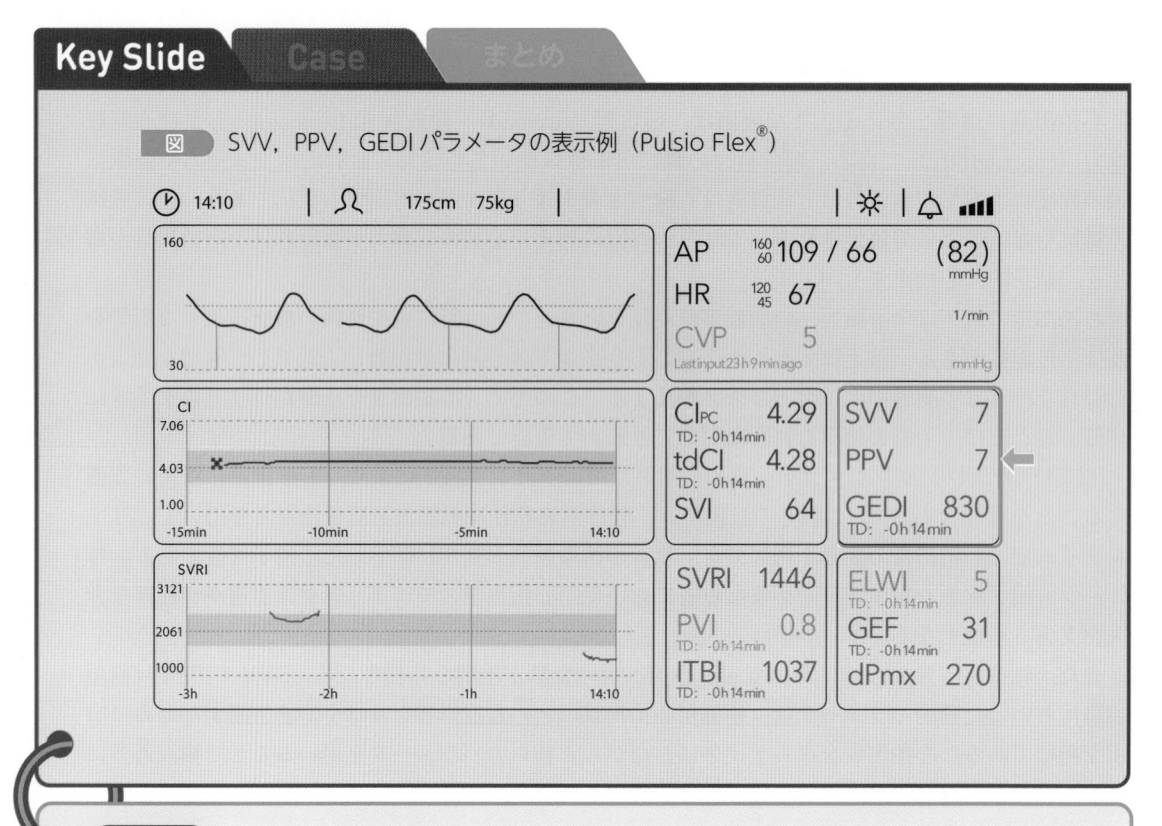

Point

1. Starling の法則によれば，心筋の伸展が増加することで心収縮力が強化され，前負荷は心拍出量に直接影響を及ぼす

2. 前負荷（preload）は，心室が収縮する前に戻る血液量を示し，心機能および心拍出量に大きな影響を与えるが，輸液反応性を直接的に示すものではない

3. SVV および PPV は，輸液反応性を評価するための動的指標であり，人工呼吸器装着患者において有用である

4. 右室拡張末期容積（RVEDV）は，心エコー図検査によって測定され，右心の前負荷を評価するための重要な指標である

5. 中心静脈圧（CVP）は，右心系の前負荷を示す従来の指標だが，輸液反応性を評価するには限界がある

前負荷のパラメータについて

　前負荷（preload）は，心室が収縮する前に心臓に戻る血液量を指し，心拍出量および循環動態において中心的な役割を担う要素である。前負荷が心拍出量に及ぼす影響は，Starling の法則に基づいて説明される。この法則によれば，心筋が伸展するほど収縮力が強くなり，心拍出量が増加する。しかし，前負荷が必ずしも輸液反応性を示すわけではなく，前負荷が高くても輸液による心拍出量の増加が必ずしも得られない場合がある。輸液反応性を正確に評価するためには，動的指標の使用が重要である[1]。

▶ SVV と PPV

　SVV（stroke volume variation）および PPV（pulse pressure variation）は，輸液反応性を評価するための動的な循環パラメータであり，人工呼吸器装着患者において特に有用である。SVV は，1 回拍出量（SV）の呼吸サイクルに伴う変動を示し，PPV は脈圧（収縮期血圧と拡張期血圧の差）の呼吸サイクルに伴う変動を示す。これらのパラメータは，呼吸に伴う心血管系の変化を反映し，輸液によって心拍出量の増加が期待できるかを予測する。一般的に，SVV および PPV が 10 〜 13% 以上である場合，輸液反応性が高いとされ，輸液により心拍出量の増加が期待できる[1]。

　これらの指標は，PiCCO® などの動脈波形解析装置で測定される。SVV および PPV は，前負荷そのものを評価するものではなく，前負荷に対する心臓の反応，すなわち輸液反応性を評価するために使用される点が重要である。従って，前負荷が高くても，輸液による心拍出量の増加が得られない場合がある。

▶ 右室拡張末期容積（RVEDV）

　右室拡張末期容積（right ventricular end-diastolic volume：RVEDV）は，右室の収縮直前に存在する血液量を示す指標であり，右心の前負荷を反映する。RVEDV は，心臓の前負荷を正確に反映し，右心不全や容量過多の評価において特に重要である。この指標は，心臓超音波（心エコー図検査），冠動脈 CT 血管造影（coronary computed tomography angiography：冠動脈 CTA），右心カテーテル検査などによって測定され，右室の容量負荷状態を正確に評価することができる。

　RVEDV は，従来の中心静脈圧（central venous pressure：CVP）よりも前負荷を正確に反映するため，右心機能の評価において重要な役割を果たす。RVEDV の増加は，容量負荷過多を示唆し，輸液管理において指針となる。RVEDV を体表面積で除した値が RVEDVI（right ventricular end-diastolic volume index：右室拡張末期容積指数）である。

▶ 中心静脈圧（CVP）

　CVP は，右房に戻る血液の圧力を反映し，右心系の前負荷の古典的な指標である。長年に渡り前負荷の評価に用いられてきたが，近年ではその限界が指摘されている[2]。CVP は，右心不全や容量過多の評価に役立つ可能性は否定できないが，単独で輸液反応性を評価するには不十分であることが示されている[3]。

　CVP の測定は，スワンガンツ・カテーテルや中心静脈カテーテルを用いて行われるが，CVP の値が高くても必ずしも輸液による心拍出量の増加が見込めるわけではないため，動的パラメータとの併用が推奨される。

▶心臓拡張末期容積（GEDV）

　心臓拡張末期容積（global end-diastolic volume：GEDV）は，経肺熱希釈法モニターを使用して測定することが可能である[4]。心臓が収縮する直前の拡張期における心臓内の総血液量を示す指標である。GEDV は心臓の前負荷を反映するため，循環動態の評価において重要な役割を果たすと報告されている[5]。

Key Slide　Case　まとめ

- Starling の法則に基づき，前負荷が増加すると心拍出量も増加するが，過度な前負荷は逆に心機能を低下させる可能性がある。

- 前負荷は心臓が血液を送り出す前に戻る血液量を示す重要な指標であるが，必ずしも輸液反応性を示すわけではない。

- SVV および PPV は輸液反応性を評価するための動的指標であり，前負荷の概念とは区別して使用されるべきである。

- RVEDV は心エコー図検査によって測定され，右心の前負荷を評価するための指標として重要である。

- CVP は右心の前負荷の指標として使用されるが，輸液反応性の予測には限界があるため，ほかの指標との併用が推奨される。

文献

1) Marik PE, Monnet X, Teboul JL: Hemodynamic parameters to guide fluid therapy. Annals of intensive care 2011; 1: 1.
2) Marik PE, Cavallazzi R: Does the central venous pressure predict fluid responsiveness? An updated meta-analysis and a plea for some common sense. Crit Care Med 2013; 41: 1774-1781.
3) Cecconi M, Aya HD: Central venous pressure cannot predict fluid-responsiveness. Evid Based Med 2014; 19: 63.
4) Michard F, Alaya S, Zarka V, et al: Global end-diastolic volume as an indicator of cardiac preload in patients with septic shock. Chest 2003; 124: 1900-1908.
5) Tagami T, Kuwamoto K, Watanabe A, et al: Optimal range of global end-diastolic volume for fluid management after aneurysmal subarachnoid hemorrhage: a multicenter prospective cohort study. Crit Care Med 2014; 42: 1348-1356.

動的指標

後負荷（体血管抵抗, 肺血管抵抗）:
systemic vascular resistance（index）, pulmonary vascular resistance（index）

Key Slide | Case | まとめ

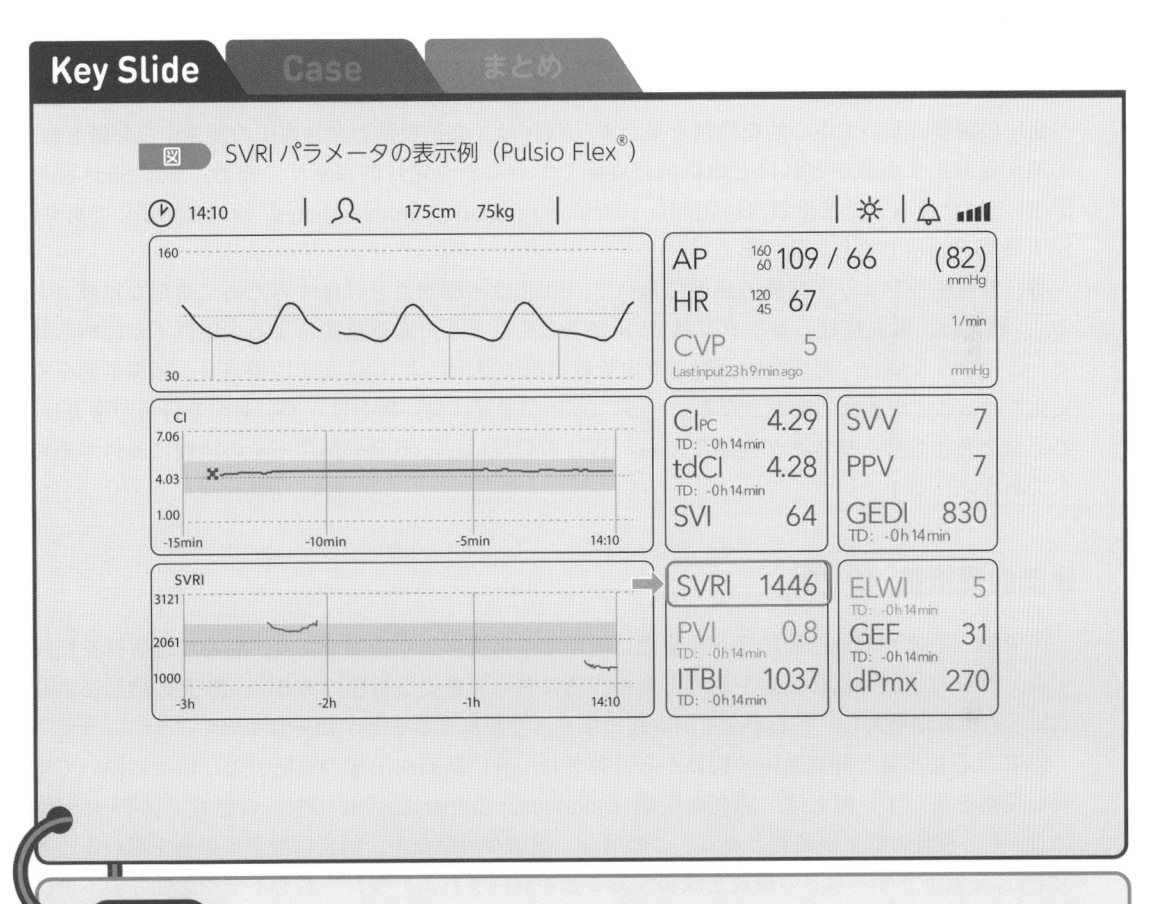

図 SVRI パラメータの表示例（Pulsio Flex®）

Point

1. 後負荷（afterload）は心臓が血液を送り出す際に抵抗となる圧力で, 主に全身血管抵抗と肺血管抵抗によって決定される

2. 全身血管抵抗（SVR）は左室が血液を全身に送り出す際の抵抗を示し, 全身の血管トーンや血圧に影響を与える

3. 肺血管抵抗（PVR）は右室が血液を肺に送り出す際の抵抗を示し, 特に肺高血圧症や右心不全の評価に重要である

4. SVR と PVR は血行動態の把握および治療方針の決定に不可欠なパラメータであり, 適切なモニタリングが必要である

後負荷のパラメータについて

　後負荷（afterload）は，心臓が血液を送り出す際に直面する抵抗を指し，心拍出量や全身ならびに肺の循環動態に大きな影響を与える重要な要素である。後負荷は，全身血管抵抗（systemic vascular resistance：SVR）と肺血管抵抗（pulmonary vascular resistance：PVR）という2つの主要なパラメータによって決定される。これらの抵抗を適切に評価し管理することは，心不全やショック状態における治療においてきわめて重要である。

▶全身血管抵抗（SVR）

　SVRは，左室が血液を全身へ送り出す際に直面する抵抗を示す指標であり，全身の血管トーンや血圧の調整において中心的な役割を果たす。SVRは，心拍出量と全身血圧の関係から評価され，心臓が送り出す血液がどれほどの抵抗に直面しているかを定量的に示す。なお，Key Slide 図のSVRIとは全身血管抵抗指数（systemic vascular resistance index，dynes/秒/cm^5/m^2）であり，SVRを体表面積で除した値である。

　特に低血圧やショック状態の患者において，SVRは治療効果を評価するために重要な指標である[1]。例えば，敗血症性ショックではSVRが著しく低下し，血管拡張による血圧低下が認められる。このような場合，適切な輸液管理や血管収縮薬の使用によりSVRを改善させ，循環動態を安定化させることが治療の基本となる。一方，SVRが過度に高い場合は左心に対する負荷が増大し，心不全を悪化させるリスクが高まるため，SVRの管理は，心不全や循環不全の治療において不可欠である。

▶肺血管抵抗（PVR）

　PVRは，右室が血液を肺に送り出す際に直面する抵抗を示す指標であり，右心の後負荷を反映する。PVRは主に肺高血圧症や右心不全の評価において重要な指標である[2]。PVRの増加により右室への負荷が増大し，右心不全を引き起こすリスクが高まることが知られている。

　PVRは心拍出量と肺動脈圧の関係から計算され，特に肺高血圧症の診断および治療において重要な役割を果たす。例えば，肺高血圧症（pulmonary hypertension：PH）の患者ではPVRが増加し，右心機能の低下が顕著となる。この場合，適切な治療介入，例えば血管拡張薬を用いることでPVRを低下させ，右心の機能を改善することが期待される。また，右心不全や急性呼吸不全においても，PVRのモニタリングは予後を左右するため，その動態評価が重要である。

▶ SVR と PVR のモニタリングおよび臨床的意義

　SVRとPVRの両者は，循環動態の包括的評価を行ううえで欠かせないパラメータである。モニタリングとしては，経肺熱希釈法やスワンガンツ・カテーテルなどの方法が一般的に用いられる。SVRは主に左心系，PVRは右心系の負荷を反映し，それぞれ適切にモニタリングすることが全身の循環動態を把握するために必要不可欠である。これらのパラメータは，心臓のポンプ機能や血管の収縮・拡張機能を反映し，適切な治療方針を決定するうえで重要な情報を提供する。

Key Slide　**Case**　**まとめ**

- 後負荷（afterload）は心臓が血液を送り出す際に直面する抵抗であり，主に SVR と PVR によって決定される。

- SVR は左室が血液を全身に送り出す際の抵抗を示し，特に低血圧やショック状態の管理において重要な指標である。

- PVR は右室が血液を肺に送り出す際の抵抗を示し，肺高血圧症や右心不全の管理において重要な役割を果たす。

- SVR と PVR の適切なモニタリングと管理は心不全や循環不全の治療において不可欠であり，治療効果の評価や予後改善に寄与する。

- 後負荷の管理は，全身および肺の循環動態を把握し，心臓のポンプ機能を最適化するために重要である。

文献

1）Melo J, Peters JI: Low systemic vascular resistance: differential diagnosis and outcome. Crit Care 1999; 3: 71-77.
2）Lankhaar JW, Westerhof N, Faes TJ, et al: Pulmonary vascular resistance and compliance stay inversely related during treatment of pulmonary hypertension. Eur Heart J 2008; 29: 1688-1695.

3

輸液反応性の評価法とパラメータの解釈

動的指標

収縮力（左室収縮力指標, 全駆出率）: dPmx, global ejection fraction

Key Slide | Case | まとめ

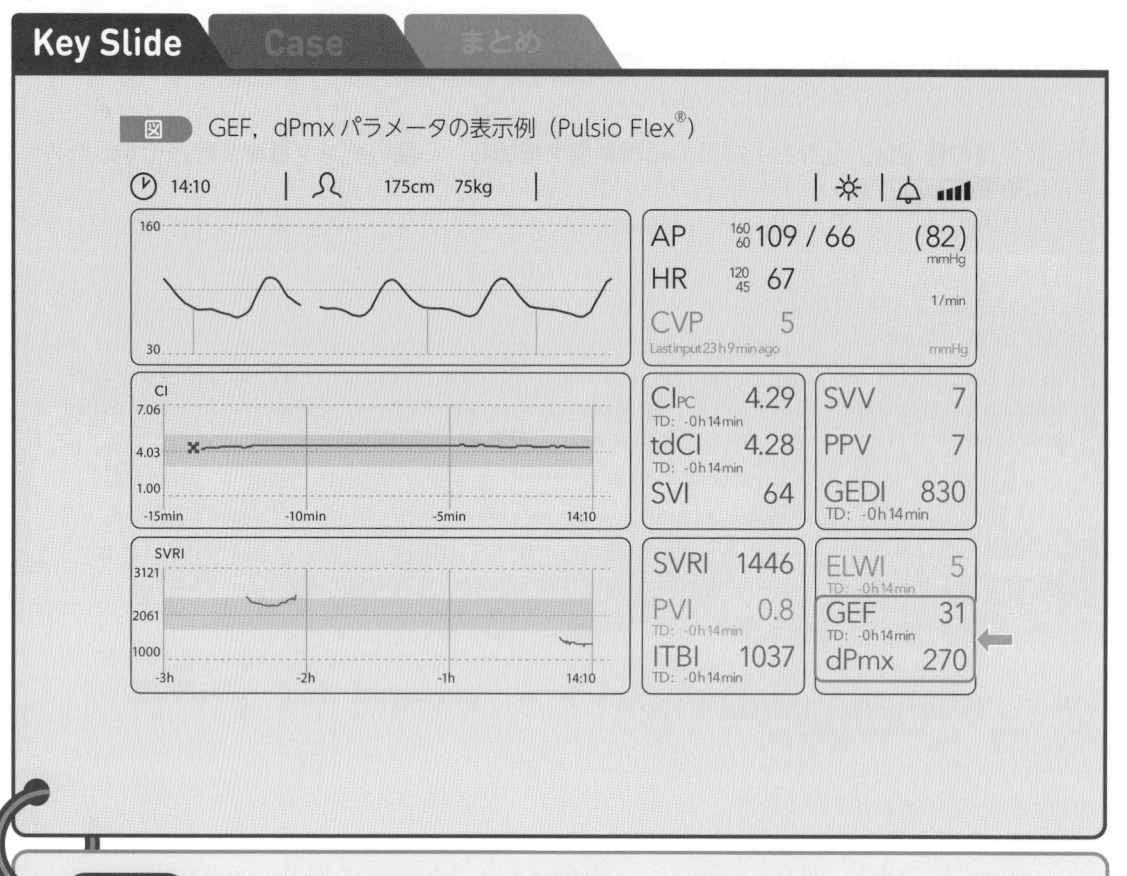

図 GEF, dPmx パラメータの表示例（Pulsio Flex®）

Point

1. 収縮力は心臓が血液を送り出すために発揮する力であり, 心拍出量や全身血流に直接影響を与える
2. 左室収縮力指標（dPmx）は左室の収縮力を評価するための指標であり, 心臓のポンプ機能を定量的に評価するのに有用である
3. 全駆出率（GEF）は心臓が収縮して血液を送り出す割合を示す指標であり, 心機能の評価に不可欠である
4. 収縮力の指標は心不全やショック状態の管理において治療効果や予後を評価するために重要な役割を果たす

収縮力のパラメータ

心臓の収縮力（contractility）は，心臓が血液を送り出す際のポンプ機能を反映する重要な指標であり，心拍出量や全身の循環動態に直接的な影響を与える。収縮力の低下は，心不全やショックなどの病態の発症に関連するため，その正確な評価が不可欠である。経肺熱希釈法モニタリングから算出される左室収縮力指標（dPmx, mmHg/秒）および動脈圧波形から算出される全駆出率（global ejection fraction：GEF）は，臨床において重要な役割を果たしている[1]。これらの指標を，心エコーとともに，ベットサイドで経時的に評価していくことが有用であると考える。

▶左室収縮力指標（dPmx）

左室収縮力指標（dPmx）は，左室の収縮力を定量的に評価するための動的な指標であり，心臓のポンプ機能をリアルタイムで把握するために使用される[2]。dPmx は，左室内圧が上昇する際の最大速度（圧力変化率）を示し，左室の収縮機能を評価する重要なパラメータである。動脈圧波形で得られる dPmx と心エコー図によって評価される左室収縮力［LV dP/dt_{max}（左室最大圧較差上昇速度）］の間に強い相関がみられ，特に全身血管抵抗が高い患者ではこの相関が顕著である[3]。しかし，動脈 dP/dt_{max} は左室の後負荷や動脈波形特性に大きく影響を受けることが確認されており，そのため，後負荷の変動が大きい場合には左室収縮力の正確な評価が困難であることが示されている[4]。従って，ほかの循環動態パラメータや心エコー図所見なども考慮して解釈していくこと重要と考える。

▶全駆出率（GEF）

GEF は，心臓全体が送り出す血液の割合を示す指標であり，心機能の包括的な評価に使用される。人工呼吸器を装着した ICU 症例では，PiCCO®由来の GEF は左室収縮機能の信頼性の高い値を示すことが知られている。一方，右室不全のみを呈する場合には，左室収縮機能を過小評価してしまう可能性があり，注意が必要である[1]。そのため，左室収縮機能を評価する信頼性が高く簡単な方法ではあるが，値が低い場合は，左室機能と右室機能の心エコー図検査による評価が必要であることが示唆されている[5]。

Key Slide **Case** **まとめ**

- 収縮力は，心臓が血液を送り出す力を示し，心拍出量や全身の血流に影響を与える重要な要素である。

- 左室収縮力指標（dPmx）は，左室の収縮力を評価する動的な指標であり，治療効果や心機能の変化をリアルタイムで把握することができる。

- GEF は，心臓が血液を送り出す割合を示す指標であり，心機能の包括的な評価に用いられる。

- dPmx や GEF のモニタリングにより，収縮力の変動を迅速に把握し，患者の血行動態の改善を図る。

3

輸液反応性の評価法とパラメータの解釈

文献

1) Combes A, Berneau JB, Luyt CE, et al: Estimation of left ventricular systolic function by single transpulmonary thermodilution. Intensive Care Med 2004; 30: 1377-1383.

2) Monge Garcia MI, Jian Z, Settels JJ, et al: Performance comparison of ventricular and arterial dP/dt (max) for assessing left ventricular systolic function during different experimental loading and contractile conditions. Crit Care 2018; 22: 325.

3) Ostadal P, Vondrakova D, Kruger A, et al: Continual measurement of arterial dP/dt (max) enables minimally invasive monitoring of left ventricular contractility in patients with acute heart failure. Crit Care 2019; 23: 364.

4) Vaquer S, Chemla D, Teboul JL, et al: Influence of changes in ventricular systolic function and loading conditions on pulse contour analysis-derived femoral dP/dt (max). Ann Intensive Care 2019; 9: 61.

5) Belda FJ, Aguilar G, Jover JL, et al: Clinical validation of minimally invasive evaluation of systolic function. Revista espanola de anestesiologia y reanimacion 2010; 57: 559-564.

動的指標

肺血管外水分量：extravascular lung water（index）

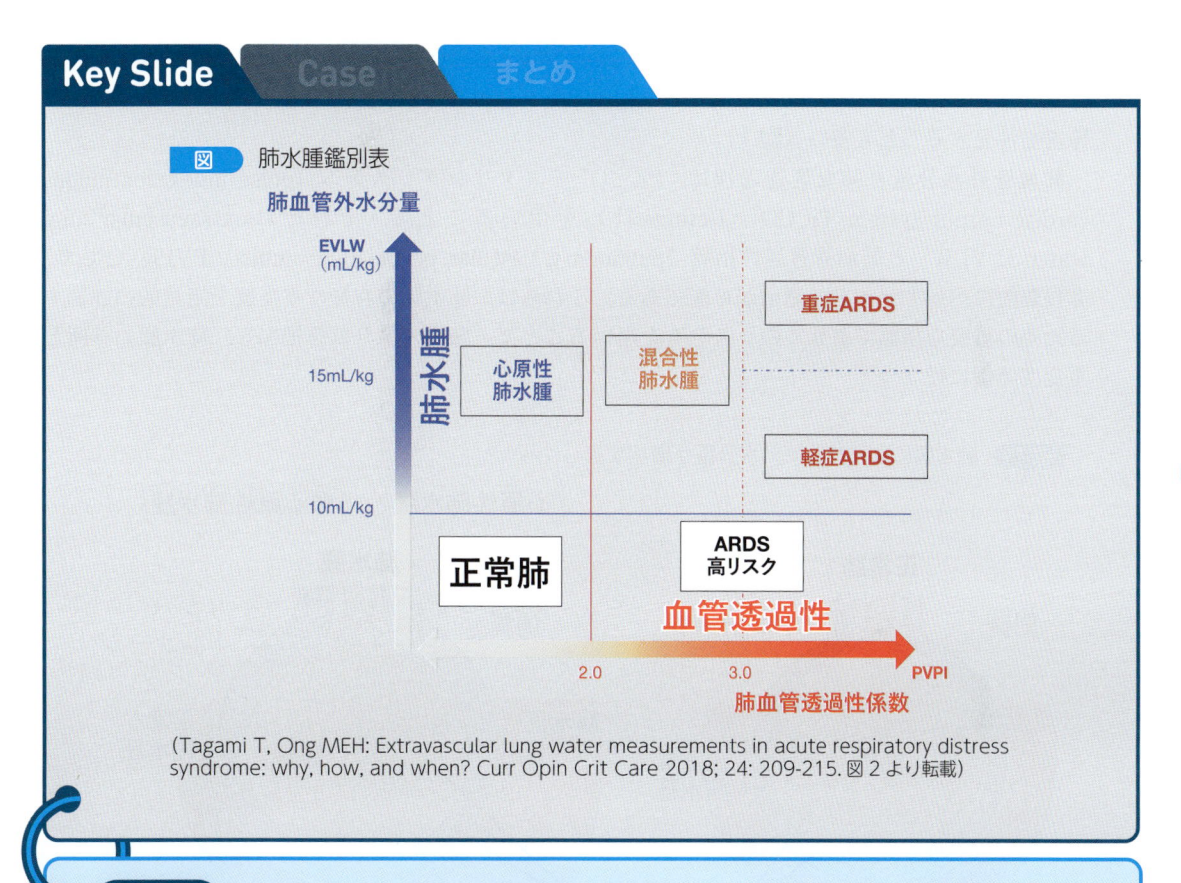

図　肺水腫鑑別表

(Tagami T, Ong MEH: Extravascular lung water measurements in acute respiratory distress syndrome: why, how, and when? Curr Opin Crit Care 2018; 24: 209-215. 図2より転載)

Point

1. 肺血管外水分量（EVLW）は肺の水分貯留量を定量的に評価する指標である
2. 肺血管透過性指数（PVPI）は血管透過性を反映し，心原性肺水腫と非心原性肺水腫を区別することも可能である
3. EVLW > 10mL/kg は肺水腫を示し，15mL/kg を超える場合は重症肺水腫であることが示唆される
4. PVPI > 3 は血管透過性亢進が示唆される。PVPI < 2 であれば血管透過性亢進はない

はじめに

▶ 肺水腫の病態

　まず肺水腫の病態を押さえておきたい。肺水腫とは，肺の third space における肺血管外水分量が異常に蓄積する状態を指す（NOTE，p59 参照）。肺血管外水分量は，肺胞腔や間質に貯留する水分を意味し，心原性・非心原性を問わず，肺水腫ではその増加が病理学的に確認される[1,2]。

　肺胞内の水分バランスは，Starling の法則に基づき，静水圧や膠質浸透圧によって調整される。心原性肺水腫は，うっ血性心不全や輸液過多による静水圧の上昇が原因で生じる。一方，非心原性肺水腫（急性呼吸促迫症候群，acute respiratory distress syndrome：ARDS）は，肺血管透過性の亢進により肺血管外水分量が増加し，これが呼吸不全の進行を引き起こす。また，リンパ排出の障害を併発することも多い（図1）。

　肺血管外水分量と肺血管透過性は，PiCCO® モニタリングシステム（pulse index continuous cardiac output system: PiCCO®，Getinge 社）を用いることで，それぞれ extravascular lung water（EVLW）と肺血管透過性指数（pulmonary vascular permeability index：PVPI）として，非侵襲的にベッドサイドで測定が可能である。これらは，肺水腫の有無や重症度を定量的に評価するための重要な指標でありこのシステムを用いることで，肺内の水分量を把握し，肺水腫の診断と重症度評価に役立つ[3]。

図1 肺水腫により肺血管外水分量が増加するしくみ

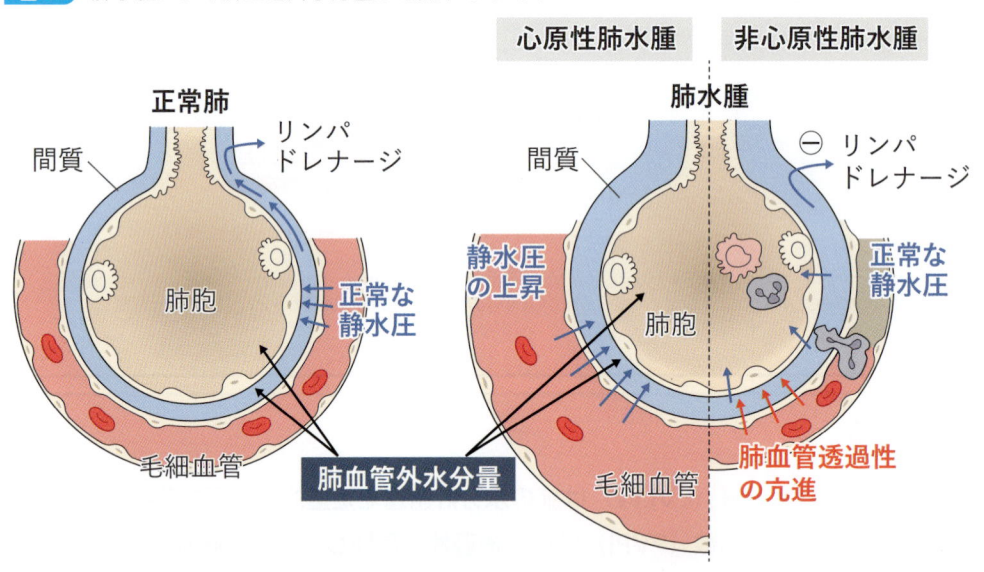

肺血管外水分量（EVLW）の臨床意義

　EVLW の正常値は，一般的に 7mL/kg 前後とされている。EVLW の値が 10mL/kg を超える場合，肺水腫の存在が示唆され，15mL/kg を超えると重症の肺水腫と判断される[4,5]。これにより，臨床現場では早期診断と治療の効果をモニタリングするための重要な指標となる。近年の研究では，EVLW が肺水腫の重症度だけでなく患者の予後にも強く関連していることが示されており，特に ARDS などの重篤な疾患において，その有用性が高く評価されている。

　ARDS 患者においては，肺の炎症や血管透過性の亢進によって肺胞や間質に過剰な水分が蓄積

することが多く，これが呼吸機能を大きく損なう。EVLW のモニタリングは，ARDS の重症度評価や治療方針の決定において非常に有用である。さらに，EVLW の経時的な変化を追跡することで，治療に対する反応を評価し，病態が改善しているかどうかを定量的に確認できることも大きな利点である[6]。初期の EVLW 値が高くても，治療によって改善がみられれば，予後が良好となることも示されている。

肺血管透過性指数（PVPI）の臨床意義

肺血管透過性の指数である PVPI は，EVLW と肺血管内水分量の比率を表し，肺の血管透過性の亢進度を反映する指標である。心原性肺水腫と非心原性肺水腫（ARDS を含む）の鑑別において非常に有用な指標であり，特に PVPI の値が 3 を超える場合には，肺血管透過性が亢進していることが示唆される[2]。これは，ARDS や重症感染症に伴う肺水腫の特徴であり，血管透過性の障害に起因する水分の異常な漏出がみられる。一方で，PVPI が 2 以下の場合は，血管透過性に異常がない心原性肺水腫が疑われる。

▶肺水腫鑑別表

Key Slide 図に示した EVLW と PVPI の両者を組み合わせた鑑別表は，肺水腫の病態評価において非常に有効であり，治療方針の決定にも寄与する[2]。特に ARDS のような非心原性肺水腫では PVPI が高値を示し，これは血管透過性の亢進が強く関与していることを示している。EVLW 単独ではなく，PVPI との組み合わせでより詳細な病態理解が可能であり，これに基づく治療戦略の構築が可能となる。

EVLW や PVPI のモニタリングは，急性呼吸不全を有する患者の治療経過を評価するうえで非常に有用であるとされている。PiCCO® モニタリング画面上では，図2 のように示される。このケースは ELWI (extravascular lung water index：肺血管外水分量指数) が 22mL/kg, PVPI が 6.1 であり，典型的な ARDS の症例である。

これら 2 つのパラメータを用いることで，肺水腫の発症リスクを早期に察知し，適切な治療を行うことで予後を改善する可能性がある。また，COVID-19 に関連する肺炎患者においても EVLW と PVPI の高値が観察されており，病態悪化の指標として活用されている事例も報告されている[7]。PiCCO® システムを用いたモニタリングは，集中治療における重要なツールとして今後もその活用が期待される。

図2 典型的な ARDS 症例

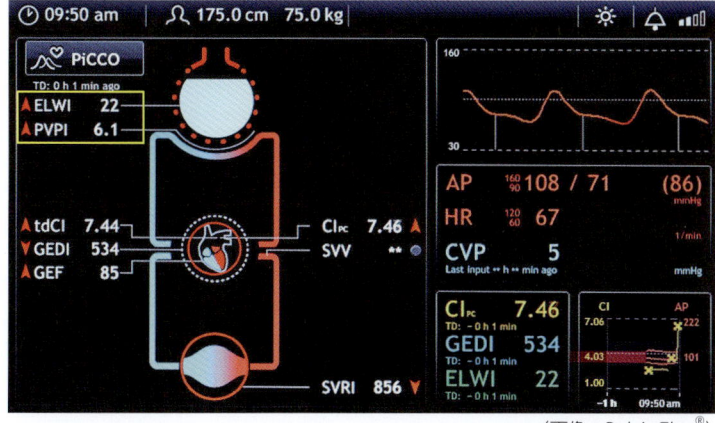

（画像：PulsioFlex®）

- EVLW は，肺の水分貯留量を定量的に評価する指標であり，10mL/kg を超えると肺水腫が示唆される。

- PVPI は，肺血管透過性を反映し，PVPI ＞ 3 は非心原性肺水腫（ARDS）を，PVPI ＜ 2 は心原性肺水腫を示す。

- EVLW と PVPI を組み合わせた評価により，肺水腫の病態をより正確に把握し，適切な治療方針の決定に寄与する。

文献

1) Tagami T: Extravascular Lung Water. Advanced Hemodynamic Monitoring: Basics and New Horizons (Springer Nature) 2021: 131-137.
2) Tagami T, Ong MEH: Extravascular lung water measurements in acute respiratory distress syndrome: why, how, and when? Curr Opin Crit Care 2018; 24: 209-215.
3) Tagami T, Sakka SG, Monnet X: Diagnosis and Treatment of Acute Respiratory Distress Syndrome. JAMA : the journal of the American Medical Association 2018; 320: 305.
4) Tagami T, Kushimoto S, Yamamoto Y, et al: Validation of extravascular lung water measurement by single transpulmonary thermodilution: human autopsy study. Critical care 2010; 14: R162.
5) Tagami T, Sawabe M, Kushimoto S, et al: Quantitative Diagnosis of Diffuse Alveolar Damage Using Extravascular Lung Water. Critical care medicine 2013; 41: 2144-2150.
6) Tagami T, Nakamura T, Kushimoto S, et al: Early-phase changes of extravascular lung water index as a prognostic indicator in acute respiratory distress syndrome patients. Annals of intensive care 2014; 4: 27.
7) Shi R, Lai C, Teboul JL, et al: COVID-19 ARDS is characterized by higher extravascular lung water than non-COVID-19 ARDS: the PiCCOVID study. Critical care 2021; 25: 186.

動的指標

IVC（inferior vena cava）呼吸性変動

| **Key Slide** | Case | まとめ |

図　中心静脈圧（右房圧）推定の手順

① 仰臥位で心窩部から IVC を長軸方向に描出する（図 2）

⬇

② 右房入口部より 0.5 ～ 3.0cm に位置する肝静脈合流部のすぐ近傍で計測する（図 2）

⬇

③ sniff（鼻すすり）による IVC 径の変化を評価する（図 2）

⬇

④ RAP 8mmHg に分類された場合，RAP 上昇を示唆する指標も組み合わせる（図 1）

⬇

⑤ 解釈する

Point

1. IVC は静的かつ動的輸液反応性の指標である
2. IVC は非侵襲的に繰り返し行うことができる簡便な指標である
3. IVC は長軸のみならず短軸でも観察を要する。3D エコーを用いることで検査精度が上昇する
4. IVC は陽圧換気や COPD などの影響を受ける

3

輸液反応性の評価法とパラメータの解釈

心エコーの前提

　心不全診療においては，その原因や重症度のみならず，治療するうえで必須の血行動態を把握することが重要となる。さまざまな指標があるなか，右房圧（right atrial pressure：RAP）は臓器うっ血とも関連し，特に輸液管理においては欠かせない指標の1つである。RAP は右房に直接カテーテルを挿入しなければ測定できず，日常的には非侵襲的に心エコーを用いて RAP を推定している。心エコー図検査はベッドサイドや救急現場でも簡便に施行できる一方，検者がもつ技量のバラつきや人工呼吸器装着などの影響も受けるため，検査の限界を理解したうえで正しい検査手順で評価することが重要である。

下大静脈（IVC）径を用いた RAP の推定

　心エコー図検査では，一般的に下大静脈（inferior vena cava：IVC）径と鼻すすり（sniff）からRAP を推定する。米国心エコー図学会（American Society of Echocardiography：ASE）のガイドラインでは，仰臥位で肋骨弓下から IVC の長軸像を描出し，右房開口部から 0.5 ～ 3.0cm の部位で呼気終末期に計測することが推奨されている[1]。Sniff で 50％以上の IVC 径の虚脱があれば「呼吸性変動あり」と判定し，IVC 径＞ 21mm および呼吸性変動（-）では RAP は 15mmHg（10 ～20mmHg），IVC 径≦ 21mm および呼吸性変動（＋）では RAP は 3mmHg（0 ～ 5mmHg）とする。このいずれにも該当しない場合には，その中間の 8mmHg（5 ～ 10mmHg）とするが，右室拡張機能も加味して RAP を推定することが提唱されている[1]。また，sniff ができない場合は，通常の呼吸で 20％未満の虚脱率であれば「呼吸性変動なし」と判断し，RAP 上昇が示唆される（図 1）。

図1　右房圧推定のアルゴリズム

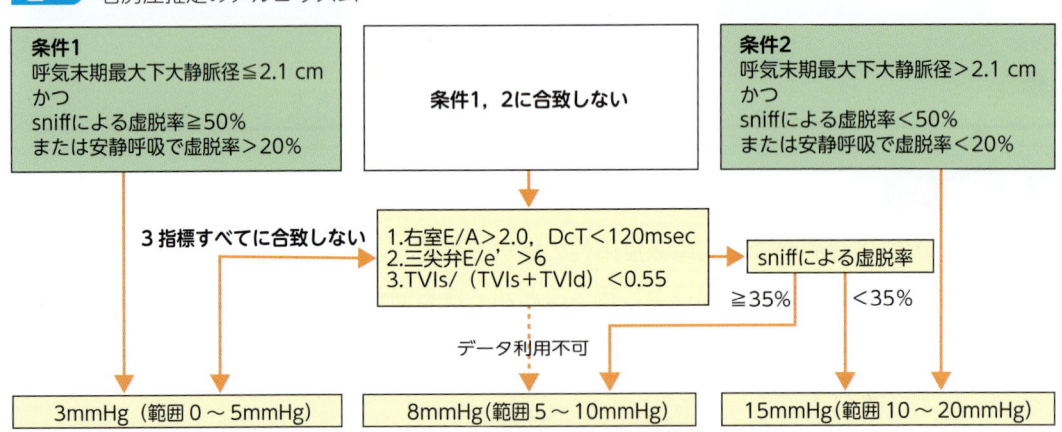

TVIs：肝静脈 S 波の時間速度積分値，DcT：deceleration time，減衰時間，E/A：E 波と A 波の比　TVId：肝静脈 D 波の時間速度積分値

（文献 1 を参考に作成）

▶ IVC 径を用いた RAP 推定の手順

① 仰臥位で心窩部から IVC を長軸方向に描出する（図2）

IVC 径は，仰臥位と比較して左側臥位では有意に小さく，右側臥位では有意に大きく，呼吸性変動は仰臥位で最大であったと報告されており，通常仰臥位での実施が好ましいと思われる[2]。

② 右房入口部より 0.5 ～ 3.0cm に位置する肝静脈合流部のすぐ近傍で計測する

肝静脈合流部のすぐ近傍で IVC 長軸に対して垂直に計測する（図2左）。IVC は RAP 上昇に伴い円形化するため，短軸断面での評価も必須であると思われる（図2右）[3,4]。また，長軸断面での IVC 径と短軸断面での長径または短径はしばしば異なる。これは，短軸断面で計測する長径・短径を，超音波の入射角度とは異なる断面で計測するためと考えられる。心窩部からの描出が不良な場合は，右肋間からの描出を試みること多いが，この場合も IVC に対する入射角が異なるため，計測値の扱いには細心の注意を要する（図3）。また，3D 心エコーを用いれば任意の断面の計測も可能になる（図4）。

図2 異なる計測断面による IVC 径の差異

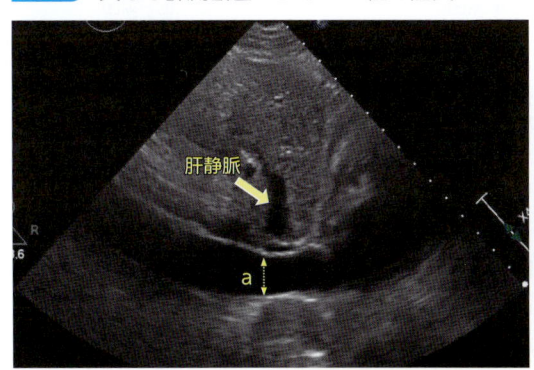
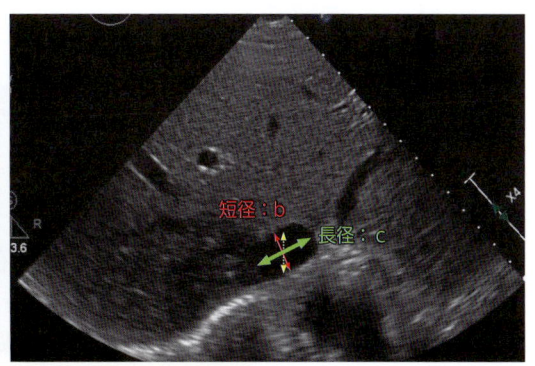

肝静脈

短径：b　長径：c

a

IVC 径：b（細実線）＜ a（破線）＜ c（太実線）

長軸断面での IVC 径は，入射角度に依存なく計測する短軸断面での長径と短径の値とは異なる。
a：IVC 長軸像での計測，b：短軸像での短径，C：短軸像での長径。

図3 アプローチ部位による IVC 径の違い（MRI 像）

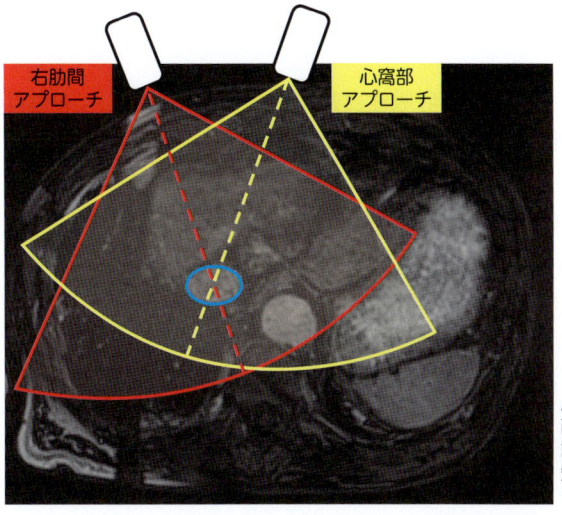

右肋間
アプローチ

心窩部
アプローチ

心窩部または右肋間からアプローチした場合，IVC 計測断面が異なることがわかる。本症例では右肋間アプローチの計測値は，心エコーによる心窩部アプローチの短軸断面の短径に近く，心窩部アプローチの長軸断面での計測値よりも小さくなると思われる。

図4 3D エコーによる IVC 評価（動画）

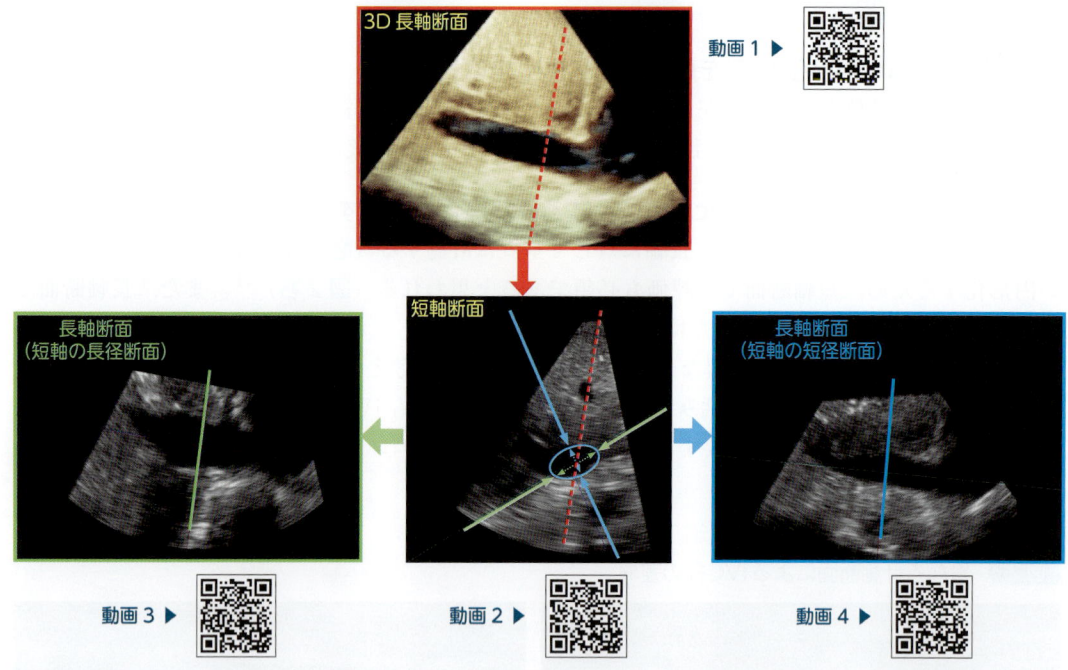

3D 画像を用いることで任意の断面で計測可能となる。上段：通常の心窩部アプローチで取得した 3D 長軸断面。下段中央：3D 長軸断面（破線）から切り出した短軸断面。下段左：短軸断面の長径から切り出した長軸断面。下段右：短軸断面の短径から切り出した長軸断面。

③ sniff による IVC 径の変化を評価する

　呼吸により長軸断面での IVC 描出の位置も変化するため，常に最大短径を描出していないことも想定されるため，短軸断面による評価も必ず行わなければならない（図2）。3D エコーを用いることでより正確に計測ができるが，特に緊急の場では解析に時間を費やせないため，2D エコーによる評価が現実的であると思われる。

④ RAP 8mmHg に分類された場合，RAP 上昇を示唆する指標も組み合わせる

　RAP が明らかに高い，または低いと判断されない場合，三尖弁通過血流速波形や三尖弁輪の組織ドプラ波形，肝静脈波形といった右室拡張機能の指標も組み合わせて総合的な評価が求められる[1]。しかし，右室拡張機能検査は煩雑であることから，特に救急の現場には向かないと考える。

⑤ 解釈する

　RAP 推定のアルゴリズムに従い，IVC が 21mm 以上で呼吸性変動が 50％以下に低下していればRAP が 15mmHg 以上と推定されるが，短軸断面では短径はそれほど張っていないこともしばしば経験する。瀬尾らによる研究では，3D エコーによる IVC 短軸断面を使用し，短径，長径，短径 /長径比と中心静脈圧（central venous pressure：CVP）の関係を検証している[3]。短径 / 長径比がCVP と強い相関（r=0.75，p ＜ 0.001）を示し，カットオフ値を 0.69 とすると，感度 94％，特異度95％と高精度で CVP 10mmHg 以上を予測できたとし，短軸断面での評価の重要性を示した。日常診療では 3D 心エコーではなく 2D エコーを用いて，短軸断面で円形化（短軸 / 長軸比が 0.7 以上）が認められれば CVP は高いと考えるのが現実的と思われる。

▶ IVC 呼吸性変動による輸液反応性評価のピットフォール

IVC 径はさまざまな影響を受けるため，計測におけるリミテーションが存在する。なかでも人工呼吸器が装着されている場合，呼気終末陽圧（positive end expiratory pressure：PEEP）として常時胸腔に陽圧がかかり RAP は上昇する。静脈還流量は減少するため IVC は拡張し，呼吸性変動は減弱するので，IVC 所見は血管内ボリュームを反映しない可能性がある[5,6]。慢性閉塞性肺疾患（chronic obstructive pulmonary disease：COPD）患者では呼気終末まで胸腔内に PEEP が残り，呼気時の口すぼめ呼吸も IVC 所見に影響すると考えられる。ほかにも重度の三尖弁閉鎖不全症や右室梗塞など，IVC に影響しうる病態について十分理解しておく必要がある。

| Key Slide | Case | まとめ |

- 心エコーを用いた IVC 計測による RAP の推定は，簡便に繰り返し施行できる。長軸断面のみならず短軸断面での評価も重要である。

- IVC 呼吸性変動を評価するにあたり，患者の体位やコンディション，アプローチ部位など，IVC に影響しうる要因を十分に考慮することで，輸液管理における有益な情報が得られると考えられる。

3

輸液反応性の評価法とパラメータの解釈

文献

1) Rudski LG, Lai WW, Afilalo J, et al: Guidelines for the echocardiographic assessment of the right heart in adults: a report from the American Society of Echocardiography endorsed by the European Association of Echocardiography, a registered branch of the Europe an Society of Cardiology, and the Canadian Society of Echocardiography. J Am Soc Echocardiogr 2010; 23: 685-713.
2) 荒関朋美，戸出浩之，岡庭裕貴，ほか：下大静脈の形態および呼吸性変動における体位の影響．超音波検査技術 2015; 40: 501-506.
3) Seo Y, Iida N, Yamamoto M, et al: Estimation of Central Venous Pressure Using the Ratio of Short to Long Diameter from Cross-Sectional Images of the Inferior Vena Cava. J Am Soc Echocardiogr 2017; 30: 461-467.
4) Huguet R, Fard D, d'Humieres T, et al: Three-Dimensional Inferior Vena Cava for Assessing Central Venous Pressure in Patients with Cardiogenic Shock. J Am Soc Echocardiogr 2018; 31: 1034-1043.
5) Jue J, Chung W, Schiller NB: Does inferior vena cava size predict right atrial pressures in patients receiving mechanical ventilation? J Am Soc Echocardiogr 1992; 5: 613-619.
6) Nagueh SF, Kopelen HA, Zoghbi WA: Relation of mean right atrial pressure to echocardiographic and Doppler parameters of right atrial and right ventricular function. Circulation. 1996; 93: 1160-1169.

動的指標
VTI（velocity time integral）呼吸性変動

図　SV または VTI_{LVOT} による輸液反応性の評価方法

① 心尖部アプローチで左室三腔像を描出し，パルスドプラ法のカーソルが LVOT 血流に対して可能な限り平行になるように設定する（図1 ①）

↓

② 得られたパルスドプラ波形をトレースし，VTI_{LVOT} を計測する（図1 ③）

↓

③ 傍胸骨左縁アプローチにより LVOT 断面を描出し，LVOT 径を計測する（図2 ①）

↓

④ LVOT が正円であると仮定して算出した CSA_{LVOT} を用いて SV を算出する

↓

⑤ Fluid challenge（輸液チャレンジ）を行い，SV 最大値と SV 最小値を計測し，SVV を算出する

↓

⑥ 解釈する

LVOT：left ventricular outflow tract（左室流出路）
VTI_{LVOT}：velocity time integral$_{LVOT}$（左室流出路の血流の速度時間積分）
CSA_{LVOT}：cross-sectional area$_{LVOT}$（左室流出路の断面積）
SV：stroke volume（1 回拍出量），$SV = VTI_{LVOT} \times CSA_{LVOT}$
SVV：stroke volume variation（1 回拍出量変動）

Point

1. SV は，輸液反応性を評価する動的指標である
2. SV は非侵襲的に繰り返し行える簡便な指標である
3. VTI_{LVOT} 単独での輸液反応性は CSA_{LVOT} を使わない簡便な指標である

はじめに

　輸液の目的は，前負荷を増やし1回拍出量（stroke volume：SV）と心拍出量（cardiac output：CO）を上昇させることであるが，心機能が低下している症例では輸液の安全域は狭く，容易に輸液過剰が生じうる。心機能が正常であったとしても，過剰な輸液は臓器うっ血を引き起こす可能性があり，常に至適な輸液を行わなければならない。そこで，心エコーを用いることで，ベッドサイドで非侵襲的かつ簡便に輸液反応性を評価することができる。一方，心エコーには検者間誤差も含めてさまざまな限界があることから，十分に理解したうえで正しく実施することが重要である。

輸液反応性の評価に用いられる心エコー指標

　輸液反応性とは，輸液負荷によるCO/SVが増加することをいう。心エコーによる輸液反応性を予測する指標には，下大静脈（inferior vena cava：IVC）径，右室拡張末期径や左室拡張末期径といった静的指標とIVC呼吸性変動や1回拍出量変動（stroke volume variation：SVV）といった動的指標がある。予測精度は静的指標よりも動的指標で高い[1]。IVC呼吸性変動はさまざまな影響を受け，計測誤差にも注意を要するが，最も簡便な動的指標である（前項，p75参照）。SVVは輸液反応性があるとSVの呼吸性変動が大きくなる特徴を数値化したものであり，fluid challengeで12%以上変化した場合，輸液反応性があると判断することができる[2]。

▶ VTI_LVOT・SV の計測と輸液反応性の評価方法

① 心尖部アプローチで左室三腔像を描出し，パルスドプラ法のカーソルが LVOT 血流に対して可能な限り平行になるように設定する

　血流に対してカーソルが平行にならない場合，VTI_LVOT の過小評価につながるため，可能な限り平行になるように調整を試みる（図1①）。心尖部左室五腔像からの描出も行い，最良のアプローチ部位を探すことが重要である。

② 得られたパルスドプラ波形をトレースし VTI_LVOT を計測する

　パルスドプラ法のサンプルボリュームを大動脈弁から約5mm左室側に置いて計測を行う（図1②）。波形のトレースは，濃くはっきりとした高密度信号の中央で行うことが推奨されている（図1③）[3]。

図1 VTI 計測

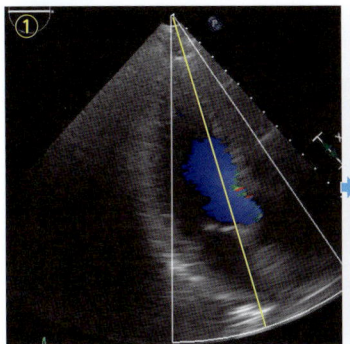 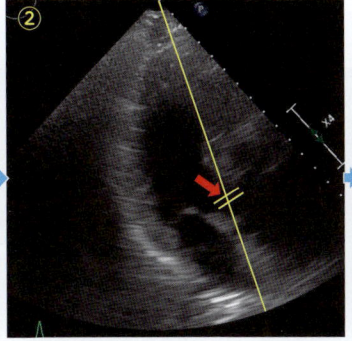 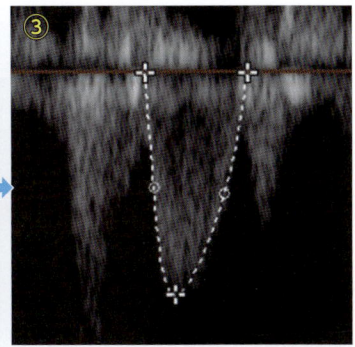

① パルスドプラ法のカーソルは可能な限りLVOT血流に対して平行になるように断面を調整する。

② パルスドプラ法のサンプルボリュームは大動脈弁から約5mm左室側に置く（矢印）。

③ パルスドプラ波形のトレースは，濃くはっきりとした高密度信号の中央で行う。

③ 傍胸骨左縁アプローチにより LVOT 断面を描出し LVOT 径を計測する

LVOT 径の計測は，大動脈輪から 5 ～ 10mm 程度左室側で行う（**図 2 ①**）。正確に計測するためにはズームをかけて画像を拡大し，inner edge-to-edge で収縮中期に測定する。

④ LVOT が正円であると仮定して算出した CSA_{LVOT} を用いて SV を算出する

SV は VTI_{LVOT} と CSA_{LVOT} の積から算出される（$SV = VTI_{LVOT} \times CSA_{LVOT}$）。しかし，LVOT は正円ではなく楕円を呈することも多い[4]。3D 心エコーを用いることで正確な CSA_{LVOT} の算出が可能である（**図 2 ②**）。

⑤ Fluid challenge を行い，SV 最大値と呼気終末期の SV 最小値を計測し，SVV を算出する

Fluid challenge を行った際の吸気時と呼気時の VTI が一画面に描出されるよう sweep speed を 25mm/ 秒に設定し，VTI の連続記録を行う（**図 3**）。最大・最小 SV を用いて SVV を算出する（SVV ＝最大 SV －最小 SV ／平均 SV × 100%，**図 4**）。SV の変動が 12% 以上認められた場合は輸液反応性があると判断する[5]。

⑥ VTI_{LVOT} 単独による輸液反応性（VTI_{LVOT} 変動）の評価も行う

SV は VTI_{LVOT} と CSA_{LVOT} の積から算出される。しかし，CSA_{LVOT} の算出には LVOT の半径を二乗するため計測誤差が増大しやすい。さらに CSA_{LVOT} は同一患者では変化しないことから，

図2 経胸壁心エコー（2D）と経食道心エコー（3D）による LVOT 径の違い

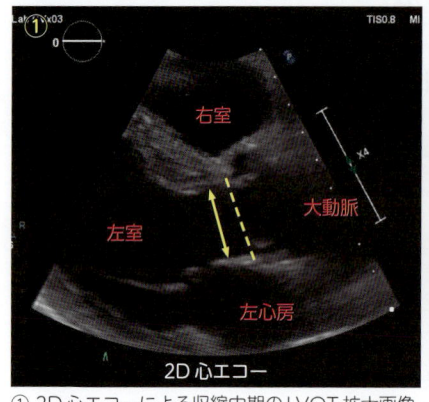
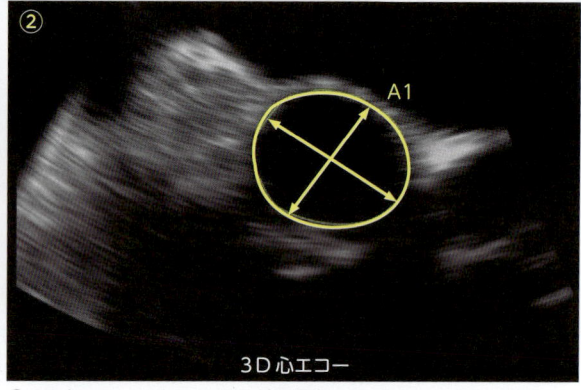

① 2D 心エコーによる収縮中期の LVOT 拡大画像。2D 心エコーでは LVOT は正円であると仮定して，大動脈弁輪（破線）から 5mm 程度左室側で inner edge-to-edge（矢印）で計測を行う。

② 3D 心エコーによる LVOT 断面画像。3D 心エコーを用いると，LVOT は正円ではなく楕円を呈していることがわかる。

図3 VTI_{LVOT} 評価

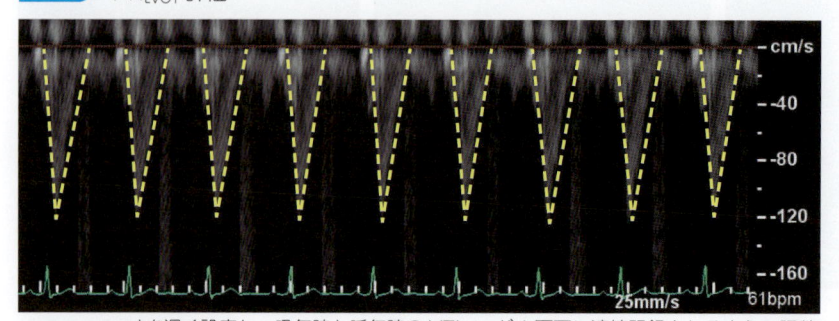

sweep speed を遅く設定し，吸気時と呼気時の VTI_{LVOT} が 1 画面に連続記録されるように調整する。Auto-trace 機能が搭載されている場合は，短時間で計測が可能である。

図4 FloTrac® と心エコーによる輸液反応性の評価の比較

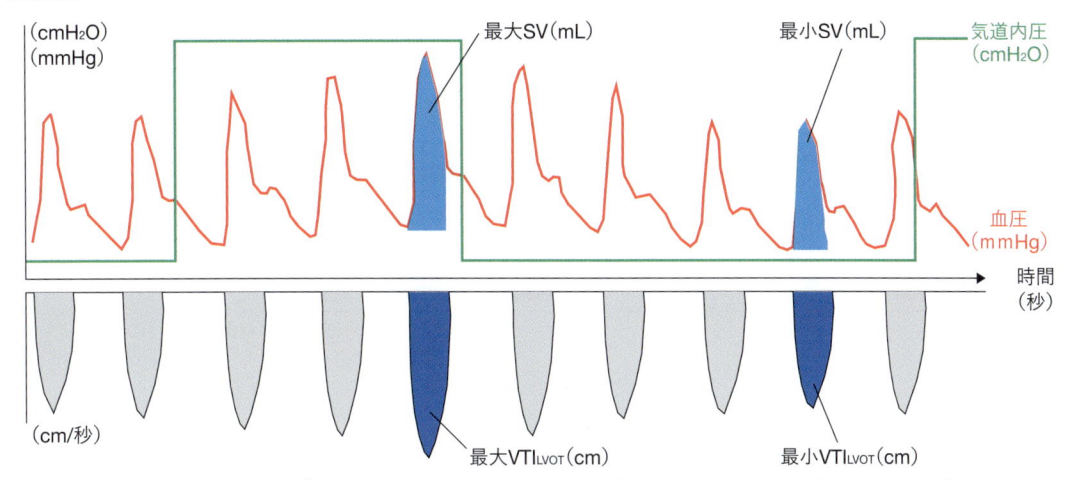

上段：人工呼吸器装着時の FloTrac® による血圧または SV と気道内圧の変化を示す。A ライン圧波形から SV を推測し，吸気終末期の最大 SV と呼気終末期の最小 SV を算出する。この変化率をみる SVV は，一般的には 12% 以上あれば輸液反応性があると判断する。
下段：心エコー（PW）による VTI_{LVOT} の呼吸性変動を示す。フロートラックによる SVV と同様に，12% 以上で輸液反応性があると判断する。

SVV の算出に VTI_{LVOT} 単独の値が用いられることも多い（VTI_{LVOT} 変動＝最大 VTI_{LVOT} －最小 VTI_{LVOT}／平均 VTI_{LVOT} × 100%）。SVV 同様に VTI_{LVOT} の変動が 12% 以上認められた場合は，輸液反応性があると判断する。

⑦ 解釈

　心エコーを用いることで，動的な輸液反応性指標である SVV をベッドサイドで簡便に評価することができる。VTI_{LVOT} は LVOT でパルスドプラ波形をトレースして計測するが，SVV の算出には LVOT で複数のパルスドプラ波形をトレースしなければならない。近年では auto trace 機能が搭載されている心エコー機もあり，波形トレースが短時間で施行することが可能になってきた。

　人工呼吸器管理下では，自発呼吸とは逆の陽圧呼吸であるため吸気時には胸腔内圧上昇に伴い SV（または VTI）は増加し，呼気時には SV（または VTI）は減少するが，人工呼吸器管理下でも SVV の評価は可能である（図4）。

心エコーによる輸液反応性評価のピットフォール

　心エコーにおける最大のピットフォールは，習熟度の差による検者間誤差である。特に治療効果判定をする際には再現性も問われるため，心エコーを十分に理解したうえで正しく施行することが重要である。IVC 呼吸性変動は輸液反応性を評価する簡便な方法であるが，前項（p79）で述べたように，検査時の体位，アプローチ部位，陽圧換気，COPD といった合併疾患など，さまざまな影響を受けるため注意を要する。さらに SVV を評価する際にも，SV に影響する因子（LIMITS，表1）を理解しておく必要がある。心房細動は SV に影響を与える因子の 1 つであるが，心電図上の RR 間隔のバラつきが小さい場合には，SV のバラつきも小さくなるため，算出した SVV を参考にすることは可能と思われる。

表1 SVに影響を与える因子（LIMITS）

		偽陽性	偽陰性	説明
L	**L**ow heart rate/respiratory ratio		◎	呼吸数が多すぎると偽陰性になる
I	**I**rregular heart rate	◎		心房細動などの不整脈により偽陽性となる
M	**M**echanical ventilation with low tidal volume		◎	1回換気量が低いと偽陰性となる
I	**I**ncreased abdominal pressure	◎		腹腔内圧が高いと偽陽性となる
T	**T**horax open		◎	開胸で偽陰性となる
S	**S**pontaneous breathing	◎	◎	自発呼吸により偽陽性/偽陰性となる

（文献5より引用）

Key Slide **Case** **まとめ**

- 心エコー図検査は非侵襲的かつ簡便にベッドサイドでも施行できる一方，検査が正しく行われなければ容易に計測誤差が生じうるため注意を要する。

- 心エコーで輸液反応性を評価する際には，SV（またはVTI）に影響する因子を十分に理解したうえで行うことが重要である。

文献

1) Marik PE, Lemson J: Fluid responsiveness: an evolution of our understanding. Br J Anaesth 2014; 112: 617-620.
2) Miller A, Mandeville J: Predicting and measuring fluid responsiveness with echocardiography. Echo Res Pract 2016; 3: G1-G12.
3) Baumgartner H, Hung J, Bermejo J, et al: Recommendations on the Echocardiographic Assessment of Aortic Valve Stenosis: A Focused Update from the European Association of Cardiovascular Imaging and the American Society of Echocardiography. J Am Soc Echocardiogr 2017; 30: 372-392.
4) Utsunomiya H, Yamamoto H, Horiguchi J, et al: Underestimation of aortic valve area in calcified aortic valve disease: effects of left ventricular outflow tract ellipticity. Int J Cardiol 2012; 157: 347-353.
5) Michard F, Chemla D, Teboul JL: Applicability of pulse pressure variation: how many shades of grey? Crit Care 2015; 19: 144.

動的指標

Mini-fluid challenge

Key Slide | Case | まとめ

図 Mini-fluid challenge の手順

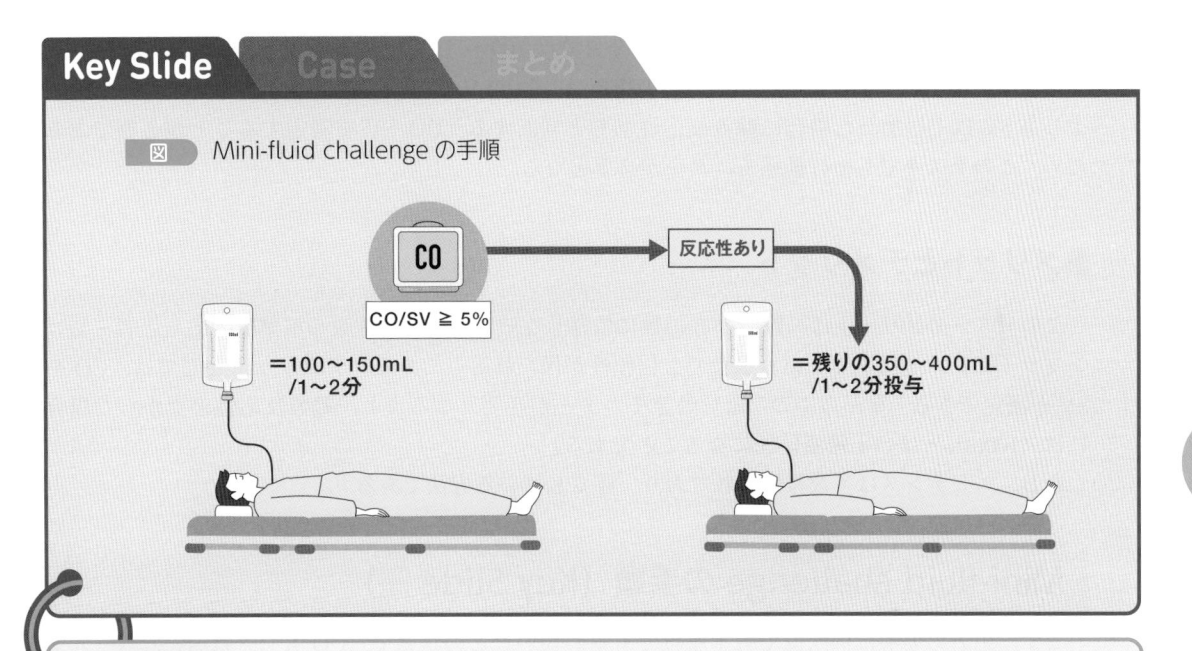

Point

1. Mini-fluid challenge は，動的輸液反応性の指標である。
2. Mini-fluid challenge は，CO/SV の変化で評価できる指標である。
3. Mini-fluid challenge は，CO/SV を測定できる精度の高い血行動態モニターが必要である。
4. Mini-fluid challenge は，不整脈・自発呼吸がある患者にも適応できる。
5. Mini-fluid challenge は，信頼性が非常に高い。
6. Mini-fluid challenge は，本質的には輸液負荷になるので，繰り返しの施行は避ける。

3

輸液反応性の評価法とパラメータの解釈

Mini-fluid challenge とは

　そもそも fluid challenge（輸液チャレンジ）とは，輸液反応性を評価したいような脱水の患者に対して，輸液（晶質液または膠質液）を実際に投与することで，パラメータの変化をみるテストである。

　もともとは 500mL の輸液を投与していた。しかし，500mL もの輸液を投与する fluid challenge は"テスト"ではなく，ほぼ"治療"である。さらに，ICU における敗血症性ショックの患者の約半数は輸液反応性がないことが判明している。ということは，輸液反応性がないにもかかわらず大量に投与された輸液は，簡単には除去することができず，害につながる。そのため，徐々に"テスト"に使用される輸液投与量が減量され，今日では 100 〜 150mL の晶質液または膠質液を 1 〜 2 分かけて投与されるようになった。評価の指標は，CO/SV（心拍出量 /1 回拍出量）であり，前値よりも 5% 以上増加した場合に輸液反応性ありと判断する。CO/SV を測定することが必要であるため，このテストでも血行動態モニターが必要となる。

▶メリットとデメリット

　このテストのメリットは，呼吸や心拍数に依存しないため，自発呼吸や不整脈のある患者・肺コンプライアンスが低下している患者でも信頼性が保たれる点である。デメリットとしては，CO や SV が測定できる"なんらかの"血行動態モニターが必要となる点と，輸液反応性がなかった場合には，100mL とはいえ輸液付加になることである。

　なお，エビデンスは多数報告されており，確立している方法である[1]。

Mini-fluid challenge の手順（Key Slide 図）

　まず，患者の姿勢は仰臥位でも半座位でも構わない。この状態で，CO もしくは SV のベースラインを測定する。その後，素早く（1〜2分）で 100〜150mL の輸液を負荷する。負荷速度は 3,000 〜 6,000mL/時であるため，一般的な輸液ポンプやシリンジポンプでは投与できない。従って，用手的にボーラス投与することになる。これにより CO/SV が徐々に変化し，前値よりも 5% 以上増加した場合に「輸液反応性がある」と判断できる。輸液反応性がある場合は，残りの 350 〜 400mL を追加で投与し，実際の CO/SV の変化を測定することになる。

Mini-fluid challenge の実際とエビデンス

　近年のトピックをいくつか紹介する。

▶ "minimini-fluid challenge" の実際

　人工呼吸器管理を要する手術中に，50mL と 100mL の minimini-fluid challenge を行い，輸液反応性を評価できるかをみた研究がある[2]。評価の指標は SVI（stroke volume index：SVI，1 回心拍出量指数）を用いている。結果的には，100mL をボーラス投与した場合の AUC は 0.95（95% CI, 0.90-0.99），50mL をボーラス投与した場合の AUC は 0.83（95%CI, 0.75-0.92）であり，有意差をもって 50mL のほうの精度が低かった。つまり，minimini-fluid challenge（50mL）は，あまり精度が高くないようである。

▶評価指標としての PPV と SVV の実際

　集中治療が必要な人工呼吸器患者に mini-fluid challenge（100mL）を行い，PPV（pulse pressure variation：脈圧変動）と SVV（stroke volume variation：1回拍出量変動）の低下は，前負荷反応性の程度の低下を示すか否かを評価した研究である[3]。結果的に，SVV の AUC は 0.91（95%CI, 0.80-0.97），PPV の AUC は 0.92（95%CI, 0.81-0.98）であり，小規模な研究ではあるが，100mL の mini-fluid challenge 中の PPV と SVV の低下は，許容できる制度で輸液反応性を予測することが示された。今後心拍出量の増加の代用として使用できるかもしれない。

Key Slide　Case　**まとめ**

- ● Mini-fluid challenge の最大の欠点は，その効果がない場合には，小量とはいえ簡単に除去できない輸液の投与になることである。

- ● Mini-fluid challenge を繰り返し行うことで，本質的な輸液過剰を引き起こす可能性があることに注意する必要がある。

3

輸液反応性の評価法とパラメータの解釈

文献

1. Monnet X, Shi R, Teboul JL: Prediction of fluid responsiveness. What's new? Ann Intensive Care 2022; 12: 46.
2. Biais M, de Courson H, Lanchon R, et al: Mini-fluid Challenge of 100 ml of Crystalloid Predicts Fluid Responsiveness in the Operating Room. Anesthesiology 2017; 127: 450-456.
3. Mallat J, Meddour M, Durville E, et al: Decrease in pulse pressure and stroke volume variations after mini-fluid challenge accurately predicts fluid responsiveness † . Br J Anaesth 2015; 115: 449-456.

動的指標

PLR（passive leg raising）

Key Slide | Case | まとめ

図 PLR（passive leg raising）テストの手順

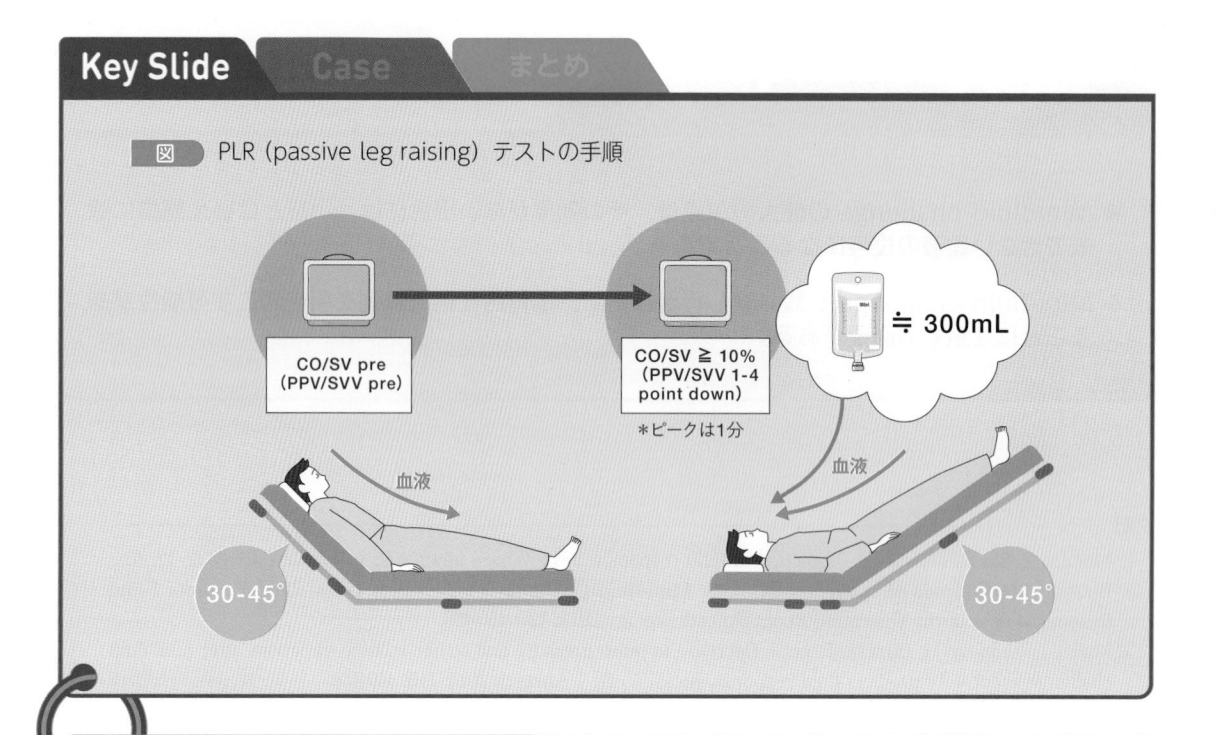

CO/SV pre
(PPV/SVV pre)

CO/SV ≧ 10%
(PPV/SVV 1-4
point down)

*ピークは1分

≒ 300mL

血液

血液

30-45°

30-45°

Point

1. PLR は，動的輸液反応性の指標である
2. PLR は，CO/SV の変化で評価できる指標である
3. PLR は，CO/SV を測定できる精度の高い血行動態モニターが必要である
4. PLR は，変化のピークは短時間なので，それを見逃さないようにする
5. PLR は，不整脈・自発呼吸がある患者にも適応できる
6. PLR は，信頼性が非常に高い

PLR（テスト）とは

　全身には血液が豊富にあり，その分布を移動させることにより仮想の輸液負荷と同じ効果を狙ったものが受動的下肢挙上（passive leg raising：PLR）テストである[1]。具体的には，Key Slide 図のように，まず患者を 30 ～ 45° の半座位にする。この状態で CO（cardiac output：心拍出量）もしくは SV（stroke volume：1 回拍出量）を測定する。これにより血液が下肢に移動する。続いて，半座位から体幹を水平にし，素早く下肢を 30 ～ 45° 挙上する。これにより，内臓領域と下肢から血液が心臓へ移動し，約 300mL の輸液を負荷したのと同じ効果を生み出すことができる。この状態（静脈還流を増やすこと）で再度 CO もしくは SV を測定し，CO もしくは SV が前値より 10% 以上増加すれば「輸液反応性がある」と判断し，増加しなければ「輸液反応性がない」と判断できる。つまり，心臓の前負荷を増加させることで，両室の前負荷反応性を評価することができるテストである。PPV/SVV を代わりに使用してもよいが，精度は CO/SV に比べると低くなる。

▶メリットとデメリット

　PLR テストのメリットは，呼吸や心拍数に依存せず，自発呼吸や不整脈のある患者・肺コンプライアンスが低下している患者でも信頼性が保たれる点である。そして何よりも，実際に輸液負荷を行わずとも，行ったのと同じ状況を作り出せる点に大きな意味がある。デメリットとしては，CO や SV が測定できる "なんらか" の血行動態モニターが必要となる点である。

▶注意すべき重要な点

　まず，CO/SV の変化のピークは 1 分であり，半座位から体幹を水平にしてからのすべての動作を非常に迅速に行う必要がある点である。また，弾性ストッキングを履いている場合，腹腔内圧が上昇している場合は，疑陰性となる可能性がある点に注意する。最後に，一般的なベッドは足が 45° まで上がらない。そのため，ベッドの頭位を上げたまま傾斜で頭側を下げ，その状態で足側を上げる工夫が必要となる（図 1）。さらに，CO/SV の変化のピークは 1 分であることを考慮すると，ベッドの動きは遅く，CO/SV の変化がとらえられなくなる（精度が低くなる）可能性があるため，実臨床では誰かが患者の下肢を挙上するほうが現実的ではある。

図 1 ベッドの頭側を下げて足側を上げる

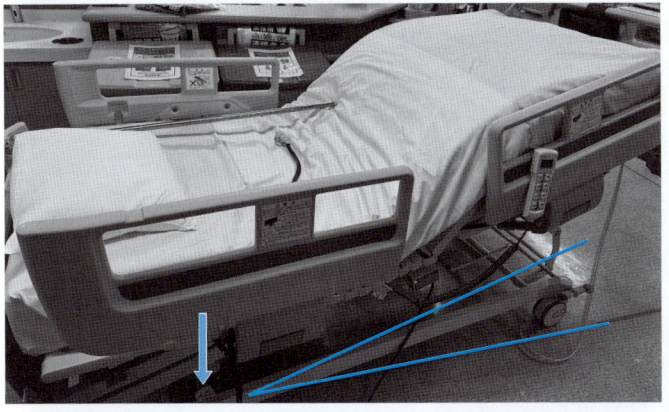

①ベッドの頭位を上げる，②傾斜で頭側を下げる，③その状態で足側を上げる，これにより下肢を 45° に上げることができる。

PLR テストの手順（Key Slide 図）

実際の症例を提示しながら，PLR テストの手順を解説する。

症例は，肺炎・敗血症性ショックの 77 歳，女性。人工呼吸器管理中（自発呼吸あり）である。すでにショック状態は離脱し，evacuation phase（別項，p54 参照）であり，持続フロセミドが投与されている。このような管理中に発熱をきたした。尿排泄は良好であるが，このままフロセミドを継続するか，中止（減量）するかの判断が必要であるため，輸液反応性の評価を行った。

測定機器は問わないが，本項ではエドワーズライフサイエンス社の血行動態モニターである HemoSphere™ を基に紹介する。まず，

① 患者を 30 〜 45°の半座位にする（図 2）

図2 患者を 30 〜 45°の半座位にする

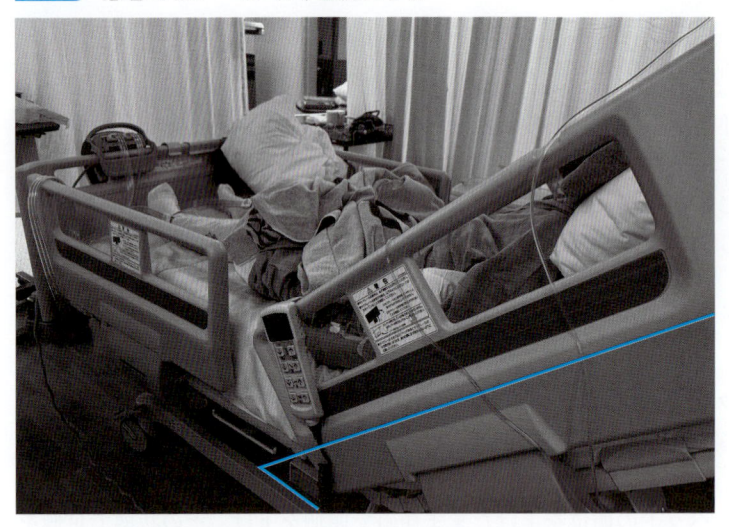

② CO を測定開始する（図 3）

パラメータを CO に，負荷時間を 1 分に設定し，ベースラインの CO について測定開始する。

図3 CO を測定開始する

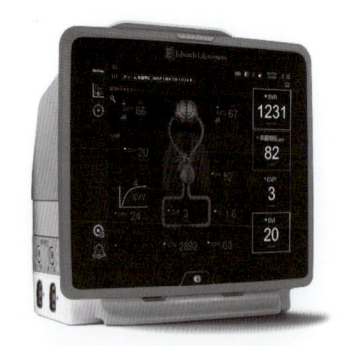

血行動態モニタ：HemoSphere™（画像提供：日本ベクトン・ディッキンソン）

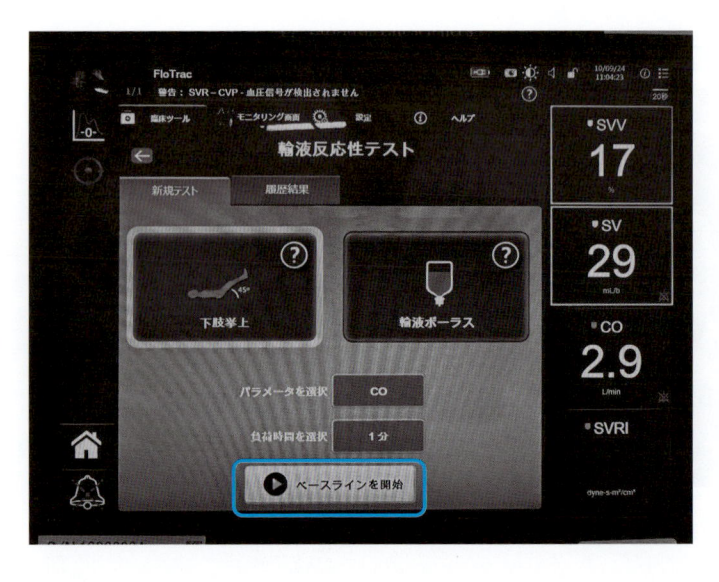

③ ベースラインの CO が測定される（図 4）

ベースラインの測定が開始され，しばらくするとベースラインの CO が 3.1L/分であると測定される。

図 4 CO の測定値が出る

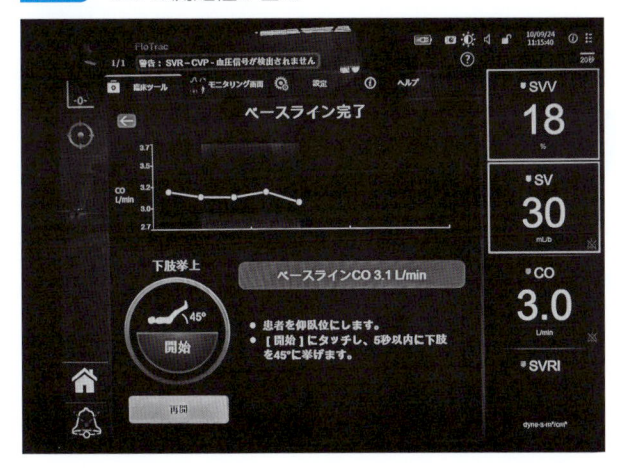

④ 仰臥位にして素早く下肢を挙上する（図 5）。

次に，患者の下肢を 30 ～ 45° 挙上することにより，CO が徐々に変化し，1 分後に 3.5L/ 分へ変化した。

図 5 仰臥位にして素早く下肢を挙上する

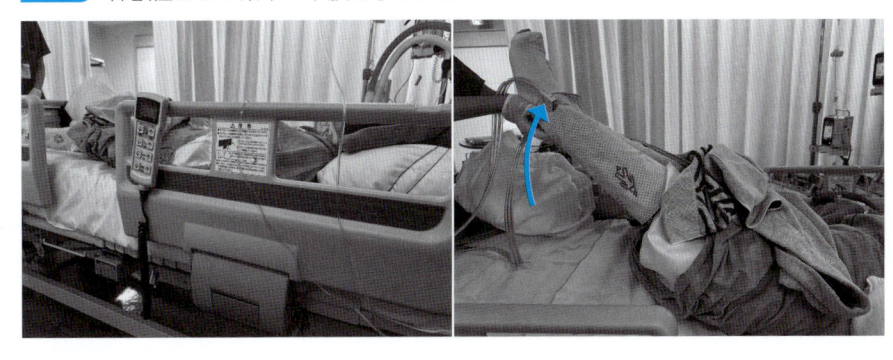

患者を仰臥位にし，素早く下肢を挙上する。

⑤ 解釈する（図 6）

元の値と比較して 12.9% 増加したこととなり，10% 以上の増加であるため「輸液反応性がある」と判断できる。そのため，これ以上のフロセミドの投与は血管内脱水を招くと判断して，フロセミドを中止した。

図 6 解釈

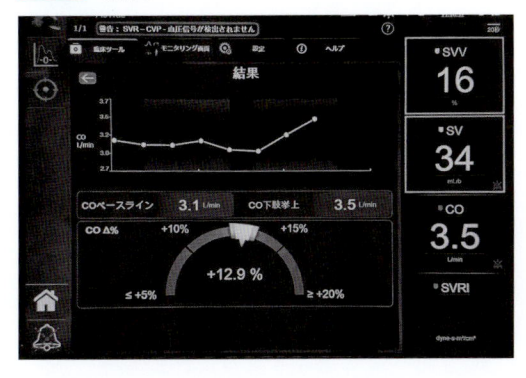

下肢挙上することにより，CO が徐々に変化し，1 分後に 3.5L/分へ変化した。前値と比較して，12.9% 増加したこととなり，10% 以上の増加であるため「輸液反応性がある」と判断できる。

3

輸液反応性の評価法とパラメータの解釈

エビデンス

　PLR のエビデンスはこれまでにも多数報告されており，感度 0.79-1.00，特異度 0.82-1.00，AUC 0.80-0.94 と非常に高い[1]。

Key Slide　Case　まとめ

- PLR は，実際に輸液負荷を行わずとも，300mL の輸液を負荷したのと同じ状況を作り出せる点が大きなメリットである。そのため，日々のルーチン作業として輸液反応性を評価するには最適な方法である。

- ただし，CO/SV という精度の高いパラメータを測定する必要があるため，施設によって最適な方法を選択する必要がある。

文献

1）Alvarado Sánchez JI, Caicedo Ruiz JD, Diaztagle Fernández JJ, et al: Predictors of fluid responsiveness in critically ill patients mechanically ventilated at low tidal volumes: systematic review and meta-analysis. Ann Intensive Care 2021; 11: 28.

動的指標

Tidal volume challenge

図　Tidal volume challenge の手順

① 人工呼吸器が volume control ventilation（VCV）であることを確認する

⬇

② チャレンジ前の PPV（SVV）を確認する

⬇

③ 1回換気量（6mL/kg PBW）を（8mL/kg PBW）に増加させる（1分間）

⬇

④ PPV（SVV）の変化を確認する

⬇

⑤ 1回換気量（8mL/kg PBW）を（6mL/kg PBW）に戻す

⬇

⑥ PPV（SVV）の変化を確認する

⬇

⑦ 解釈する

Point

1. Tidal volume challenge は，動的輸液反応性の指標である
2. Tidal volume challenge は，PPV の変化のみで評価できる簡便な指標である
3. Tidal volume challenge は，人工呼吸器と A ラインが必要である
4. Tidal volume challenge は，不整脈・自発呼吸がある患者には適応しづらい
5. Tidal volume challenge は，信頼性が非常に高い

3

輸液反応性の評価法とパラメータの解釈

はじめに

輸液は急性循環不全患者の治療の第一選択である。低循環血漿は組織の酸素化に影響を及ぼし，臓器機能障害や死につながるが[1]，過剰な輸液は合併症，死亡率，ICU滞在期間の延長につながる[2,3]。事実，急性循環不全患者の半数だけが輸液に反応する[4]。従って，的確に輸液反応者を検出する必要がある。Stroke volume variation（SVV）やpulse pressure variation（PPV）のような動的指標は，輸液反応性を予測するための静的指標よりも優れている[4-9]。さらに近年，SVV，PPVの変化をみることでさらに精度の高い動的指標となることが報告されつつある。

Tidal volume challenge とは

Tidal volume challenge は，2017年にCritical Care Medicine[10]で初めて提示された動的指標である。血管内ボリュームが少ないと，呼吸の大きさによりPPV（SVV）が変動することをうまく利用している。昨今の集中治療管理においては，人工呼吸器管理下の患者に対して，肺損傷予防のために低容量換気をすることが多い。この換気量を意図的に（一時的に）増やしてあげることで，PPV（SVV）の変化をみようとするテスト（検査）である。非常に簡便に評価できるため，筆者も好むテストの1つである。

Tidal volume challenge の手順　　　　　動画5 ▶

① 人工呼吸器が volume control ventilation（VCV）であることを確認する（図1）

換気モードがpressure control ventilation（PCV）である場合は，VCV（6mL/kg PBW）に設定変更して，10分間ほど待つ。朝回診やカンファレンス前に変更して，回診やカンファレンス終了後に確認するぐらいの気持ちで待つ。

② チャレンジ前の PPV（SVV）を確認する（図1）

不整脈（PVC/心房細動など）が出ているとPPVが安定しない（正確でなくなる）ので，その場合は，このチャレンジを諦めて別の評価方法に切り替える。

もちろんPPV（SVV）の限界であるLIMITS（別項，p84の表1参照）も確認するが，臨床的に問題になるのは，自発呼吸の出現と過度の頻呼吸である。自発呼吸を調節呼吸にするのは忍びないが，このチャレンジを行う場合は，上記調節呼吸に変更するか，諦めるかの2択である。

③ 1回換気量（6mL/kg PBW）を（8mL/kg PBW）に増加させる（1分間）（図2）

血管内ボリュームが足りない場合はすでにAライン圧波形が呼吸によって変動しているので大体の予測は立つが，数値としての根拠を残すために換気量を増加させる。

④ PPV（SVV）の変化を確認する（図2）

血管内ボリュームが少なければ少ないほどすぐに変化が現れる。

⑤ 1回換気量（8mL/kg PBW）を（6mL/kg PBW）に戻す

もともとの換気設定がPCVであれば，この段階で元の設定に戻す。

⑥ PPV（SVV）の変化を確認する

図1 グラフィックモニターの換気モードを確認する

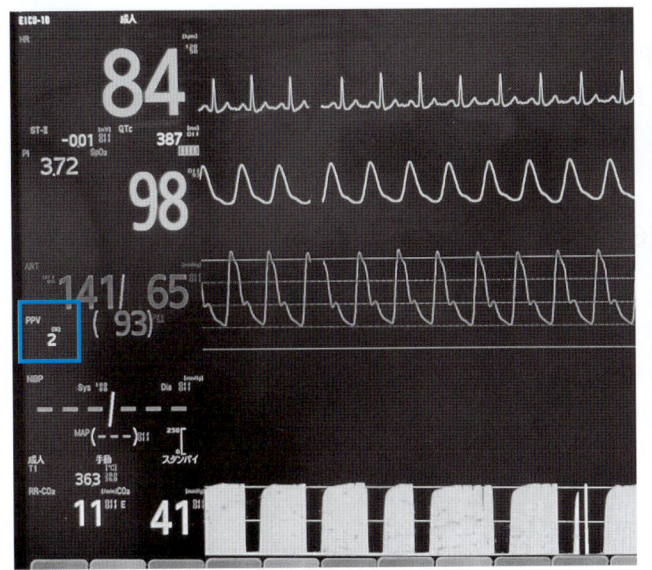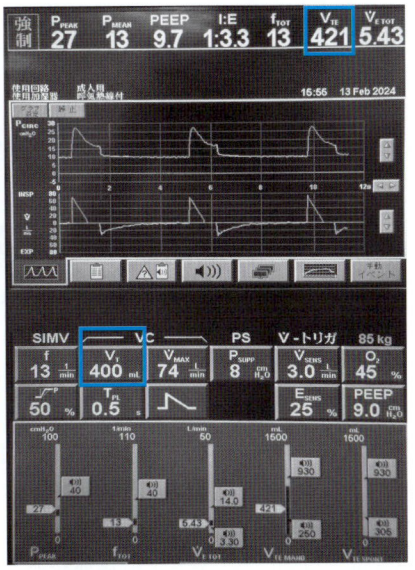

手順①：人工呼吸器が VCV であることを確認する。6mL/kg PBW の 400mL になっている。
手順②：チャレンジ前の PPV（SVV）を確認する。この症例では 2 である。

図2 グラフィックモニターの換気モードを確認する

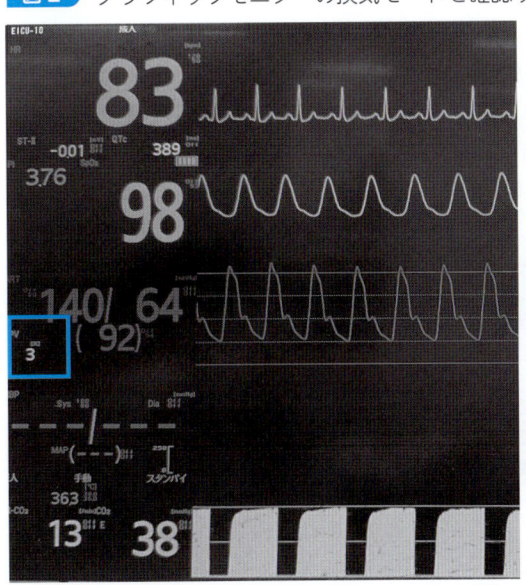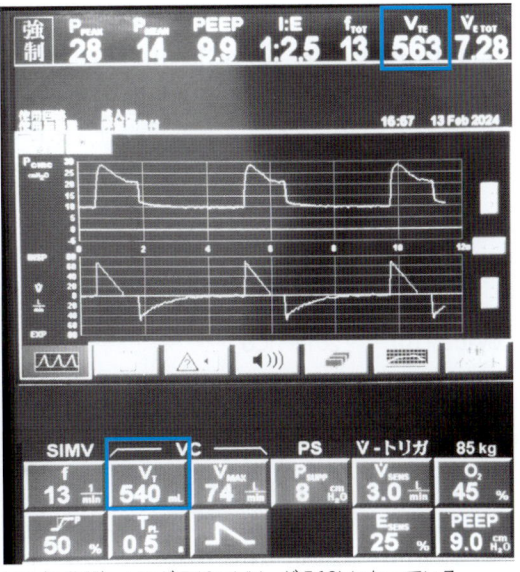

手順③：1 回換気量（6mL/kg PBW）を（8mL/kg PBW）に増加させる（1 分間）。VT が 540mL（V_{TE} が 563）になっている。
手順④：PPV（SVV）の変化を確認する。この症例では 2 から 3 へ上昇した。

⑦ 解釈する

　PPV の変化（の絶対値）が 2 ～ 3 以上であればチャレンジテスト陽性であり，輸液負荷に反応することを示す。逆に，変化が 2 未満であればチャレンジテスト陰性であり，それ以上の輸液負荷には反応しないが，安全に輸液の減量もしくは利尿薬の使用が可能であることを示す。

3

輸液反応性の評価法とパラメータの解釈

前述の手順にも記載したが，PCVで設定されている場合，一度VCVにする必要がある。理論的には，ある一定の換気容量からそれより大きな換気容量に変化したときのPPV（SVV）変化を確認するのがテストの本質であるため，PCVであっても一定の（6mL/kg PBW程度の）換気容量が維持されていれば，このまま8mL/kg PBWに増量することでも代用できると考えられる。これに関してはエビデンスが存在しないため，今後の研究が望まれる。

Tidal volume challenge のエビデンス

現存しているtidal volume challengeのエビデンス［area under the curve（AUC），閾値，感度，特異度］を（**表1**）に示す[11-20]。これらの文献で提示されている数値を統合したAUCをみると，0.96（95%CI，0.94-0.97）であり，統合感度・特異度はそれぞれ，0.92（95%CI，0.83-0.96）と0.88（95%CI，0.76-0.94）である。従って，PPVの変化（特に絶対差）は非常に信頼性が高い循環指標であることがわかる。また，閾値に関して，絶対差（ΔPPV）の平均値と中央値は2.4%と2%であり，PPVの変化割合（ΔPPV%）の平均値と中央値は25%と22.5%である。絶対差のほうが信頼性が高いので，基本的には絶対差の閾値を使用することをお勧めする。つまり，PPVのtidal volume challengeテスト前後変化が2〜3以上であれば輸液に反応するであろうと予測され，2〜3未満であれば輸液に対して反応しない＝血管内ボリュームは保たれている＝安全に輸液量を減少させられる（利尿薬を使用することができる）と判断すればよい。さらに，信頼性は測定する患者コホートにより変化するが，ICU群，仰臥位（または半座位）群，肺コンプライアンス30cmH₂O未満群，中等度PEEP群におけるPPV変化の統合AUCは0.95（95%CI，0.93-0.97），0.95（95%CI，0.92-0.96），0.96（95%CI，0.94-0.97），0.95（95%CI，0.93-0.97）で信頼性が高い。しかし，伏臥位0.59（95%CI，0.31-0.88）と自発呼吸管理下0.73（95%CI，0.60-0.84）では信頼性が乏しかった。つまり，tidal volume challengeは，ICUや手術室のいずれにおいても，概ねすべての患者のボリューム評価に役立つが，伏臥位や自発呼吸のある患者では慎重に適用すべきだといえる。

表1 Tidal volume challenge のエビデンスまとめ

報告者	発表年	コホート	評価パラメーター	AUC（95%信頼区間）	閾値	感度	特異度
Myatra（10）	2017	ICU	PPV	0.99（0.98-1.00）	3.5	94	100
			SVV	0.97（0.92-1.00）	2.5	88	100
Yonis（11）	2017	ARDS＋伏臥位	PPV（%変化割合）	0.59（0.31-0.88）	13.3	100	40
Messina（12）	2019	手術室（全身麻酔下）	PPV（%変化割合）	0.94（0.82-0.99）	13.3	94.7	76.1
			SVV（%変化割合）	0.93（0.80-0.98）	12.1	78.9	95.2
Jun（13）	2019	ロボット補助下腹腔鏡手術	PPV	0.95（0.83-0.99）	1	92	86
			SVV	0.76（0.60-0.89）	2	92	86
Messina（14）	2020	伏臥位	PPV（%変化割合）	0.96（0.87-1.00）	12.2	46	100
			SVV（%変化割合）	0.96（0.89-1.00）	8	95.2	94.7
Elsayed（15）	2021	低換気容量	PPV	0.96	3.5	94	94
Taccheri（16）	2021	低換気容量	PPV	0.98 ± 0.02	1	93	100
Hamzaoui（17）	2021	自発呼吸下（ICU）	PPV	0.73（0.60-0.84）	2	69	76
Shi（18）	2022	ARDS＋伏臥位	PPV	0.94（0.88-0.99）	3.5	98	86
Xu（19）	2022	低換気容量（± ARDS）	PPV	0.90（0.81-0.96）	2	84	84

＊データは点推定値と95%信頼区間もしくは ± 標準偏差で提示した
＊ARDS：acute respiratory distress syndrome，PPV：pulse pressure variation，SVV：stroke volume variation，AUC：area under the curve
＊報告者の後ろの（）は文献番号を表す

Key Slide　Case　**まとめ**

- Tidal volume challenge のメリットは，PPV の測定のみで血管内ボリュームが測定できる点と，PPV 測定における限界である LIMITS が概ね克服できている点，エビデンスが多い点である。

- 一方，tidal volume challenge のデメリットは，テストそのものが人工呼吸器管理をしている患者に限定されること，不整脈（主に心房細胞）に関するエビデンスがなく，2024 年 11 月現在では信頼性が担保されない点であろう。簡便であり，筆者は非常に気に入っているテストである。注意点に気をつけながら使ってみてほしい。

文献

1) Pinsky MR, Brophy P, Padilla J, et al: Fluid and volume monitoring. Int J Artif Organs 2008; 31: 111-126.

2) Wiedemann HP, Wheeler AP, Bernard GR, et al: Comparison of two fluid-management strategies in acute lung injury. N Engl J Med 2006; 354: 2564-2575.

3) Acheampong A, Vincent JL: A positive fluid balance is an independent prognostic factor in patients with sepsis. Crit Care 2015; 19: 251.

4) Michard F, Boussat S, Chemla D, et al: Relation between respiratory changes in arterial pulse pressure and fluid responsiveness in septic patients with acute circulatory failure. Am J Respir Crit Care Med 2000; 162: 134-138.

5) Michard F, Teboul JL: Predicting fluid responsiveness in ICU patients: A critical analysis of the evidence. Chest 2002; 121: 2000-2008.

6) Marik PE, Cavallazzi R, Vasu T, et al: Dynamic changes in arterial waveform derived variables and fluid responsiveness in mechanically ventilated patients: A systematic review of the literature. Crit Care Med 2009; 37: 2642-2647.

7) Perel A, Pizov R, Cotev S: Respiratory variations in the arterial pressure during mechanical ventilation reflect volume status and fluid responsiveness. Intensive Care Med 2014; 40: 798-807.

8) Yang X, Du B: Does pulse pressure variation predict fluid responsiveness in critically ill patients? A systematic review and meta-analysis. Crit Care 2014; 18: 650.

9) Hong JQ, He HF, Chen ZY, et al: Comparison of stroke volume variation with pulse pressure variation as a diagnostic indicator of fluid responsiveness in mechanically ventilated critically ill patients. Saudi Med J 2014; 35: 261-268.

10) Myatra SN, Prabu NR, Divatia JV, et al: The Changes in Pulse Pressure Variation or Stroke volume Variation After a "tidal volume challenge" Reliably Predict Fluid Responsiveness During Low Tidal volume Ventilation. Crit Care Med 2017; 45: 415-421.

11) Yonis H, Bitker L, Aublanc M, et al: Change in cardiac output during Trendelenburg maneuver is a reliable predictor of fluid responsiveness in patients with acute respiratory distress syndrome in the prone position under protective ventilation. Crit Care Lond Engl 2017; 21: 295.

12) Messina A, Montagnini C, Cammarota G, et al: tidal volume challenge to predict fluid responsiveness in the operating room: An observational study. Eur J Anaesthesiol 2019; 36: 583-591.

13) Jun JH, Chung RK, Baik HJ, et al: The tidal volume challenge improves the reliability of dynamic preload indices during robot-assisted laparoscopic surgery in the Trendelenburg position with lung-protective ventilation. BMC Anesthesiol 2019; 19: 142.

14) Messina A, Montagnini C, Cammarota G, et al: Assessment of Fluid Responsiveness in Prone Neurosurgical Patients Undergoing Protective Ventilation: Role of Dynamic Indices, tidal volume challenge, and End-Expiratory Occlusion Test. Anesth Analg 2020; 130: 752-761.

15) Elsayed AI, Selim KA, Zaghla HE, et al: Comparison of Changes in PPV Using a tidal volume challenge with a Passive Leg Raising Test to Predict Fluid Responsiveness in Patients Ventilated Using Low Tidal volume. Indian J Crit Care Med Peer-Rev Off Publ Indian Soc Crit Care Med 2021; 25: 685-690.

3

輸液反応性の評価法とパラメータの解釈

16) Taccheri T, Gavelli F, Teboul JL, et al: Do changes in pulse pressure variation and inferior vena cava distensibility during passive leg raising and tidal volume challenge detect preload responsiveness in case of low tidal volume ventilation? Crit Care Lond Engl 2021; 25: 110.

17) Hamzaoui O, Shi R, Carelli S, et al: Changes in pulse pressure variation to assess preload responsiveness in mechanically ventilated patients with spontaneous breathing activity: an observational study. Br J Anaesth 2021; 127: 532-538.

18) Shi R, Ayed S, Moretto F, et al: tidal volume challenge to predict preload responsiveness in patients with acute respiratory distress syndrome under prone position. Crit Care Lond Engl 2022; 26: 219.

19) Xu Y, Guo J, Wu Q, et al: Efficacy of using tidal volume challenge to improve the reliability of pulse pressure variation reduced in low tidal volume ventilated critically ill patients with decreased respiratory system compliance. BMC Anesthesiol 2022; 22: 137.

20) Alvarado Sánchez JI, Caicedo Ruiz JD, Diaztagle Fernández JJ, et al: Variables influencing the prediction of fluid responsiveness: a systematic review and meta-analysis. Crit Care Lond Engl 2023; 27: 361.

動的指標

EEOT（end-expiratory occlusion test）

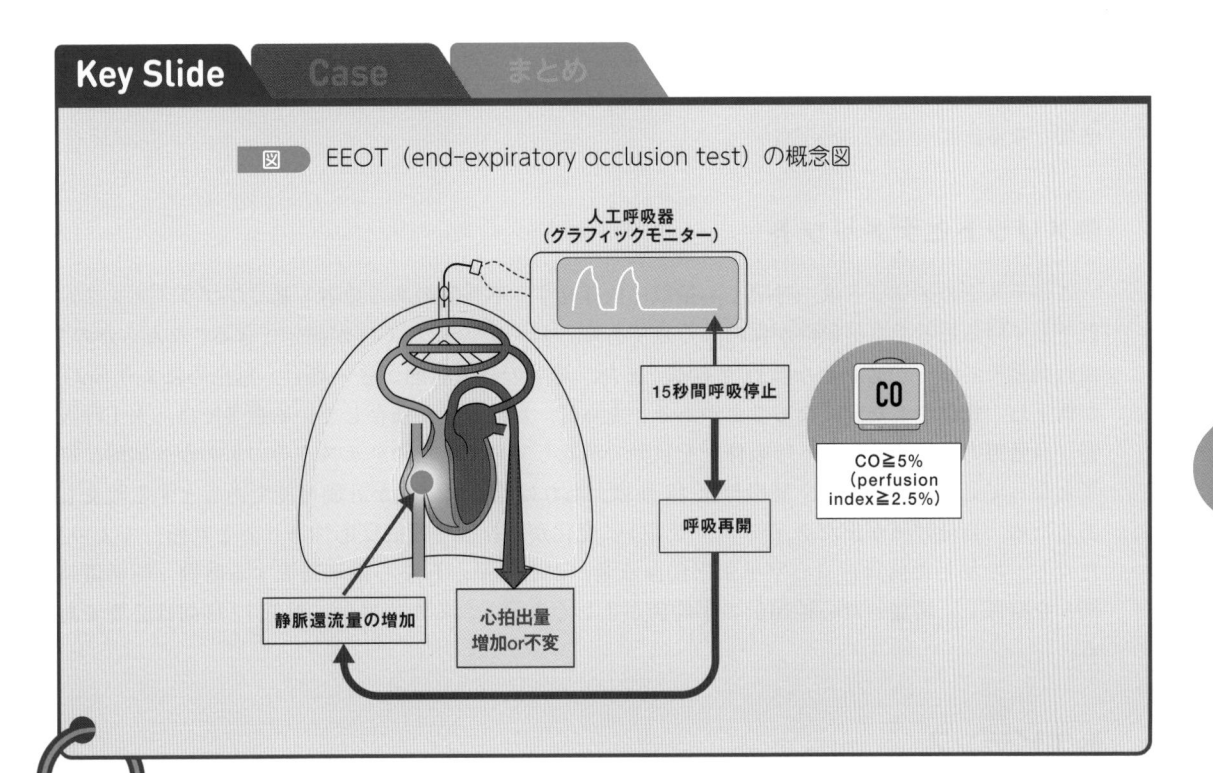

図 EEOT（end-expiratory occlusion test）の概念図

Point

1. EEOT は，動的輸液反応性の指標である
2. EEOT は，CO 変化で評価できる指標だが，CO を測定できる精度の高い血行動態モニターが必要である
3. EEOT は，15 秒間の呼吸停止が必要なため，自発呼吸が頻回の患者には施行できない
4. EEOT は，不整脈がある患者にも適応できる
5. EEOT は，信頼性が非常に高い
6. EEOT を行うための呼気ポーズの方法は人工呼吸器により異なるため，機器ごとの対応が必要となる

EEOT とは

EEOT（end-expiratory occlusion test：呼気終末閉塞テスト）とは，動的輸液反応性指標であり，人工呼吸器患者の心肺相互作用を利用して前負荷依存性を検出するテストである。

人工呼吸器管理中は，送気のたびに胸腔内圧が上昇し，これにより右房圧が上昇し，右心系の前負荷が低下する。そのため，呼気時に PEEP（positive end-expiratory pressure：呼気終末陽圧）レベルで肺胞圧を維持したまま数秒間換気を中断すると，この周期的な前負荷の低下が停止する。これにより静脈環流が増加し，次に呼吸を再開すると貯留した血流が一度に心臓から駆出されるため，拍出量が変化する。この変化を利用したテストである。評価の指標は CO［（cardiac output：心拍出量）もしくは PI（perfusion index：灌流指数）］であり，前値よりも 5% 以上増加した場合に「輸液反応性あり」と判断する。CO の測定を要するため，このテストでも血行動態モニターが必要となる。

▶メリットとデメリット

このテストのメリットは，呼吸や心拍数に依存せず，不整脈のある患者・肺コンプライアンスが低下している患者でも信頼性が保たれる点である。デメリットは，CO が測定できる"なんらかの"血行動態モニターが必要となる点である。また，患者の呼吸状態が悪い場合，息止めにより SpO_2 が低下し，状態が不安定になることがある。さらに，自発呼吸が残存している患者では，人工呼吸器が自発努力を感知すると，呼吸停止を自動で解除してしまうため，テストそのものが強制的に終了となってしまう。しかし，呼吸停止 12 秒以上あれば輸液反応性が評価可能であるとする論文もあるため，自発呼吸が出たタイミングで CO に変化があれば「輸液反応性あり」と判断してよい。ただし，増加した前負荷（心室拡張末期血液量）が右心系から左心系へ還流する時間（肺循環時間）を確保し，増加した心拍出量の平均値が正しく表示されるためには，最低 12 秒間は必要である。

▶エビデンス

エビデンスに関しては，システマティックレビューおよびメタアナリシスが報告されており，感度 0.85（0.77-0.91），特異度 0.88（0.83-0.91），統合 AUC 0.91（0.86-0.94）と精度が高いことが示されている。また，1 回換気量（tidal volume：≦ 7mL/kg vs. ＞ 7mL/kg），息止めの時間（EEOT duration：≦ 15 秒 vs. ＞ 15 秒），PEEP level（≦ 7 cmH_2O vs. ＞ 7cmH_2O）に関係なく，精度の高いテストであることも証明されている[1]。

EEOT の手順（Key Slide 図）

まず，患者の姿勢は仰臥位でも半座位でも構わない。

① 人工呼吸器管理下での条件を確認する
自発呼吸が出ていないことを確認する。

② CO の初期値を確認する

③ 人工呼吸器の「呼気ポーズ」ボタンを押す（図1）

図1 「呼気ポーズ」ボタンを押す

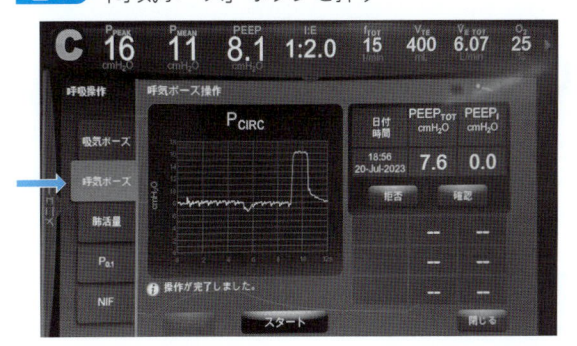

④ 人工呼吸器の「スタート」ボタンを押す（図2）

「スタート」を押すことで，人工呼吸器が自動で呼気のタイミングでポーズをかける（呼吸を止める→吸気を開始しなくなる）。スタートボタンを押し続けている限り（**図2**矢印），呼吸は呼気で停止する（**図2**矢頭）。

図2 「スタート」ボタンを押すと呼気のタイミングでポーズがかかる

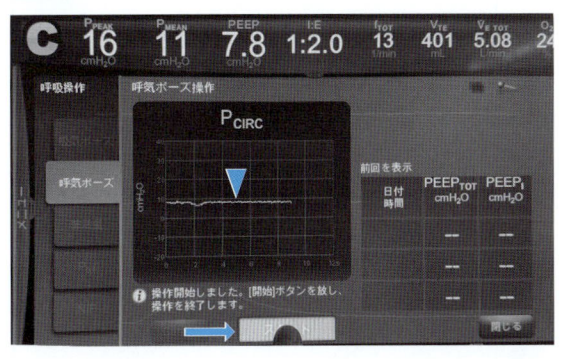

⑤ 15秒待つ

15秒間経過したら呼吸停止を解除する。人工呼吸器が吸気から呼吸を再開する。

⑥ 解釈する

COの変化を確認する。

Key Slide / **Case** / **まとめ**

● EEOTは簡便に，繰り返し行うことのできるテストであるが，COの変化はごく短時間であるため，精度の高いモニターを用いた精度の高い手技を要する。

文献

1) Gavelli F, Shi R, Teboul JL, et al: The end-expiratory occlusion test for detecting preload responsiveness: a systematic review and meta-analysis. Ann Intensive Care 2020; 10: 65.

3

輸液反応性の評価法とパラメータの解釈

静的指標
CVP（central venous pressure）

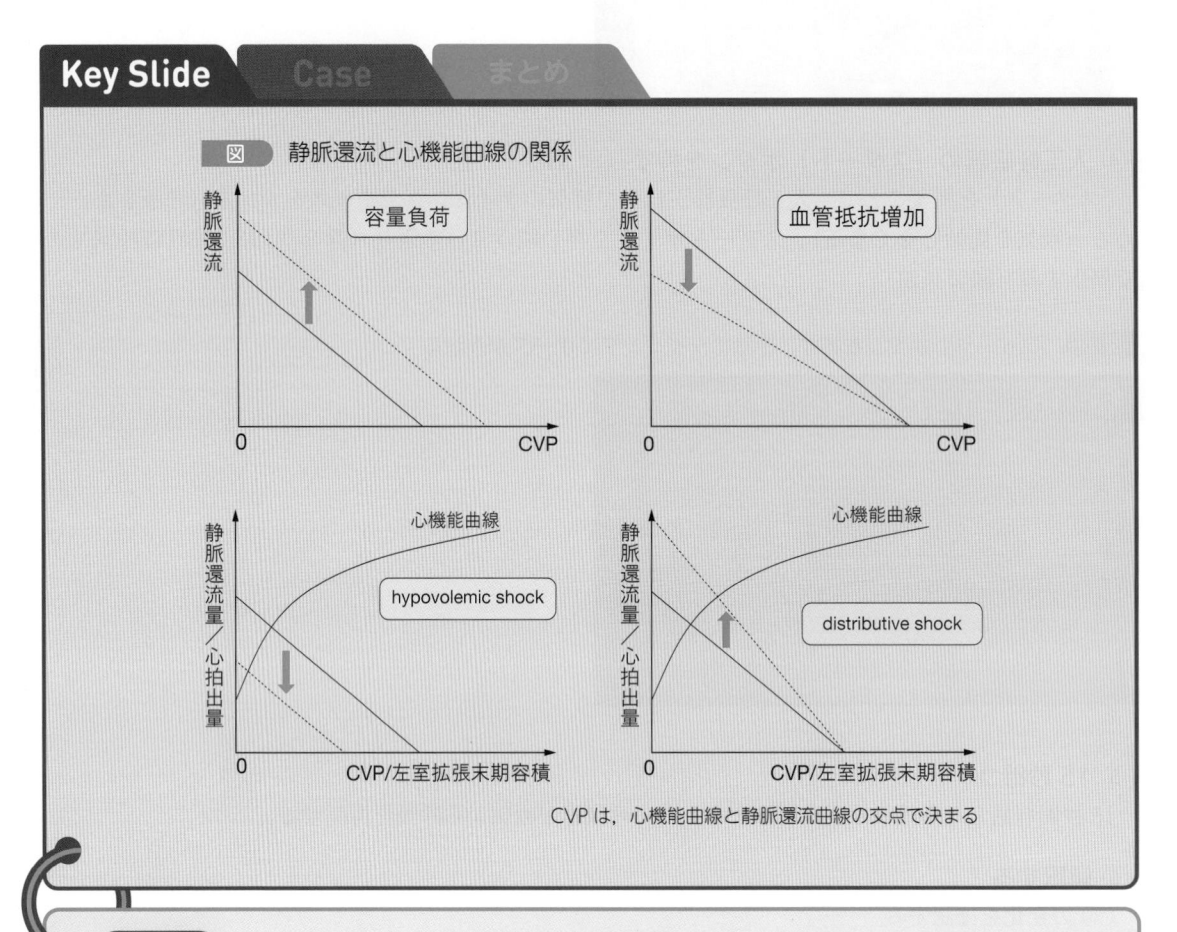

Key Slide　Case　まとめ

図　静脈還流と心機能曲線の関係

CVP は，心機能曲線と静脈還流曲線の交点で決まる

Point

1. CVP は，CVC 挿入のみで測定できる静的輸液反応性の指標である
2. CVP は，心機能曲線と静脈還流曲線の交点で決まるため，変化の解釈が一元的でない
3. CVP は，輸液反応性の指標としての信頼性は非常に低いが，臓器灌流の指標として有用である

CVP とは

　中心静脈圧（central venous pressure：CVP），は，集中治療領域では古くから用いられてきた，ある一時点における，心臓に還流してきた血液の圧力である。心臓から駆出される血液量は，心臓に流入する血液量と同じであるため，心臓に流入する血液量（前負荷）は輸液反応性の指標として有用である。CVP のような，ある一時点の値を静的指標，pulse pressure variation（PPV），一定期間の値のゆらぎや変化率をみるものを動的指標というが，輸液反応性の指標には動的指標のほうが有効とされる[1]。

　一方，心臓へ流入する直前の血液の圧力である CVP は，灌流の指標としてみることもできる。臓器灌流，臓器うっ血との関連もまた輸液の適正利用の重要な要素であり，この点からも CVP という指標は重要である。

▶ CVP の歴史

　1929 年，Werner Forssmann は尿道カテーテルを自身の左上肢尺側皮静脈から右房まで挿入した。1940 年代から右房圧測定の有用性が報告され始めた[2]。最初のプラスチック製静脈内カテーテルはポリエチレン製で，1945 年に使用されて以降，中心静脈カテーテル法は急速に発達した[3]。1960 年代に Wilson が CVP の臨床使用を報告し[4]，重症患者の管理指標として CVP の有用性が報告された[5-7]。腕の静脈から挿入する方法はカテーテル留置位置の信頼性に欠けるため，鎖骨下静脈や内頸静脈が用いられるようになった[8]。1970 年にスワンガンツ・カテーテルが開発されると，全身循環動態のパラメータがより簡便にベッドサイドで得られるようになった。さらに，1997 年には PiCCO®，2005 年には FloTrac® が開発され，2010 年頃にはこれらの循環動態モニタリングデバイスが広く普及した。侵襲的なものに加え，非侵襲的にさまざまなパラメータがベッドサイドでリアルタイムに得られるようになり，エコー図検査や乳酸値，CRT（capillary refill time：毛細血管再充満時間）などと併せてより正確に循環動態の把握ができるようになってきている。

測定方法

　中心静脈に挿入したカテーテルを圧トランスデューサに接続する。圧の基準点（ゼロ点）を三尖弁の高さ，第 4 肋間腋窩中線に合わせる。CVP は，心周期のなかでカテーテル先端と心室が連続した空間になるとき，つまり三尖弁が開いているときに測定する。正確には，CVP は心電図波形では R 波，中心静脈波形では a 波の終末に測定する（**図 1**）[9] が，モニター画面には平均圧が表示されている。CVP 測定では $1cmH_2O = 0.735mmHg$ であり，0 点の高さが 2cm 変わると CVP は約 1.5mmHg 変化する。

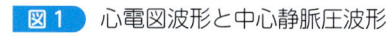

図 1　心電図波形と中心静脈圧波形

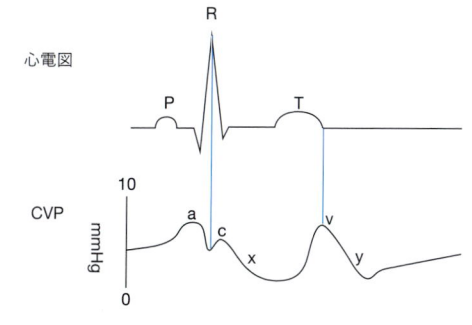

CVP による循環血漿量推定の理論

　CVP ≒ 右房圧（RAP）である。心臓から拍出される血液は，入り口が右房，出口が左室の1つの空間と考えられ，右房への容量が増加すると左室の容量も増加する。CVP は循環血漿量を反映すると言える。

CVP による評価の信頼性とリミテーション

測定によるリミテーション

　CVP は低圧で，誤差の影響を受けやすい。モニターは平均圧を示しているが，厳密には拡張終末期圧が CVP に相当する。

病態によるリミテーション

　静脈還流と心機能曲線の交点で決まる CVP（Key Slide 図下段）は，静脈還流量だけでなく心機能，後負荷などの要素にも影響を受ける（図2）。例えば，心機能が亢進すると，それだけで CVP は低くなってしまう。血管抵抗が低下すると CVP は上昇する（Key Slide 図）。さらに，胸腔内圧（PEEP など），腹腔内圧，弁膜症，肺・心筋のコンプライアンスなど多くの影響も受ける。CVP が低いことと循環血液量が不足していることはイコールではない。一時点の CVP 値で循環血漿量を評価するのは困難である。

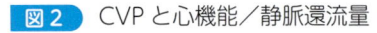

図2 CVP と心機能／静脈還流量

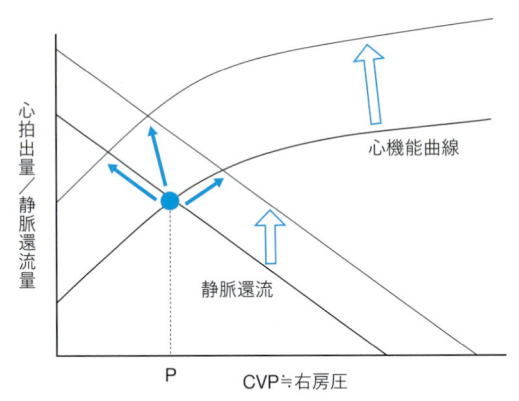

エビデンス

CVP と輸液反応性

　CVP 値と輸液反応性の相関係数は，0.18（95% CI, 0.08-0.28）[10]，0.18（95%CI, 0.1-0.25）[11]，AUC 0.56（95%CI, 0.51-0.61）[10]，0.56（95%CI, 0.54-0.58）[11]，0.77（95%CI, 0.69-0.87）[12] と低い。

CVP の変化

　CVP の変化と1回拍出量（stroke volume：SV）の相関係数は 0.11（95%CI, 0.01-0.21）[10] という研究や，輸液をしても CVP はほとんど変化しないことが多数，CVP が増減しても MAP は多数が変化しない，逆に MAP が増減しても CVP は多数が変化しないという研究[13] がある。CVP は輸液量のトレンドとはならず，CVP が増えているので SV が増えているとも言えない。

CVP は有効循環血漿量の指標となるか

　CVP と循環血漿量の相関係数は r = 0.27 [14]，0.17 [15]，0.16（95%CI，0.03-0.28）[10] と相関しない。また，CVP と RVEDVI（right ventricular end-diastolic volume index：右室拡張末期容積指数）の相関係数は −0.22 [16]，0.12 [17]，0.03 [18]，r^2 = 0.19 [19] と，前負荷の指標としても信頼性は低い。

なんとか CVP を使って輸液反応性を測れないか

　CVP 値の呼吸性変動のカットオフを 5% としたとき，AUC 0.9，感度 89%，特異度 91% で輸液反応性を認めた [20]。CVP 波形の変動のカットオフを 12% としたとき，SVV，PPV と有意差ない輸液反応性を認めた [21] ［AUC 1.0（95%CI，0.85-1.0）］。また，PEEP を変動させた際の CVP の変化による輸液反応性の評価は，AUC 0.556（95%CI，0.358-0.753）と信頼性は低かった [22]。

▶ CVP と臓器灌流，特に腎臓と関連

　敗血症患者の治療開始 12 時間後の CVP が高いと死亡率が高いことが示された [23]。心血管疾患者も CVP 高値が生存率低下の独立した予測因子であった [24]。重症患者において，CVP 上昇とAKI 発生のリスクが上昇する [25]，敗血症性 AKI に CVP 上昇が関連している可能性がある [26]，急性心不全における AKI では，CVP < 8mmHg で有意に腎機能低下が少ない [27] など，CVP は腎機能障害と関連がある [24]。これは，平均灌流圧 ［（mean perfusion pressure：MPP）= 平均動脈圧（MAP）− CVP］ の低下により臓器うっ血が起こることによる。MPP [28] や，そのバラつきである MPPV（mean perfusion pressure variability）[29,30] が AKI や死亡率に関連している。

　CVP は，輸液反応性や血管内容量の指標から，うっ血所見，プラスバランスに対する危険信号を示す指標へと活用の視点が変わってきている。

Key Slide	Case	まとめ

- ● CVP は，輸液反応性，有効循環血漿量の指標としての信頼性は低いが，動的指標で用いると輸液反応性への信頼性は高まる。

- ● CVP の活用は，"うっ血所見，プラスバランスに対する危険信号" に変わってきている。

文献

1) Michard F, Teboul JL: Predicting fluid responsiveness in ICU patients: a critical analysis of the evidence. Chest 2002; 121: 2000-2008.
2) Warren JV, Brannon ES, Stead EA, et al: The effect of venesection and the pooling of blood in the extremities on the atrial pressure and cardiac output in normal subjects with observations on acute circulatory collapse in three instances. J Clin Invest 1945; 24: 337-344.
3) Meyers L: Intravenous catheterization. Am J Nurs 1945; 45: 930-931.
4) Wilson JN, Grow JB, Demong CV, et al: Central venous pressure in optimal blood volume maintenance. Arch Surg 1962; 85: 563-578.
5) McGowan GK, Walters G: The value of measuring central venous pressure in shock. Br J Surg 1963; 50: 821-826.
6) Stahl WM: Rescitation in trauma: the value of central venous pressure monitoring. J Trauma 1965; 5: 200-212.
7) Barnwell BB, Edgecombe EW: The role of the central venous pressure determination in the management of the surgical patient. J Natl Med Assoc 1964; 56: 482-486.

8) Johnston AO, Clark RG: Malpositioning of central venous catheters. Lancet 1972; 2: 1395-1397.

9) Tansey EA, Montgomery LEA, Quinn JG, et al: Understanding basic vein physiology and venous blood pressure through simple physical assessments. Adv Physiol Educ 2019; 43: 423-429.

10) Marik PE, Baram M, Vahid B: Does central venous pressure predict fluid responsiveness? A systematic review of the literature and the tale of seven mares. Chest 2008; 134: 172-178.

11) Marik PE, Cavallazzi R: Does the central venous pressure predict fluid responsiveness? An updated meta-analysis and a plea for some common sense. Crit Care Med 2013; 41: 1774-1781.

12) Chaves RCF, Barbas CSV, Queiroz VNF, et al: Assessment of fluid responsiveness using pulse pressure variation, stroke volume variation, plethysmographic variability index, central venous pressure, and inferior vena cava variation in patients undergoing mechanical ventilation: a systematic review and meta-analysis. Crit Care 2024; 28: 289.

13) Reddi B, Finnis M, Udy AA, et al: ARISE Study Management Committee and the Australian and New Zealand Intensive Care Society Clinical Trials Group. The relationship between the change in central venous pressure and intravenous fluid volume in patients presenting to the emergency department with septic shock. Intensive Care Med 2018; 44: 1591-1592.

14) Shippy CR, Appel PL, Shoemaker WC: Reliability of clinical monitoring to assess blood volume in critically ill patients. Crit Care Med 1984; 12: 107-112.

15) Oohashi S, Endoh H: Does central venous pressure or pulmonary capillary wedge pressure reflect the status of circulating blood volume in patients after extended transthoracic esophagectomy? J Anesth 2005; 19: 21-25.

16) Hoffman MJ, Greenfield LJ, Sugerman HJ, et al: Unsuspected right ventricular dysfunction in shock and sepsis. Ann Surg 1983; 198: 307-319.

17) Reuse C, Vincent JL, Pinsky MR: Measurements of right ventricular volumes during fluid challenge. Chest 1990; 98: 1450-1454.

18) Kumar A, Anel R, Bunnell E, et al: Pulmonary artery occlusion pressure and central venous pressure fail to predict ventricular filling volume, cardiac performance, or the response to volume infusion in normal subjects. Crit Care Med 2004; 32: 691-699.

19) Toyoda D, Fukuda M, Iwasaki R, et al: The comparison between stroke volume variation and filling pressure as an estimate of right ventricular preload in patients undergoing renal transplantation. J Anesth 2015; 29: 40-46.

20) Westphal GA, Silva E, Filho MC, et al: Variation in amplitude of central venous pressure curve induced by respiration is a useful tool to reveal fluid responsiveness in postcardiac surgery patients. Shock 2006; 26: 140-145.

21) Cherpanath TG, Geerts BF, Maas JJ, et al: Ventilator-induced central venous pressure variation can predict fluid responsiveness in post-operative cardiac surgery patients. Acta Anaesthesiol Scand 2016; 60: 1395-1403.

22) Kim N, Shim JK, Choi HG, et al: Comparison of positive end-expiratory pressure-induced increase in central venous pressure and passive leg raising to predict fluid responsiveness in patients with atrial fibrillation. Br J Anaesth 2016; 116: 350-356.

23) Boyd JH, Forbes J, Nakada TA, et al: Fluid resuscitation in septic shock: a positive fluid balance and elevated central venous pressure are associated with increased mortality. Crit Care Med 2011; 39: 259-265.

24) Damman K, van Deursen VM, Navis G, et al: Increased central venous pressure is associated with impaired renal function and mortality in a broad spectrum of patients with cardiovascular disease. J Am Coll Cardiol 2009; 53: 582-588.

25) Sun R, Guo Q, Wang J, et al: Central venous pressure and acute kidney injury in critically ill patients with multiple comorbidities: a large retrospective cohort study. BMC Nephrol 2022; 23: 83.

26) Wong BT, Chan MJ, Glassford NJ, et al: Mean arterial pressure and mean perfusion pressure deficit in septic acute kidney injury. J Crit Care 2015; 30: 975-981.

27) Mullens W, Abrahams Z, Francis GS, et al: Importance of venous congestion for worsening of renal function in advanced decompensated heart failure. J Am Coll Cardiol 2009; 53: 589-596.

28) Ostermann M, Hall A, Crichton S: Low mean perfusion pressure is a risk factor for progression of acute kidney injury in critically ill patients - A retrospective analysis. BMC Nephrol 2017; 18: 151.

29) Peng Y, Wu B, Xing C, et al: Increased mean perfusion pressure variability is associated with subsequent deterioration of renal function in critically ill patients with central venous pressure monitoring: a retrospective observational study. Ren Fail 2022; 44: 1976-1984.

30) Peng Y, Wu B, Xing C, et al: Severe fluctuation in mean perfusion pressure is associated with increased risk of in-hospital mortality in critically ill patients with central venous pressure monitoring: A retrospective observational study. PLoS One 2023; 18: e0287046.

静的指標

TRV（tricuspid regurgitant velocity）/TRPG（tricuspid regurgitant-pressure gradient）

Key Slide　Case　まとめ

図　TRV（または TRPG）計測の手順

① TR は胸骨左縁四腔断面や右室流入路断面などから TR jet を描出する（図 2）

② TR jet の方向とドプラ入射角が平行になるように調整し，連続波ドプラ法を用いて TRV を計測する（図 3）

③ TRV を簡易 Bernoulli 式（$4 \times TRV^2$）に代入し，右房―右室間の圧較差（TRPG）を算出する

④ TRPG に推定 RAP を足すことで systolic PAP を算出する

⑤ TRV 以外の PH を示唆する心エコー所見を評価する（表 1，図 4）

⑥ 解釈する

Point

1. TRV（TRPG）は，静的輸液反応性の指標である
2. TRV（TRPG）は，繰り返し行うことができる簡便な指標であるが，計測誤差に注意を要する
3. TRV（TRPG）以外の心エコー図所見を見逃さないようにする
4. PH の原因精査には，右心カテーテル検査が必要である

はじめに

　肺高血圧症（pulmonary hypertension：PH）は予後に大きく関わる因子として知られている[1,2]。確定診断には右心カテーテル検査が必須となるが，2010年に米国心エコー図学会（ASE）から心エコーによる右心機能評価方法が提言され[3]，心エコーによるPH評価が一般化した。心エコーは非侵襲的かつ簡便であり，今日ではスクリーニングや重症度評価に用いられている。

三尖弁逆流最大速度（TRV）を用いた肺高血圧の診断

　心エコーを用いて，簡易Bernoulliの式から肺動脈収縮期圧を推定することが可能である。しかし，計測誤差が生じうるため，近年はPH評価においてTRV（tricuspid regurgitation velocity）が最も重要な心エコー指標とされている（図1）[4]。TRPGとはtricuspid regurgitation pressure gradient（三尖弁逆流圧較差）を指す。

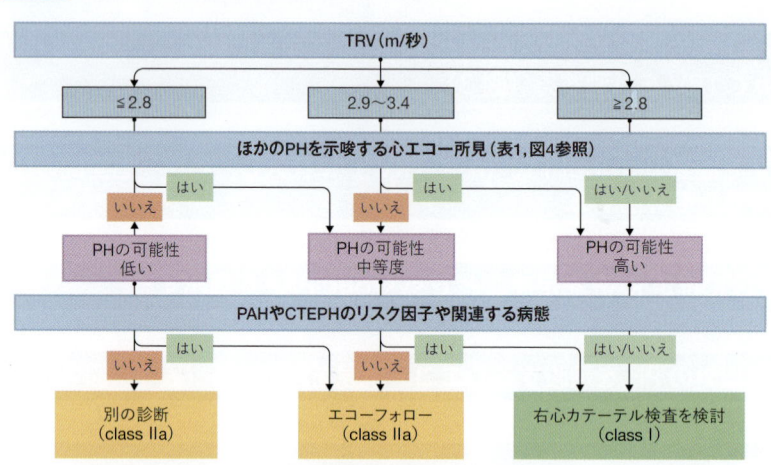

図1　心エコーによるPHのスクリーニング

（ESC/ERSの肺高血圧診療ガイドライン2022を元に作成）

▶ TRV（またはTRPG）計測の手順

① TRは胸骨左縁四腔断面や右室流入路断面などからTR jetを描出する（図2）

　三尖弁の形態は複雑でリモデリングも多様であるため，TR jetの吹く方向も一定ではなく，複数の断面からアプローチし，最適なTR jetの描出を心がける。

② TR jetの方向とドプラ入射角が平行になるように調整し，連続波ドプラ法を用いてTRVを計測する（図2）

　平行にならない場合TRVを過小評価する可能性があり注意を要する。一方，吸気時には右心系への流入が増大し，TRVを過大評価する可能性があるため，計測は呼気終末で行う。

③ TRVを簡易Bernoulliの式（$4 \times TRV^2$）に代入し，右房—右室間の圧較差（TRPG）を算出する[5]

　簡易Bernoulli式はTRが収束流のときのみに適応される。三尖弁が離開している症例では，収縮中期から末期にかけて急速に減高した波形（カットオフサイン：図3）を認める。TRは層流を呈することから，Bernoulliの式を適応することはできない。

図2 アプローチ部位による TRV 計測値の違い（動画は画像内 QR コードより）

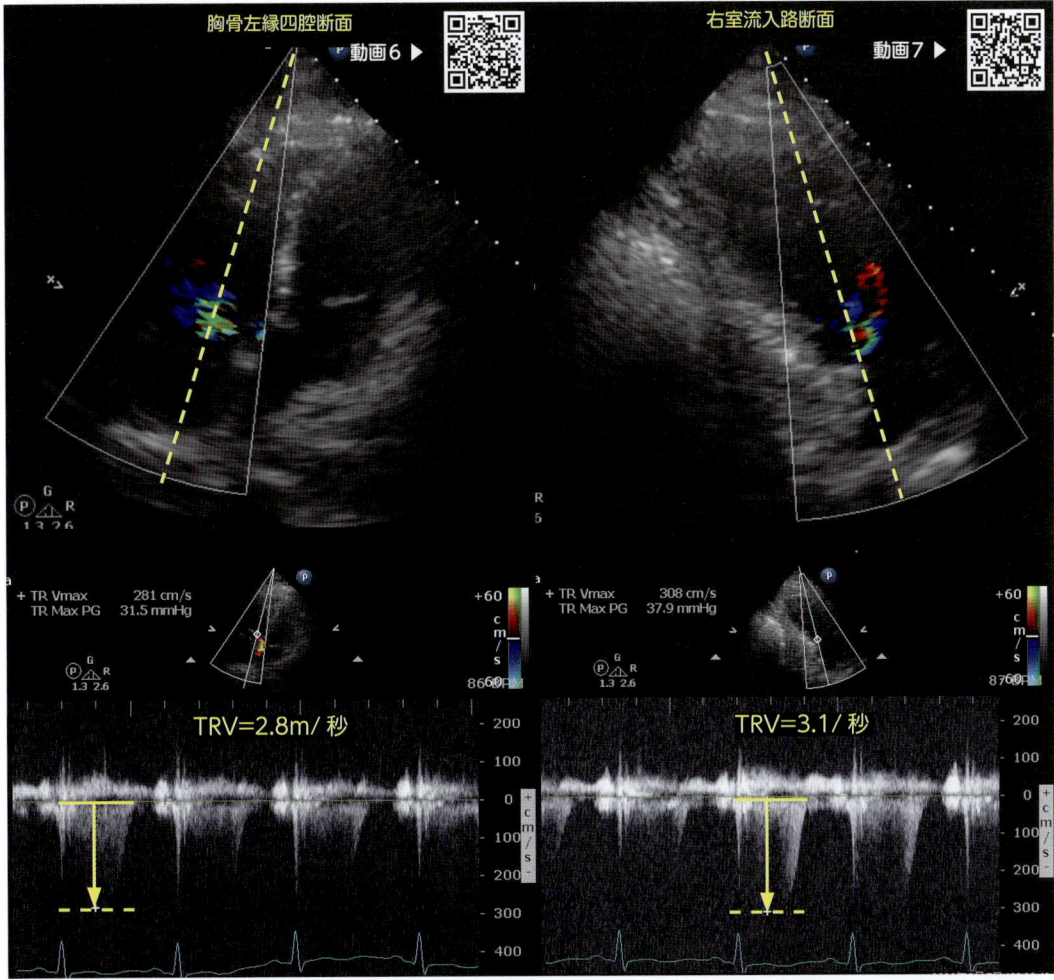

本症例の TR は胸骨左縁四腔断面と右室流入路断面で trivial 程度であったが，TRV は胸骨左縁四腔断面よりも右室流入路断面でより速くとらえられた。

図3 カットオフサイン

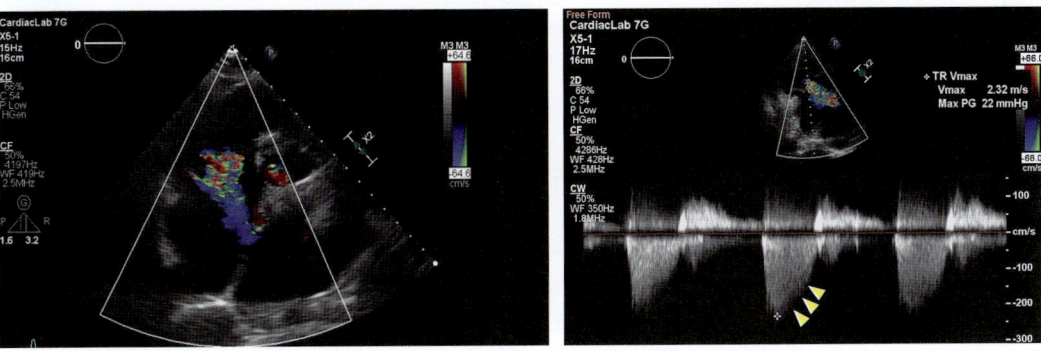

弁尖接合部の離開を伴う重症 TR では，連続波ドプラ法で収縮中期から末期に急速に TR 速度が減速（矢頭：カットオフサイン）し，TRV は過小評価される可能性が示唆された。

④ TRPG に推定右房圧（RAP）を足すことで systolic PAP を算出する

「推定肺動脈収縮期圧 = TRPG + 推定 RAP」の式を用いることで，systolic PAP を算出することができる[6]。しかし，TRPG や推定 RAP は計測誤差が生じやすく，近年では TRV による評価が推奨されている[4]。

⑤ TRV 以外の PH を示唆する心エコー所見を評価する[4]（表1，図4）

TRV の計測が困難な場合もあり，PH を示唆する所見を見逃さないようにする（図5）。救急の現場で計測することは現実的ではなく，見た目でも判断可能と思われる。後解析ができるように急性期の画像は必ず保存しておく。

⑥解釈する

PH 評価において，TRV が最も重要な心エコー指標として推奨され，TRV > 3.4m/秒では PH の可能性が高いとされている（図1）。TRV が 2.9 ～ 3.4m/秒の場合や ≦ 2.8m/秒の場合には，TRV 以外の PH を示唆する心エコー所見の有無（少なくとも2つ認めることを目安にしている）を加味して PH の可能性を3段階（高，中等度，低）に分類している（図1）。ESC/ERS 肺高血圧診療ガイドライン 2022 では，PH を示唆する心エコー所見に，右室機能指標と肺動脈圧指標を組み合わせた「TAPSE/systolic PAP < 0.55mm/mmHg」が追加された（表1）[4]。右室は左室と比較して後負荷の影響を受けやすく，PH の出現・増強は患者の予後のみならず治療方針にも影響を与えるため，PH 評価を行う際には，右室機能評価も同時に行う必要がある。

表1　PH を示唆するほかの心エコー所見（ESC/ERS ガイドライン　肺高血圧症の診断と治療 2015 と 2022 の比較）

	2015	2022
心室	右室基部径 / 左室基部径 > 1.0	右室基部径 / 左室基部径 > 1.0 または面積比 > 1.0
	心室中隔扁平化（eccentricity index > 1.1）（収縮期および / または拡張期）	心室中隔扁平化（eccentricity index > 1.1）（収縮期および / または拡張期）
		TAPSE/sPAP<0.55mm/mmHg
肺動脈	右室流出路収縮期加速時間 < 105msec および / または二峰性波形	右室流出路収縮期加速時間 < 105msec および / または二峰性波形
	拡張早期肺動脈弁逆流速度 > 2.2m/ 秒	拡張早期肺動脈弁逆流速度 > 2.2m/ 秒
	肺動脈径 > 25mm	肺動脈径 > 大動脈基部径 肺動脈径 > 25 mm
IVC	IVC 径 >21mm・呼吸性変動消失	IVC 径 >21mm・呼吸性変動消失
右房	右房面積（収縮末期）> 18cm^2	右房面積（収縮末期）> 18cm^2

2022 ガイドラインでは 2015 のガイドラインに新しい指標が追加された（青文字部）。

（文献 4 および 5 を元に作成）

心エコー所見を用いた PH 診断と心不全治療

PH の原因は多様（第1群～第5群）であるが，左心性心疾患に伴う PH（第2群）が最も多いとされる（表2）。左心不全の原因には虚血性，弁膜症，心筋症などがあり，心エコーによるスクリーニングの役割は大きい。心不全の診断は 2021 年に universal definition という概念が提唱され，心不全を示唆する症状や徴候に加えて，BNP（または NT pro BNP）の増加，または肺うっ血や全身うっ血の多角的な評価をもって心不全と診断する[7]。心不全症状の改善に利尿剤は重要な役割を果たすが，過度な使用や漠然とした投与は循環血液量の低下により低血圧症や腎前性腎不全をきたす可能性があり，適切なタイミングに必要量を投与することが重要である。

図4 PH を示唆するほかの心エコー所見（ESC/ERS ガイドライン　肺高血圧症の診断と治療 2022）

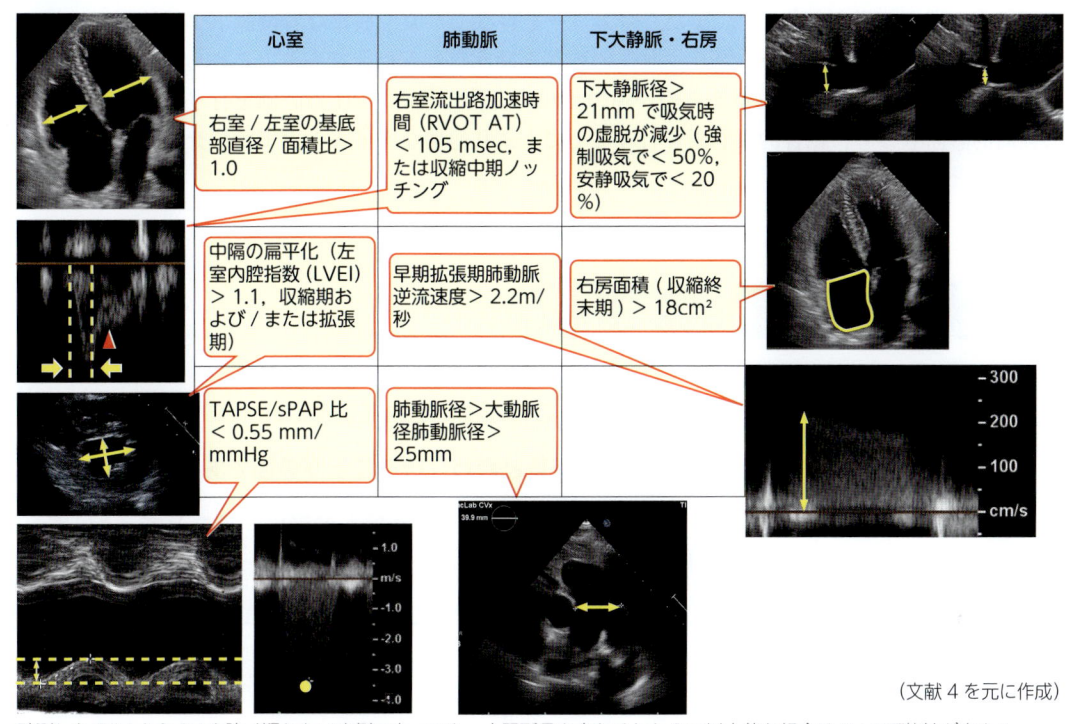

心室	肺動脈	下大静脈・右房
右室 / 左室の基底部直径 / 面積比 > 1.0	右室流出路加速時間（RVOT AT）< 105 msec, または収縮中期ノッチング	下大静脈径 > 21mm で吸気時の虚脱が減少（強制吸気で < 50%, 安静吸気で < 20%）
中隔の扁平化（左室内腔指数（LVEI）> 1.1, 収縮期および / または拡張期）	早期拡張期肺動脈逆流速度 > 2.2m/秒	右房面積（収縮終末期）> 18cm²
TAPSE/sPAP 比 < 0.55 mm/mmHg	肺動脈径 > 大動脈径肺動脈径 > 25mm	

（文献 4 を元に作成）

計測した TRV から PH を強く疑わない症例であっても，上記所見を少なくとも 2 つ以上伴う場合は PH の可能性が高まる。

図5 重度 PH が疑われる症例（動画は画像内 QR コードより）

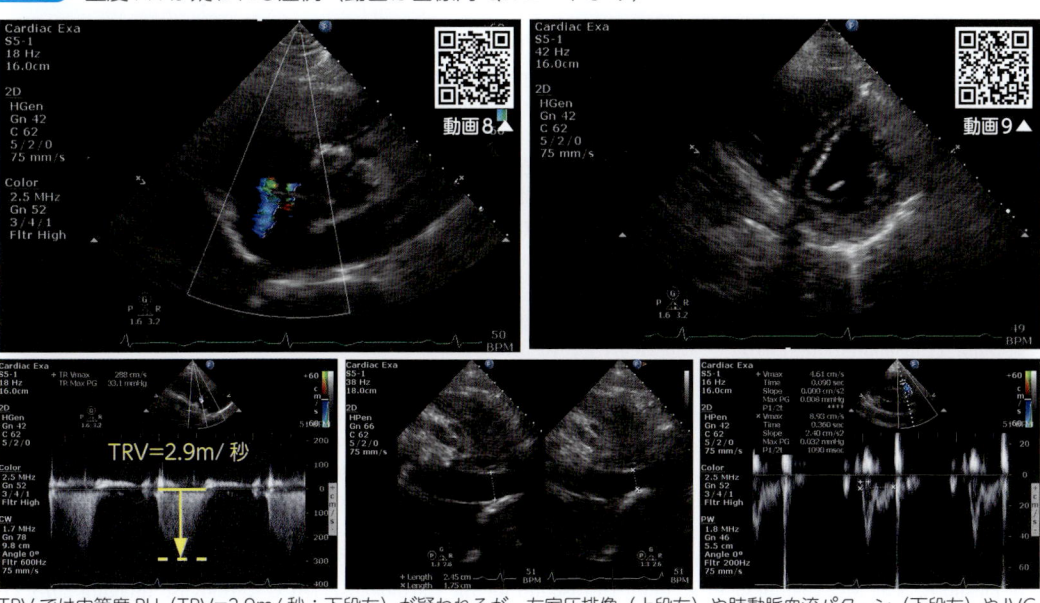

TRV では中等度 PH（TRV=2.9m/ 秒：下段左）が疑われるが，左室圧排像（上段右）や肺動脈血流パターン（下段左）や IVC 呼吸性変動の消失（下段中央）などから重度 PH が疑われた。

表2 肺高血圧症の臨床分類

第 1 群：肺動脈性肺高血圧症
第 2 群：左心性心疾患に伴う肺高血圧症
第 3 群：肺疾患および / または低酸素血症に伴う肺高血圧症
第 4 群：肺動脈閉鎖に伴う肺高血圧症
第 5 群：詳細不明な多因子のメカニズムに伴う肺高血圧症

（文献 4 より引用）

3

輸液反応性の評価法とパラメータの解釈

近年，救急外来で肺エコーによる肺うっ血像（1つの肋間に3本以上のBラインの出現）の有無を評価する機会が増えてきた[8]。また，腎エコーを行うことで，異常な腎静脈ドプラ波形パターン（連続性，2相性，単相性）から腎うっ血[9]の残存を疑うことも可能である。これらはセクタプローブで評価できるため，心エコーからの一連の流れで実施できる。PHの評価を行う際には，これらの補助的診断も参考に総合的な判断を行うことで，より適切なタイミングで治療介入することが可能になると考えられる。

まとめ

- PH診断はまずは心エコーでTRVを評価することが推奨されている。

- PH診断はPHを示唆するほかの心エコー図所見と合わせ行うことが重要である。

- TRVによるPH診断のみならず，エコーによる臓器うっ血所見も参考にすることで，より適切なタイミングでの輸液管理が可能になると思われる。

文献

1) Ghio S, Gavazzi A, Campana C, et al: Independent and additive prognostic value of right ventricular systolic function and pulmonary artery pressure in patients with chronic heart failure. J Am Coll Cardiol 2001; 37: 183-188.
2) Damy T, Goode KM, Kallvikbacka-Bennett A, et al: Determinants and prognostic value of pulmonary arterial pressure in patients with chronic heart failure. European Heart Journal 2010; 31: 2280-2290.
3) Rudski LG, Lai WW, Afilalo J, et al: Guidelines for the Echocardiographic Assessment of the Right Heart in Adults : J Am Soc Echocardiogr 2010; 23: 685-713.
4) Humbert M, Kovacs G, Hoeper MM, et al: 2022 ESC/ERS Guidelines for the diagnosis and treatment of pulmonary hypertension. European Heart Journal 2022; 43; 3618-3731.
5) Galiè N, Humbert M, Vachiery JL, et al: 2015 ESC/ERS Guidelines for the diagnosis and treatment of pulmonary hypertension: The Joint Task Force for the Diagnosis and Treatment of Pulmonary Hypertension of the European Society of Cardiology (ESC) and the European Respiratory Society (ERS) : Endorsed by: Association for European Paediatric and Congenital Cardiology (AEPC) , International Society for Heart and Lung Transplantation (ISHLT) . Eur Heart J 2016; 37: 67-119.
6) Yock PG, Popp RL: Noninvasive estimation of right ventricular systolic pressure by Doppler ultrasound in patients with tricuspid regurgitation. Circulation 1984; 70: 657-662.
7) Bozkurt B, Coats AJS, Tsutsui H, et al: Universal definition and classification of heart failure: a report of the Heart Failure Society of America, Heart Failure Association of the European Society of Cardiology, Japanese Heart Failure Society and Writing Committee of the Universal Definition of Heart Failure: Endorsed by the Canadian Heart Failure Society, Heart Failure Association of India, Cardiac Society of Australia and New Zealand, and Chinese Heart Failure Association. Eur J Heart Fail 2021; 23: 352-380.
8) Picano E, Scali MC, Ciampi Q, et al: Lung Ultrasound for the Cardiologist. JACC Cardiovasc Imaging 2018; 11: 1692-1705.
9) Iida N, Seo Y, Sai S, et al: Clinical Implications of Intrarenal Hemodynamic Evaluation by Doppler Ultrasonography in Heart Failure. JACC Heart Fail 2016; 4: 674-682.

静的指標

PCWP（pulmonary capillary wedge pressure）

Key Slide　Case　まとめ

図　PCWPの原理，PAC進入時測定圧の変化・基準値

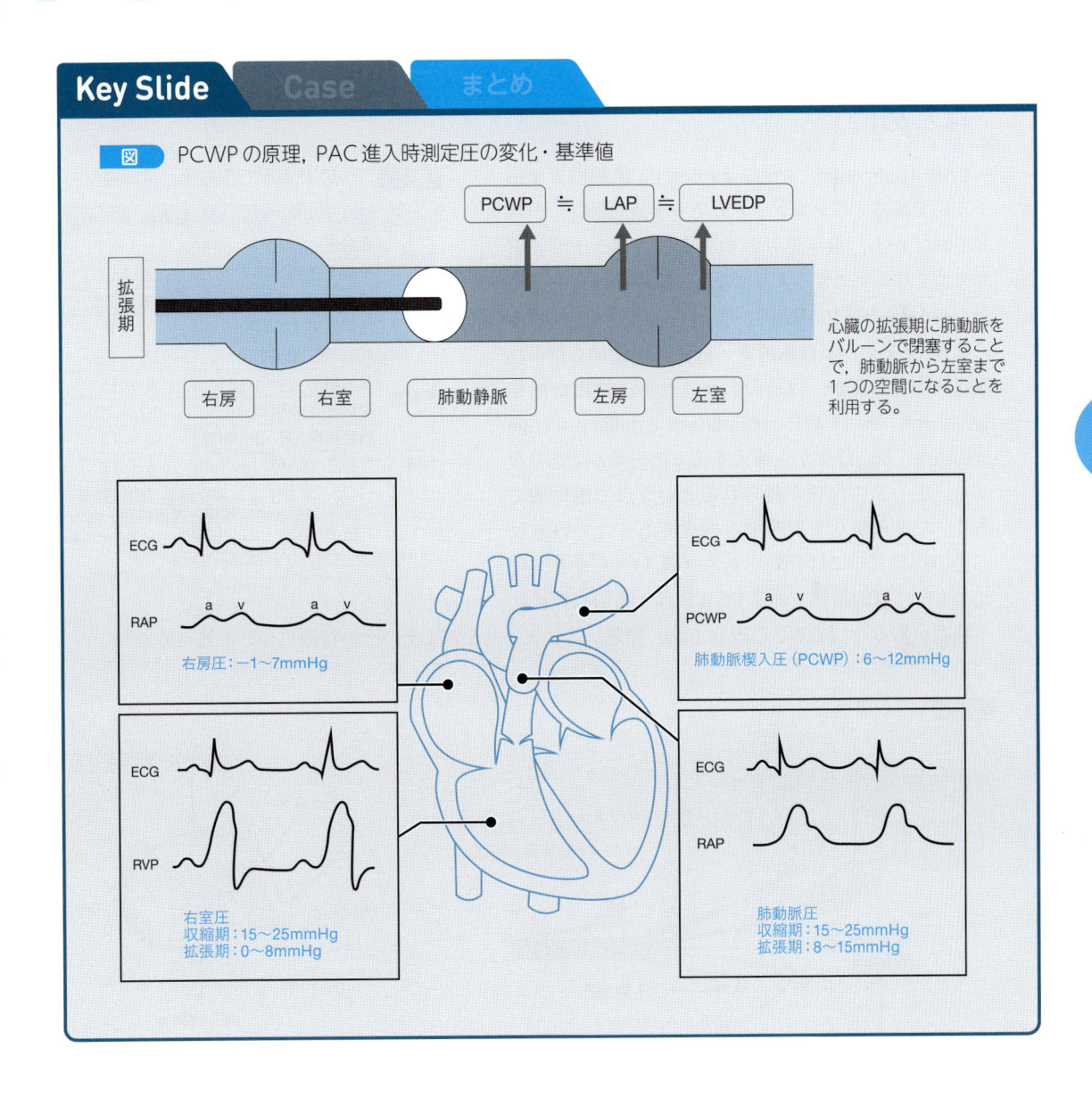

心臓の拡張期に肺動脈をバルーンで閉塞することで，肺動脈から左室まで1つの空間になることを利用する。

右房圧：−1〜7mmHg

肺動脈楔入圧（PCWP）：6〜12mmHg

右室圧
収縮期：15〜25mmHg
拡張期：0〜8mmHg

肺動脈圧
収縮期：15〜25mmHg
拡張期：8〜15mmHg

3

輸液反応性の評価法とパラメータの解釈

はじめに

　PAC（pulmonary artery catheter：肺動脈カテーテル）であるスワンガンツ・カテーテル（図1）が開発されてから，重症患者の循環動態をベッドサイドでモニタリングできるようになり，集中治療は進歩した。右心系（CVP, RAP），左心系（CO, CI），さらには SvO_2 という組織低酸素・低循環の指標も得られるツールであるが，後述のように近年は使用が減少している。PCWP（pulmonary capillary wedge pressure）は，静脈から挿入するカテーテルでありながら，左心系の情報が得られるという点で画期的であり，左室前負荷を反映する指標であるため輸液反応性の指標としては有効である（表1）。しかし，周知のように静的指標である PCWP は，動的指標に比べ精度が劣る[1]。PCWP の測定方法，原理，エビデンスを踏まえ，その特徴について述べる。

表1 PAC で測定できる圧と基準値

		基準値（mmHg）
右房	右房圧（RAP）	−1〜7
	平均圧（MRAP）	4
右室	収縮期圧（RVSP）	15〜25
	拡張期圧（RVDP）	0〜8
肺動脈	収縮期圧（PASP）	15〜25
	拡張期圧（PADP）	8〜15
	平均圧（MPAP）	10〜20
	肺動脈楔入圧（PCWP）	6〜12
左房	左房圧（LAP）	6〜12

（エドワーズライフサイエンス社冊子「血行動態モニタリング−その生理学的基礎と臨床応用」p26，表1より転載. https://educationjp.edwards.com/pdf-course/297695#swan-ganz）

図1 PAC の構造

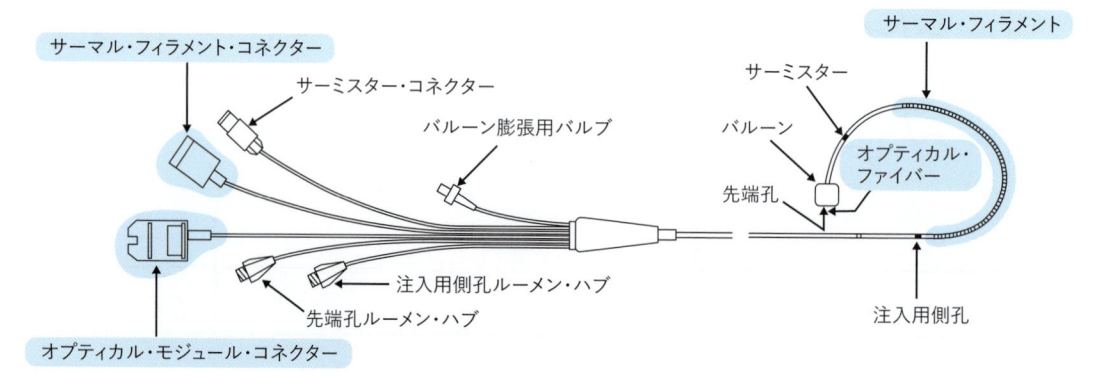

（エドワーズライフサイエンス社カタログ：「Swan-Ganz Catheter −重症症例の血行動態把握のために−」スワンガンツ CCO/CEDV サーモダイリューションカテーテル. p5 より転載）

図2　ヘモスフィア アドバンスドモニタリングプラットフォームの画面

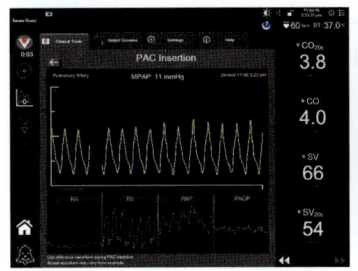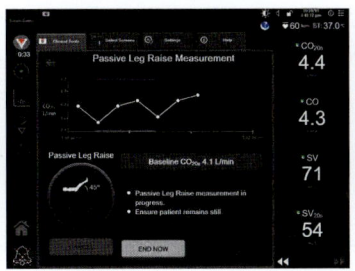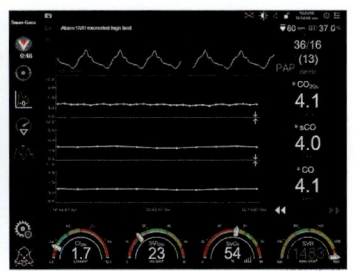

（画像提供：日本ベクトン・ディッキンソン）

PCWP とは

　PCWP は PAWP（pulmonary artery wedge pressure：肺毛細血管楔入圧），PAOP（pulmonary artery occlusion pressure：肺動脈閉塞圧）とも表現される。肺動脈カテーテル（pulmonary artery catheter：PAC）を用いて測定されるパラメータの一種であり，先端にバルーンの付いたカテーテルを肺動脈の wedge する（はまり込む）ところまで進めて測定する圧力を指す。

▶ PCWP の歴史

　1949 年に Hellems らは，バルーンのない，あるいはバルーンをしぼませたカテーテルを肺動脈のできるだけ末梢に進ませて，血流を閉ざした状態で測定した小肺動脈の圧，つまり肺毛細血管楔入圧（PCWP）が左房圧と非常に近似していることを報告した[2]。1960 年代にはカテーテルサイズが縮小し，診断目的に重症患者に使用されたが，留置に透視を行う必要があった。

　1970 年にカテーテル先端にバルーンが付いたスワンガンツ・カテーテルが開発され[3]，ベッドサイドで簡単にカテーテルを肺動脈へ導くことを可能にした。ベッドサイドでさまざまなパラメータが測定できるため ICU を中心に広く普及し，1990 年代には米国で年間 100 万個使用された[4] が，PAC を使用した群のほうが 30 日死亡率が高かったという報告[5] など，その有効性が疑問視されたこと，新たなデバイスやエコーによる測定法などの台頭で使用頻度は減少している[6]。

挿入・測定方法

　カテーテル挿入部位と挿入長をまとめたものが**表2**である。

　まず，中心静脈（右内頸静脈が多い）にシースを挿入する。シースにカテーテルを挿入し，右房圧波形（右房内にあること）を確認しカテーテル先端のバルーンを CO_2 または空気 1.5mL で膨らませ，血流に乗せてカテーテルを進める。右房，右室，肺動脈と移動するごとに圧波形が変化する（**図3**）。カテーテルは内頸静脈から約 40 〜 55cm 程度で肺動脈に到達する（**表2**）。PCWP が得られるまでカテーテルを進める。カテーテルがたわんでいることがあるので，ゆっくり 1 〜 2cm 引く。

　再度バルーンを膨らませ，PCWP が得られる最小の空気の量（1.25 〜 1.5mL が理想）を判定

表2　カテーテル挿入部位と挿入長

挿入部位	IVC/SVC・RA 接合部までの距離（cm）	PA までの距離（cm）
内頸静脈	15 〜 20	40 〜 55
鎖骨下静脈	10 〜 15	35 〜 50
大腿静脈	30	60
右上腕静脈	40	75
左上腕静脈	50	80

（エドワーズライフサイエンス社冊子「血行動態モニタリング−その生理学的基礎と臨床応用−」. p22，表より転載.
https://educationjp.edwards.com/pdf-course/297695#swan-ganz）

する。測定時以外での拡張は肺梗塞のリスクとなるためバルーンの空気は抜いておく。肺胞内圧の影響を最も受けない，つまり肺動静脈圧が最も高い＝肺血流が最も多くなる West の zone3（図4）にカテーテル先端を留置する。PCWP は通常2峰性の波形 α 波（拡張末期波形）と，v 波（収縮末期波形）で構成される（図5）。胸腔内圧が0に近い呼気終末における α 波の最高値と最低値の平均で計測する。

図3 右房圧・右室圧・肺動脈楔入圧の波形変化

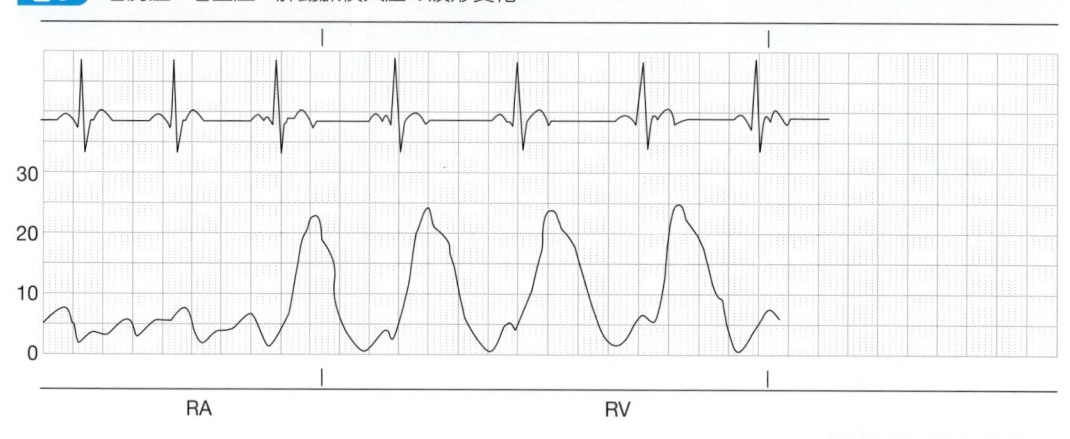

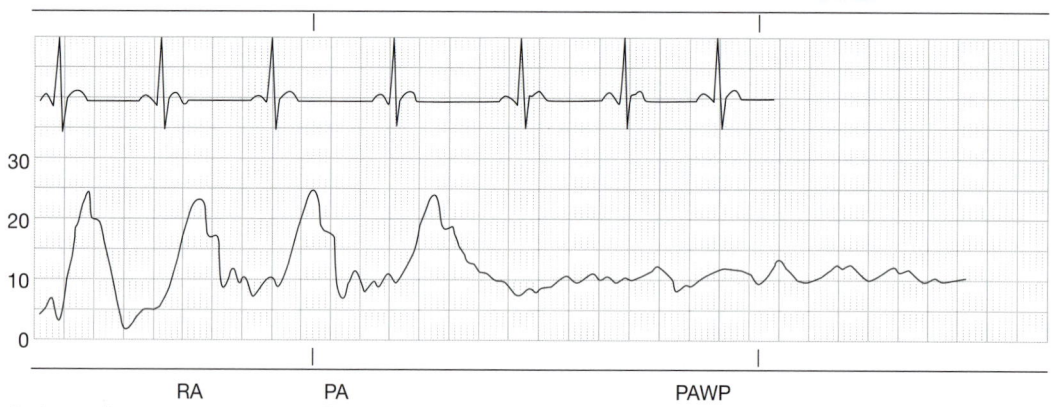

（エドワーズライフサイエンス社冊子「血行動態モニタリング－その生理学的基礎と臨床応用－」．p25，図20より転載．
https://educationjp.edwards.com/pdf-course/297695#swan-ganz）

図4 West の zone 分類

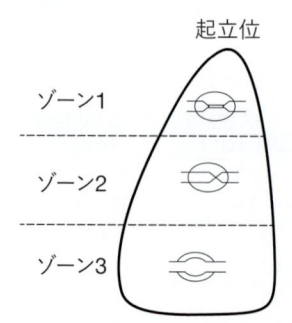

（エドワーズライフサイエンス社冊子「血行動態モニタリング－その生理学的基礎と
臨床応用－」．p50，図38より転載． https://educationjp.edwards.com/pdf-
course/297695#swan-ganz）

図5 PCWP 圧波形

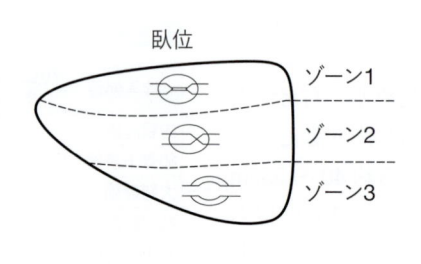

PCWP の利点

　PAC 先端のバルーンが肺動脈にはまり込むことで，心臓の拡張期には肺動脈〜左室まで1つの閉鎖空間となる（Key Slide 図）。閉鎖空間の圧力は同じであるため，PCWP ≒ 左房圧（left arterial pressure：LAP）≒ 左室拡張末期圧（left ventricular end-diastolic pressure：LVEDP）となる。伸縮性のある同一空間の圧力が上昇すると容積が大きくなるため，LVEDP は左室拡張末期容積（left ventricular end-diastolic volume：LVEDV）と正に相関する。LVEDV が大きくなると，1回拍出量（stroke volume：SV）が増す（Frank-Starling の法則）。PCWP の値を指標として輸液量の最適化を目指せる。

　これに加え，PAC から得られる情報として，CVP や心拍出量（cardiac output：CO），心係数（cardiac index：CI），混合血酸素飽和度（mixed venous oxygen saturation：SvO_2）などがある。PCWP は循環，血行動態を把握するための情報に富んでいる。

PCWP による評価の信頼性とリミテーション

　測定点は呼気終末だが，呼吸努力が強い場合，値を正確に評価できない。左室コンプライアンス曲線（図6）をみると，至適 LVEDV（SV）（60〜100mL）までの曲線は，LVEDV に比較してLVEDP が小さく，精度が落ちる（LVEDP の誤差が LVEDV に大きく反映される）。左室コンプライアンスによって圧容量の関係が変化する。Wedge させても，対側の肺動脈や肺毛細血管の透過性など完全な閉鎖空間になっているわけではない。また，僧帽弁弁膜症，PEEP[7]，左房粘液腫があると PCWP が上昇する。

図6　左室コンプライアンス曲線

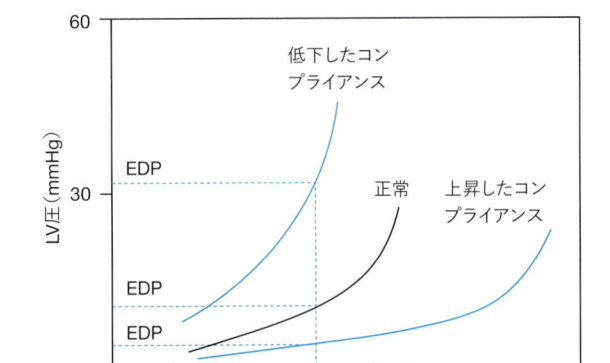

エビデンス

PCWP と LVEDV は相関しない

　PCWP と LVEDV は相関しない（r = 0.049）[8]，あるいは PCWP が高いと LVEDV は低下するという報告がある[9]。

PCWP と SVI/CI も相関しない

SV との相関（r = 0.58）を示した報告[10]もあるが，PCWP と SVI（stroke volume index：1回心拍出量指数）は値（r = 0.09）[8]［AUC 0.54（95％CI，0.34-0.74）[1]，0.42（95％CI，0.26-0.56）[12]］でも変化量（r = 0.29）[8]でも相関は乏しい。PCWP と CI（心係数）についても，AUC 0.56（95％CI，0.37-0.75）[13]，0.58（95％CI，0.4-0.76）[14]，0.63（95％CI，0.55-0.7）[15]，0.338（95％CI，0.21-0.46）[16]と相関が乏しかった。a 波と v 波の比（a/v > 1）では AUC 0.89（95％CI，0.79-0.99）[11]と，SVI と相関した。

PAC による管理

ICU 患者で輸液管理・血行動態管理について PCWP の有無で比較したが，医療費削減・生存率改善ともに PCWP は寄与しなかった[17, 18]。PAC を使用した管理を行っても，死亡率などの改善は認めないとする報告がある（ALI[19]，高リスクの手術患者[20]，ショック，ARDS[21]，心不全[22]）。

PAC により生じうる不利益

PAC 使用による ICU 入室重症患者の死亡率，費用上昇の報告[23]があるが，PAC 使用と，そこから得られた情報により手術関連合併症・死亡率を低下させたとする報告もある[24, 25]。生理学的パラメータを改善させるにあたり，測定値を誤って解釈することが多かったという報告もあり[26, 27]，PAC による不利益は PAC そのものに起因しているだけではないかもしれない。

▶ PAC の適応

心タンポナーデや右心不全，血行動態が把握しにくい重症患者，肺高血圧などでは有用と考えられる[28, 29]。PCWP は肺の毛細血管圧を最も反映するため，肺毛細血管圧の変化が主たる要因ではない ARDS（acute respiratory distress syndrome：急性呼吸窮迫症候群）の管理は不向きで，心原性肺水腫の管理や ARDS との鑑別に向いていると言える。ただし，心原性肺水腫であっても膠質浸透圧低下は認めることがあるため，やはり単独での評価指標にはせず，ほかの指標と併せて総合的判断をすべきである。カテーテルを挿入することが治療ではない。どのパラメータをモニターしたいのか，代替できるより低侵襲な方法はないのかをよく検討したうえで挿入するのがよい。

まとめ

- PCWP は輸液反応性や左室前負荷の指標としての信頼性は低い。

- 肺毛細血管圧を反映しているため，心原性肺水腫の管理や ARDS との鑑別に向いている。

- 心原性ショックや右心不全，血行動態が把握しにくい重症患者などでは有用と考えられる。

文献

1) Michard F, Teboul JL: Predicting fluid responsiveness in ICU patients: a critical analysis of the evidence. Chest 2002; 121: 2000-2008.

2) Hellems HK, Haynes FW, Dexter L: Pulmonary capillary pressure in man. J Appl Physiol 1949; 2: 24-29.

3) Swan HJC, Ganz W, Forrester J, et al: Catheterization of the heart in man with use of a flow-directed balloon-tipped catheter. N Engl J Med 1970; 283: 447-451.

4) Cooper AB, Doig GS, Sibbald WJ: Pulmonary artery catheters in the critically ill: An Overview Using the Methodology of Evidence-Based Medicine. Crit Care Clin 1996; 12: 777-794.

5) Connors AF Jr, Speroff T, Dawson NV, et al: The effectiveness of right heart catheterization in the initial care of critically ill patients. SUPPORT Investigators. JAMA 1996; 276: 889-897.

6) Wiener RS, Welch HG: Trends in the use of the pulmonary artery catheter in the United States, 1993-2004. JAMA 2007; 298: 423-429.

7) Teboul JL, Zapol WM, Brun-Buisson C, et al: A comparison of pulmonary artery occlusion pressure and left ventricular end-diastolic pressure during mechanical ventilation with PEEP in patients with severe ARDS. Anesthesiology 1989; 70: 261-266.

8) Kumar A, Anel R, Bunnell E, et al: Pulmonary artery occlusion pressure and central venous pressure fail to predict ventricular filling volume, cardiac performance, or the response to volume infusion in normal subjects. Crit Care Med 2004; 32: 691-699.

9) Jardin F, Valtier B, Beauchet A, et al: Invasive monitoring combined with two-dimensional echocardiographic study in septic shock. Intensive Care Med 1994; 20: 550-554.

10) Wagner JG, Leatherman JW: Right ventricular end-diastolic volume as a predictor of the hemodynamic response to a fluid challenge. Chest 1998; 113: 1048-1054.

11) Roy S, Couture P, Qizilbash B, et al: Hemodynamic pressure waveform analysis in predicting fluid responsiveness. J Cardiothorac Vasc Anesth 2013; 27: 676-680.

12) Yazigi A, Khoury E, Hlais S, et al: Pulse pressure variation predicts fluid responsiveness in elderly patients after coronary artery bypass graft surgery. J Cardiothorac Vasc Anesth. 2012; 26: 387-390.

13) Keller G, Sinavsky K, Desebbe O, et al: Combination of continuous pulse pressure variation monitoring and cardiac filling pressure to predict fluid responsiveness. J Clin Monit Comput 2012; 26: 401-405.

14) Freitas FG, Bafi AT, Nascente AP, et al: Predictive value of pulse pressure variation for fluid responsiveness in septic patients using lung-protective ventilation strategies. Br J Anaesth. 2013; 110: 402-408.

15) Osman D, Ridel C, Ray P, et al. Cardiac filling pressures are not appropriate to predict hemodynamic response to volume challenge. Crit Care Med 2007; 35: 64-68.

16) Cannesson M, Musard H, Desebbe O, et al. The ability of stroke volume variations obtained with Vigileo/FloTrac system to monitor fluid responsiveness in mechanically ventilated patients. Anesth Analg 2009; 108: 513-517.

17) Harvey S, Harrison DA, Singer M, et al. Assessment of the clinical effectiveness of pulmonary artery catheters in management of patients in intensive care (PAC-Man) : a randomised controlled trial. Lancet. 2005; 366: 472-477.

18) Rhodes A, Cusack RJ, Newman P, et al: A randomised, controlled trial of the pulmonary artery catheter in critically ill patients. Intensive Care Med 2002; 28: 256-264.

19) National Heart, Lung, and Blood Institute Acute Respiratory Distress Syndrome (ARDS) Clinical Trials Network; Wheeler AP, Bernard GR, Thompson BT, et al: Pulmonary-artery versus central venous catheter to guide treatment of acute lung injury. N Engl J Med 2006; 354: 2213-2224.

20) Sandham JD, Hull RD, Brant RF, et al: A randomized, controlled trial of the use of pulmonary-artery catheters in high-risk surgical patients. N Engl J Med 2003; 348: 5-14.

21) Richard C, Warszawski J, Anguel N, et al: Early use of the pulmonary artery catheter and outcomes in patients with shock and acute respiratory distress syndrome: a randomized controlled trial. JAMA 2003; 290: 2713-2720.

22) Binanay C, Califf RM, Hasselblad V, et al: Evaluation study of congestive heart failure and pulmonary artery catheterization effectiveness: the ESCAPE trial. JAMA 2005; 294: 1625-1633.

23) Connors AF Jr, Speroff T, Dawson NV, et al: The effectiveness of right heart catheterization in the initial care of critically ill patients. SUPPORT Investigators. JAMA. 1996; 276: 889-897.

24) Gurgel ST, do Nascimento P Jr: Maintaining tissue perfusion in high-risk surgical patients: a systematic review of randomized clinical trials. Anesthesia and Analgesia 2011; 112: 1384-1391.

25) Hamilton MA, Cecconi M, Rhodes A: A systematic review and meta‐analysis on the use of preemptive hemodynamic intervention to improve postoperative outcomes in moderate and high‐risk surgical patients. Anesthesia and Analgesia 2011; 112: 1392-1402.

26) Jacka MJ, Cohen MM, To T, et al: Pulmonary artery occlusion pressure estimation: how confident are anesthesiologists? Crit Care Med 2002; 30: 1197-1203.

27) Summerhill EM, Baram M: Principles of pulmonary artery catheterization in the critically ill. Lung 2005; 183: 209-219.

28) Greyson CR: Pathophysiology of right ventricular failure. Crit Care Med 2008; 36: S57-65.

29) Chatterjee K: The Swan-Ganz catheters: past, present, and future. A viewpoint. Circulation 2009; 119: 147-152.

3

輸液反応性の評価法とパラメータの解釈

静的指標

GEDV（global end-diastolic volume）

Key Slide　Case　まとめ

図　GEDVは熱希釈曲線を基に測定される

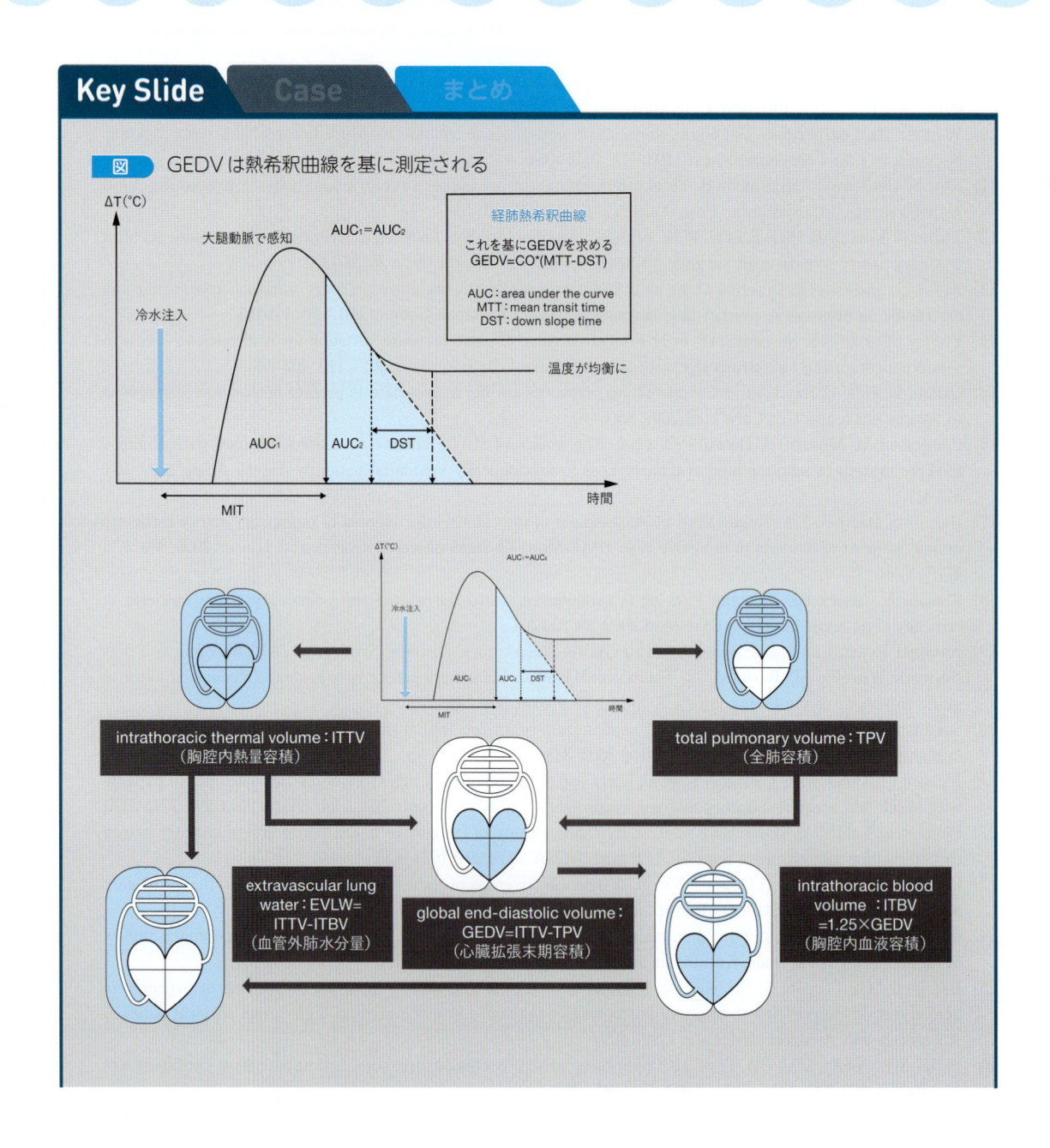

経肺熱希釈曲線
これを基にGEDVを求める
GEDV=CO*(MTT-DST)

AUC：area under the curve
MTT：mean transit time
DST：down slope time

intrathoracic thermal volume：ITTV
（胸腔内熱量容積）

total pulmonary volume：TPV
（全肺容積）

extravascular lung
water：EVLW=
ITTV-ITBV
（血管外肺水分量）

global end-diastolic volume：
GEDV=ITTV-TPV
（心臓拡張末期容積）

intrathoracic blood
volume ：ITBV
=1.25×GEDV
（胸腔内血液容積）

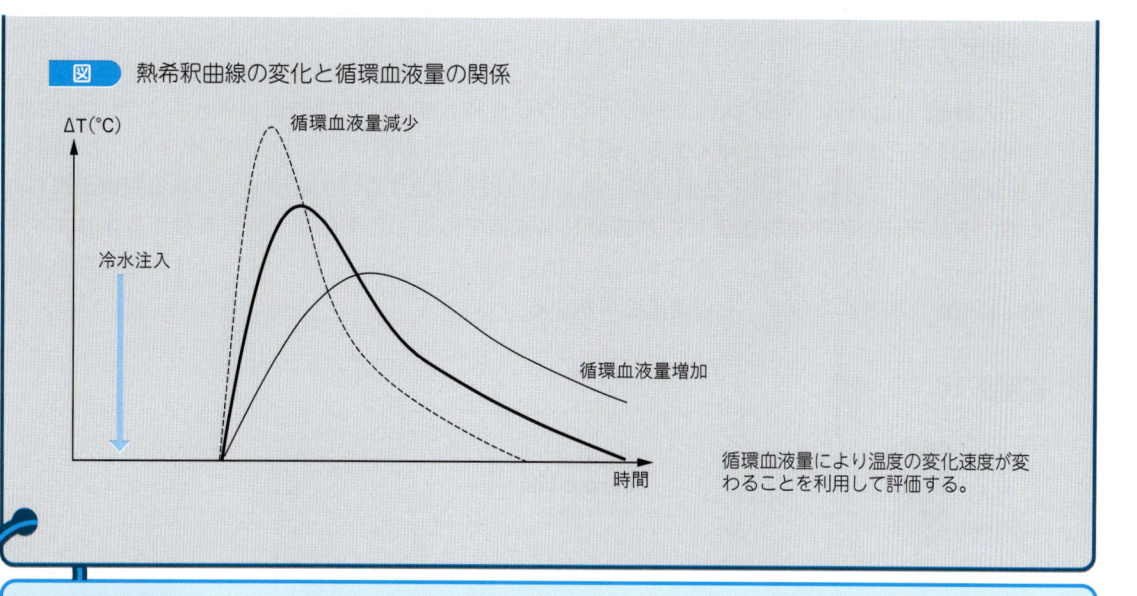

図 熱希釈曲線の変化と循環血液量の関係

ΔT（℃）

循環血液量減少

冷水注入

循環血液量増加

時間

循環血液量により温度の変化速度が変わることを利用して評価する。

Point

1. GEDV は，静的輸液反応性の指標である
2. GEDV は，容量が単位であり，肺外水分量と相関する
3. GEDV は，CVC と大腿動脈 / 上腕動脈カテーテルが必要である
4. GEDV は，輸液反応性の指標としての信頼性は高くない

はじめに

　輸液反応性を検討するにあたって，CVP や PCWP は圧がターゲットであることが信頼性を下げる要因の 1 つであった。心臓内の血液容量がわかれば，輸液反応性を推定できるとして脚光を浴びたのが GEDV（global end-diastolic volume）である。冷水を上大静脈から注入し，肺を経由した血液の熱希釈を用いて測定する方法で，経肺熱希釈法（transpulmonary thermodilution：TPTD）とよばれる。肺動脈までカテーテルを挿入する必要があるスワンガンツ・カテーテルより低侵襲で，肺血管外水分量（extra-vascular lung water：EVLW）も評価できるため，ARDS（acute respiratory distress syndrome：急性呼吸窮迫症候群）の検出にも有用である[1]。

GEDV とは

　GEDV は心臓拡張末期容積と訳す。全心房心室内拡張末期の血液総量を表すが，正確には上大静脈（superior vena cava：SVC）と心臓から動脈圧カテーテルまでの血管内容量を含む。上大静脈から冷水注入し，大腿動脈 / 上腕動脈カテーテルで熱感知をしてその温度変化量，時間を測定する。体液量が少なければ灌流してくる血液の温度はより低くなる。冷水が一度，肺循環を経るため，経肺熱希釈法（TPTD）という。輸液反応性に対する静的指標の 1 つで容量を測定する。体表面積で除算したものを GEDVI（global end-diastolic volume index：心臓拡張末期容積指数）という。2024 年 11 月現在，デバイスは PiCCO®（Getinge 社）がある。

測定方法

　上大静脈（superior vena cava：SVC）に CVC を挿入する。大腿動脈にサーミスタ（温度計）の埋め込まれたカテーテルを挿入する（**図 1**）。冷生理食塩水液（＜ 8℃）15mL を 3 本以上準備し，7 秒以内にボーラス投与する。3 回行い，熱希釈曲線を確認する。3 セット分の熱希釈値が得られたら，それぞれの値が平均値よりも差異が 15% 未満であることを確認する。接続する生体モニタは PulsioFlex® がある（**図 2**）。**図 3** のように測定を進め，「Calibrate」をタッチすると経肺熱希釈測定結果が反映されるので，その結果を解釈する。

図 1　PiCCO® 概略

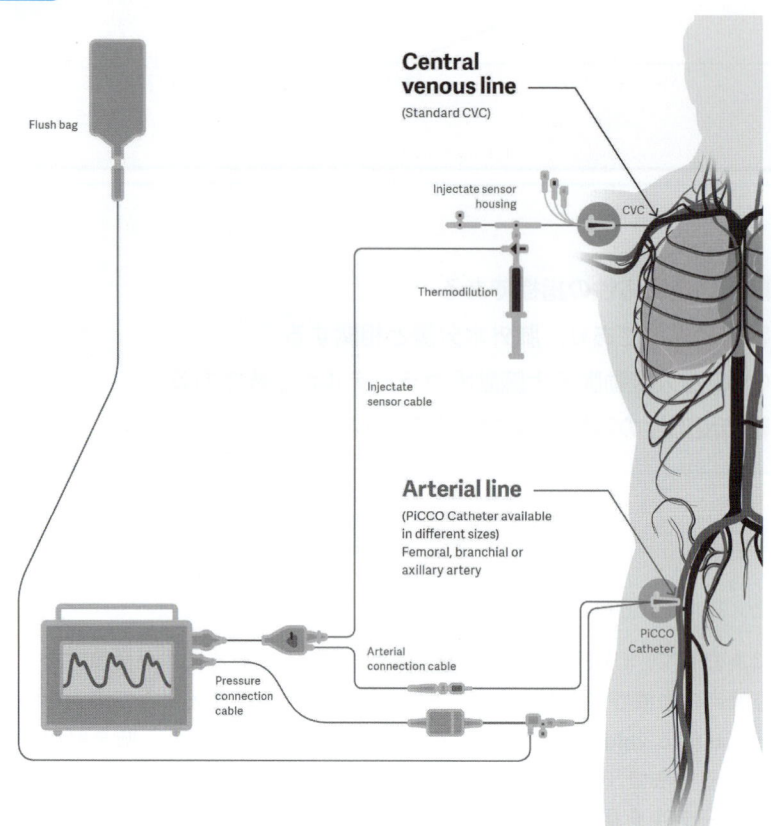

（画像提供：Getinge 社）

図 2　生体モニタ（PulsioFlex®）

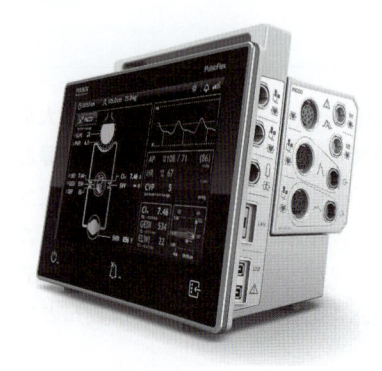

（画像提供：Getinge 社）

図3 GEDV の測定方法

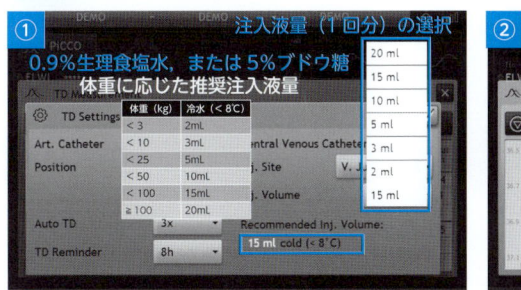
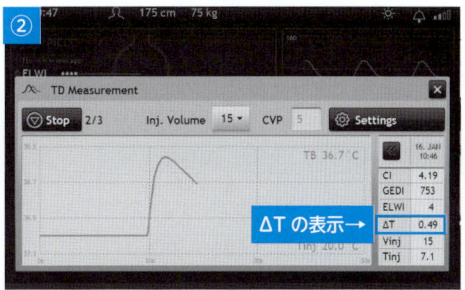
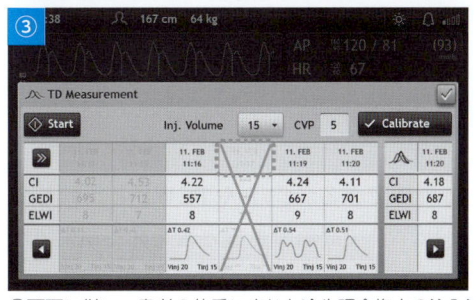
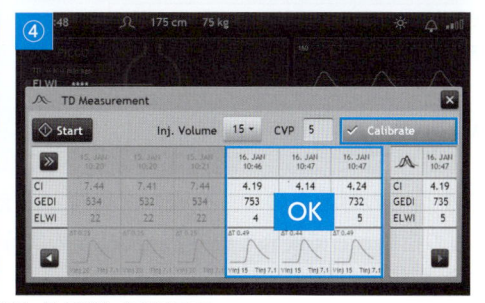

①画面に従い，患者の体重に応じた冷生理食塩水の注入液量（1 回分）を決定する。
②温度差は「ΔT」の項目で確認する。ΔT が 0.2 以上であることを確認する。
③熱希釈は 1 回の測定で少なくとも 3 セット以上の測定を行う必要がある。範囲外の測定値を平均計算から除外する（×マークが付く）。3 回の計測は連続で成功させる必要はなく，誤った回数分は除外してセットできる。
④「Calibrate」をタッチする。

（画像提供：Getinge 社）

　熱希釈曲線の面積の半分が描かれるまでの時間を平均通過時間（mean transit time：MTT）という。MTT，熱希釈曲線の減衰時間（down slope time：DST）と心拍出量（CO）を用いて GEDV を算出する（**図4**）。

図4 経肺熱希釈曲線と GEDV 測定理論

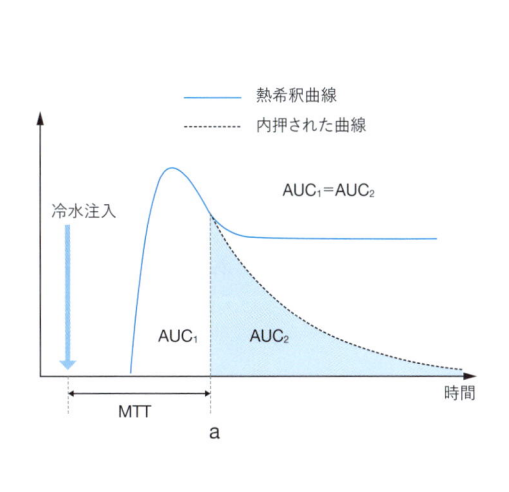
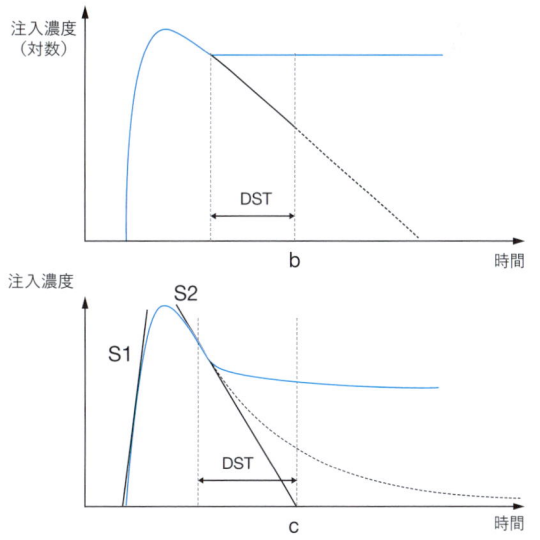

a：MTT の規定方法。希釈曲線（実線）と，実際の熱の変化（実線＋点線）
b：PiCCO™ における DST 規定方法。縦軸を対数変換した冷水の減衰速度の近似直線を用いて DST を算出する。
　　GEDV = CO ＊（MTT-DST）
c：EV-1000® における DST 規定方法。熱希釈曲線の増加，減衰の接線のうち，傾きが最大（S1），最小（S2）となる線を用いて DST を算出する。
　　GEDV = CO ＊ MTT ＊ f（S2/S1）

（福島東浩：経肺熱希釈法循環モニタリングシステム．日本臨床麻酔学会誌 2023; 43: 125 の図 4 より転載）

3

輸液反応性の評価法とパラメータの解釈

表1に TPTD で測定可能な主なパラメータとその基準値を示す。CVC と動脈圧カテーテルを挿入しているため，CVP や SVV なども測定可能である。

表1 TPTD で測定可能な主なパラメータとその基準値

主な測定パラメータ	基準値
心拍出量（CO）	4〜8L/分
心収縮機能係数（CFI）	4.5〜6.5/分
全駆出率（GEF）	25〜35%
心臓拡張末期容積指数（GEDI）	680〜800mL/m^2
肺血管外水分量指数（ELWI）	3〜7mL/kg
肺血管透過性指数（PVPI）	1〜3

GEDV の利点

心臓四腔すべての容量なので，心臓の前負荷と考えて管理できる。CVP や PCWP と比較してCO や前負荷の指標として優れている[2]。ARDS のような PCWP で評価できない透過性亢進型肺水腫を評価できる。

GEDV による評価の信頼性とリミテーション

GEDV は右心系と左心系を区別していない。従って，右室が拡張し，左室が虚脱していてもGEDV は上昇する。そのため，肺高血圧や肺血栓塞栓症，右心不全では左室前負荷の指標としてはあてにならない。また，SVC と心臓から動脈圧カテーテルまでの血管内容量を含むため，容量の正確性に疑問が残る。

▶ エビデンス

輸液反応性

動物実験では，心拍出量と GEDV の増減は SVV と同程度に相関する（ともに r = 0.63）[3]。しかし，GEDV と輸液反応性（SVI/CI の増加で判定）は，AUC 0.56（95%CI, 0.37-0.67）[4]，0.67（95%CI, 0.47-0.88）[5]（以上 CI），AUC 0.58（95%CI, 0.38-0.76）[5]，0.71（95%CI, 0.6-0.81）[6]，0.73（95%CI, 0.69-0.77）[7]，0.49（95%CI, 0.29-0.69）[8]（以上 SVI）と，それなりの信頼性を示す研究もあるが，SVV や PPV と比較すると低い数字であり，同程度のデバイス侵襲であれば，あえて GEDV を選択することの優位性はない。

敗血症と GEDV

EGDT（early goal-directed therapy：早期目標指向型治療）の指標を CVP と GEDV で比較したところ，人工呼吸期間に差はなかった。輸液量は GEDV 群で少ない傾向にあった[9]。COPD がベースの敗血症性ショックを CVP と比較し，6 時間と 24 時間の輸液量はそれぞれ CVP 群で少なかった。人工呼吸期間，ICU 滞在期間は CVP 群で長く，90 日死亡率は変わらなかった[10]。敗血症性心筋障害の有無で分類しても SVV との相関は乏しかった[11]。

くも膜下出血と GEDV

くも膜下出血の輸液管理で GEDV と遅発性脳虚血（delayed cerebral ischemia：DCI）[12]，肺水腫の両方[13] に相関が認められた。GEDV を用いて管理を行うと，これらの合併症が予防できる可能性がある。

デバイスの問題

CVC の挿入箇所，ベンダーにより GEDV の値に違いが出てしまう[14]。年齢，性別でも基準値に有意差を認めた[15]。心臓手術後の患者では，術後の炎症反応や組織の浮腫，肺水腫といった原因により実際の前負荷を反映しにくくなるため，GEDV（GEDVI）が過大に評価される可能性がある[16]。また，CRRT 開始直後，終了直後は GEDV 値に誤差が出る可能性がある[17]。

輸液減量への指標

ALI/ARDS 患者の肺血管外水分量（EVLW）と GEDV は相関し[18]，輸液の de-escalation，de-resuscitation に有効[19] である可能性がある。

まとめ

Key Slide　Case　**まとめ**

- 右心系と左心系を区別しないため，心不全や肺高血圧のある患者には不向きである。

- ARDS やくも膜下出血など，肺や肺外水分を意識する必要のある体液量管理に適している可能性がある。

- 輸液の de-escalation，de-resuscitation に有効である可能性がある。

文献

1）Kushimoto S, Endo T, Yamanouchi S, et al: Relationship between extravascular lung water and severity categories of acute respiratory distress syndrome by the Berlin definition. Crit Care 2013; 17: R132.

2）Kapoor PM, Bhardwaj V, Sharma A, et al: Global end-diastolic volume an emerging preload marker vis-a-vis other markers - Have we reached our goal? Ann Card Anaesth 2016; 19: 699-704.

3）Renner J, Gruenewald M, Brand P, et al: Global end-diastolic volume as a variable of fluid responsiveness during acute changing loading conditions. J Cardiothorac Vasc Anesth 2007; 21: 650-654.

4）Marik PE, Cavallazzi R, Vasu T, et al: Dynamic changes in arterial waveform derived variables and fluid responsiveness in mechanically ventilated patients: a systematic review of the literature. Crit Care Med 2009; 37: 2642-2647.

5）Kuiper AN, Trof RJ, Groeneveld AB: Mixed venous O2 saturation and fluid responsiveness after cardiac or major vascular surgery. J Cardiothorac Surg 2013; 8: 189.

6）Broch O, Renner J, Gruenewald M, et al: Variation of left ventricular outflow tract velocity and global end-diastolic volume index reliably predict fluid responsiveness in cardiac surgery patients. J Crit Care 2012; 27: 325. e7-13.

7）Mutoh T, Kazumata K, Ishikawa T, et al: Performance of bedside transpulmonary thermodilution monitoring for goal-directed hemodynamic management after subarachnoid hemorrhage. Stroke 2009; 40: 2368-2374.

8）Hofer CK, Müller SM, Furrer L, et al: Stroke volume and pulse pressure variation for prediction of fluid responsiveness in patients undergoing off-pump coronary artery bypass grafting. Chest 2005; 128: 848-854.

9）Morisawa K, Fujitani S, Homma Y, et al: Can the global end-diastolic volume index guide fluid management in septic patients? A multicenter randomized controlled trial. Acute Med Surg 2019; 7: e468.

10）Yu J, Zheng R, Lin H, et al: Global end-diastolic volume index vs CVP goal-directed fluid resuscitation for COPD patients with septic shock: a randomized controlled trial. Am J Emerg Med 2017; 35: 101-105.

3

輸液反応性の評価法とパラメータの解釈

11) Endo T, Kushimoto S, Yamanouchi S, et al: Limitations of global end-diastolic volume index as a parameter of cardiac preload in the early phase of severe sepsis: a subgroup analysis of a multicenter, prospective observational study. J Intensive Care 2013; 1: 11.

12) Watanabe A, Tagami T, Yokobori S, et al: Global end-diastolic volume is associated with the occurrence of delayed cerebral ischemia and pulmonary edema after subarachnoid hemorrhage. Shock 2012; 38: 480-485.

13) Tagami T, Kuwamoto K, Watanabe A, et al: Optimal range of global end-diastolic volume for fluid management after aneurysmal subarachnoid hemorrhage: a multicenter prospective cohort study. Crit Care Med 2014; 42: 1348-1356.

14) Herner A, Heilmaier M, Mayr U, et al: Comparison of global end-diastolic volume index derived from jugular and femoral indicator injection: a prospective observational study in patients equipped with both a PiCCO-2 and an EV-1000-device. Sci Rep 2020; 10: 20773.

15) Wolf S, Riess A, Landscheidt JF, et al: Global end-diastolic volume acquired by transpulmonary thermodilution depends on age and gender in awake and spontaneously breathing patients. Crit Care 2009; 13: R202.

16) Brivet FG, Jacobs F, Colin P: Calculated global end-diastolic volume does not correspond to the largest heart blood volume: a bias for cardiac function index? Intensive Care Med 2004; 30: 2133-2134.

17) Xu Q, Cao Y, Lu W, et al: CRRT influences PICCO measurements in febrile critically ill patients. Open Med (Wars) 2022; 17: 245-252.

18) Kaneko T, Kawamura Y, Maekawa T, et al: Global end-diastolic volume is an important contributor to increased extravascular lung water in patients with acute lung injury and acuterespiratory distress syndrome: a multicenter observational study. J Intensive Care 2014; 2: 25.

19) Fot EV, Khromacheva NO, Ushakov AA, et al: Optimizing Fluid Management Guided by Volumetric Parameters in Patients with Sepsis and ARDS. Int J Mol Sci 2023; 24: 8768.

第4章

ROSEモデルと症例で学ぶ
輸液適正化のポイント

ROSE モデルとフェーズごとに紐解く輸液のモデルケース

4Ds：drug/dose/duration/de-escalation

Key Slide	Case	まとめ

図　輸液療法の原則

① 輸液は薬である

② 輸液を使用する際は 4D コンセプトを意識する

③ 輸液の適応は 4 つのみ（とその組み合わせ）

④ 無駄な輸液を削減する

はじめに

　輸液は「薬」である。薬である以上，適応がある。本書を手にとっている方の多くが認識しておらず，漫然と使われている「薬」が輸液である。本項では「薬」である輸液の使い方を，4D コンセプト（4D's）：drug（薬）/dose（量）/duration（期間）/de-escalation（減量）で解説する[1]。

Drug（薬）

　輸液は薬であるため，輸液を行うときに，どのような製剤を使おうか検討することになる。その際に検討する必要がある項目＝選択肢は下記のように多種にわたる。

1. Crystalloids（晶質液）vs. colloids（膠質液）
   例えば，crystalloids（晶質液）は，生理食塩水，ラクテック®/ ヴィーン®F, 5％グルコースのような輸液であり，colloids（膠質液）は，アルブミン，ボルベン®, サリンヘス®, ヘスパンダー® のような輸液である。
2. Synthetic（合成代用血漿）vs. blood derived（血液製剤）
3. Balanced（血漿成分近似）vs. unbalanced
   例えば，balanced（血漿成分近似）は，ラクテック®/ ヴィーン®F のような輸液であり，unbalanced は，生理食塩水，5％ブドウ糖液のような輸液である。
4. Intravenous（経静脈）vs. oral（経口）
   そもそも経静脈的な輸液が必要なのか？経口摂取ではだめか？

　また，患者状態や輸液投与の理由に応じて，浸透圧，張性（高張性／低張性），pH，電解質組成（Na，K，Clなど），緩衝材（lactate，acetate，malateなど）など，これらのすべてを考慮することになる。初学者（研修医や駆け出し医療者）の頃は，輸液の解説本を読みながら，1つひとつ丁寧に慎重に選択したと思われるが，学年が上がり，経験を積めば積むほどざっくり輸液を選択しているのではないだろうか？　看護師から「今，入院になった患者の輸液どうしますか？」と尋ねられ，ビールを注文するかのごとく「とりあえずラクテックで！」と答えていないだろうか？

▶ 輸液の適応

　輸液は「薬」である以上，適応がある。まず大原則として理解して（思い出して）いただきたいのは，輸液の適応は4つもしくはその組み合わせしかない，という事実である。具体的には，以下の4つとその組み合わせである。

> ・Resuscitation（蘇生）
> ・Maintenance（維持）
> ・Replacement（補充）
> ・Nutrition（栄養）

▶ Resuscitation fluids（蘇生輸液）

　Resuscitation fluidsの適応および目的は，"絶対的もしくは相対的な血液量減少に対する補充"である。選択肢はcrystalloids（晶質液）とcolloids（膠質液）のどちらかである。結論から述べると，晶質液をまずは使用して，晶質液の量が多くなりそうであれば，早期に膠質液の1つであるアルブミン輸液を使用する。理論としては，蘇生輸液の適応時，すなわち低血圧時（脱水，出血性ショック，敗血症性ショック，麻酔導入時）には，晶質液であってもほぼすべて血管内に留まることがわかっている。従って，このフェーズにおいては晶質液≒膠質液であり，膠質液の優位性はあまりないので晶質液を入れる。しかし，血管内皮表面を覆う構造物グリコカリックス層（血管の密閉性を保つ役割，図1）は非常に脆弱な構造であり，外傷・敗血症・急速な輸液（特に生理食塩液）により破壊され，毛細血管透過性が亢進し，アルブミンの漏出・組織浮腫が助長される。従って，急速で大量の輸液を避ける必要がある。そこで，後述するように，早期に適切な輸液を4mL/kg/5～10分で投与し，以降は輸液反応性を予測しながら追加の投与を行う（Doseの項，p133参照）。

なぜ生理食塩液が不可なのか？

　ここで，適切な輸液とは生理食塩液以外の，血漿成分近似の電解質バランスに調整されたbalanced crystalloids（調整晶質液）のことを指す。なぜ生理食塩液が不可なのかというと，高Na血症，高Cl性代謝性アシドーシス，急性腎障害が発生し，死亡につながるからである[1,2]。Big fluid trialsとよばれる，大規模な輸液の研究が過去からいくつも行われており，そこで大量の生理食塩液は避けたほうがよいだろうという一応の結論がみられている。有名なトライアルを列挙すると，SPLIT（2015），SALT（2017），SALT-ED（2018），SMART（2018），BASICS（2021），PLUS（2022）などがあり，このなかで唯一balanced crystalloidsの優位性を認めた研究が，SMART（2018）trialであり，それ以外は有意差が出なかった。そこで，2022年にNEJM[3]がこ

図1 血管内皮グリコカリックス層

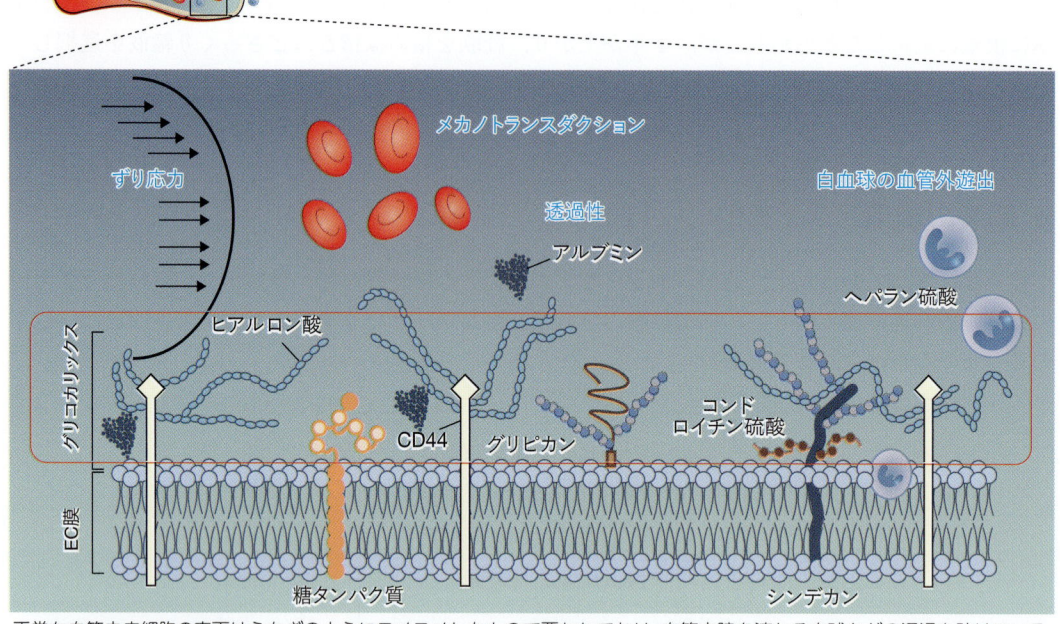

正常な血管内皮細胞の表面はうなぎのようにヌメヌメしたもので覆われており，血管内腔を流れる血球などの通過を助けている。この血管内皮細胞の表面を覆うものがグリコカリックスという層状の構造物である。グリコカリックスは複合体であり，血管内皮細胞を貫通して木の幹のように立つ"コア蛋白"のほか，枝に相当するグリコサミノグリカン（ヘパラン硫酸など），葉のように木の幹と直接結合せずに構造物をつなぐ，ヒアルロン酸などの糖鎖から構成される。これが崩壊すると，血球などが血管内皮細胞と接触し，炎症反応が惹起されて血管が障害される。

れら大規模研究をすべて系統的に集め，システマティックレビュー，メタアナリシスによる解析を行い，"balanced crystalloid を使用すると，90 日死亡が 9％減少〜1％増加する可能性がある。つまり，平均的には死亡率が減少する可能性が高い"という結論を導いた。従って，2024 年 11 月現時点のエビデンスからいうと，"balanced crystalloid を使用したほうがよい"ということになる。

▌Colloids は完全に不可か？

　それでは，蘇生輸液として，colloids（膠質液）は完全に不可か？ というとそうではない。低アルブミン血症の患者や大量の晶質液を使用する可能性のある患者に対しては，アルブミンの使用が推奨される。アルブミンに関しても，過去から多数のトライアルが行われており［SAFE（2004），EARSS（2011），CRYSTAL（2013），ALBIOS（2014），RASP（2015）］，敗血症に関しては，日本版敗血症診療ガイドライン 2024 で「大量の晶質液を必要とする場合には，初期輸液に等張アルブミン製剤（4〜5％）の投与を行うことを弱く推奨する（GRADE 2B）」と記載されており，NICE ガイドライン [4]，SSCG2021 [5] でも支持されている。従って，われわれは balanced crystalloid を大量投与する前に，早期に等張アルブミン製剤（4〜5％）の投与をしたほうがよい。

　しかし，同じ膠質液であっても，HES（hydroxyethyl starch）製剤は禁忌である。その理由として，HES は腎臓内で浸透圧性の損傷を引き起こし，血管内ボリュームを上昇させる一方で，腎血流の低下を引き起こす。また，腎臓内に蓄積をして炎症を引き起こすことで，腎機能障害となり，死亡と関連するからである [6]。これらのエビデンスから，令和 5（2023）年 1 月に厚生労働省医薬・生活衛生局は，ヒドロキシエチルデンプン含有製剤（HES 製剤）について，禁忌の項に「重症の敗血症の患者」を追記するなどの添付文書改訂を指示した。これは医療従事者として必ず知っておかなければならない。もっとも，EU においてはそれよりもずっと前の 2013 年に，敗血

症患者，ICU 入院患者等を禁忌とする等の措置が執られ，2022 年 2 月には欧州医薬品庁が販売承認停止を勧告し，同年 5 月欧州委員会にて販売承認停止が決定されている。この事実を知った読者は，HES 製剤は禁忌（敗血症性ショック，熱傷，急性慢性腎不全，輸液に反応しない乏尿）であると肝に銘じてほしい。

▶ Maintenance fluids（維持輸液）

　Maintenance fluids の適応および目的は，"1 日に必要な水 / 電解質 / ブドウ糖の基礎量に関する不足をまかなうこと"である。

　1 日に必要な基礎量は，下記のとおりである。

・水　25 〜 30mL/kg
・Na 1mmol/kg（1mEq/kg）
・K　1mmol/kg（1mEq/kg）
・Cl 1mmol/kg（1mEq/kg）
・ブドウ糖　50 〜 100g/ 日（飢餓性ケトーシスを回避するための最低量）

　この原則に従って輸液の組成を決める必要がある。**表1** に血漿と各種輸液の組成をまとめたので，血漿とそれぞれの輸液の組成の違いを見比べてほしい。まず，生理食塩液であるが，血漿に比べて明らかにNa, Cl が多く，pH が圧倒的に低い。従って，生理食塩液を大量に入れ続ければ，高Na 血症，高Cl 性代謝性アシドーシスになるのは明白である。続いて，ソルデム®3A などの maintenance fluid であるが，1 日の必要量（体重 60kg 換算）と比較すると，maintenance fluid 2L 使用したとすると，Na が 75mEq，K が 40mEq 投与されることとなり，Na は必要量より多く，K は必要量より少なくなる。つまり，どの輸液を使用しても，Na は過剰摂取，K は不足してしまうこととなるので注意が必要である。この Na の過剰摂取は患者の全身浮腫・臓器浮腫において非常に問題であり，**図2** のようなイメージを常に意識していただきたい。

表1　血漿と各種輸液の組成

	血漿	生理食塩液	酢酸リンゲル液 ヴィーン®F	maintenance ソルデム®3A	1 日の必要量 （体重 60kg 換算）
Na^+ (mEq/l)	135 〜 145	154	130	35	60
Cl^- (mEq/l)	95 〜 105	154	109	35	60
K^+ (mEq/l)	3.5 〜 4.5	0	4	20	60
Mg^{2+} (mEq/l)	0.9 〜 1.1	0	—	—	—
電解質 (mEq/l)	Ca^{2+} PO_4^-	— —	$3CH_3COO^-$; 28	$-$ L-Lactate$^-$; 20	—
pH	7.35 〜 7.45	$-$ 5.5	6.5 〜 7.5	5.0 〜 6.5	—

図2　生理食塩液による Na 負荷イメージ

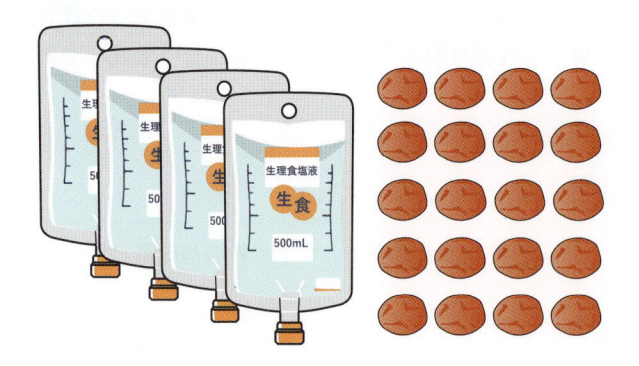
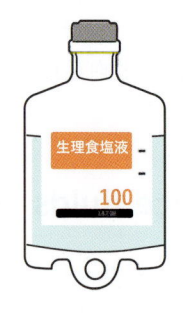
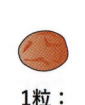

抗菌薬
鎮痛剤
鎮静剤
制吐剤

1粒：
塩1g前後

生理食塩液2L ＝ 梅干し20粒！

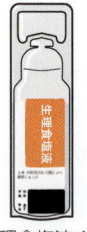
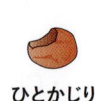

麻薬系
鎮静系
胃薬

ひとかじり

生理食塩液 100mL は，大きめの梅干し 1 粒とほぼ同じ程度の塩分が含まれている。生理食塩液 100mL は，薬剤の割水として頻繁に使用される。例えば，抗菌薬，鎮痛薬，鎮静薬，制吐薬などの投与時である。従って，皆さんが薬剤＝生理食塩液 100mL を投与するたびに，患者の口に 1 粒ずつ梅干しを放り込んでいるのと同じこととなる。さらに，生理食塩液 20mL は梅干しひとかじり，生理食塩液 2L を投与すると梅干し 20 粒を患者に無理やり食べさせていることになる！ 皆さんは梅干し 20 粒も 1 日に食べられるだろうか？？

▶ Replacement fluids（補液）

　Replacement fluids の適応および目的は，"経口摂取では補えない体液不足を補うこと"である。ドレーン／ストーマ／瘻孔／高体温／開放創などにより，患者の体液はどんどん外に出てしまう。これを補うのが文字どおり補液であるが，各種ガイドラインでは，「排液と輸液の（量／輸液組成／電解質）を一致させる」との記載があり，われわれは常に外に失われる体液組成を意識し，それと合わせる必要がある。図 3 のように，全身の各臓器から分泌される体液には，異なる組成があり，それに合わせるのが最も理にかなっている。排液を補うときに，「とりあえず外液で補正……」はやめよう。

▶ Nutrition fluids（栄養）

　Nutrition fluids の適応および目的は，"経口摂取不能な状態におかれた場合の栄養投与"である。栄養輸液とはいえ，体液過多の原因となりうる 1 つの供給源であり，薬物療法であるので，この際にも 4 つの D を検討する。すなわち drug：どの種類の栄養輸液を，dose：どれくらいの量で（カロリー・蛋白質量），duration：いつまで，de-escalation：経腸栄養・経口摂取を切り替えるかを考慮する。

図3　各臓器から分泌される体液組成

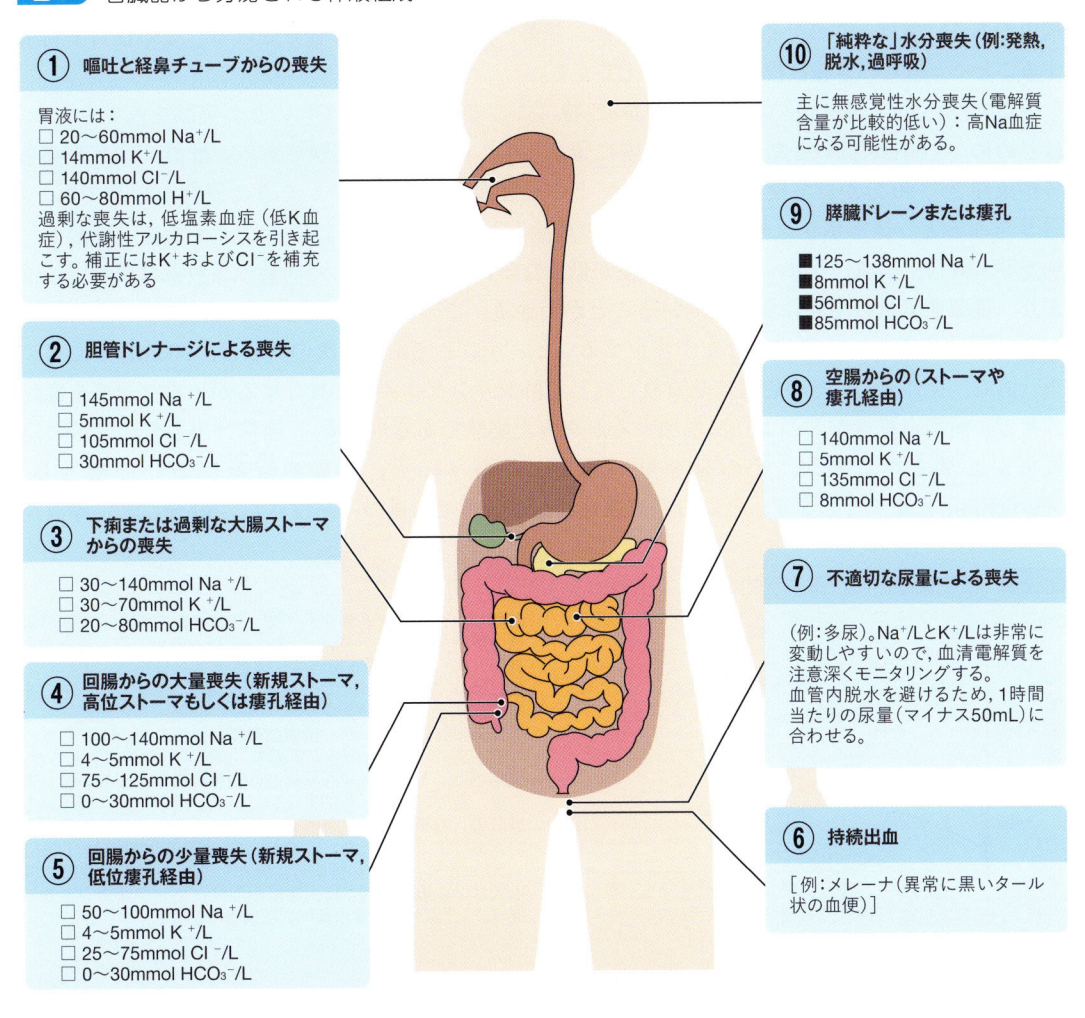

① 嘔吐と経鼻チューブからの喪失

胃液には：
□ 20〜60mmol Na$^+$/L
□ 14mmol K$^+$/L
□ 140mmol Cl$^-$/L
□ 60〜80mmol H$^+$/L
過剰な喪失は、低塩素血症（低K血症）、代謝性アルカローシスを引き起こす。補正にはK$^+$およびCl$^-$を補充する必要がある

② 胆管ドレナージによる喪失

□ 145mmol Na$^+$/L
□ 5mmol K$^+$/L
□ 105mmol Cl$^-$/L
□ 30mmol HCO₃$^-$/L

③ 下痢または過剰な大腸ストーマからの喪失

□ 30〜140mmol Na$^+$/L
□ 30〜70mmol K$^+$/L
□ 20〜80mmol HCO₃$^-$/L

④ 回腸からの大量喪失（新規ストーマ、高位ストーマもしくは瘻孔経由）

□ 100〜140mmol Na$^+$/L
□ 4〜5mmol K$^+$/L
□ 75〜125mmol Cl$^-$/L
□ 0〜30mmol HCO₃$^-$/L

⑤ 回腸からの少量喪失（新規ストーマ、低位瘻孔経由）

□ 50〜100mmol Na$^+$/L
□ 4〜5mmol K$^+$/L
□ 25〜75mmol Cl$^-$/L
□ 0〜30mmol HCO₃$^-$/L

⑩ 「純粋な」水分喪失（例：発熱、脱水、過呼吸）

主に無感覚性水分喪失（電解質含量が比較的低い）：高Na血症になる可能性がある。

⑨ 膵臓ドレーンまたは瘻孔

■ 125〜138mmol Na$^+$/L
■ 8mmol K$^+$/L
■ 56mmol Cl$^-$/L
■ 85mmol HCO₃$^-$/L

⑧ 空腸からの（ストーマや瘻孔経由）

□ 140mmol Na$^+$/L
□ 5mmol K$^+$/L
□ 135mmol Cl$^-$/L
□ 8mmol HCO₃$^-$/L

⑦ 不適切な尿量による喪失

（例：多尿）。Na$^+$/LとK$^+$/Lは非常に変動しやすいので、血清電解質を注意深くモニタリングする。
血管内脱水を避けるため、1時間当たりの尿量（マイナス50mL）に合わせる。

⑥ 持続出血

［例：メレーナ（異常に黒いタール状の血便）］

Dose（量）

　適切な投与量の選択においては、輸液の薬物動態学と薬物力学を考慮する[1]。薬物動態学とは、薬物の生体内で吸収／分布／代謝／排泄など体内薬物濃度（量）の推移をみる学問である。薬物動態を観察することで血漿量増加に必要な輸液速度のシミュレーションができる。**図4**は、1Lの輸液を投与した際に、どの程度その輸液が血管内に留まるかをシミュレーションした研究である。輸液を投与すると、その輸液は血管外に分布していく。この分布により、1L輸液を投与しても血管内に残るのは、それぞれ膠質液 1,000mL：晶質液 300mL：5% ブドウ糖液 100mL である。つまり、膠質液 10：晶質液 3：5% ブドウ糖液 1 の割合で血管内に留まる（なお、この結果は、膠質液と晶質液の容量保持効果を比較する指標として知られる "1：3 ルール" の基礎となるものである）。この理由は、膠質液（アルブミン）は血管壁を通過で

図4　輸液投与シミュレーション

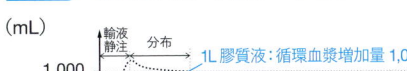
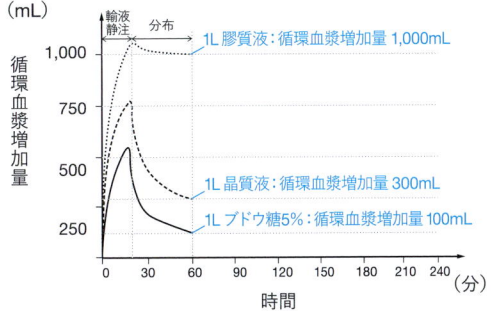

膠質液 10：晶質液 3：5% ブドウ糖液 1 の割合で血管内に留まる。

4

ROSE モデルと症例で学ぶ輸液適正化のポイント

きず，電解質は細胞膜を通過できず，唯一，水のみが細胞膜を通過できる（分布能が高い）ことが理由である。実は，この分布能は感染，炎症，鎮静，出血に大きく影響を受ける。この性質を利用することで，取るべき輸液投与戦略がみえてくる。

　そこで，Ringer's acetate（酢酸リンゲル液，特にここではヴィーン®F）の2つ実験をみてみよう。はじめに，"血圧が低いと晶質液は血管内に留まる"ことを示した実験である。酢酸リンゲル液を各種条件下で60分かけて投与したときに，どの程度血管内に留まるかをみた研究が図5である。図5をみると，健常ボランティアでは先述の理論どおりの輸液分布になるが，手術中（麻酔下），麻酔導入直後，出血性ショック状態と血圧が低くなるにつれ，投与した同量の晶質液は血管内に留まり，循環血漿量の増加に貢献していることがわかる。この実験から導かれた結論は，"平均血圧が20%低下すると，晶質液の分布が停止する"ということである。次の実験は，900mL出血モデル（瀉血）を作成し，その患者に晶質液（同じく酢酸リンゲル液）を投与するが，投与速度を変化させて，循環血漿量がどのように増加するかをみた実験である（図6）。通常は出血量の3倍の晶質液が必要とされるが，その量を早い速度で投与すると，循環血漿量は著しく増加し，overvolume となってしまう。ところが，初期に出血量程度の量のみを投与し，30分ごとに輸液速

図5 薬物動態および薬力学的シミュレーション1

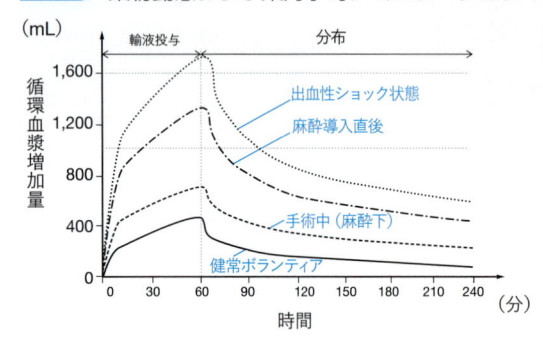

酢酸リンゲル液を各種条件下で60分かけて投与した際の循環血漿増加量（mL）をみた研究。実線が健常ボランティアであり，60分の晶質液投与中にも血管外へ分布し，投与終了後には400〜500mLしか血管内に留まっていない。その後時間経過とともに分布が進み，徐々に血管内から血管外へと晶質液が移動している（循環血漿量が低下している）のがわかる。次に，大きな点線が手術中（麻酔下）の患者であるが，健常ボランティアよりも晶質液は血管内に留まっている。その後，時間経過とともに分布している。続いて，点線破線の麻酔導入直後は血圧が麻酔薬の影響で一過性に低下する。その状態下においては，2L投与した晶質液は投与終了後に1,300mLも血管内に留まり，分布した後も循環血漿増加量は大きい。最後に細かい点線が出血性ショック状態の患者であり，1,700mL程度血管内に留まっている。

図6 薬物動態および薬力学的シミュレーション2

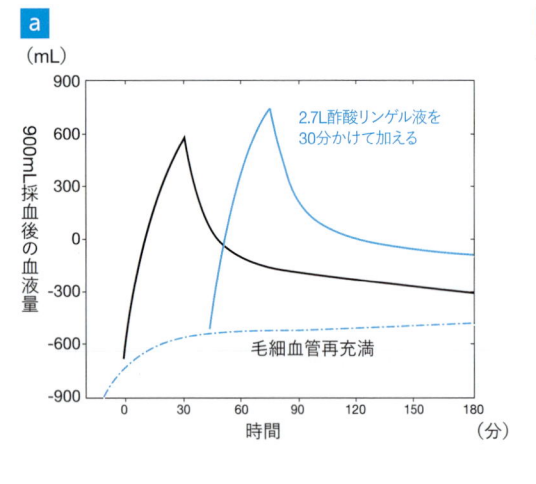
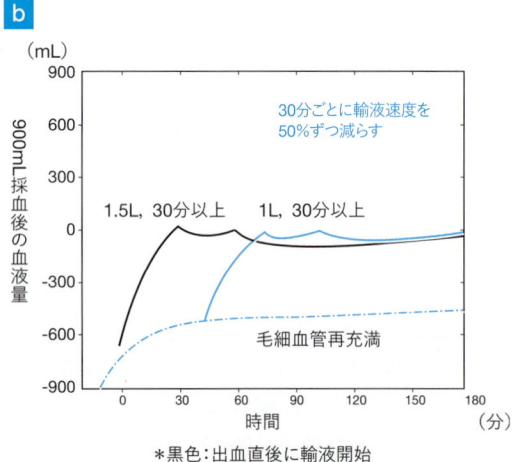

＊黒色：出血直後に輸液開始
＊青色：出血45分後に輸液開始

900mL出血モデル（瀉血）を作成した。この患者に輸液（晶質液）を投与する場合，その必要輸液量は，1：3ルールから通常は出血量の3倍＝2,700mLが必要となる。a：酢酸リンゲル液2,700mL/30分で投与し，b：酢酸リンゲル液1,500mL/30分で投与し，その後速度を30分ごとに1/2に落としていく。この両者の戦略の違いにより，aでは早期に大量の輸液が投与され，一時的に血管内容量が，黒いラインでは600mL，灰色のラインでは800mLほどオーバーしている。一方，bでは，aよりも少ない量（黒いラインでは1.5L）を投与することにより，血管内容量がnormovolemiaに到達し，そのタイミングで速度を減らすことにより，以降も長時間にわたりnormovolemiaを維持できている。さらに，灰色のラインでは初期投与量を1.0Lにまで減量しても同じ戦略でnormovolemiaを維持できている。

度を 1/2 ずつ落としていくとちょうど normovolemia に維持することができる。

　さらに，出血直後からよりも，出血 45 分後，すなわち外傷が発生して病院に搬送されてくるタイミング（病院収容所要時間の全国平均約 47.2 分[7]）から投与を開始したほうが，全体の輸液量は少なくて済む[1,8]。つまり，出血性ショックだからといって大量の輸液が必要なのではなく，出血量を予測し，その予測量程度を 30 分かけて投与し，以降は速度を 1/2 ずつ減らしていく戦略が望ましいということになる。

Duration（期間）

　輸液の適切な期間とはどの程度だろうか？ つまり，輸液開始と中止のトリガーは何か？ という疑問に置き換えることができる。輸液の開始，つまり輸液蘇生の開始は比較的わかりやすい。それは，敗血症性ショックになる，出血性ショックになるといった血圧が下がっているときである。しかし，輸液蘇生の中止の判断は意外と難しく，それが結果的に体液過剰につながる。

　例えば，抗菌薬であれば感染徴候もしくは症状の消失を認めたときに中止の判断をしている。その際にみるパラメータは CRP や procalcitonin の低下（正常化）だろう。そして，われわれは短期間の投与が予後良好と関連していることも知っている。これを輸液に置き換えると，ショックの改善がみられたら輸液を漸減することとなる。そして，その際にみるパラメータは乳酸値の低下や正常化である。つまり，ショックの改善や乳酸値の低下を認めたら輸液を減量し，なるべく短期間の投与に留め，必要性が消失したらすぐに輸液を中止する[9,10]。これが輸液投与における予後を改善する策であり，正しい輸液投与期間である。

De-escalation（減量）

　輸液の速度を減量（もしくは中止）することである。輸液蘇生の最終段階であり，蘇生輸液が必要なくなった場合に減量や中止を検討する。抗菌薬における de-escalation（抗菌薬のスペクトラムを狭域に変更すること）と同じような概念であるため，わかりやすいと思う。次項でも解説するが，このフェーズでは積極的に輸液反応性の有無を確認し，可及的に体液過剰を減少させる。しかし，一部の患者では積極的な体液除去（de-resuscitation）が適応となることもある（詳細は p140 参照）。

| Key Slide | Case | まとめ |

- 輸液は「薬」であるために適応があり，適応は resuscitation（蘇生），maintenance（維持），replacement（補充），nutrition（栄養）の 4 つとその組み合わせのみである。

- われわれが輸液を使用する際は，上記の 4 つのうちどれに当てはめて使っているのかを確認し，4D コンセプト（4D's）：drug（薬）/dose（量）/duration（期間）/de-escalation（減量）に基づいて必要量や期間を検討することで，不要な輸液を削減していく必要がある。

文献

1) Malbrain MLNG, Van Regenmortel N, Saugel B, et al: Principles of fluid management and stewardship in septic shock: it is time to consider the four D's and the four phases of fluid therapy. Ann Intensive Care 2018; 8: 66.

2) Caironi P, Tognoni G, Masson S, et al: Albumin Replacement in Patients with Severe Sepsis or Septic Shock. N Engl J Med 2014; 370: 1412-1421.

3) Hammond NE, Zampieri FG, Di Tanna GL, et al: Balanced Crystalloids versus Saline in Critically Ill Adults — A Systematic Review with Meta-Analysis. NEJM Evid 2022; 1: EVIDoa2100010.

4) NICE Guideline_Intravenous fluid therapy in adults in hospital [CG174]. https://www.nice.org.uk/guidance/cg174 (2024 年 10 月閲覧)

5) Surviving_Sepsis_Campaign__International.21.pdf (2024 年 10 月閲覧)

6) Zarychanski R, Abou-Setta AM, Turgeon AF, et al: Association of hydroxyethyl starch administration with mortality and acute kidney injury in critically ill patients requiring volume resuscitation: a systematic review and meta-analysis. JAMA 2013; 309: 678-688.

7) 総務省報道資料: 令和 5 年版 救急・救助の現況. 2024 年 1 月. https://www.soumu.go.jp/main_content/000924645.pdf (2024 年 10 月閲覧)

8) Hahn RG: Why crystalloids will do the job in the operating room. Anaesthesiol Intensive Ther 2014; 46: 342-349.

9) Hjortrup PB, Haase N, Bundgaard H, et al: Restricting volumes of resuscitation fluid in adults with septic shock after initial management: the CLASSIC randomised, parallel-group, multicentre feasibility trial. Intensive Care Med 2016; 42: 1695-1705.

10) Malbrain M, Rice TW, Mythen M, et al: It is time for improved fluid stewardship. ICU Management & Practice 2018; 18: 158-162. https://healthmanagement.org/uploads/article_attachment/icu-v18-i3-malbrain-rice-mythen-wuts-improved-fluid-stewardship-new.pdf (2024 年 10 月閲覧)

ROSE モデルとフェーズごとに紐解く輸液のモデルケース

ROSEモデル：resuscitation期/optimization期/stabilization期/evacuation期

図 輸液適正化の原則

① ROSE モデルは輸液適正化のコンセプトとして有用

② ショックの時間経過・状態変化に合わせて戦略を変更する

③ Fluid creep はいつもあなたの側にいる

④ 輸液反応性の確認と de-escalation + de-resuscitation が重要である

はじめに

　敗血症を代表とするショック患者に対して，ROSE モデルという治療戦略が提案され，広がりつつある。ROSE モデルそのものは概念モデルであり，これに基づいて成すべきことを一言で述べるならば，"ショックの時間経過とともに根本的な輸液戦略を変化させる" ということになる。

歴史

▶ コンセプトの原点

　ROSE モデルの成り立ちをみてみよう。世界で最初にこのコンセプトを打ち出したのは，かの Jean-Louis Vincent と Daniel De Backer であり，「N Engl J Med 2013; 369:1726-1734」に掲載されている[1]。この論文内に「ショックには4つのフェーズ（salvage, optimization, stabilization, de-escalation）が存在し，それぞれに合わせたゴール（目標）とモニタリングを適応するべきである」と述べられており，ここがすべての始まりである。それぞれのフェーズを**表1**とともに押さえていこう。

ショックの4フェーズとそれぞれの目標

第1段階（salvage）の目標は，迅速に生命を支えるための最低限の血圧と心拍出量を達成することである。モニタリングは最小限で十分で，ほとんどの症例では侵襲的モニタリングは動脈および中心静脈カテーテルに制限できる。救命処置として根本原因の治療（外傷に対する手術，心嚢ドレナージ，急性心筋梗塞に対する再灌流療法，敗血症に対する抗菌薬投与など）を行う。

第2段階（optimization）では，細胞の酸素利用能を高めることが目標となり，血行動態の介入における時間的余裕はとても短い。適切な血行動態の蘇生により，炎症，ミトコンドリア機能障害，カスパーゼ（細胞死や炎症を含む多数のプロセスにおいて中心的な役割を果たすプロテアーゼファミリー）の活性化が減少する。SvO_2と乳酸値（Lac）の測定は治療の指針となり，心拍出量のモニタリングを考慮すべきである。

第3段階（stabilization）では，血行動態が安定した後の，臓器機能不全を予防することが目標となる。組織への酸素供給はもはや主要な問題ではなくなり，臓器の支持がより重要となる。

最後に，第4段階（de-escalation）では，血管作動薬から患者を離脱させ，利尿薬や限外濾過法を用いて自発的多尿を促進するか，体液除去を誘発して，ネガティブ輸液バランスを達成することが目標となる。

このショックの枠組みを輸液療法に当てはめたのが Acute Dialysis Quality Initiative（ADQI）[NOTE] のグループであり，Jean-Louis Vincent と Daniel De Backer もメンバーとして参加している[2]。このなかで，ショックにおける4つのフェーズは，理論的には「輸液療法における4つの異なる段階を表している」として，4つの段階を Rescue, Optimization, Stabilization, De-escalation と呼称し，世界で初めてコンセプトモデルとしてボリュームステータスと各フェーズの模式図が描かれた（図1）。さらに iFda が，このコンセプトモデルを一般に広めることを目的に覚えやすくなるよう修正し，4つの段階を ROSE（Resuscitation, Optimization, Stabilization, Evacuation）と改名した。これが ROSE モデルの始まりと歴史である。

表1 ショックの4フェーズ

salvage	optimization	stabilization	de-escalation
最低限許容できる血圧を把握する	十分な酸素供給を確保する	臓器をサポートする	血管作動薬からの離脱
救命措置を行う	心拍出量，SvO_2，乳酸を最適化する	合併症を最小限に抑える	ネガティブ・バランスを達成

図1 輸液療法における4つの異なる段階

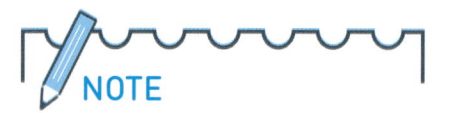

ボリューム
ステータス

Resuse　Optimization　Stabilization　De-escalation

NOTE

ADQI（acute dialysis quality initiative）

急性腎不全・血液浄化療法に関するレコメンデーションの作成と今後の研究指針を示すための組織で，急性腎不全の国際診断基準・分類である RIFLE を提唱した。

ROSE モデル [3)]

それでは実際の ROSE モデル（**図2**）の中身をみていこう。

図2　ROSE モデル と 4 つのフェーズ

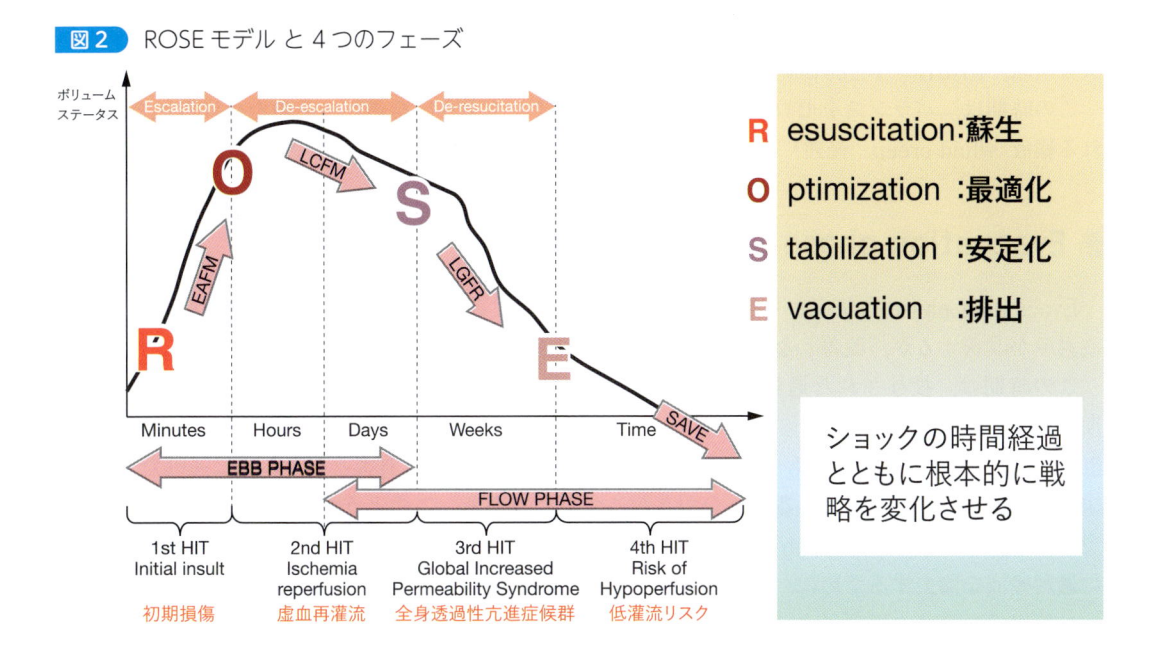

R esuscitation：蘇生
O ptimization ：最適化
S tabilization ：安定化
E vacuation ：排出

ショックの時間経過
とともに根本的に戦
略を変化させる

▶ Resuscitation phase

　Resuscitation phase は患者を救命するための蘇生のフェーズである。早期に十分な輸液を投与する。この時期は，敗血症（熱傷，膵炎，外傷など）による最初のアタックの後，患者はショック状態になる。血管内から水が間質に漏れ出し，いわゆる「引き潮（ebb）」期に入る。この重篤な循環ショックは数分以内に起こり，平均動脈圧の低下と微小循環障害を引き起こす。この段階では，早期に適切な輸液管理を行うことが救命につながるが，その目標は患者ごとに個別化される必要がある。つまり，SSCG2021（surviving sepsis campaign guideline）が示す"3 時間以内に30mL/kg"ではなく，むしろ 4mL/kg/5 ～ 10 分で投与し，輸液反応性を予測しながら以降の投与を行う。また，早期にノルアドレナリンの投与を考慮する。

▶ Optimization phase

　Resuscitation phase に続いて数時間以内に発生し，末梢臓器の虚血と再灌流が起こる時期がoptimization phase であり，臓器を救助するフェーズである。輸液の必要量が多いほど患者は重症である。この段階では，輸液療法の潜在的なリスク（輸液過多）を回避しながら，「いつ輸液療法を中止するか？」を考え始める。輸液療法を漸減（中止）するかを判断するためには，やはり輸液反応性が最重要であり，反応性が陰性になったら輸液投与を漸減し，中止する。指標としては，乳酸値の低下や正常化である。輸液量は肺炎よりは腹膜炎のほうが多くなるなど，臨床的な疾患特性を考慮に入れながら輸液療法を行う。また，可能であれば過剰輸液の指標（肺血管透過性指数・腹腔内圧など）を測定しておくのがよい。これらにより，輸液バランスをゼロにするのが目標である。

ROSE モデルと症例で学ぶ輸液適正化のポイント

▶ Stabilization phase

Optimization phase に続いて，数日以内に起こるのが stabilization phase である。この時期は臓器のサポート（ホメオスターシスの維持）を行い，保存的な輸液管理を行う。この時期には患者はショックから完全に離脱し，定常的な安定化が得られる時期である。この時期の輸液は，体液の喪失分（尿，消化管，不感蒸泄）＋αで十分であり，維持輸液をメインに投与することとなる。

この時期は，バランスをゼロからマイナスにもっていくように意識し，そのために漫然と投与される輸液（fluid creep，後述）を意識することが求められる。死亡率の上昇と関連するからである。

▶ Evacuation phase

Evacuation phase は発症から数日〜数週間以内に起こる。臓器のリカバリーの時期であり，輸液過多が改善するが，改善しない一部の患者には積極的な輸液除去が適応される。

この時期は，投与された過剰輸液の自然排泄が起こり，血管内は"満ち潮（flow）：水が戻る"期に入り，尿排泄も増加する。しかし，一部の ICU 患者はさらに過剰輸液が蓄積し，"無流動（no flow）"状態にとどまることもある。この段階でのさらなる輸液は有害となる。先に述べたとおり，末梢および全身の浮腫は，臓器障害を引き起こすためである。このような状態の患者（この時期の患者）には，"de-resuscitation"（後述）が必要である。この"de-resuscitation"する際にも，安全に過剰輸液を除去するために，輸液反応性の有無を十分に確認する。この段階において，アルブミンの使用は血管壁の構造によい影響を及ぼし，低アルブミン血症の患者においてマイナスバランスの達成を容易にするので積極的な使用も考慮される。

Evacuation phase で重要なことは，「いつ過剰輸液の除去を開始するか？」と「いつ過剰輸液の除去を終了するか？」の問いを常に持ち続けることである。それにより全身浮腫の改善を促進し，水の"引き過ぎ"による脱水のリスクを軽減することができる。

De-resuscitation

"De-resuscitation"という用語は 2014 年につくられた[4]。定義は，「体液過剰患者に対して薬物および／もしくは限外濾過を用いて積極的に体液を除去すること」である。De-escalation（定義：開始した輸液の量と速度を減らすこと）の用語と似ているので注意を要する。

▶ いつ de-resuscitation を始めるか？

まず，大前提として，resuscitation が終了したらすぐに de-escalation を開始する。この際の目標は，輸液量を減らすことと fluid balance ≒ 0 にもっていくことである。そのうえで，de-resuscitation の絶対適応は，体液過剰が臓器に悪影響を及ぼす場合である。また，体液除去が有効な患者の特徴を表2にまとめる。このような所見がある場合は積極的に de-resuscitation を行う。

表2 体液除去が有効な患者

カテゴリ	指標
臨床徴候	体重増加，positive fluid balance
検査値	血液希釈
X線学的徴候	B ライン陽性，胸水貯留
心肺機能の変化	fluid responsiveness 陰性化，前負荷の増加，脈圧変動低値

▶ どのように de-resuscitation を行うか？

De-resuscitation には，主に以下の 4 つの方法がある。

> **De-resuscitation の方法**
> ① 利尿薬を単剤もしくは併用で使用する
> ② アルブミン（20%）と利尿薬を併用する
> ③ PAL 療法（PEEP + albumin + lasix）
> ④ 機械的除水（RRT or CRRT）

①利尿薬に関しては，電解質バランスをみながら使い分ける。また，②アルブミンで膠質浸透圧を高めつつ利尿薬で除水する。③ PAL（PEEP+albumin+lasix の頭文字を取って PAL）療法の原法は [5]，10cmH$_2$O 前後の高い PEEP をかけつつ，大量のアルブミン（20% アルブミン：200mL × 2 回/日）と大量の利尿薬（ラシックス 60mg：DIV および持続投与 5 ～ 10mg/時）で除水する方法である。これにより血漿アルブミンを 3.0g/dL に保ちつつ全体の fluid balance を達成しようという戦略である。そして，完全無尿の患者は④機械的除水方法である RRT（renal replacement therapy：腎代替療法）もしくは CRRT（continuous renal replacement therapy：持続的腎代替療法）を行う。日本では保険適用の関係で PAL 療法の施行は難しいかもしれないが，高い PEEP をかけることで血中から気管内・間質内に水分が漏れ出ることを防ぎつつ，アルブミン濃度を高く保つ戦略は参考になる。

Fluid creep（忍び寄る輸液）

近年欧州を中心に拡大するムーブメント，および本書で伝えたい大きなメッセージの 1 つが，この fluid creep の削減である。Fluid creep は，直訳すると「忍び寄る輸液」であるが，その定義は，静脈路確保目的の輸液（例：生理食塩液 or 5% ブドウ糖液 or 維持輸液）と薬剤投与目的の輸液（例：抗菌薬・鎮痛・鎮静・制吐薬に使用される"割水"）の合計を指す。「fluid creep などほとんどない」と思われるかもしれないが，実際に ICU で使用された輸液の種類および割合を記述した疫学研究が存在しており，これによると ICU で使用される輸液の実に 33% が fluid creep であることが判明している [6]（図 3）。つまり，われわれが ICU で患者投与する輸液の 1/3 が無駄，すなわち"不要な輸液"ということになる。従って，可及的に fluid creep を削減することが，適正な輸液を行う第一歩となる。

▶ Fluid creep の削減法（総論）

症例ごとの具体的な削減の仕方は，次頁からの各論を参照いただきたい。総論としては，1）持続精密注射は量ではなく濃度で調整する，2）静脈注射が可能な薬剤は点滴ではなく静脈注射を選択する，3）ルートキープを極力減らす，4）経静脈栄養から早期に経口摂取に移行すること，などが考えられる。

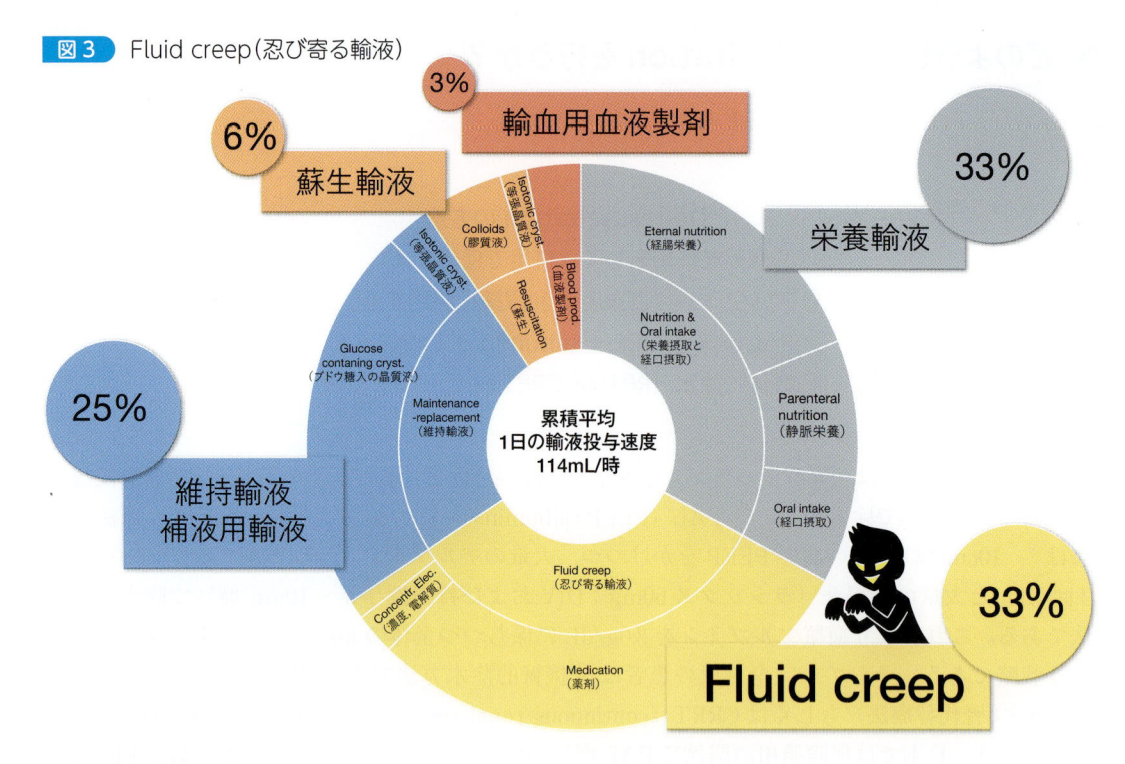

図3 Fluid creep（忍び寄る輸液）

1）持続精密注射

カテコラミン・麻薬型鎮痛薬・鎮静薬のように必ず割水が必要な薬剤は，濃度で調整する。例えば，ノルアドレナリン5A + NaCl 45mL を6mL/時で投与するならば，ノルアドレナリン10A + NaCl 40mL を3mL/時で投与したほうが1日の輸液量を削減することができる。ほかも同様に濃度で調整する。

2）静脈注射が可能な薬剤は，点滴ではなく静脈注射を選択

抗菌薬の割水は，ゆっくり静脈注射するか，割水を半量にする。抗菌薬は多くの場合100mL の割水で投与される。しかし，多くの抗菌薬は静脈注射が可能である。そこで，10 〜 20mL の溶解液で溶解し，ゆっくり静脈注射する。この方法は施設によっては抵抗が大きいかもしれないので，その場合は半量50mL に溶解して点滴投与すればよい。また，制吐薬・潰瘍予防薬なども，もともと液体であるにもかかわらず割水20mL にわざわざ溶解して投与されるが，これもそのまま投与したほうが不要な輸液を削減できる。

3）ルートキープを極力減らす

1日2回の抗菌薬のためだけに，点滴500mL が末梢から投与されていることがある。患者の疼痛軽減（かわいそう）や，ヘパリンロックすると感染するからといった理由によることが多いが，患者にとってみれば無駄な薬剤を毎日500mL も余計に入れられることのほうがかわいそうだ。また，痛みは伴うが，抜き差しのほうが感染は少ない。本当に患者のためになるのはどちらかを真剣に考えたい。さらに，特に理由もなくぶら下がっている点滴も存在する。日々，輸液の適応を吟味しよう。

4）経静脈栄養から早期に経口摂取に移行する

ある程度食べられる状態であれば，余計な点滴は必要ない。結局末梢から多くの栄養は投与できないので，経口栄養補助や飲水励行で全体のバランスをとろう。"その栄養点滴が，本当に患者のためになっているか"を常に意識する必要がある。

ROSE モデルのエビデンス

ROSE モデルのエビデンス群を大きく分けると，蘇生輸液を制限する戦略と，de-resuscitation（de-escalation）する戦略の論文の 2 つとなる。近年の代表的トライアルを列挙（図 4）すると，前者は，CLOVERS（2023）[7]，CLASSIC（2022）[8]，REFRESH（2018）[9]，後者の代表的なトライアルは，RADAR-2（2022）[10]，FRESH（2020）[11]，The early dry Cohort（2022）[12] などが発表されている。それぞれの論文をまとめると，"投与輸液総量の差は出るが，死亡に関する有意差はない"というのが結論である。

理由は前者のトライアルにおいては，蘇生輸液は大幅に削減できるが，後半の輸液摂取の影響が大きいこと，後者では，後半の輸液除去はできるが前半と後半の輸液量の影響が大きいことが挙げられる。これらのトライアルから，われわれが取るべき最良の選択は，前半後半の全フェーズで，過剰（無駄な）輸液を制限し，早期に de-resuscitation を開始する戦略であると推察できる。今後は全フェーズで輸液制限するトライアルが望まれる。

図4 ROSE モデルと輸液投与戦略に関する論文

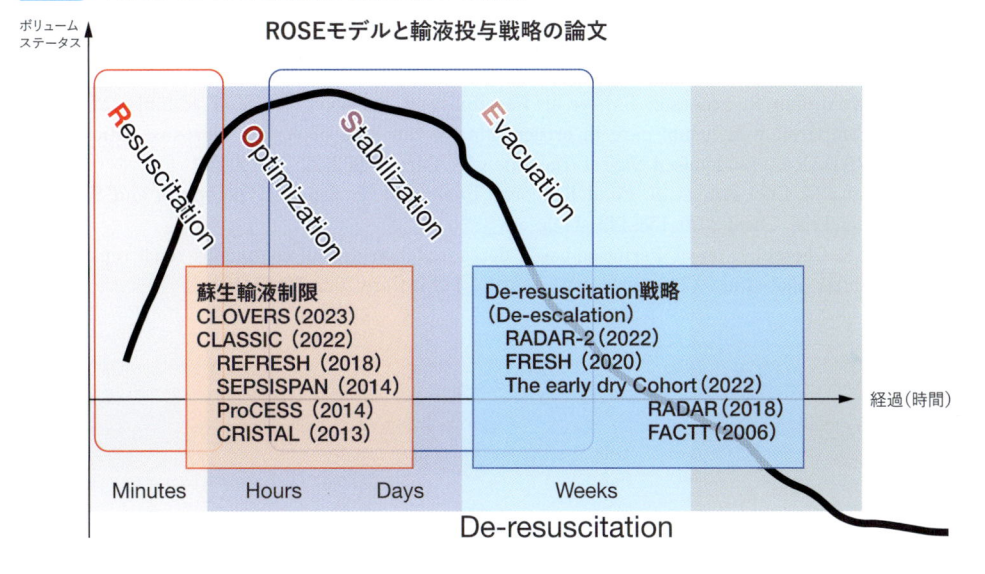

まとめ

● ROSE モデルは適正輸液の概念モデルである。

● ROSE モデルに示されるフェーズのタイミングは患者ごとに異なり，明確に各フェーズの切り替わりを把握することは難しいが，輸液管理における大きな枠組みを提供してくれる。ROSE モデルの概念を理解し，日々の患者観察からどのフェーズに移行したかを把握できるようにして，それに合わせた管理に務めることで，最良の選択ができる。

4

ROSE モデルと症例で学ぶ輸液適正化のポイント

文献

1) Vincent JL, De Backer D: Circulatory Shock. N Engl J Med 2013; 369: 1726-1734.

2) Hoste EA, Maitland K, Brudney CS, et al: Four phases of intravenous fluid therapy: a conceptual model. Br J Anaesth 2014; 113: 740-747.

3) Malbrain MLNG, Martin G, Ostermann M: Everything you need to know about deresuscitation. Intensive Care Med 2022; 48: 1781-1786.

4) Malbrain MLNG, Marik PE, Witters I, et al: Fluid overload, de-resuscitation, and outcomes in critically ill or injured patients: a systematic review with suggestions for clinical practice. Anestezjol Intensywna Ther 2014; 46: 361-380.

5) Cordemans C, De laet I, Van Regenmortel N, et al: Aiming for a negative fluid balance in patients with acute lung injury and increased intra-abdominal pressure: a pilot study looking at the effects of PAL-treatment. Ann Intensive Care 2012; 2: S15.

6) Van Regenmortel N, Verbrugghe W, Roelant E, et al: Maintenance fluid therapy and fluid creep impose more significant fluid, sodium, and chloride burdens than resuscitation fluids in critically ill patients: a retrospective study in a tertiary mixed ICU population. Intensive Care Med 2018; 44: 409-417.

7) National Heart, Lung, and Blood Institute Prevention and Early Treatment of Acute Lung Injury Clinical Trials Network; Shapiro NI, Douglas IS, Brower RG, et al: Early Restrictive or Liberal Fluid Management for Sepsis-Induced Hypotension. N Engl J Med 2023; 388: 499-510.

8) Meyhoff TS, Hjortrup PB, Wetterslev J, et al: Restriction of Intravenous Fluid in ICU Patients with Septic Shock. N Engl J Med 2022; 386: 2459-2470.

9) Macdonald SPJ, Keijzers G, Taylor DM, et al: Restricted fluid resuscitation in suspected sepsis associated hypotension (REFRESH) : a pilot randomised controlled trial. Intensive Care Med 2018; 44: 2070-2078.

10) Silversides JA, McMullan R, Emerson LM, et al: Feasibility of conservative fluid administration and deresuscitation compared with usual care in critical illness: the Role of Active Deresuscitation After Resuscitation-2 (RADAR-2) randomised clinical trial. Intensive Care Med 2022; 48: 190-200.

11) Douglas IS, Alapat PM, Corl KA, et al: Fluid Response Evaluation in Sepsis Hypotension and Shock: A Randomized Clinical Trial. Chest 2020; 158: 1431-1445.

12) Ruste M, Sghaier R, Chesnel D, et al: Perfusion-based deresuscitation during continuous renal replacement therapy: A before-after pilot study (The early dry Cohort) . J Crit Care 2022; 72: 154169.

病態別適正輸液
熱中症

- 74歳，男性
- 畑で倒れているところを発見され救急搬送となった
- 来院時バイタルサイン：JCS 300，GCS E1-V1-M1，収縮期血圧 50mmHg，呼吸数 26 回/分，脈拍数 148 回/分，BT 41.4℃（腋窩温）
- 既往歴：糖尿病
- 体重 71kg

一般的な輸液方法とポイント解説

▶ 総論

　「熱中症（heat illness）」は，暑熱環境によって生じる熱性の生体障害の総称である。高温多湿環境下やスポーツなどによる筋肉運動による熱過剰産生が，汗による不感蒸泄や皮膚血管拡張による放熱を上回り体温調節機構が対処できずに破綻した状態で，高体温による臓器熱性障害と脱水による臓器虚血を生じる病態である。

　健康な若年者にスポーツ・肉体労働などの運動負荷による体内熱産生過剰で起こる労作性熱中症と，持病のある体温調節機能が低下した高齢者に屋内でも起こり熱波で急増する非労作性（古典的）熱中症の2つの型がある。発症場所や基礎疾患の有無，予後などが大きく異なっており，初期に鑑別することが重要となる。**表1**のようにICUに入室したそれぞれの死亡率は労作性熱中症 26.5%，非労作性熱中症 63.2% と報告されており[1]，輸液管理は体温冷却とともに非常に重要な初期治療の1つである。

▶ 熱中症の重症度分類

　日本では発生現場で正確に測定できない体温を含まず，応急処置や搬送基準，緊急度を重視しⅠ〜Ⅲ度に分類された日本救急医学会の熱中症重症度分類2015が普及している（**表2**）。2024年7月に熱中症診療ガイドライン2024が発表され，Ⅲ度までであった重症度分類は最重症のⅣ度が追加となった[2]。Ⅳ度は「深部体温 40.0℃以上かつ GCS ≦ 8」と定義され，active cooling，輸液を含めた集学的治療を遅れなく実施することが必要となる。また，救急現場や病院搬送直後に表面体温のみで迅速に評価できるように q Ⅳ度（quick Ⅳ度）「表面体温 40.0℃以上（もしくは皮膚に明

らかな熱感あり）かつ GCS ≦ 8（もしくは JCS ≧ 100）」が定義され，その場合には深部体温測定を行い，速やかに重症度を判断する（**表2**）。欧米では症状や深部体温を基準とし，熱失神（heat syncope），熱痙攣（heat cramps），熱疲労（heat exhaustion），熱射病（heat stroke）の4つに分類されており[3]，Bouchama 基準の重症[4] が日本熱中症診療ガイドライン 2024 のIV度に該当する。熱中症の重症度は対処のタイミングや内容，患者条件などにより刻々と変化するので注意が必要である。

表1 非労作性熱中症と労作性熱中症の比較

項目	非労作性（古典的）熱中症	労作性熱中症
年齢	高齢者	若年〜中年
性差	男女差なし	男性に多い
発生場所	屋内（熱波で急増）	屋外，炎天下
発症までの時間	数日かけて徐々に悪化	急激発症
筋肉運動	なし	あり
基礎疾患	あり	なし
合併症		
横紋筋融解症	通常なし	しばしば合併
肝・腎障害	中等度	重度
DIC	中等度	重度
予後	不良	良好

表2 熱中症重症度分類 2024 による診療アルゴリズム

重症度	症状	治療
I度（軽症）	めまい，立ちくらみ，生あくび，大量の発汗，筋肉痛，筋肉の硬直（こむら返り），意識障害を認めない	通常は現場で対応可能 → passive cooling，不十分なら active cooling，十分な水分と電解質の補給
II度（中等症）	頭痛，嘔吐，倦怠感，集中力や判断力の低下（JCS ≦ 1）	医療機関での診察が必要 → passive cooling，不十分なら active cooling，十分な水分と電解質の補給（経口摂取が困難なときには点滴にて）
III度（重症）	下記の3つのうちいずれかを含む (1) 中枢神経症状（意識障害≧ JCS 2，小脳症状，痙攣発作）(2) 肝・腎機能障害（入院経過観察，入院加療が必要な程度の肝または腎障害）(3) 血液凝固異常 急性期DIC基準（日本救急医学会）にて DIC と診断	入院加療 のうえ，active cooling を含めた集学的治療を考慮する
IV度（最重症）	深部体温 40.0℃以上かつ GCS ≦ 8	active cooling を含めた早急な集学的治療

qIV度：体表体温 40.0℃以上（もしくは皮膚に明らかな熱感あり）+GCS ≦ 8【深部体温測定は不要】早急に深部体温を測定して重症度を判断 active cooling の早期開始

深部体温 39.9℃以下 → III度（重症）
深部体温 40.0℃以上 → IV度（最重症）

（日本救急医学会：熱中症診療ガイドライン 2024 より転載）

▶ 初期輸液の選択

　熱中症では，不感蒸泄や過剰な発汗により体液が著しく失われ，脱水や電解質の不均衡を引き起こしており，生理食塩液や乳酸リンゲル液などの細胞外液が使用される。循環不全を伴う重症例では 30mL/kg で急速大量投与を行う。重要なのはその後に脱水の程度を正確に評価し，輸液の内容や速度を調整することである。

熱中症の冷却法

冷却法とその冷却速度についてまとめたものを**表3**に示す[5]。高体温であれば4℃に冷却した輸液を行ってもよい。冷却輸液は室温輸液の2倍の冷却効果があるとされているが[6]，その他の冷却法に比べて効果は小さく，また重症熱中症患者への有効性を示すエビデンスはないため，補助的に使用する。冷却輸液は熱傷診療ガイドライン2024で涼しい場所での安静・休憩と同様のpassive coolingの範疇に含まれる。軽症例（Ⅰ～Ⅱ度）は，passive coolingと水分・電解質の補給で症状が軽快しうるが，改善に乏しい場合や重症例では，迅速にactive cooling（冷水浸水・アイスプール，蒸散冷却，胃洗浄，膀胱洗浄，局所冷却など）を行うことが重要である。

表3 冷却方法と冷却速度

種類		具体的方法	体温低下速度（℃/分）
active cooling	冷水浴 cold water immersion	8～14℃の冷水に全身つかる	0.16～0.26
	氷水浴 ice water immersion	1～5℃の氷水に全身つかる	0.12～0.35
	蒸発（気化熱）＋対流冷却 evaporation+convection cooling	水を霧吹きして扇風機などで冷やす	0.035
	全身アイスパック whole body Ice pack	全身を氷で冷やす	0.034
	氷嚢 ice pack	頸部，鼠径部，腋窩の大血管部を冷却	0.001
	水シャワー cold shower cooling	20℃の水をかける	0.07
	血管内冷却 endovascular cooling	サーモガード®	0.08
passive cooling	冷却輸液	4℃に生食やリンゲル液を冷却し投与	体表冷却と併用で0.038 常温輸液（23℃）より2倍の冷却効果
	冷却（冷房）	部屋を涼しくする	0.03～0.06

体液状態のモニタリング

輸液量の調整

年齢，併存疾患，合併症など，個々の患者の状態を考慮し尿量，血圧，脈拍，電解質，エコーでの下大静脈径を指標に1mL/kg/時以上の尿量を維持できるよう調節する。平均動脈圧を65mmHg以上（高齢または高血圧の場合は75mmHg以上）に維持し，乳酸値が正常であることを目標とする。下大静脈径などを評価するポイントオブケア超音波（point-of-care ultrasound：POCUS）検査は，体液量の状態を評価し，輸液蘇生の必要性を判断するのに有用である[7]。中心静脈圧の測定値は，心血管機能障害によって信頼性に乏しいことがあるので注意を要する。

重症熱中症では敗血症性ショックと類似した末梢血管が拡張する病態をきたすといわれており，輸液蘇生および冷却措置にもかかわらず低血圧が持続する患者ではノルアドレナリン（＝ノルエピネフリン）の使用を考慮する。

合併症の管理

熱中症は，急性肝障害，急性腎障害，凝固障害，横紋筋融解症，心筋障害といったさまざまな合併症を引き起こす可能性がある。特に労作性熱中症で合併する横紋筋融解症は輸液管理が重要とな

る。目安として細胞外液1〜2L/時（最初の1時間は積極的な輸液治療），その後300mL/時で投与し，尿量4mL/kg/時を目標に維持する。輸液過多の場合，フロセミドを静脈内投与（利尿薬治療歴のない患者では10〜20mg）し，代謝性アシドーシスがある場合には炭酸水素ナトリウムを投与することで尿のアルカリ化（尿pH＞6.5）を行う。尿量維持が難しい場合には透析を考慮する。

ROSE モデルで整理した輸液の考え方と実際

Case（症例）における1日ごとの輸液分類（図1）と，その詳細を表4に示す。また，ROSEモデルに照らした仮想累積減量推移を図2に示す。

1日目：resuscitation 期（図2R）

ER到着時は循環動態の破綻した重症熱中症で，静脈路を2本確保し，蘇生輸液（resuscitation fluids）としてヴィーン®Fを全開投与した。同時に冷却も開始した。大量輸液後も循環動態は不安定でノルアドレナリンを併用し，約4,000mLの蘇生輸液を投与した。

2日目：optimization 期（図2O）

維持輸液にて徐々に循環動態は安定し，尿量や全身状態に合わせて輸液を行った。

3日目：stabilization 期（図2S）

尿量が安定していて，アドレナリンも減量できているため維持輸液を継続した。

7日目：evacuation 期（図2E）

尿量が急激に増加したため輸液量を減量した。

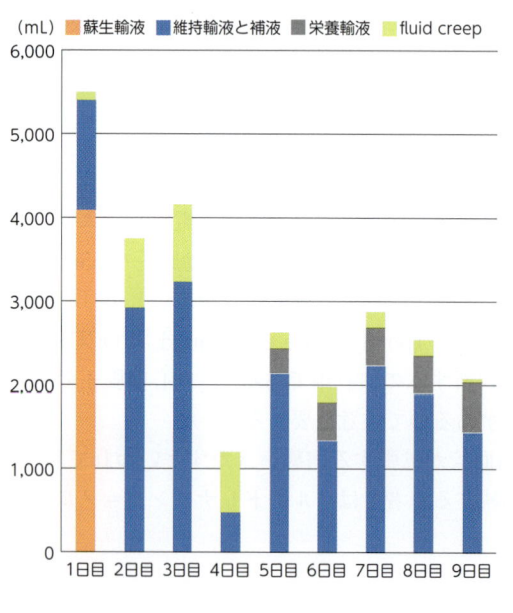

図1 1日ごとの輸液総量と輸液分類

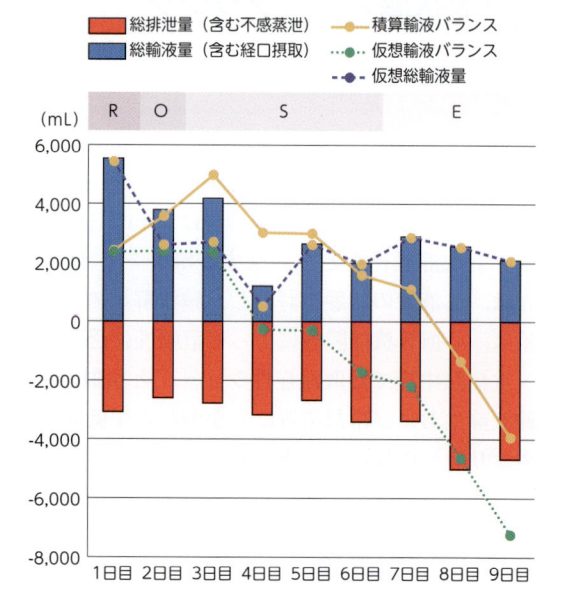

図2 ROSE モデルでとらえる輸液の仮想減量

日々の減量可能輸液量を，実際の日々の総輸液量から差し引くことで仮想総輸液量がプロットできる（紫破線）。さらにこの仮想輸液量から，日々の総排泄量を差し引くことで，仮想総輸液バランスがプロットできる（緑破線）。

表4 輸液分類の詳細

輸液タイプ	%	1日の輸液量平均値(mL)	1日の輸液量中央値(mL)	volume								
				1日目	2日目	3日目	4日目	5日目	6日目	7日目	8日目	9日目
蘇生輸液	15	456	0	4,100	0	0	0	0	0	0	0	0
等張晶質液（速度1L/6時間以上）		456	0	4,100	0	0	0	0	0	0	0	0
膠質液（主にアルブミンとゼラチン）		0	0	0	0	0	0	0	0	0	0	0
輸血用血液製剤	0	0	0	0	0	0	0	0	0	0	0	0
維持輸液と補液	64	1,892	1,907	1,310	2,930	3,240	480	2,140	1,340	2,240	1,907	1,440
グルコース含有晶質液		200	240		240	240	240	240	240	240	157	0
等張晶質液（速度1L/6時間未満）		1,937	1,900	1,310	2,690	3,000	2,240	1,900	1,100	2,000	1,750	1,440
栄養輸液	8	250	300	0	0	0	0	300	450	450	450	600
経腸栄養剤		250	300	0	0	0	0	300	450	450	450	600
経静脈栄養		0	0	0	0	0	0	0	0	0	0	0
経口水分摂取		0	0	0	0	0	0	0	0	0	0	0
fluid creep（体液クリープ）	13	382	200	101	830	930	730	200	200	200	200	50
電解質補充のための輸液		11	0	0	100	0	0	0	0	0	0	0
静脈ラインキープのための輸液		6	0	51	0	0	0	0	0	0	0	0
薬剤の溶媒としての輸液（ワンショットおよび持続投与）		366	200	50	730	930	730	200	200	200	200	50
総輸液量	100	2,980	2,640	5,511	3,760	4,170	1,210	2,640	1,990	2,890	2,557	2,090
尿および便		2,420	2,215	1,868	1,496	1,820	2,215	1,720	2,452	2,420	4,060	3,730
滲出液（不感蒸泄）		994	950	1,200	1,100	950	950	950	950	950	950	950
総排泄量		3,415	3,165	3,068	2,596	2,770	3,165	2,670	3,402	3,370	5,010	4,680
総バランス		-435	-480	2,443	1,164	1,400	-1,955	-30	-1,412	-480	-2,453	-2,590
累積体液バランス		1,626	2,443	2,443	3,607	5,007	3,052	3,022	1,610	1,130	-1,323	-3,913

Fluid creep と輸液減量ポイント

　9日間で fluid creep は 13%（3,441mL）であった（図3）。特に2〜4日目で多く減量できた可能性がある。1〜4日目で薬剤溶解輸液は 100mL 生理食塩水で溶解していたが，50mL で溶解することにより 650mL の減量可能輸液量（推定）となる。2〜4日目は尿量も維持できており，維持輸液量の減量も可能であったと考えられる。仮に維持輸液量 2,000mL/日で計算すると3日間で 2,650mL の減量が可能であった。

　すべての減量可能輸液量は 3,300mL と推定される。従って，9日目の仮想総輸液バランスは –3,913 – 3,300 = –7,213mL となる。

図3 総輸液量における fluid creep の割合

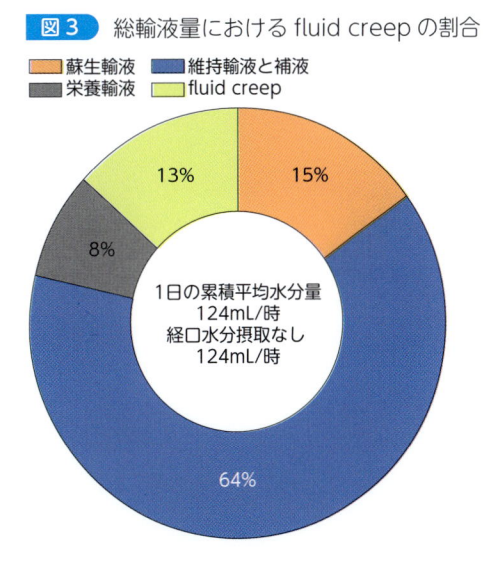

蘇生輸液　維持輸液と補液
栄養輸液　fluid creep

15%
64%
8%
13%

1日の累積平均水分量
124mL/時
経口水分摂取なし
124mL/時

文献 ──

1）Bouchama A, Abuyassin B, Lehe C, et al: Classic and exertional heatstroke. Nat Rev Dis Primers 2022; 8: 8.
2）日本救急医学会：熱中症ガイドライン 2024.
　https://www.jaam.jp/info/2024/files/20240725_2024.pdf（2024 年 8 月閲覧）
3）Epstein Y, Yanovich R: Heatstroke: N Engl J Med 2019; 380: 2449-2459.
4）Abderrezak Bouchama , James P Knoche: Heat stroke .N Engl J Med 2002; 346: 1978-1988.
5）Gaudio FG, Grissom CK: Cooling Methods in Heat Stroke. J Emerg Med 2016; 50: 607-616.
6）Moore TM, Callaway CW, Hostler D: Core temperature cooling in healthy volunteers after rapid intravenous infusion of cold and room temperature saline solution. Ann Emerg Med 2008; 51: 153-159.
7）Pourmand A, Pyle M, Yamane D, et al: The utility of point-of-care ultrasound in the assessment of volume status in acute and critically ill patients. World J Emerg Med 2019; 10: 232.

病態別適正輸液

急性肺血栓塞栓症

- 72 歳，男性
- もともと ADL 自立だが，数カ月前に椎体圧迫骨折を受傷してから自室で過ごすことが多くなっていた。トイレ歩行時に呼吸困難感を自覚し，しばらく様子をみていたが症状は改善せず，その後に意識消失して倒れているところを家族に発見され，救急搬送された
- 来院時バイタルサイン：血圧 71/47mmHg，脈拍数 112 回 / 分，呼吸数 24 回 / 分，SpO_2 96%（酸素マスク 5L），GCS E3-V5-M6，末梢冷感や下肢の mottling がみられた
- エコー図検査所見：右室拡大による左室圧排像（D-shape）あり，左室の収縮能は良好，IVC は拡張し呼吸性変動なし，右総大腿静脈は圧迫時に内腔が虚脱しなかった
- DVT（deep vein thrombosis：深部静脈血栓症）による PTE（pulmonary thrombo-embolism：急性肺血栓塞栓症）を疑い，造影 CT を撮影すると両側肺動脈主幹部に造影欠損像（図）があり，PTE と診断した。治療として血栓溶解薬による再灌流療法や呼吸循環管理を開始した

図　造影 CT 像

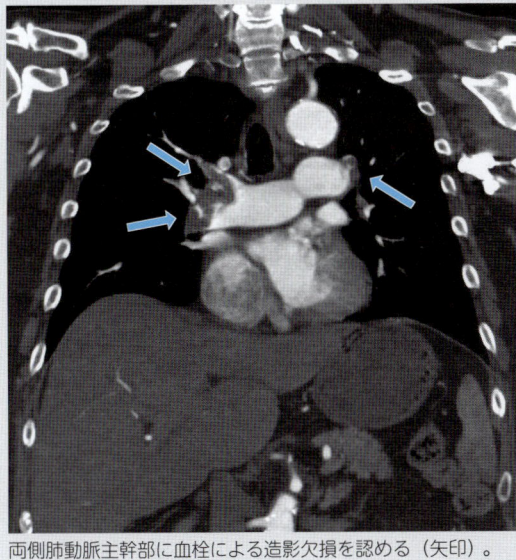
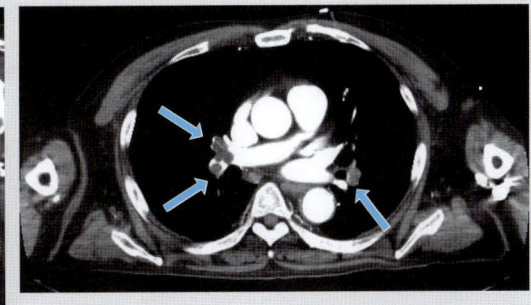

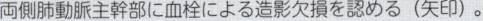
両側肺動脈主幹部に血栓による造影欠損を認める（矢印）。

一般的な輸液方法とポイント解説

▶ 総論

PTE のうち 90％以上は下肢や骨盤内の DVT が原因となり，そこから遊離して血流に乗った塞栓子が肺動脈に物理的閉塞を生じることで循環動態やガス交換に障害を及ぼす。PTE と聞くと肺循環の障害であることから酸素化障害などに注目しがちであるが，酸素化不良よりも血行動態不安定や血圧低値が急性期死亡と強く関連しており，PTE の重症度分類は主にショックや血圧低下などの循環動態の指標によってなされることを知る必要がある[1-3]。そこで，PTE において血圧低下が起きるメカニズムを正しくとらえるため，肺循環や右室の特徴を押さえておこう。

▶ 肺循環系の特徴

左室が厚い（8〜11mm）筋肉の壁に囲まれているのに対して，右室は薄い（2〜3mm）自由壁が左室由来の心室中隔を取り囲むように構成されている[4]。筋肉量の少ない右室は拡張性が高く大量の静脈灌流を受け止めることに適しているが，強い収縮力を生み出せないため急激な後負荷の上昇には弱い[5-7]。重症 PTE では急激な後負荷の上昇に伴う圧負荷による右心不全が循環動態の破綻につながる。右室の圧不可に対して右室が拡張することによって右室の拍出量は増加させて代償しようとするが，右室壁は薄いため代償機構が弱い。右室の駆出量が減ると左室の前負荷が減少するため左室拍出量が減少するうえ，右室の拡張により心室中隔が左室側に偏位することで左室の充満が阻害されるため，左室の拍出量はさらに減少することとなる（この過程を interventricular dependence とよぶ，図 1）。この病態を知ることが PTE の適正輸液を考えるうえで最も重要となる。

図1 Interventricular dependence の仕組み

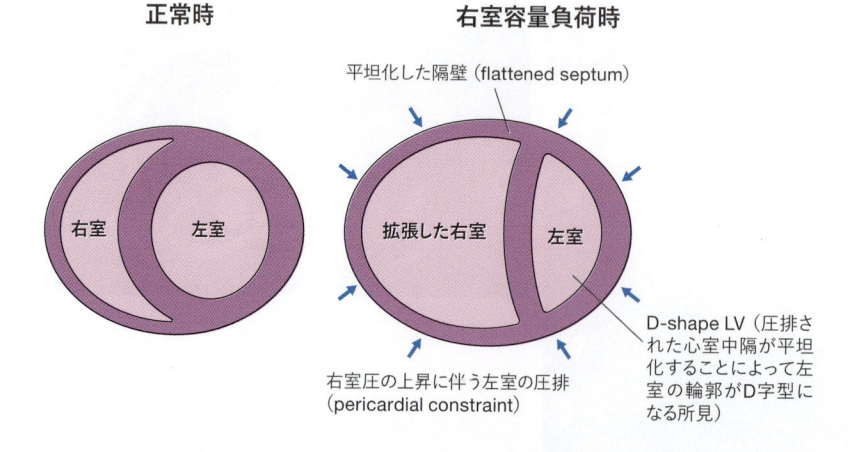

正常時

右室容量負荷時

平坦化した隔壁（flattened septum）

右室　左室

拡張した右室　左室

D-shape LV（圧排された心室中隔が平坦化することによって左室の輪郭がD字型になる所見）

右室圧の上昇に伴う左室の圧排（pericardial constraint）

▶ 初期輸液の選択と初期輸液量の推定

血管透過性の亢進や細胞内脱水などが生じる病態が主体ではなく血管内水分量の管理が種となるため，細胞外液を選択する。初期輸液量に関しては後述の resuscitation 期の輸液管理を参考にしていただきたい（例：リンゲル液 500〜1,000mL 程度）。

▶ 体液の状態のモニタリング

　一般的なショックの指標として，血圧，心拍数，呼吸数などのバイタルサイン，末梢冷感，skin mottling，毛細血管充満時間（capillary refill time：CRT）・意識状態などの身体所見，血液ガス分析における乳酸値，中心静脈血酸素飽和度（$ScvO_2$）・動脈—中心静脈血の二酸化炭素分圧差（CO_2 gaps），ベッドサイドモニターによる心拍出量や中心静脈圧の推定，エコーによる左室流出路速度時間積分値（left ventricular outflow tract velocity time integral：LVOT-VTI）や venous excess ultrasound（VExUS）score などが挙げられる。これらの指標を参考にしつつ，PTE に特異的に使いやすい指標として，エコーで測定できる心室中隔扁平化（D-shape）の程度，右室径/左室径比（RV/LV ratio），三尖弁輪収縮期移動距離（tricuspid annular plane systolic excursion：TAPSE）などをモニタリングすることで，閉塞性ショックの改善・増悪を評価し，輸液の是非を検討する。

ROSE モデルで整理した輸液の考え方と実際

　Case（症例）における 1 日ごとの輸液分類（図 2）と，その詳細を表 1 に示す。また，ROSE モデルに照らした仮想累積減量推移を図 3 に示す。

1 日目：resuscitation 期（図 3R）

　左室の前負荷減少に伴う拍出量減少を代償するためには理論的には輸液負荷を行えば前負荷増加につながるが，前述した interventricular dependence が顕著に存在している状態で輸液負荷を行った場合，右室圧が上昇し中隔を左室側へ圧排することで左室との拡張末期圧較差がさらに開大し，左室の充満が阻害されることで左室の駆出がさらに悪化することとなる。このため循環虚脱を伴う重症 PTE では，心拍出を補うために行う輸液が結果的にさらに閉塞性ショックを増悪させる一因となる可能性があることに注意する[8]。実際に循環動態が不安定な重症 PTE 患者に対する輸液の効果に関しては確固たるエビデンスがなく，欧州心臓病学会（European Society of Cardiology：

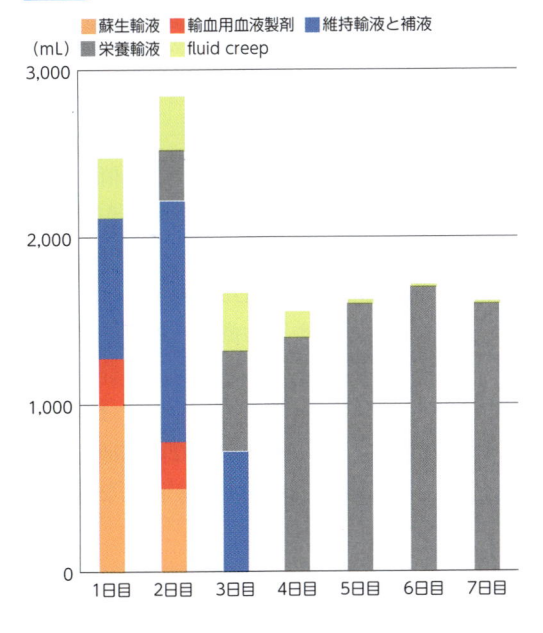

図2　1 日ごとの輸液総量と輸液分類

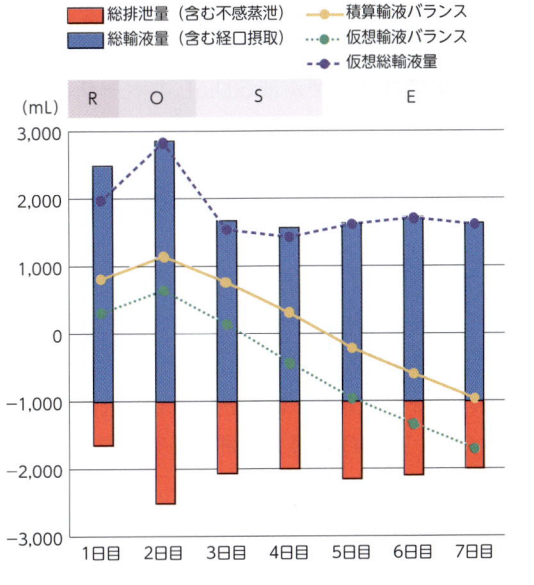

図3　ROSE モデルでとらえる輸液の仮想減量

日々の減量可能輸液量を，実際の日々の総輸液量から差し引くことで仮想総輸液量がプロットできる（紫破線）。さらにこの仮想輸液量から，日々の総排泄量を差し引くことで，仮想総輸液バランスがプロットできる（緑破線）。

4

ROSE モデルと症例で学ぶ輸液適正化のポイント

表1 輸液分類の詳細

輸液タイプ	%	1日の輸液量平均値(mL)	1日の輸液量中央値(mL)	volume						
				1日目	2日目	3日目	4日目	5日目	6日目	7日目
蘇生輸液	11	214	0	1,000	500	0	0	0	0	0
等張晶質液(速度 1L/6時間以上)		214	0	1,000	500	0	0	0	0	0
膠質液(主にアルブミンとゼラチン)		0	0	0	0	0	0	0	0	0
輸血用血液製剤	4	80	0	280	280	0	0	0	0	0
維持輸液と補液	22	429	0	840	1,440	720	0	0	0	0
グルコース含有晶質液		0	0	0	0	0	0	0	0	0
等張晶質液(速度 1L/6時間未満)		429	0	840	1,440	720	0	0	0	0
栄養輸液	53	1,029	1,400	0	300	600	1,400	1,600	1,700	1,600
経腸栄養剤		0	0	0	0	0	0	0	0	0
経静脈栄養		0	0	0	0	0	0	0	0	0
経口水分摂取		1,029	1,400	0	300	600	1,400	1,600	1,700	1,600
fluid creep (体液クリープ)	10	181	160	360	330	350	160	30	20	20
電解質補充のための輸液		69	0	0	120	240	120	0	0	0
静脈ラインキープのための輸液		41	40	60	60	60	40	30	20	20
薬剤の溶媒としての輸液(ワンショットおよび持続投与)		71	0	300	150	50	0	0	0	0
総輸液量	100	1,933	1,670	2,480	2,850	1,670	1,560	1,630	1,720	1,620
尿および便		1,097	1,130	730	1,280	1,130	1,080	1,230	1,170	1,060
滲出液(不感蒸泄)		973	930	930	1,230	930	930	930	930	930
総排泄量		2,070	2,060	1,660	2,510	2,060	2,010	2,160	2,100	1,990
総バランス		-137	-380	820	340	-390	-450	-530	-380	-370
累積体液バランス		187	320	820	1,160	770	320	-210	-590	-960

ESC）ガイドラインでは、中心静脈圧が低い場合に500mL以下の輸液負荷を推奨する程度に留まっている[3]。

その為血圧低下に対してやみくもに輸液負荷を続けるのではなく、早期に循環作動薬を併用する。PTEではすでに頻脈となっている場合が多く陽性変時作用が少ないノルアドレナリンが選択される。脈拍が増加すると、心室充満時間が短縮することで左室の前負荷減少が増悪するからである。右心不全の管理にはドブタミンもしばしば選択されるが、心収縮力の上昇作用や肺血管抵抗の低下作用が循環不全に対して有用とされる一方で、陽性変時作用（＝頻拍化）によるデメリットに注意して使用しなければならない。

本症例ではリンゲル液500mLのボーラス投与を行い、血圧はやや上昇したものの末梢冷感やmottlingは改善せず、ノルアドレナリンの持続投与を開始した。その後も循環不全徴候が残存しており、ノルアドレナリンの必要量が増加していったため、ドブタミンの持続投与を併用開始し、血栓のない左鼠径部の動静脈からシースを確保して veno-arterial extracorporeal membrane oxygenation（VA-ECMO）の導入をいつでも行えるようにした。輸液や薬物療法への反応が乏しい急性右心不全に有効な循環補助手段は VA-ECMOのみとなる。また、閉塞性ショックの呼吸管理においては陽圧換気により静脈還流量がさらに減少し、右心不全を助長する可能性があるため、可能な限り挿管管理を避けることが望ましい。それでも呼吸器以外での酸素投与では低酸素血症の是正が困難な場合にのみ、VA-ECMOの導入と併せて気管挿管を検討する。

2日目：optimization期（図3O）

　血管内ボリュームが適正化できたら輸液は維持輸液でよい。ノルアドレナリンとドブタミンの持続投与を行いながら循環不全を改善させることができたら，必要な血管作動薬を併用しつつ維持輸液の投与量を調整し，細胞外液は循環血漿量減少時のみボーラス投与を行うことを心がける。PTEは敗血症や重症外傷のように血管内ボリュームが持続的に失われる病態ではないため，閉塞性ショックが安定化しつつあるこの段階で頻回に細胞外液のボーラス投与が必要となる場合，tPAの有害事象としての出血性ショックやデバイスによる感染など，ほかのショックの合併を考えるべきである。すなわち，この段階での細胞外液は減量可能である。

　　→減量可能輸液量（推定）：500mL

3，4日目：stabilization期（図3S）

　急性PTEにおいて循環動態を破綻させている原因は肺動脈を閉塞している血栓そのものであり，血栓溶解療法を行うと90％以上の患者でtPA投与から36時間以内に臨床所見や心エコー所見の改善がみられる[9]。そのため，このフェーズで循環不全徴候や右室負荷所見の改善がみられた場合は，早期に循環作動薬の減量が可能となる。このフェーズでは基本的に輸液負荷は不要であり，これまでのフェーズで行った輸液によりthird spaceに貯留した過剰な水分が血管内に戻ってくることが予想される。右室負荷所見が改善していることを確認しつつ，体液バランスとしてはプラスマイナスゼロ〜マイナスバランスになるよう意識されたい。本症例ではノルアドレナリンとドブタミンを漸減していき，輸液必要性がなく連日マイナスバランスの状態で推移した。

　　→減量可能輸液量（推定）：240mL

5〜7日目：evacuation期（図3E）

　循環作動薬から離脱でき，病態としても原因が解除され安定した状態と判断されるとき，de-escalation期への移行が完了したとみなす。急性PTEにおいて，このフェーズでは右心負荷所見は消失していることが多く，これまでに蓄積した水分バランスを病前状態に戻しつつ，PTEと上流疾患であるDVTの治療を継続しながら積極的に離床を進めていくことが目標となる。

　推定減量可能輸液量を合計すると500+240=740mLと推定される。従って，7日目の仮想総輸液バランスは-960-740=-1,700mLとなる。

Fluid creepと輸液減量ポイント

　本症例では7日間で，fluid creepが総輸液量の10％（1,270mL）と低い割合で維持できていた（図4）。輸液減量のポイントとしては超急性期は循環動態が安定したら速やかに過剰輸液を避けるように意識することが挙げられる。

　残存血栓により慢性血栓塞栓性肺高血圧症（chronic thromboembolic pulmonary hypertension：CTEPH）に移行することで，慢性的な肺高血圧症および右心不全を生じうる。急性PTE患者のうち4〜12％がCTEPHを発症したとする報告があり，急性PTEの治療後に長期の右心機能不全がみられるとCTEPHへの移行リスクが高いことが示されているため，退院後も定期的なフォローアップが必要である[10,11]。これをもって血栓溶解が不完全に終わるよりは外科的な血栓除去がよいのではという意見もあるが，質の高いエビデンスはなく，小規模の研究では有意差は出ていない[12]。

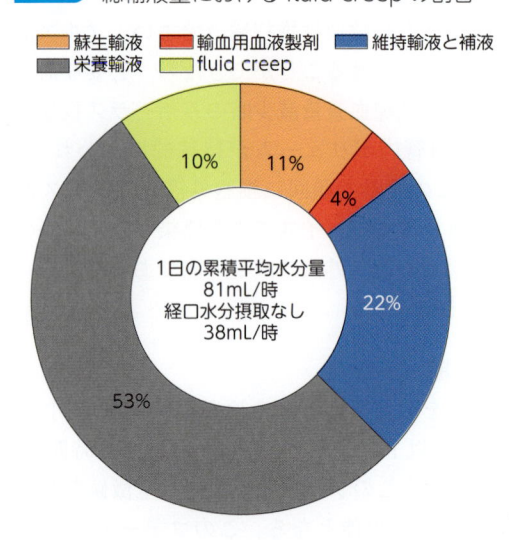

図4 総輸液量における fluid creep の割合

蘇生輸液　輸血用血液製剤　維持輸液と補液
栄養輸液　fluid creep

11%
4%
22%
53%
10%

1日の累積平均水分量
81mL/時
経口水分摂取なし
38mL/時

文献

1) Conget F, Otero R, Jiménez D, et al: Short-term clinical outcome after acute symptomatic pulmonary embolism. Thromb Haemost 2008; 100: 937-942.
2) Quezada CA, Bikdeli B, Barrios D, et al: Meta-analysis of prevalence and short-term prognosis of hemodynamically unstable patients with symptomatic acute pulmonary embolism. Am J Cardiol 2018; 123: 684-689.
3) Konstantinides SV, Meyer G, Becattini C, et al: ESC Scientific Document Group , 2019 ESC Guidelines for the diagnosis and management of acute pulmonary embolism developed in collaboration with the European Respiratory Society（ERS）: The Task Force for the diagnosis and management of acute pulmonary embolism of the European Society of Cardiology（ESC）, European Heart Journal 2020; 41: 543-603.
4) Dell'Italia LJ: The right ventricle: anatomy, physiology, and clinical importance. Curr Probl Cardiol 1991; 16: 653-720.
5) Maughan WL, Shoukas AA, Sagawa K, et al: Instantaneous pressure-volume relationship of the canine right ventricle. Circ Res 1979; 44: 309-315.
6) Hurtford WE, Barlai-Kovach M, Strauss HW, et al: Canine biventricular performance during acute progressive pulmonary microembolization: regional myocardial perfusion and fatty acid uptake. J Crit Care 1987; 2: 270-281.
7) Hurford WE, Zapol WM: The right ventricle and critical illness: a review of anatomy, physiology, and clinical evaluation of its function. Intensive Care Med 1988; 14: 448-457.
8) Ghignone M, Girling L, Prewitt RM: Volume expansion versus norepinephrine in treatment of a low cardiac output complicating an acute increase in right ventricular afterload in dogs. Anesthesiology 1984; 60: 132-135.
9) Meneveau N, Seronde MF, Blonde MC, et al: Management of unsuccessful thrombolysis in acute massive pulmonary embolism. Chest 2006; 129: 1043-1050.
10) Hsu CH, Lin CC, Li WT, et al: Right ventricular dysfunction is associated with the development of chronic thromboembolic pulmonary hypertension but not with mortality post-acute pulmonary embolism. Medicine （Baltimore）2019; 98: e17953.
11) Dentali F, Bertolini A, Nicolini E, et al: Evaluation of right ventricular function in patients with a previous episode of pulmonary embolism using tissue Doppler imaging. Intern Emerg Med 2013; 8: 689-694.
12) Kattih Z, Meredith S, Roselli V, et al: Mechanical thrombectomy vs catheter directed thrombolysis vs anticoagulation alone: A tertiary center PERT Registry Cohort Analysis. Thromb Res 2024; 241: 109114.

病態別適正輸液
くも膜下出血

くも膜下出血に対する水分管理の現状

▶ 総論

くも膜下出血（subarachnoid hemorrhage：SAH）は脳卒中疾患のなかでもきわめて死亡率が高く，重症度の高い疾患である。開頭クリッピング術やコイル塞栓術後の重大な予後不良因子の１つとして遅発性脳血管攣縮があり，発生頻度は 30〜70％，症候性となる頻度は 20〜30％といわれている。特に SAH 発症 4〜14 日目の間に多く，7〜14 日目に最も狭窄するピークがあるとされている[1]。

従来，くも膜下出血急性期治療での輸液はこの 4〜14 日目の遅発性脳血管攣縮期での症候性脳血管攣縮予防のため，いわゆる "triple-H 療法 " が行なわれてきた。Triple-H 療法は 1）Hypertension（人為的）高血圧，2）Hypervolemia 高循環血漿量，3）Hemodilution 血液希釈からなり，脳卒中ガイドライン上は推奨度 C[2] であるが，塩酸ファスジルやオザグレルナトリウムといった薬物療法とともに脳血管攣縮予防の基本的な治療法とされ，攣縮期治療中は毎日バランスをはかり，水分負荷でHct 値を下げ，血圧が低ければ昇圧をするという治療が一般的な管理であった。

2022 年 1 月に新規抗攣縮薬であるクラゾセンタンナトリウム（ピヴラッツ点滴静注液®）が製造販売承認され使用されるようになった。脳血管攣縮は酸化ヘモグロビン誘発性の血管攣縮物質であるエンドセリン（ET）産生および赤血球からの ET 放出により引き起こされると考えられており，主に血管平滑筋細胞膜状の ET_A 受容体を介して発症するとされている。クラゾセンタンは ET_A 受容体を選択的に拮抗することで抗血管攣縮作用を示す。治験上は血管痙攣関連の新規脳梗塞はクラゾセンタン群でプラセボ群と比較して改善（12.3％ vs. 27.4％，RRR 55％，95％CI 0.32-0.70，p < 0.0001）[3] しており，脳卒中ガイドライン 2023 にて推奨度 B に追補された。本薬剤は副作用として重大な体液貯留（胸水，肺うっ血，浮腫，脳浮腫等）が報告されており[4]，水分管理に留意する必要がある。薬理作用として，エンドセリン受容体拮抗薬（特に ET_A 選択的拮抗薬：クラゾセンタン）は受容体を活性化することで，アルギニンバソプレシンおよびアルドステロンを活性化させ，体液貯留および血管透過性の亢進を引き起こし，浮腫形成を促進すると考えられている[5]。このことから，くも膜下出血の輸液管理は従来の水分負荷を行う管理からどちらかといえば水分を制限する管理に転換されるようになった。

以下に新規抗攣縮薬承認後の筆者の施設における水分管理の変遷を示す。

▶ 従来の triple H を踏襲した水分管理

筆者の施設ではくも膜下出血急性期患者について新規抗攣縮薬の導入当初は従来どおり triple-H療法の考え方を踏襲した水分管理を行った。救急外来から水分投与量は多めで，細胞外液 80mL/時程度で投与し，術前まで高用量の鎮静鎮痛薬を持続投与，術中も麻酔管理で外液負荷が多い状態

であった。術後もおおむね 60〜80mL/時で細胞外液を投与し，さらに攣縮期はクラゾセンタン，低分子デキストラン，塩酸ファスジル，誤嚥性肺炎等に対しての抗菌薬に食事を経管栄養，または経口摂取で徐々に開始するという水分負荷管理（2,500〜3,000mL+栄養/日）であった。脳血管攣縮の発生は少ないが，胸水貯留等の合併が多く，特に高齢者ではフロセミドの投薬が必要となったり呼吸状態が悪化し新規抗攣縮薬の投与継続が困難となることもあった。

▶ 新しい水分管理のモニタリングと調整

　そこで，補液量と体液バランスの評価を見直し，初療時から水分制限を行う輸液管理，すなわち救急外来から補液量をしぼり，手術中も麻酔科と協力しながらなるべくプラスバランスとならないように管理をすることとした。維持輸液は 20〜40mL/時，脳血管攣縮予防としてクラゾセンタン，塩酸ファスジルのみとした。バランス管理についてはそれまでの水分出納に加え，下大静脈径の計測，心エコーにて心嚢液貯留有無の確認，胸部 X 線や胸部 CT 像，体重測定，血液検査データ（特に BUN，Na，尿中 Na と投薬 Na のバランス，Hb，Alb）を毎日のカンファレンスで十分検討したうえで脱水が進行していると判断した場合のみ追加補液を行うという管理としている。これにより，水分過多による胸水や肺水腫といった合併症の頻度は大きく減少し，脳血管攣縮予防の効果を得ることができるようになった。具体的な 2 症例を挙げて解説する。

Key Slide	**Case**	まとめ

Case1　新規抗攣縮薬導入初期例
- 頭痛，嘔吐あり救急搬送された 76 歳，女性
- 経過：来院時（Day0，表 1 の 1 日目），GCS E4-V5-M6，頭部 CT・CTA にて SAH WFNS grade I，Fisher group3，脳底動脈先端部動脈瘤（4mm 大）破裂の診断となり，1 日目にコイル塞栓術を全身麻酔にて施行。2 日目に抜管し，クラゾセンタン投与開始（表 1 の 3 日目）。4 日目に胸水貯留著明となり，呼吸状態も悪化した。ネーザルハイフローを要するようになり，フロセミド投与で対応した。バランスをみてメインの維持輸液は減量したものの，まだ低分子デキストランをやめる決断はできず，胸水貯留に難渋した。18 日目に全身状態安定し，33 日目に mRS 2 でリハビリ転院となった
- 経過中の症候性血管攣縮，画像上の脳血管攣縮は認めなかった

Case2　新規抗攣縮薬導入後安定期例
- Case1 と比較し，従来のクラゾセンタン使用経験から水分負荷を絞る方向に切り替えてからの症例
- 86 歳，女性。自宅で動けなくなっているところを家族が発見し救急要請された
- 経過：来院時 GCS E4-V4-M6，頭部 CT・CTA にて SAH　WFNS grade Ⅱ，左IC ancho 動脈瘤（4 mm 大）破裂の診断となった。Day0（表 1 の 1 日目）でコイル塞栓術を施行した。術後，覚醒良好にて 2 日目で抜管。同日からクラゾセンタン投与開始した。クラゾセンタンは，生理食塩水 500 mL に薬液 17 mL を加えて 17 mL/ 時で投与することとなっており，その特性上 fluid creep は多くならざるをえないため，メインの維持輸液は絞り，表に記載のようにバランス管理は当初からプラスとならないよう厳重に注意し，補液，栄養投与を行った。経過中呼吸状態含め大きな問題はなく，脳血管攣縮は認めず攣縮期終了した。経過良好にて 48 日目に mRS 3 でリハビリ転院となった

2 症例の比較でみる輸液の考え方と実際

Case1 と Case2 の症例について，ともに 9 日目までの輸液分類を**図1**に，その詳細を**表1**に示す。また ROSE モデルに照らした仮想累積減量推移を**図2**に示す。

図1 1 日ごとの輸液総量と輸液分類（比較）

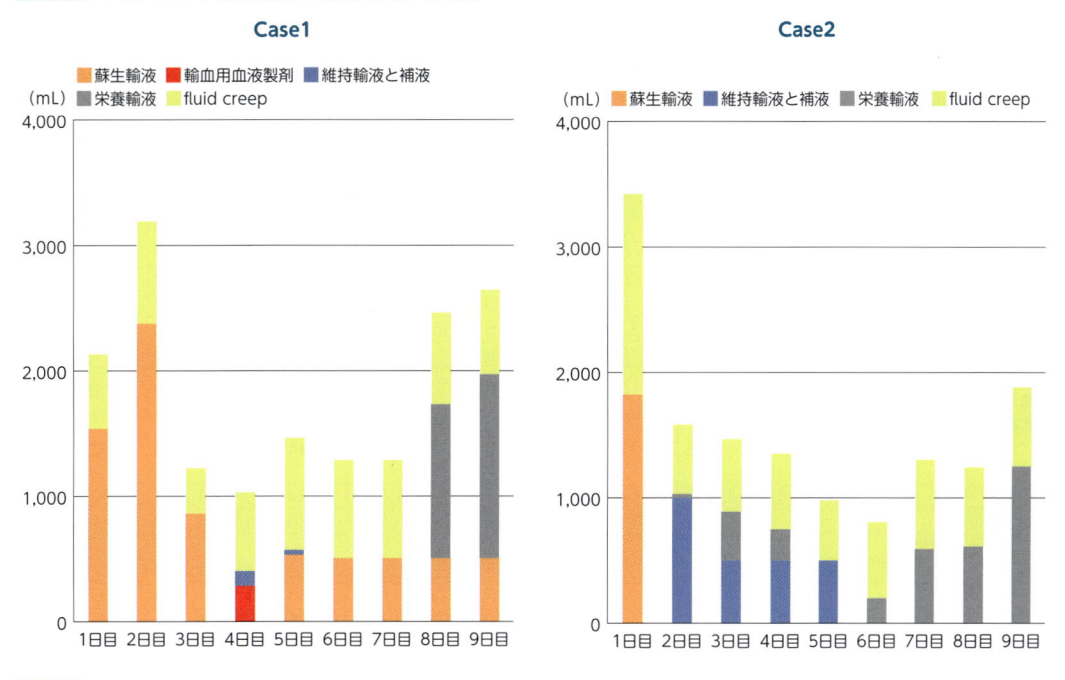

図2 ROSE モデルでとらえる輸液の仮想減量（比較）

日々の減量可能輸液量を，実際の日々の総輸液量から差し引くことで仮想総輸液量がプロットできる（紫破線）。さらにこの仮想輸液量から，日々の総排泄量を差し引くことで，仮想総輸液バランスがプロットできる（緑破線）。

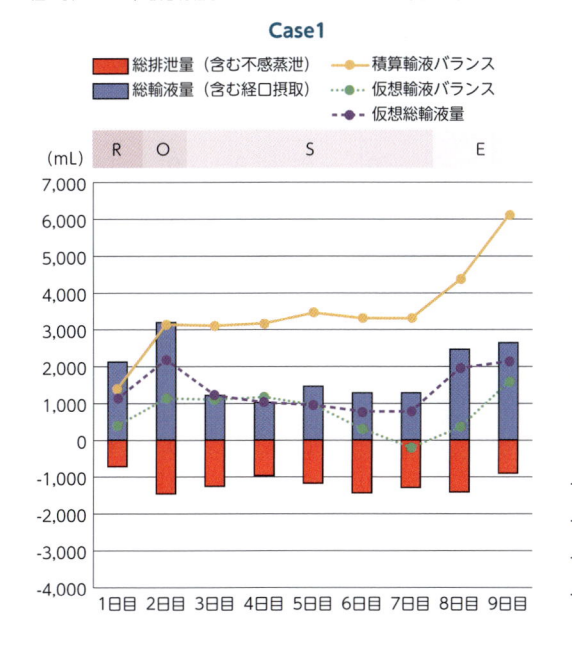

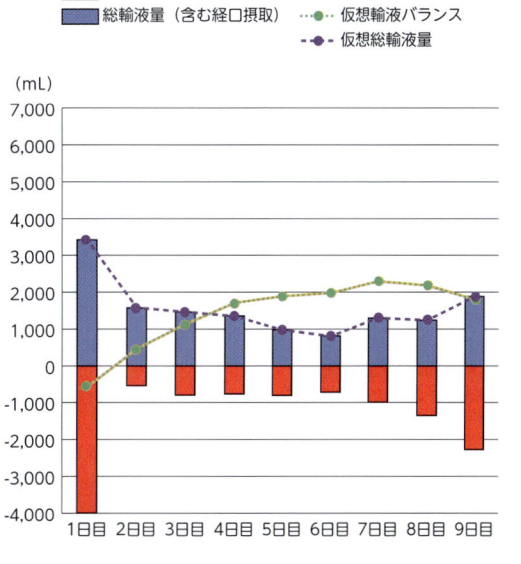

ROSE モデルと症例で学ぶ輸液適正化のポイント

4

表1 輸液分類の詳細（比較）

Case1

輸液タイプ	%	1日の輸液量平均値(mL)	1日の輸液量中央値(mL)	volume								
				1日目	2日目	3日目	4日目	5日目	6日目	7日目	8日目	9日目
蘇生輸液	44	813	504	1,537	2,376	862	0	530	504	504	504	504
等張晶質液（速度1L/6時間以上）		531	0	1,537	2,376	862	0	0	0	0	0	0
膠質液（主にアルブミンとゼラチン）		283	504	0	0	0	0	530	504	504	504	504
輸血用血液製剤	2	32	0	0	0	0	284	0	0	0	0	0
維持輸液と補液	1	18	0	0	0	0	118	40	0	0	0	0
グルコース含有晶質液		18	0	0	0	0	118	40	0	0	0	0
等張晶質液（速度1L/6時間未満）		0	0	0	0	0	0	0	0	0	0	0
栄養輸液	16	299	0	0	0	0	0	0	0	0	1,226	1,467
経腸栄養剤		299	0	0	0	0	0	0	0	0	1,226	1,467
経静脈栄養		0	0	0	0	0	0	0	0	0	0	0
経口水分摂取		0	0	0	0	0	0	0	0	0	0	0
fluid creep（体液クリープ）	37	696	732	595	816	361	628	894	782	782	732	672
電解質補充のための輸液		0	0	0	0	0	0	0	0	0	0	0
静脈ラインキープのための輸液		0	0	0	0	0	0	0	0	0	0	0
薬剤の溶媒としての輸液（ワンショットおよび持続投与）		696	732	595	816	361	628	894	782	782	732	672
総輸液量	100	1,858	1,464	2,132	3,192	1,223	1,030	1,464	1,286	1,286	2,462	2,643
尿および便		1,179	1,255	730	1,455	1,255	965	1,170	1,435	1,290	1,410	904
滲出液（不感蒸泄）		0	0	0	0	0	0	0	0	0	0	0
総排泄量		1,179	1,255	730	1,455	1,255	965	1,170	1,435	1,290	1,410	904
総バランス		678	294	1,402	1,737	-32	65	294	-149	-4	1,052	1,739
累積体液バランス		3,487	3,313	1,402	3,139	3,107	3,172	3,466	3,317	3,313	4,365	6,104

Case2

輸液タイプ	%	1日の輸液量平均値(mL)	1日の輸液量中央値(mL)	volume								
				1日目	2日目	3日目	4日目	5日目	6日目	7日目	8日目	9日目
蘇生輸液	13	202	0	1,822	0	0	0	0	0	0	0	0
等張晶質液（速度1L/6時間以上）		202	0	1,822	0	0	0	0	0	0	0	0
膠質液（主にアルブミンとゼラチン）		0	0	0	0	0	0	0	0	0	0	0
輸血用血液製剤	0	0	0	0	0	0	0	0	0	0	0	0
維持輸液と補液	18	278	0	0	1,000	500	500	500	0	0	0	0
グルコース含有晶質液		278	0	0	1,000	500	500	500	0	0	0	0
等張晶質液（速度1L/6時間未満）		0	0	0	0	0	0	0	0	0	0	0
栄養輸液	24	369	250	0	30	390	250	0	200	590	610	1,250
経腸栄養剤		369	250	0	30	390	250	0	200	590	610	1,250
経静脈栄養		0	0	0	0	0	0	0	0	0	0	0
経口水分摂取		0	0	0	0	0	0	0	0	0	0	0
fluid creep（体液クリープ）	45	710	608	1,600	552	576	600	480	608	713	632	632
電解質補充のための輸液		0	0	0	0	0	0	0	0	0	0	0
静脈ラインキープのための輸液		0	0	0	0	0	0	0	0	0	0	0
薬剤の溶媒としての輸液（ワンショットおよび持続投与）		710	608	1,600	552	576	600	480	608	713	632	632
総輸液量	100	1,559	1,350	3,422	1,582	1,466	1,350	980	808	1,303	1,242	1,882
尿および便		1,360	805	3,995	545	800	767	805	718	990	1,350	2,270
滲出液（不感蒸泄）		0	0	0	0	0	0	0	0	0	0	0
総排泄量		1,360	805	3,995	545	800	767	805	718	990	1,350	2,270
総バランス		199	175	-573	1,037	666	583	175	90	313	-108	-388
累積体液バランス		1,430	1,795	-573	464	1,130	1,713	1,888	1,978	2,291	2,183	1,795

▶ 体液量のモニタリングと輸液減量ポイント

Case1と比べ，Case2についてはこれまでのSAH攣縮期管理からみるときわめて蘇生輸液量を少なく投与し，バランス管理をしていることがわかるが，特にクラゾセンタン投与開始後早期に尿量の減少が認められ胸水貯留する例が多いことから，来院時から救急外来，手術中のバランス管理もプラスとならないようそれまで以上に厳重に管理する必要があった。

Case1での減量のポイントとして，救急外来，手術での1〜2日目の輸液をできる限り減量することが挙げられる。それぞれおおむね1,000mL程度減量は可能であったのではと考えられる。また，fluid creepは攣縮期管理のみで少なくとも毎日500〜600mL程度あり，2〜3日目に尿量が減った際にさらに追加で補液を入れていると体液貯留に結びつくことから，尿量，体重，下大静脈径，胸水貯留など先に挙げた一連のバランス評価を行い，補液をできる限り減量していくことが重要である。Fluid creepの割合は，Case1で37%，Case2で45%である（図3）。Case1ではこれまでの攣縮期管理の慣習に則り，低分子デキストラン輸液を行っていたが，これを減量していくことで500mL輸液を減量できる。これまでの経験から概ね1週間程度で利尿が得られるようになれば，その後に体液貯留で悩まされることはないようである。そして，従来の治療と比較してこれだけバランスを絞り気味にしても脳血管攣縮発生は抑えられていることを実感している。

なお，Case1において減量可能輸液量（推定）を合計すると4,520mLと推定される。9日目の仮想総輸液バランスは6,104−4,520＝1,584mLとなる。

図3 総輸液量における fluid creep の割合（比較）

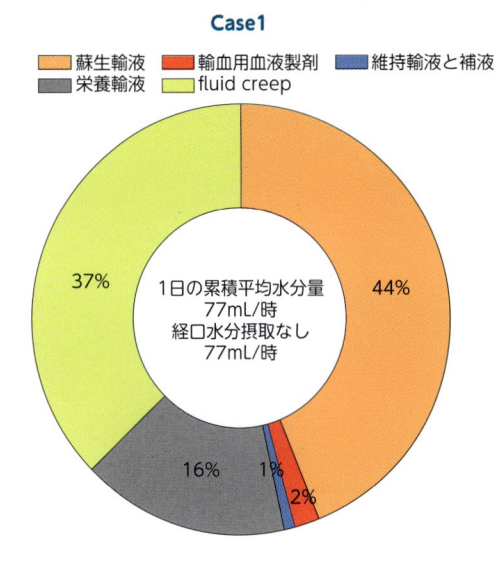
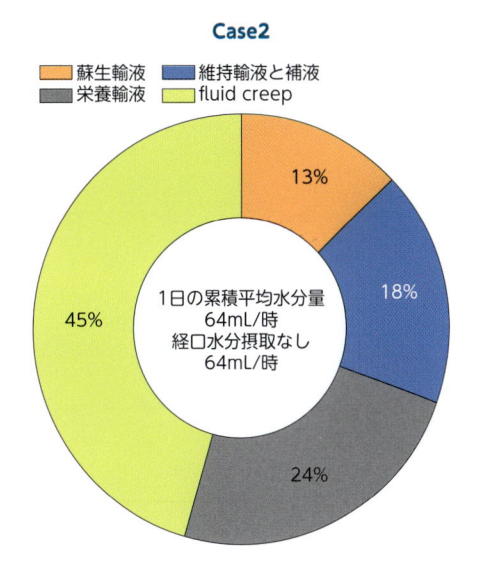

まとめ

● 従来の輸液負荷の管理から，新規抗攣縮薬の登場により水分管理を厳密に行う必要が出てきており，より fluid creep への意識，水分貯留の評価の重要性が高まったといえる。

文献

1）CG Harrod, BR Bendok, H H Batjer: Prediction of cerebral vasospasm in patients presenting with aneurysmal subarachnoid hemorrhage: a review. Neurosurgery 2005; 56: discussion 633-654.

2）一般社団法人日本脳卒中学会 脳卒中ガイドライン委員会：脳卒中治療ガイドライン 2021〔改訂 2023〕治験

3）Endo H, Hagihara Y, Kimura N, et al: Effects of clazosentan on cerebral vasospasm–related morbidity and all-cause mortality after aneurysmal subarachnoid hemorrhage: two randomized phase 3 trials in Japanese patients. J Neurosurg 2022; 137: 1707-1717.

4）J Muniz, M Santos, F Gibram, et al: Efficacy and Safety of Clazosentan After Aneurysmal Subarachnoid Hemorrhage: An Updated Meta-Analysis. Neurosurgery 2023; 93: 1208-1219.

5）M Vercauteren, F Trensz, A Pasquali, et al: Endothelin ETA Receptor Blockade, by Activating ETB Receptors,Increases Vascular Permeability and Induces Exaggerated Fluid Retentions. J Pharmacol Exp Ther 2017; 61: 322-333.

病態別適正輸液
腸閉塞

- 58 歳，男性
- 5 年前に直腸癌に対して低前方切除施行後。腹部膨満および嘔吐を主訴に救急搬送となった。図 a, b は来院時の胸部 X 線と CT 像
- 既往歴：高血圧，脂質異常症
- 身長 165cm，体重 58kg
- 胃管を挿入し胃を減圧した後に透視下にイレウス管を留置した。胃管挿入時，イレウス管留置時，総排液量 2,000mL（1 日目排液総量 3,280mL）

図　胸部 X 線と CT 像

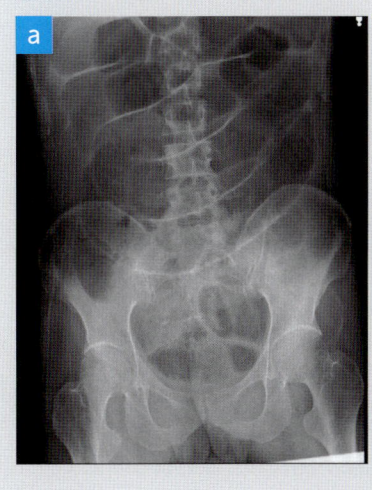
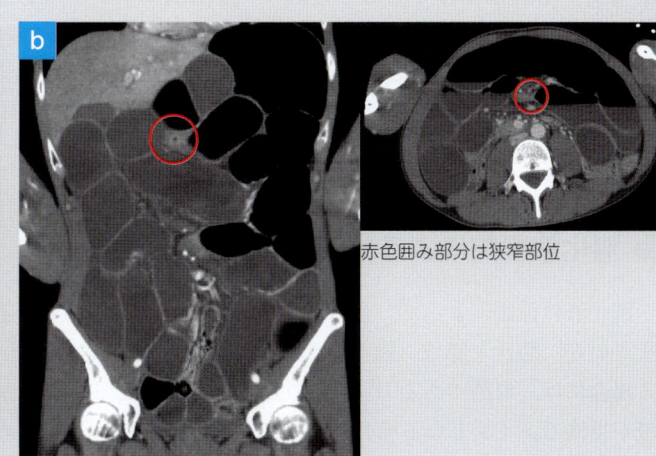

赤色囲み部分は狭窄部位

一般的な輸液方法とポイント解説

▶ 総論

　旧来は「腸閉塞」と「イレウス」を同義語として扱ってきたが，急性腹症診療ガイドライン 2015 では「従来の機能性イレウス（腸管麻痺）のみをイレウスとし，従来の機械性イレウスはイレウスとは呼ばず，腸閉塞と定義する」と述べられている[1]。また，腸閉塞は血流障害を伴わない単純性腸閉塞と血流障害を伴う複雑性腸閉塞に分けられ，複雑性腸閉塞は緊急手術の適応となる。本項では保存的治療が可能な単純性腸閉塞およびイレウスにおける輸液について解説する。

一般的に腸閉塞・イレウスでは経口摂取困難，嘔吐，腸管腸液貯留等により，血管内脱水，代謝性アシドーシスまたはアルカローシス，電解質異常をきたしやすい[2]。また，消化管が閉塞すると，閉塞部位の口側はガスや腸液により拡張し，静脈還流が障害される。その結果，腸管壁が浮腫を起こし，腸管腔へ水や Na が漏出する。これが放置されると循環血液量が減少してショックへ至る。加えて，腸管壁の血流障害とともに腸内細菌の異常増殖，エンドトキシンが産生され bacterial translocation を惹起し[3]，敗血症を引き起こすこともあるため，初期全身評価および適切な輸液療法が非常に重要である。

▶ 初期輸液の選択

腸閉塞・イレウスでは 5〜10L におよぶ大量の消化液が腸管内に貯留し third space となりうるため，Na，K の喪失を伴う等張性脱水となっていることが多い。そのため，酸塩基平衡，電解質異常のチェックを行い，初期輸液には細胞外液投与を行う[4-6]。細胞外液としては，乳酸リンゲル液（ラクテック®など），酢酸リンゲル液（ヴィーン®F など）が使用される[7]。これらの輸液は主要電解質を含み，アシドーシスの発生を低下させる。

▶ 初期輸液量の推定

急性腹症の患者に関して，循環動態が安定していても腹腔内感染症と診断された場合は即座に初期輸液を始めるべきであるとされ[1]，腸閉塞・イレウス患者に関しても前述のとおり bacterial translocation を合併している可能性もあるため，早期に初期輸液を開始する必要があると考えられる。輸液量としては 30mL/kg を 3 時間以内に投与する[8]。また腸閉塞・イレウスでは絶飲食とし，胃管やイレウス管（ロングチューブ）を用いた消化管減圧を併用するため，これらの消化液排液量を反映した輸液量の推定を要する。

▶ 消化液喪失による酸塩基平衡・電解質異常

消化液の種類によって，含有する電解質には違いがある（**表 1**）[9]。胃液は HCO_3^- をまったく含まないが，胆汁・膵液・腸液は HCO_3^- を比較的多く含む。腸管減圧時に胃液が排液のメインとなる場合には，胃酸である H と Cl の喪失が起こり代謝性アルカローシスに傾きやすい。一方で，腸液が排液のメインとなる場合には，HCO_3^- が多く失われるために，代謝性アシドーシスに傾きやすいことになる。実際には，腸管減圧時の排液はさまざまな消化液が混合した状態になるため，上記のような胃液と腸液のどちらかがメインになるのかの予測を立てておく程度でよいと考えられる[10]。

表 1 消化液の電解質組成

	Na^+ (mEq/L)	K^+ (mEq/L)	CL^- (mEq/L)	HCO_3^- (mEq/L)
胃	65	10	100	—
胆汁	150	4	100	35
膵液	150	7	80	75
十二指腸	90	15	90	15
小腸中間部	140	6	100	20
回腸末端部	40	8	60	70
大腸	80	21	48	22

▶ 体液の状態のモニタリング

　経時的に酸塩基平衡，電解質異常のチェックを行い，主に細胞外液補正にて0.5mL/kg/時以上の尿量確保を目指す。大量の輸液が必要な症例においては，中心静脈圧や動脈圧をモニタリングする。また，組織低灌流の指標として血中乳酸値を用いることがあるが[8]，腸閉塞において血中乳酸値上昇や代謝性アシドーシスの進行は腸管壊死を反映している可能性があるため，腹部所見や血算および生化学検査（WBC，LDH，CPKなど）を併用し，総合的に腸管壊死の有無を判断する必要がある。

ROSEモデルで整理した輸液の考え方と実際

　Case（症例）における1日ごとの輸液分類（図3）と，その詳細を表2に示す。またROSEモデルに照らした仮想累積減量推移を図4に示す。

図3 1日ごとの輸液総量と輸液分類

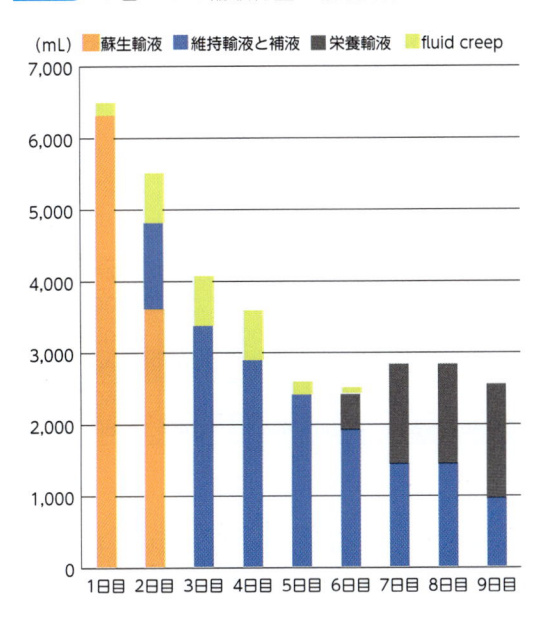

図4 ROSEモデルでとらえる輸液の仮想減量

日々の減量可能輸液量を，実際の日々の総輸液量から差し引くことで仮想総輸液量がプロットできる（紫破線）。さらにこの仮想輸液量から，日々の総排泄量を差し引くことで，仮想総輸液バランスがプロットできる（緑破線）。

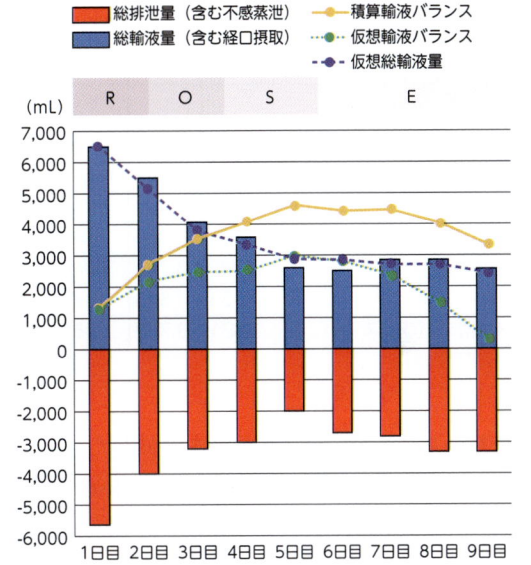

1，2日目：resuscitation期（図4R）

　急性期であり，救急搬送前には経口摂取困難，嘔吐を頻回に認めており，血管内脱水の状態であったため，細胞外液のヴィーン®Fを投与した。1,500mL（30mL/kg）ボーラス投与の後，200mL/時で細胞外液投与を継続した。イレウス管からの1日目排液量は3,280mLと非常に多かったが，尿量は1,520ml（1.1mL/kg/時）であり，血中乳酸値も正常範囲内で経過したため，2日目には追加のボーラス投与はせずに輸液量を一定量（200mL/時）のままとし，経過をみた。

2，3日目：optimization期（図4O）

　1日目と同様に2日目にもイレウス管排液は1,280mLと多かったが，尿量は1,920mL（1.4mL/kg/時）と増加傾向であったため，resuscitation期は終了し，optimization期に入ったと判断し，2

表2 輸液分類の詳細

輸液タイプ	%	1日の輸液量平均値(mL)	1日の輸液量中央値(mL)	volume								
				1日目	2日目	3日目	4日目	5日目	6日目	7日目	8日目	9日目
蘇生輸液	30	1,100	0	6,300	3,600	0	0	0	0	0	0	0
等張晶質液（速度1L/6時間以上）		1,100	0	6,300	3,600	0	0	0	0	0	0	0
膠質液（主にアルブミンとゼラチン）		0	0	0	0	0	0	0	0	0	0	0
輸血用血液製剤	0	0	0	0	0	0	0	0	0	0	0	0
維持輸液と補液	47	1,733	1,440	0	1,200	3,360	2,880	2,400	1,920	1,440	1,440	960
グルコース含有晶質液		1,173	1,440	0		1,920	1,920	1,920	960	1,440	1,440	960
等張晶質液（速度1L/6時間未満）		560	480	0	1,200	1,440	960	480	960	0	0	0
栄養輸液	15	544	0	0	0	0	0	0	500	1,400	1,400	1,600
経腸栄養剤		222	0	0	0	0	0	0	0	600	600	800
経静脈栄養		0	0	0	0	0	0	0	0	0	0	0
経口水分摂取		322	0	0	0	0	0	0	500	800	800	800
fluid creep（体液クリープ）	8	282	180	180	700	700	700	180	80	0	0	0
電解質補充のための輸液		173	0	0	520	520	520	0	0	0	0	0
静脈ラインキープのための輸液		0	0	0	0	0	0	0	0	0	0	0
薬剤の溶媒としての輸液（ワンショットおよび持続投与）		109	180	180	180	180	180	180	80	0	0	0
総輸液量	100	3,660	2,840	6,480	5,500	4,060	3,580	2,580	2,500	2,840	2,840	2,560
尿および便		2,522	2,400	4,800	3,200	2,400	2,200	1,200	1,900	2,000	2,500	2,500
滲出液（不感蒸泄）		800	800	800	800	800	800	800	800	800	800	800
総排泄量		3,322	3,200	5,600	4,000	3,200	3,000	2,000	2,700	2,800	3,300	3,300
総バランス		338	580	880	1,500	860	580	580	-200	40	-460	-740
累積体液バランス		3,331	3,780	880	2,380	3,240	3,820	4,400	4,200	4,240	3,780	3,040

日目から3日目にかけて輸液を漸減した。3日目には輸液はmaintenance fluidsでよいと考えられたが，本症例ではイレウス管からの体液喪失（消化液）が多かったため，喪失分をreplacement fluidsとして追加した（細胞外液1,440mL）。

4，5日目：stabilization期（図4S）

　循環動態は安定し，輸液を漸減した。尿量は1,900mLと前日までとほぼ変わらず，stabilization期に入ったと判断した。またイレウス管排液減少につき5日目にイレウス管を抜去し，症状が再燃しないことを確認した。

6～9日目：evacuation期（図4E）

　輸液をさらに漸減し，本人の口喝に合わせて飲水で補う方針とした。本症例では利尿薬の使用は行わなかったが，同日より輸液バランスがマイナスとなりevacuation期に入ったと判断した。また，7日目からは経口摂取を開始し，症状の再燃なく経過した。

Fluid creep と輸液減量ポイント

本症例では9日間で，fluid creep が総輸液量の8%と低い割合で維持できていた（図5）。輸液減量のポイントとしては1）電解質補正のための薬剤溶解液，2）抗菌薬の薬剤溶解輸液，3）7〜9日目の維持輸液（maintenance fluids）の3点が挙げられる。

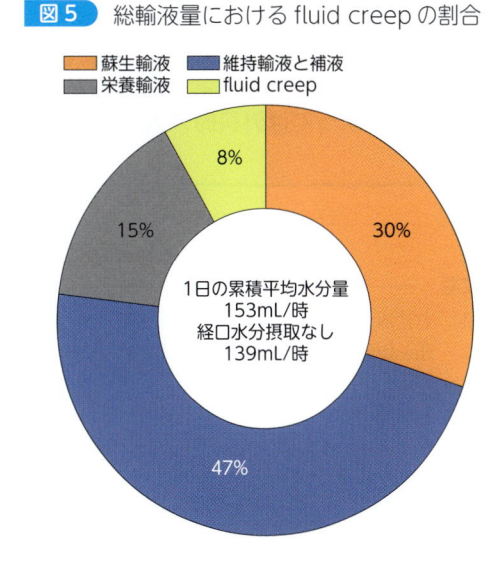

図5 総輸液量における fluid creep の割合

凡例：
- 蘇生輸液
- 栄養輸液
- 維持輸液と補液
- fluid creep

- 8%（fluid creep）
- 30%（蘇生輸液）
- 15%（栄養輸液）
- 47%（維持輸液と補液）

中央：
1日の累積平均水分量
153mL/時
経口水分摂取なし
139mL/時

1) 電解質補正のための薬剤溶解液

大量の消化液喪失により低 K 血症をきたしたため，適時点滴で K を補正した。補正には末梢点滴を用いたため，K 40mEq/L 以下の濃度を維持するために，K 20mEq につき 500mL の薬剤溶解液を用いた。電解質補正のための薬剤溶解液を用いずに，K を maintenance fluids や replacement fluids に混注すれば，これらの負荷は避けられたと考えられる（しかし，K 補正に関しては医療安全の面からマニュアル化された施設も多いため，実現可能かどうかは施設によると考えられる）。また，中心静脈を用いる症例に関しては，より少ない薬剤溶解液で電解質補正が可能となると考えられる。K 補正をすべて maintenance fluids や replacement fluids に混注した場合，輸液減量は 500mL × 3 日 = 1,500mL となる。

→減量可能輸液量（推定）；1,500mL

2) 抗菌薬の薬剤溶解輸液

Bacterial translocation を合併している可能性を考慮し抗菌薬として1日1回 CTRX を5日間投与した。溶解輸液（生理食塩液）として 100mL で抗菌薬を溶解していたが，1回あたりの溶解輸液は 50mL に減量可能であったと考えられる。1日1回の抗菌薬を 50mL で溶解した場合，輸液減量は 50mL × 5 日間 =250mL となる。

→減量可能輸液量（推定）：250mL

3) 7〜9日目の維持輸液（maintenance fluids）

6日目以降に関しては fluid balance がマイナスバランスに転じており，evacuation 期に入ったと考えられた。また経口摂取も再開できていたため，必要な水分は患者本人の経口摂取に任せ，maintenance fluids をさらに漸減できたと考えられる。1日あたり，500mL 程度の輸液減量が可能であったと仮定すると 500mL × 3 日間 = 1,500mL となる。

→減量可能輸液量（推定）：1,500mL

1）から3）をすべて合計すると減量可能輸液量は 1,500 + 250 + 1,500 = 3,250mL と推定される。従って，9日目の仮想総輸液バランスは 3,040 − 3,250 = −210mL となる。

4

ROSE モデルと症例で学ぶ輸液適正化のポイント

● 腸閉塞・イレウスにおける輸液は日々の fluid creep を意識することで，蓄積輸液量を大幅に削減できると考えられるが，輸液療法は腸閉塞における保存的治療の一部であり，症例によっては外科的介入が必要となることを忘れてはならない。

文献

1) 急性腹症ガイドライン出版委員会編：急性腹症ガイドライン 2015, 医学書院, 東京, 2015.

2) Hayanga AJ, Bass-Wilkins K, Bulkley GB. Current management of small-bowel obstruction. Adv Surg 2005; 39: 1-33.

3) 板橋道朗：イレウスの診断と治療 総論および診断. 日本消化器外科学会教育集会　2010; 57-64.

4) 幸田圭史：イレウスの治療と予防. 日本消化器外科学会教育集会 2010; 65-75.

5) Long B, Robertson J, Koyfman A. Emergency Medicine Evaluation and Management of Small Bowel Obstruction: Evidence-Based Recommendations. J Emerg Med 2019; 56: 166-176.

6) Ten Broek RPG, Krielen P, Di Saverio S, et al: Bologna guidelines for diagnosis and management of adhesive small bowel obstruction (ASBO): 2017 update of the evidence-based guidelines from the world society of emergency surgery ASBO working group. World J Emerg Surg 2018; 13: 24.

7) Bordeianou L: Management of small bowel obstruction in adults. In: UpToDate, Post TW (Ed), UpToDate, Waltham, MA. (Accessed on October 8, 2024.)

8) 日本集中治療学会, 日本救急医学会：日本版敗血症診療ガイドライン 2024. https://www.jstage.jst.go.jp/article/jsicm/advpub/0/advpub_2400001/_pdf　2024 年 8 月閲覧

9) 小池勇樹, 内田恵一, 佐藤友紀, 他：各病態における輸液の考え方 外科疾患 腸閉塞時（腸管持続吸引時）の輸液管理. 小児内科 2021; 53: 659-662.

10) 中山裕史, 冨田公夫：輸液 - 病態別メニューの考え方. 日本腎臓学会誌 2008; 50: 100-109.

病態別適正輸液
多発外傷からの重症感染症

一般的な輸液療法とポイント解説

▶ 総論

外傷による死亡時間には3つのピークがあるといわれ，それぞれ受傷直後のいわゆる即死とよばれるもの，受傷後数時間以内の主に出血によるもの，および数日以降の感染・多臓器不全によるものとされる[1]。このように多発外傷後に重症感染症を発症することは珍しくなく，ときに致死的となる。出血性ショックに対する輸液と，その後の重症感染症合併時の輸液ではそれぞれ異なる戦略が必要であり，さらに外傷後比較的早期に重症感染症を合併した場合はそれらが混在した複雑な輸液管理が要求される。本項では主に出血性ショックとその後に重症感染症を合併した症例を解説する。

▶ 初期輸液の選択

出血性ショックに対する蘇生では基本的に輸血が中心となる[2]。わが国では主に成分輸血が使用されており，大量輸血を要する際は赤血球：新鮮凍結血漿：血小板の製剤比は1：1：1を目安に行うことが推奨されている[3]。蘇生前および蘇生中に乳酸リンゲルや酢酸リンゲルなどの晶質液を併用することもあるが，希釈性の凝固障害やアシドーシスを惹起する懸念もあり，過度な使用は禁忌である[2]。凝固障害・アシドーシスとともに死の三徴の1つである低体温を避けるために加温された輸液製剤を用いる。なお，晶質液と比較してアルブミン製剤をはじめとする膠質液の優越性は認められていない[4]。外傷後の重症感染症における輸液製剤の選択は基本的に敗血症のそれに準ずる。

▶ 初期輸液量

出血性ショックの蘇生における初期輸液/輸血の投与量およびスピードは出血量およびそのスピードに大きく依存する。基本的には出血の制御が行われるまでは出血の助長を避けるために収縮期血圧を80～90mmHg程度と低めに保つ戦略（permissive hypotension）が推奨されている[5]。先に述べたように晶質液の投与は希釈性の凝固障害など有害事象を惹起するため，投与量には十分注意する。わが国の外傷初期診療ガイドラインでは治療方針を決定するための初期輸液量は1,000 mLが目安とされている[6]。

外傷後に重症感染症を合併した場合の輸液量は，外傷蘇生後のフェーズも考慮した複雑なモニタリングと調整が要求される。例えば外傷後のrefilling期（ROSEモデルのevacuation期相当）に重症感染症を併発した場合では，純粋な敗血症と同様の型どおりの輸液蘇生戦略を取ることが不適切な可能性がある。

▶ 体液の状態のモニタリング

　重症外傷患者では組織破壊に伴って damage-associated molecular patterns（DAMPs）などの有害物質が血中に放出されることによって激しい無菌性炎症が生じ，この結果として血管透過性亢進や血管拡張といった重症感染症に類似した生体反応が生じる[7]。すなわち蘇生フェーズで投与した輸液の多くは間質へ漏出し，臓器障害を惹起する。間質の水分は全身状態の改善とともに血管内へと戻る（refilling）。このように重症外傷においても敗血症性ショックの ROSE モデルの考え方は応用可能であり，フェーズを意識した管理が重要である。

　重症外傷および外傷後の重症感染症において特異的なモニタリング指標はなく，一般的な敗血症性のそれに基づいた管理を行う。ただし，外傷によって損傷を受けた臓器による修飾（肺挫傷に伴う酸素化低下，腹腔内/後腹膜出血に伴う腹腔内圧上昇，脳損傷に伴う頭蓋内圧上昇ほか）が加わっていることを意識した管理が必要となる。

Key Slide | **Case** | **まとめ**

- 75 歳，男性
- 軽トラック運転中に普通乗用車と衝突して車外放出されて受傷
- 来院時バイタルサイン：GCS E4-V5-M6，呼吸数 28 回 / 分，血圧 86/59mmHg，脈拍数 112 回/分，SpO₂ 97%（room air）
- 損傷部位：両側血胸，両側多発肋骨骨折（右第 1，左第 1〜12），外傷性くも膜下出血，脳挫傷，C4〜6 骨折，Th12 chance 骨折

図 CT 像

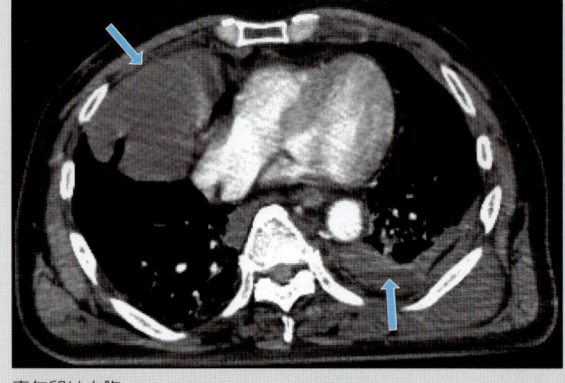
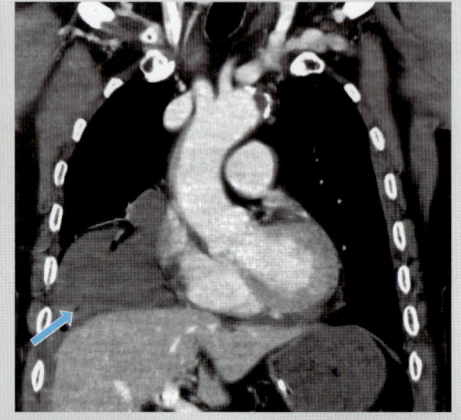

青矢印は血胸。

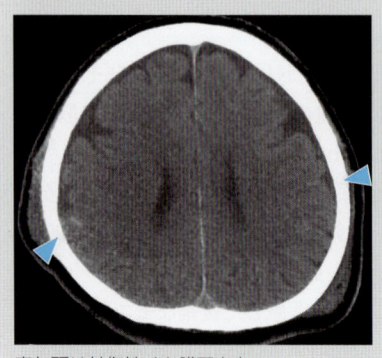
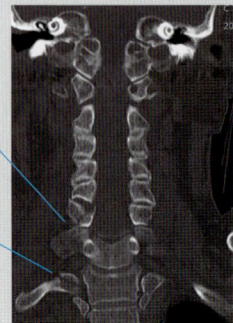
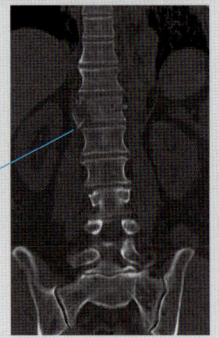

頸椎骨折
第 1 肋骨骨折
腰椎骨折

青矢頭は外傷性くも膜下出血。

ROSE モデルで整理した輸液の考え方と実際

　Case（症例）における1日ごとの輸液分類（**図1**）と，その詳細を**表1**に示す。また，ROSE モデルに照らした仮想累積減量推移を**図2**に示す。本症例では多発外傷に対する resuscitation 期後の optimization 期に重症感染症を発症したため，治療は resuscitation 期→ optimization 期→ resuscitation 期→ optimization 期→ stabilization 期→ evacuation 期という流れになっている。

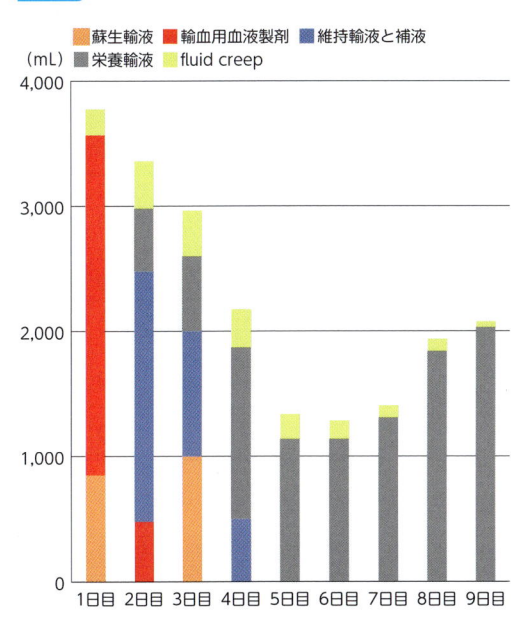

図1 1日ごとの輸液総量と輸液分類

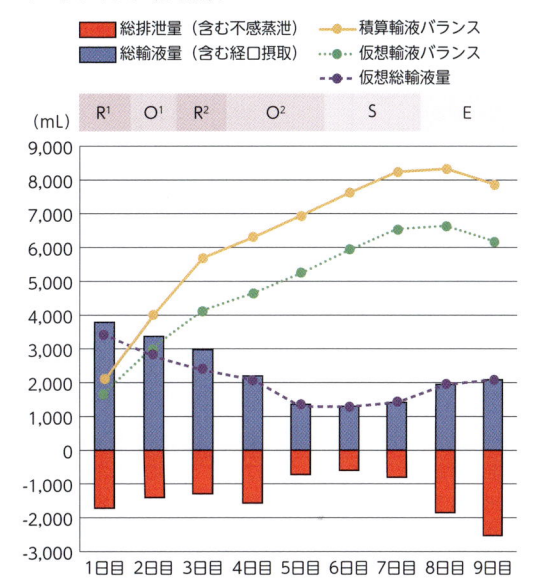

図2 ROSE モデルでとらえる輸液の仮想減量

日々の減量可能輸液量を，実際の日々の総輸液量から差し引くことで仮想総輸液量がプロットできる（紫破線）。さらにこの仮想輸液量から，日々の総排泄量を差し引くことで，仮想総輸液バランスがプロットできる（緑破線）。

1日目：resuscitation 期（図 2R¹）

　来院時画像所見で右房損傷が否定できなかったため，試験開胸術施行。肺の癒着に伴う内胸動静脈分枝の損傷を認めて止血した。蘇生は血液製剤を中心に行われているが，等張晶質液も併用されている。

2日目：optimization 期（図 2O¹）

　出血の制御がなされて循環動態が落ち着いた。Replacement fluids を維持輸液として投与している。いわゆる維持液であるソルデム®3A も併用している。輸血は凝固因子補充のための新鮮凍結血漿のみ投与されている。

3日目：resuscitation 期（図 2R²）

　39.4℃の発熱あり。酸素化は PF 比 <100 と低下し，血圧低下もきたした。人工呼吸器関連肺炎（ventilator-associated pneumoniae：VAP）を発症したと考えられた（**図3**）。Stroke volume variation は5〜6% 程度であり，受動的下肢挙上（passive leg raising：PLR）テストなどでも明らかな輸液反応性は認めず，多発外傷の治療としてすでに十分 fluid replacement が行われていた影響と思われた。著明な酸素化低下も考慮し，敗血症に対する輸液蘇生は控え，昇圧薬を中心とした循環管理を行った。平均動脈圧 65mmHg を保つためにノルアドレナリン 0.23 γ を要した。

表1　輸液分類の詳細

輸液タイプ	%	1日の輸液量平均値(mL)	1日の輸液量中央値(mL)	volume								
				1日目	2日目	3日目	4日目	5日目	6日目	7日目	8日目	9日目
蘇生輸液	9	206	0	850	0	1,000	0	0	0	0	0	0
等張晶質液（速度1L/6時間以上）		206	0	850	0	1,000	0	0	0	0	0	0
膠質液（主にアルブミンとゼラチン）		0	0	0	0	0	0	0	0	0	0	0
輸血用血液製剤	16	356	0	2,720	480	0	0	0	0	0	0	0
維持輸液と補液	17	389	0	0	2,000	1,000	500	0	0	0	0	0
グルコース含有晶質液		0	0	0	0	0	0	0	0	0	0	0
等張晶質液（速度1L/6時間未満）		389	0	0	2,000	1,000	500	0	0	0	0	0
栄養輸液	49	1,103	1,140	0	500	600	1,370	1,140	1,140	1,310	1,840	2,030
経腸栄養剤		392	560	0	0	100	370	640	640	560	640	580
経静脈栄養		711	500	0	500	500	1,000	500	500	750	1,200	1,450
経口水分摂取		0	0	0	0	0	0	0	0	0	0	0
fluid creep（体液クリープ）	9	209	202	210	386	368	311	202	150	100	100	50
電解質補充のための輸液		0	0	0	0	0	0	0	0	0	0	0
静脈ラインキープのための輸液		0	0	0	0	0	0	0	0	0	0	0
薬剤の溶媒としての輸液（ワンショットおよび持続投与）		209	202	210	386	368	311	202	150	100	100	50
総輸液量	100	2,262	2,080	3,780	3,366	2,968	2,181	1,342	1,290	1,410	1,940	2,080
尿および便		705	670	1,388	1,245	1,232	1,510	670	147	77	50	25
滲出液（不感蒸泄）		680	330	330	155	65	65	35	450	720	1,800	2,500
総排泄量		1,385	1,400	1,718	1,400	1,297	1,575	705	597	797	1,850	2,525
総バランス		877	637	2,062	1,966	1,671	606	637	693	613	90	-445
累積体液バランス		6,350	6,942	2,062	4,028	5,699	6,305	6,942	7,635	8,248	8,338	7,893

図3　胸部X線像

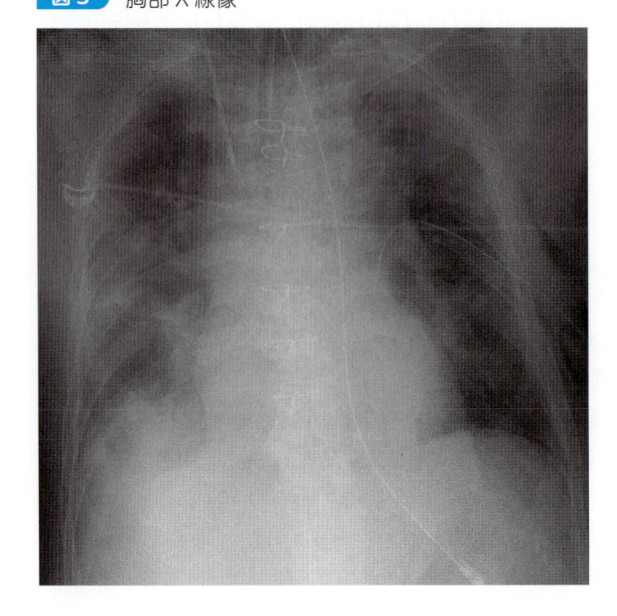

4～5日目：optimization 期（図2O[2]）

PF 比の最低値は 75 であったが気管支鏡による吸痰や呼吸器設定変更などで徐々に改善した。平均動脈圧 65mmHg を保つためにノルアドレナリンは一時 0.28 γ を要したが，その後徐々に減量可能であった。

6～7日目：stabilization 期（図2S）

酸素化はさらに改善が得られた。急性腎障害により無尿となったため，持続腎代替療法を開始した。除水は 0 から開始して徐々に増量した。外傷後のため抗凝固薬はナファモスタットメシル酸塩を用いた。7日目にノルアドレナリンは終了となった。

8～9日目：evacuation 期（図2E）

急性腎障害による無尿が持続していたが循環動態は安定していたため，持続腎代替療法（continuous renal replacement therapy：CRRT）の除水量をさらに増加させた。9日目には間欠的腎代替療法へ移行し，積極的な除水を行なった。

Fluid creep と減量可能輸液量

1）2，3日目の晶質液

2日目は optimization 期にあたる。1日を通して同じ速度での replacement fluids を投与していたが，状態をみながら徐々に減量できた可能性はある。3日目は敗血症性ショックを発症したが，ベースの replacement fluids は減量のうえ，モニタリング結果に基づいてオンデマンドの resuscitation fluids を投与することで総輸液量は減量できた可能性がある。

2）Fluid creep

全体で fluid creep の割合は 9% であった（図4）。抗菌薬の溶媒には 50mL 製剤を用いるなど意識的に制限を行なった。3～5日目は比較的高用量の昇圧薬の投与が行われたが，この組成を変えることで溶媒液量を減少させる可能性はあった。しかし，カテコラミンの組成を頻繁に変更することは医療事故の原因ともなりうるため，慎重に検討すべきである。本症例は幸い電解質の補正は要さなかった。

すべての減量可能輸液量は 1,700mL と推定される。従って，9日目の仮想総輸液バランスは 7,893 − 1,700 ＝ 6,193mL となる。

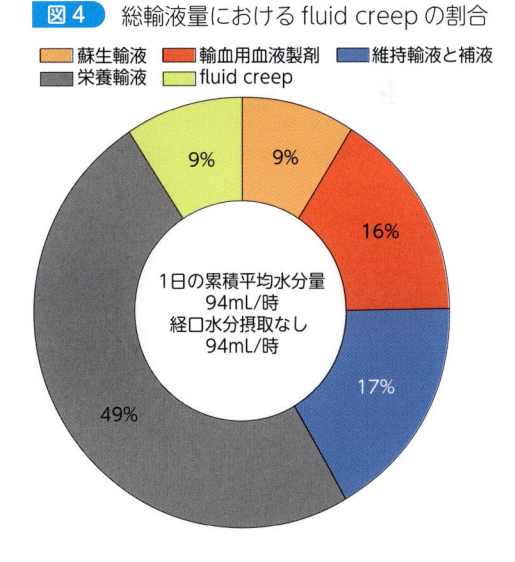

図4 総輸液量における fluid creep の割合

蘇生輸液　輸血用血液製剤　維持輸液と補液
栄養輸液　fluid creep

9%　9%　16%　17%　49%

1日の累積平均水分量
94mL/時
経口水分摂取なし
94mL/時

4

ROSE モデルと症例で学ぶ輸液適正化のポイント

- 多発外傷後早期に VAP による重症感染症を発症した症例における急性期の輸液内容を示した。外傷および感染症に対する蘇生が数日以内の短期間に実施されており，複雑な経過となっている。

- 外傷に対する蘇生は輸血を中心として実施した。重症感染症発症時はそれ以前の輸血／輸液にて fluid replacement が十分なされていたこと，また酸素化が著しく低下していたことから蘇生輸液は控え，昇圧薬を中心とした管理を行なった。この点で resuscitation phase における輸液戦略は単純な敗血症に対するものとは異なるものとなった。

- 急性腎障害により尿量が得られなかったため，evacuation 期の水分管理は透析による除水を行なった。輸液制限戦略が急性腎障害を助長した可能性はあり，今後の検討事項である。最終的に腎代替療法は離脱して独歩退院となった。

文献

1) Baker CC, Oppenheimer L, Stephens B, et al: Epidemiology of trauma deaths. Am J Surg 1980; 140: 144e150.
2) King DR: Initial Care of the Severely Injured Patient. N Engl J Med 2019; 380: 763-770.
3) Holcomb JB, Tilley BC, Baraniuk S, et al: Transfusion of plasma, platelets, and red blood cells in a 1:1:1 vs a 1:1:2 ratio and mortality in patients with severe trauma: the PROPPR randomized clinical trial. JAMA 2015; 313: 471-482.
4) Lewis SR, Pritchard MW, Evans DJ, et al: colloids versus crystalloids for fluid resuscitation in critically ill people. Cochrane Database Syst Rev 2018; 8: CD000567.
5) Tran A, Yates J, Lau A, et al: Permissive hypotension versus conventional resuscitation strategies in adult trauma patients with hemorrhagic shock: A systematic review and meta-analysis of randomized controlled trials. J Trauma Acute Care Surg 2018; 84: 802-808.
6) 日本外傷学会外傷初期診療ガイドライン改訂第6版編集委員会編：外傷初期診療ガイドライン JATEC. 改訂第6版. へるす出版, 東京, 2021.
7) Hauser CJ, Otterbein LE: Danger signals from mitochondrial DAMPS in trauma and post-injury sepsis. Eur J Trauma Emerg Surg 2018; 44: 317-324.

病態別適正輸液
外傷性ショック

一般的な輸液方法とポイント解説

▶ 総論

　外傷性ショックの大部分は出血性ショックが占め，緊急性・重症度ともに高いことが多い。血圧低下は1つの指標ではあるが，脈拍数や触知の強弱，皮膚所見，毛細血管再充満時間（capillary refill time：CRT）や意識の変容などを基に総合的に判断する必要がある[1,2]。

　モニタリングの指標として血圧，脈拍数，血液ガス（血清乳酸値，酸塩基平衡），尿量などが挙げられる。相当量の出血がない限り収縮期血圧は低下しないため，血圧のみを頼りにしてはいけない。通常は収縮期血圧が90mmHg以下になると低血圧性ショックと判断されるが，年齢や基礎疾患なども考慮する必要がある。エコー図検査による下大静脈径も指標になるという報告もある。外出血は可能な限り圧迫止血を図る。制御できない場合には止血帯の使用を考慮する。輸液路の第一選択は上肢，できれば2本の太い末梢静脈路（18G以上）確保が望ましい。末梢静脈路確保が困難なときには骨髄内輸液路や中心静脈路を確保する。

▶ 初期輸液の選択

　初期輸液の投与量や速度に関する明確な根拠はないが，漫然と過剰に細胞外液を投与することの危険性が示唆されている[3]。JATEC などでは成人1,000mL，小児20mL/kgを目安に急速輸液を行い，その反応性をみて治療方針を決定することが多い。初期輸液に反応しない場合は輸血を考慮し，手術やIVRなどによる止血術を早期に開始することが望ましい。輸液に反応し循環が安定した後に再度循環が悪化することもある。治療初期から不安定になる症例や数日の経過で進行する症例までさまざまだが，そのような場合にも輸血や止血術が必要となる可能性が高い。輸血は赤血球液（RBC）のみならず，新鮮凍結血漿（fresh frozen plasma：FFP）の投与も行う。外傷に伴い凝固障害が認められることがある（急性外傷性凝固障害：acute traumatic coagulopathy）。そのため，最適な血液製剤の比率については議論があるものの，血漿：血小板：赤血球>1：1：2の投与が望ましいとする報告が多い[4,5]。迅速に準備，投与が行えるようにそれぞれの施設で大量輸血プロトコル（massive transfusion protocol：MTP）を決めておくことは有用である。出血性ショックではカテコラミンの使用は原則として禁忌である[6-8]。

　出血性ショックの重症度分類として，American College of Surgeons（ACS）の分類がある。初期輸液に対する反応性によって決定される重症度と治療方針の目安であり，輸液量を決定するためのものではない。目標は臓器・組織灌流の改善であり，血圧はあくまでも指標の1つにすぎない。

　血行動態が不安定な患者に対して輸液を負荷ボーラス投与することを fluid challenge（輸液チャレンジ）とよぶ。Fluid challenge では，輸液の種類，量，目的，限界を設定する必要がある。し

かし，輸液負荷により静水圧が上昇し，グリコカリックスが障害されるという報告もある[9]。

外傷における輸液療法のエビデンス

外傷における輸液療法は第二次世界大戦で明確な根拠がないながら晶質液を出血量の3倍を目安に投与された。その後，米国の外科学会からもガイドラインが作成され，成人では2,000mLの乳酸リンゲル液のボーラス投与が推奨された。その結果，循環不全による死亡率低下には寄与したが，肺水腫や腹部コンパートメント症候群（abdominal compartment syndrome：ACS）の発生が増加した。アルブミン製剤やヒドロキシエチルデンプン（hydroxyethyl starch：HES）などの膠質液，高張食塩液を用いて輸液量を減少させる研究が行われるようになった。合成膠質液では総輸液量の減少が期待できたが，アウトカムの改善には至らなかったとの報告がある。ICU患者を対象としたSAFE研究ではアルブミン製剤投与群で有意差がないものの死亡率上昇が危惧される結果となった。外傷において高張食塩液を使用した研究は少なく，有意性を示したものはない。すなわち，現状では外傷初期輸液は通常の晶質液を選択するのが妥当である。

収縮期血圧が90mmHg以下の出血性ショックでは目標血圧をおおよそ100mmHg前後に設定し輸液が行われることが多い。その後，循環が維持されていればある程度の低血圧は許容するpermissive hypotensionという考え方が出てきた。しかし，どれくらいの血圧をどのくらいの時間幅で許容するかについては関しては結論が出ていない。

多発外傷後に酸素化が低下する原因としては，喀痰による気道閉塞，無気肺，誤嚥性肺炎や人工呼吸器関連肺炎（ventilator-associated pneumonia：VAP）などに加えて，気胸の増悪や蘇生時の大量輸血による輸血関連循環過負荷（transfusion-associated circulatory overload：TACO），輸血関連急性肺障害（transfusion-related acute lung in jury：TRALI），静脈血栓塞栓症（venous thromboembolism：VTE）からの肺塞栓も想起する必要がある[10]。

外傷輸液における de-resuscitation の効果

De-resuscitationとは，血行動態の安定化が得られたあとに利尿薬や限外濾過によって積極的に除水を行うことを指す。古典的には「尿量が増えてきたな，利尿期かな？」という考え方で利尿薬投与を開始することが多い。一方，より早期からのde-resuscitationの効果を明らかにしようとする研究が近年増加している。しかし，de-resuscitationの効果を検証した研究の多くは，敗血症やARDSなどの内科系疾患を対象にしている。2018年にSilversidesらによって主導された，英国・カナダの400例（内科疾患が6割超，外傷患者は5%程度）を対象に行われた後向き観察研究では，de-resuscitationによって達成された入室3日目のマイナスバランス（1日当たり）が30日死亡率の低下と関連しており，さらに利尿薬の初回投与は入室2〜3日目が最も多かった。また，同研究によると，輸液のボーラス投与以外に総輸液量の増加に寄与したのは，やはりというべきか，維持輸液および抗菌薬などの薬剤溶解液であった[11]。

外傷患者においてはde-resuscitationのエビデンスが乏しく，同様のプラクティスを適応するかどうかは慎重になるべきだが，負の水分バランスはできるだけ早期に達成される必要があると考えられる。外傷患者であっても，おおむね血行動態の安定化が得られる入室48時間以降をめどに，まず維持輸液を減量・中止し，それでも血行動態が安定していれば，身体所見や体重，累積水分バランス，胸部X線やエコー図検査・動的指標などの所見を考慮して利尿薬の投与によるde-resuscitationを開始するのがよいと思われる。

Key Slide **Case** まとめ

- 54 歳，男性。多発性外傷
- 道路上で倒れており，救急隊接触時意識 3 桁，ショックを示唆するバイタルサインのため LOAD AND GO で救命救急センターに搬送された。後日，乗用車に跳ね飛ばされた受傷機転が判明した。重症頭部外傷（頭蓋骨骨折，外傷性くも膜下出血），椎骨脳底動脈解離，多発肋骨骨折（右第 1 〜 12，左第 1 〜 9）・右肩甲骨骨折・両側血気胸・肺挫傷，頸椎 C5 〜 7 骨折，腰椎 L 1 〜 L4 骨折，右腓骨骨折，背部・四肢デグローブ挫創。来院時 ER で挿管・人工呼吸管理を開始，両側胸腔ドレーンを留置，体表の挫創・汚染が強く（図），各々の骨傷に関しては保存的に経過観察の方針で救命 ICU 入室となった
- 4 日目に抜管したが気道浮腫あり再挿管。5 日目に大量血胸に伴う出血性ショックに陥り輸液・輸血で対応し，7 日目に肋骨固定・気管切開術を実施した
- 40 日目に気管切開チューブ抜去，70 日目にリハビリテーション目的で転院となった

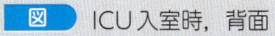 **図** ICU 入室時，背面

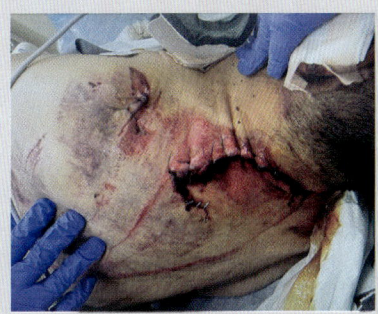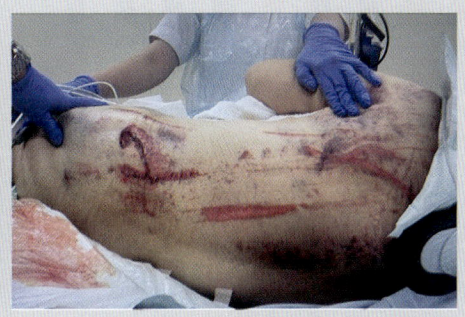

ROSE モデルで整理した輸液の考え方と実際

Case（症例）における 1 日ごとの輸液分類（**図 1**）と，その詳細を**表 1**に示す。また，ROSE モデルに照らした仮想累積減量推移を**図 2**に示す。

1 日目：resuscitation 期（**図 2R**）

来院時出血性ショックの状態であり，血液製剤の投与量が多くなった。輸液・輸血は根本治療までのつなぎであるが，必要十分量の投与が望ましいと考えられる。

4 日目までの細胞外液など（**図 2O**）

2 〜 4 日目は optimization 期であるため，de-escalation を開始するべきであった。尿量もある程度維持できていた。また，抜管を試みたが喉頭浮腫などが原因で同日再挿管・人工呼吸管理を再開した。Fluid balance では+3,792mL のプラスバランスであり，抜管のタイミングは慎重にすべきだった。

5 日目の血液製剤など

本来であれば stabilization 期〜evacuation 期であるが，前日に抜管し体動が多くなり，肋骨骨折のズレが大きくなり，それに伴い血胸が増悪し血液製剤の投与を要した。胸部外傷に対する根本治療を初期から積極的に行う余地があったと考えられる。

4

ROSE モデルと症例で学ぶ輸液適正化のポイント

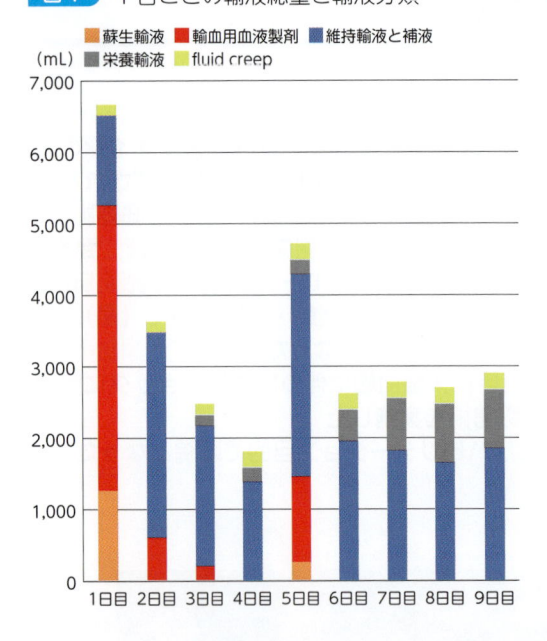

日々の減量可能輸液量を，実際の日々の総輸液量から差し引くことで仮想総輸液量がプロットできる（紫破線）。さらにこの仮想輸液量から，日々の総排泄量を差し引くことで，仮想総輸液バランスがプロットできる（緑破線）。

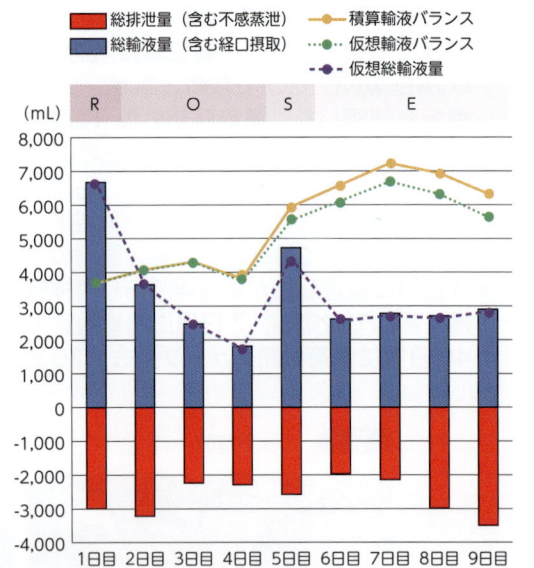

表1 輸液分類の詳細

輸液タイプ	%	1日の輸液量平均値(mL)	1日の輸液量中央値(mL)	volume								
				1日目	2日目	3日目	4日目	5日目	6日目	7日目	8日目	9日目
蘇生輸液	5	167	0	1,250	0	0	0	250	0	0	0	0
等張晶質液（速度1L/6時間以上）		0	0	0	0	0	0	0	0	0	0	0
膠質液（主にアルブミンとゼラチン）		167	0	1,250	0	0	0	250	0	0	0	0
輸血用血液製剤	20	667	0	4,000	600	200	0	1,200	0	0	0	0
維持輸液と補液	58	1,954	1,850	1,260	2,870	1,970	1,380	2,840	1,950	1,820	1,650	1,850
グルコース含有晶質液		0	0	0	0	0	0	0	0	0	0	0
等張晶質液（速度L/6時間未満）		1,954	1,850	1,260	2,870	1,970	1,380	2,840	1,950	1,820	1,650	1,850
栄養輸液	11	373	200	0	0	150	200	200	440	730	820	820
経腸栄養剤		373	200	0	0	150	200	200	440	730	820	820
経静脈栄養		0	0	0	0	0	0	0	0	0	0	0
経口水分摂取		0	0	0	0	0	0	0	0	0	0	0
fluid creep（体液クリープ）	6	198	222	150	150	150	222	222	222	222	222	222
電解質補充のための輸液		0	0	0	0	0	0	0	0	0	0	0
静脈ラインキープのための輸液		48	72	0	0	0	72	72	72	72	72	72
薬剤の溶媒としての輸液（ワンショットおよび持続投与）		150	150	150	150	150	150	150	150	150	150	150
総輸液量	100	3,359	2,772	6,660	3,620	2,470	1,802	4,712	2,612	2,772	2,692	2,892
尿および便		1,732	1,430	1,890	2,380	1,430	1,310	880	1,270	1,430	2,250	2,750
滲出液（不感蒸泄）		926	810	1,100	850	810	990	1,700	700	700	730	750
総排泄量		2,658	2,580	2,990	3,230	2,240	2,300	2,580	1,970	2,130	2,980	3,500
総バランス		701	390	3,670	390	230	-498	2,132	642	642	-288	-608
累積体液バランス		5,416	5,924	3,670	4,060	4,290	3,792	5,924	6,566	7,208	6,920	6,312

Fluid creep と減量可能輸液量

　抗菌薬の溶解液や電解質の補正の量は最小限に抑えられたため，fluid creep は 6％程度（1,782mL）だった（**図 3**）。すべての減量可能輸液量は 682mL と推定される。従って，9 日目の仮想総輸液バランスは 6,312 − 682 = 5,630mL となる。

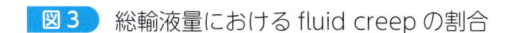

図 3　総輸液量における fluid creep の割合

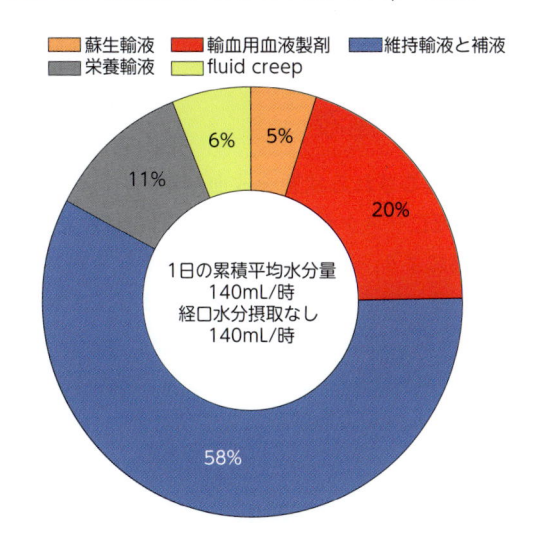

文献

1) 日本外傷学会外傷専門診療ガイドライン改訂第 3 版編集委員会編：外傷専門診療ガイドライン JETEC：戦略と戦術，そしてチームマネジメント．改訂第 3 版．へるす出版，東京，2023.

2) 日本外傷学会外傷初期診療ガイドライン改訂第 6 版編集委員会編：外傷初期診療ガイドライン JATEC．改訂第 6 版．へるす出版，東京，2021.

3) Silversides JA, Fitzgerald E, Manickavasagam US, et al: Deresuscitation of patients with iatrogenic fluid overload is associated with reduced mortality in critical illness. Crit Care Med 2018; 46: 1600-1607.

4) Duchesne JC, McSwain NE Jr, Cotton BA, et al: Damage control resuscitation: the new face of damage control. J Trauma 2010; 69: 976-990.

5) Holcomb JB, Tilley BC, Baraniuk S, et al: Transfusion of plasma, platelets, and red blood cells in a 1:1:1 vs a 1:1:2 ratio and mortality in patients with severe trauma: the PROPPR randomized clinical trial. JAMA 2015; 313: 471-482.

6) Rossaint R, Afshari A, Bouillon B, et al: The European guideline on management of major bleeding and coagulopathy following trauma: sixth edition. Crit Care 2023; 27: 80.

7) 宮田茂樹，ほか：大量出血症例に対する血液製剤の適正な使用のガイドライン．日輸血細胞治療会誌 2019; 65: 21-92.

8) 齋藤伸行，ほか：救命救急センターにおける大量輸血プロトコルに関する実態調査（A nationwide survey on massive transfusion protocols in emergency and critical care centers）．日救急医会誌 2017; 28: 787-793.

9) Ley EJ, Clond MA, Srour MK, et al: Emergency department crystalloid resuscitation of 1. 5 L or more is associated with increased mortality in elderly and nonelderly trauma patients. J Trauma 2011; 70: 398-400.

10) Spahn DR, Bouillon B, Cerny V, et al: The European guideline on management of major bleeding and coagulopathy following trauma: fifth edition. Crit Care 2019; 23: 98.

11) Silversides JA, McMullan R, Emerson LM, et al: Feasibility of conservative fluid administration and deresuscitation compared with usual care in critical illness：the Role of Active Deresuscitation After Resuscitation-2（RADAR-2）randomised clinical trial. Intensive Care Med 2022; 48: 190-200.

4

ROSE モデルと症例で学ぶ輸液適正化のポイント

病態別適正輸液
敗血症性ショック

敗血症性ショックと過剰輸液

感染症により臓器障害が引き起こされる状態を敗血症といい，そのなかでも循環不全により細胞障害と代謝異常が重度となり，死亡リスクが高まる状態が敗血症性ショックである。また，感染に伴う炎症性サイトカイン等の放出により，末梢血管抵抗が低下して相対的に循環血液量が減少することから，輸液療法が行われる。その敗血症性ショックの輸液療法は ROSE モデルの基本とも言うべきものであり，それぞれのフェーズに即した輸液が必要となる。一方で，近年，過剰輸液により肺水腫や腸管浮腫といった各臓器の浮腫が進行し，結果的に死亡率が増加するという報告は枚挙にいとまがない。適切な加療を行いつつもいかに過剰輸液を防ぐかという観点がとても重要となる [1]。

敗血症性ショックの ROSE モデル

敗血症性ショックに対して輸液療法を実施するうえでは経時的に変化していく 4 つのフェーズを常に意識する必要がある。すなわち，resuscitation（蘇生），optimization（適正化），stabilization（安定化），evacuation（除水）の 4 フェーズであり，それぞれで輸液の種類，量，目的が異なる [2]。

Key Slide | **Case** | **まとめ**

- 65 歳，女性，165cm，50kg
- 混合性結合組織病（mixed connective tissue disease：MCTD）* でステロイド内服中。来院 3 日前より発熱があり，来院 2 日前に近医を受診した。その際に腎機能低下と炎症反応高値を指摘され，入院を勧められたが拒否し，抗菌薬処方のうえ帰宅となっていた。来院当日朝より発熱に加え意識障害も出現したため当院救急搬送となった
- 来院時バイタルサイン：GCS E3-V4-M6，心拍数 112 回 / 分，血圧 91/48mmHg，呼吸数 24 回 / 分，SpO_2 92%（room air），体温 38.7℃
- 各種検査の結果から右尿管結石に伴う閉塞性腎盂腎炎とそれに伴う敗血症性ショックと診断された（図）。泌尿器科により右尿管ステント留置術が行われ，術後に ICU 入室となった

＊代表的な全身性自己免疫疾患の 1 つであり，1972 年に米国の Sharp らにより全身性エリテマトーデス（systemic lupus erythematosus：SLE）様，強皮症様，多発性筋炎（polymyositis：PM）様の症状が混在し，血液検査で U1-RNP 抗体が高値陽性となる疾患として提唱された。

[厚生労働科学研究費補助金難治性疾患等政策研究事業（難治性疾患政策研究事業）自己免疫疾患研究班 混合性結合組織病分科会編集：MCTD 診療ガイドライン 2021，南山堂，東京，2021 より引用]

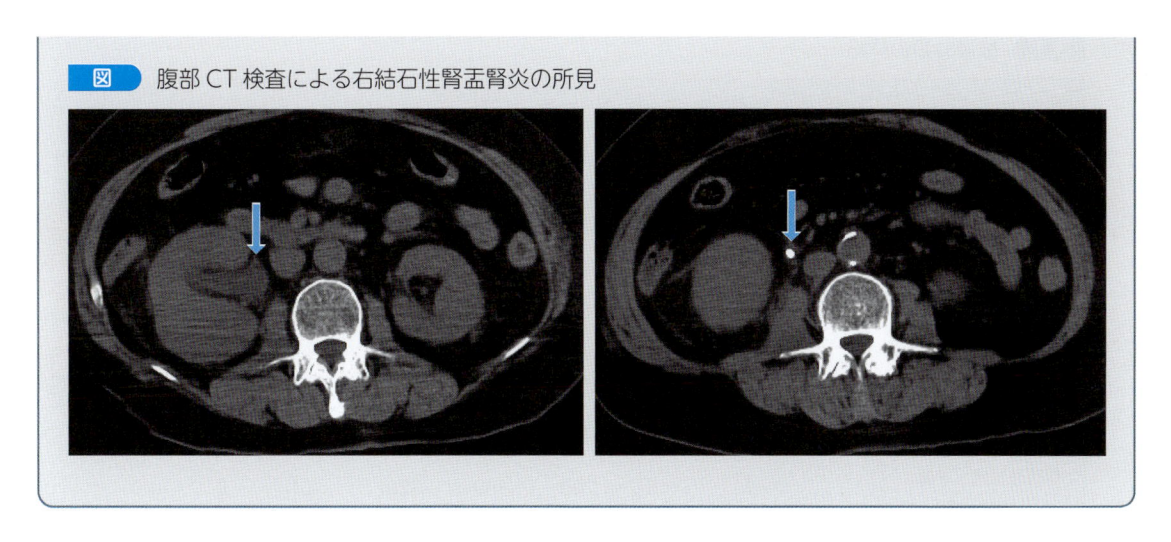

図 腹部 CT 検査による右結石性腎盂腎炎の所見

Case（症例）における1日ごとの輸液分類（**図1**）と，その詳細を**表1**に示す。また，ROSE モデルに照らした仮想累積減量推移を**図2**に示す。

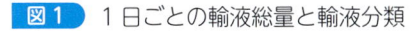

図1 1日ごとの輸液総量と輸液分類

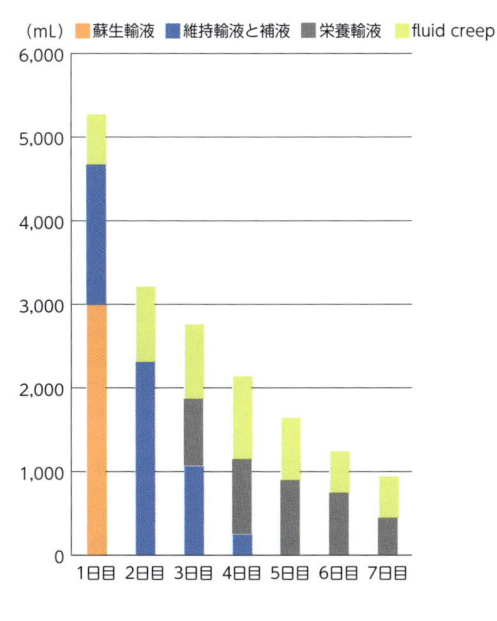

(mL)　■蘇生輸液　■維持輸液と補液　■栄養輸液　■fluid creep

図2 ROSE モデルでとらえる輸液の仮想減量

日々の減量可能輸液量を，実際の日々の総輸液量から差し引くことで仮想総輸液量がプロットできる（紫破線）。さらにこの仮想輸液量から，日々の総排泄量を差し引くことで，仮想総輸液バランスがプロットできる（緑破線）。

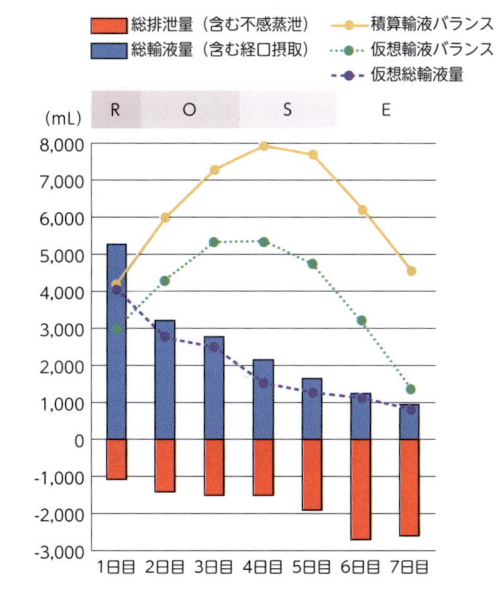

　■総排泄量（含む不感蒸泄）　—●— 積算輸液バランス
　■総輸液量（含む経口摂取）　‑‑●‑‑ 仮想輸液バランス
　　　　　　　　　　　　　　‑‑●‑‑ 仮想総輸液量

1日目：resuscitation 期（図2R）

　来院時点で敗血症性ショックが疑われたため，末梢ルートを2本確保のうえ，蘇生輸液として細胞外液のソルアセト® F のボーラス投与を開始した。その後，感染が疑われる部位を含めた各種培養検体を採取・提出し，速やかに抗菌薬を投与したが，血圧が安定しなかったためノルアドレナリン投与を開始した。右結石性腎盂腎炎の診断となり，尿管ステント留置を行い術後 ICU 入室となった。ICU 入室の時点右で細胞外液は3,000mL 投与された状態だった。入室後も昇圧薬の投与を要し，内頸静脈から中心静脈（CV）カテーテルを挿入し，細胞外液100mL/時とノルアドレナリンに加えピトレシン，ハイドロコートン®の投与も開始した。また維持輸液としてソリタ®-T3号を80mL/時で開始した。

4

ROSE モデルと症例で学ぶ輸液適正化のポイント

表1 輸液分類の詳細

輸液タイプ	%	1日の輸液量平均値(mL)	1日の輸液量中央値(mL)	volume						
				1日目	2日目	3日目	4日目	5日目	6日目	7日目
蘇生輸液	17	429	0	3,000	0	0	0	0	0	0
等張晶質液(速度1L/6時間以上)		429	0	3,000	0	0	0	0	0	0
膠質液(主にアルブミンとゼラチン)		0	0	0	0	0	0	0	0	0
輸血用血液製剤	0	0	0	0	0	0	0	0	0	0
維持輸液と補液	31	760	250	1,680	2,320	1,070	250	0	0	0
グルコース含有晶質液		349	250	480	960	750	250	0	0	0
等張晶質液(速度1L/6時間未満)		411	0	1,200	1,360	320	0	0	0	0
栄養輸液	22	543	750	0	0	800	900	900	750	450
経腸栄養剤		300	300	0	0	600	600	600	300	0
経静脈栄養		0	0	0	0	0	0	0	0	0
経口水分摂取		243	300	0	0	200	300	300	450	450
fluid creep(体液クリープ)	30	736	750	600	900	900	1,000	750	500	500
電解質補充のための輸液		0	0	0	0	0	0	0	0	0
静脈ラインキープのための輸液		107	0	0	0	0	0	500	250	0
薬剤の溶媒としての輸液(ワンショットおよび持続投与)		629	500	600	900	900	500	500	500	500
総輸液量	100	2,467	2,150	5,280	3,220	2,770	2,150	1,650	1,250	950
尿および便		954	600	480	500	600	600	1,000	1,800	1,700
滲出液(不感蒸泄)		857	900	600	900	900	900	900	900	900
総排泄量		1,811	1,500	1,080	1,400	1,500	1,500	1,900	2,700	2,600
総バランス		656	650	4,200	1,820	1,270	650	-250	-1,450	-1,650
累積体液バランス		6,281	6,240	4,200	6,020	7,290	7,940	7,690	6,240	4,590

2, 3日目：optimization期（図2O）

　入院後より酸素化低下が進行し，酸素2L/分の投与を要する状態となった。胸部X線像では両肺の透過性が低下しており，肺うっ血による酸素化低下が考えられた。血圧の安定化に伴い細胞外液は2日目に100→40mL/時に減量し，輸液反応性がなくなったことを確認し，3日目に終了とした。昇圧薬も漸減し，3日目に終了した。ハイドロコートン®の投与も併せて終了した。また，3日目より経管栄養としてGFO®を開始し，それに伴いソリタ®-T3号を20mL/時に減量した。この時点で尿量は30mL/時ほど得られていた

4, 5日目：stabilization期（図2S）

　細胞外液，昇圧薬の投与を終了した後も循環動態は安定し，ショックの状態は離脱しstabilization期となったと判断した。4日目より食事を再開したものの摂取量は安定せず，維持輸液のソリタ®-T3号は投与終了し，経管栄養を併用した。5日目には食事摂取量は少し増え，経管栄養の量は変更せず投与した。また，5日目より尿量が増え始め，ICU入室後初めてマイナスバランスとなった。CVカテーテルは5日目に抜去した。

6，7 日目：evacuation 期（図 2E）

　6 日目よりさらに尿量は増え，利尿期に突入したと判断した。マイナスバランスを達成すべく，利尿薬も併用することとした。結果的に利尿薬への反応は良好で，翌日も同様にマイナスバランスを達成した。食事摂取量も安定してきたため経管栄養は終了とし，酸素化と胸部 X 線所見は改善したため酸素投与は終了とし，一般床退室となった。

Fluid creep と輸液減量ポイント

　7 日間で fluid creep は 30％（5,150 mL）であった（図 3）。最終的には約 5,000 mL のプラスバランスで ICU から一般床退室となった。振り返ってみると以下 3 つの点で輸液を減じることができたと思われる。それぞれについて解説していく。

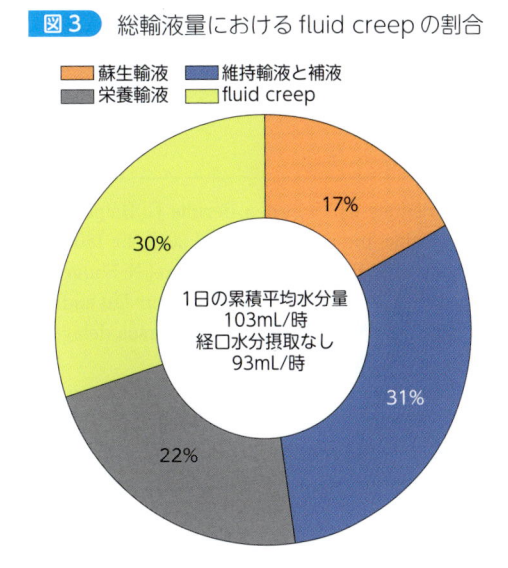

図 3　総輸液量における fluid creep の割合

凡例：蘇生輸液／維持輸液と補液／栄養輸液／fluid creep

17％／31％／22％／30％

1 日の累積平均水分量
103 mL/時
経口水分摂取なし
93 mL/時

1）蘇生輸液について

　本症例では敗血症性ショックと判断し細胞外液のボーラス投与を行ったが反応に乏しく，2,500 mL ほど輸液した後に昇圧薬を使用した。昇圧薬の投与により末梢血管抵抗が増加し血圧を上昇させるだけでなく，相対的な静脈灌流量の増加から心拍出量の増加につながり蘇生輸液の減量にも寄与するため，早期の昇圧薬使用がさまざまな研究結果から推奨されている[3,4]。おそらく多くの施設でオーダーから投与開始まで多少の時間を要すると思われるため，敗血症性ショックを疑った時点でノルアドレナリンをオーダーするくらいの感覚でいたほうがよいだろう。本症例でもさらに早期からノルアドレナリンを併用することにより蘇生輸液を減じる余地はあったと思われる。

　→減量可能輸液量（推定）：1,000 mL

2）点滴ルートのキープについて

　本症例ではトリプルルーメンの CV カテーテルを挿入していたが，状態の安定に伴い使用中のルートが減り，使用してないものは 24 時間の生理食塩液のキープ輸液を行った。このキープ輸液で合計約 750 mL（500 mL/日で 1.5 日の投与）となったが，この時点で CV カテーテルは必ずしも必要でなかったため，抜去し末梢ルートに切り替えればその分の fluid creep を減じることができた。あるいは，生理食塩液によるロックとキープではルートの開存率に差がないという報告[5]もあり，ロックで代用するのもよいだろう。いずれにせよ早期の CV カテーテル抜去は感染予防の観点からも有効であり，不要なカテーテル類は早々に抜去する意識を常にもつことが重要である。

　→減量可能輸液量（推定）：750 mL

3）薬剤の溶媒について

　薬剤の溶媒は，気がつかないうちにかさんでしまうことがある。本症例ではストレス潰瘍予防の PPI（proton pump inhibitor：プロトンポンプ阻害薬）を生理食塩液 50 mL に溶解し投与していただけでなく，配合禁忌防止のためのフラッシュ用の生理食塩液 50 mL も投与していた。また，ハイドロコートン®200 mg/日についても，50 mg を生理食塩液 100 mL に溶解して 1 日 4 回投与として

いた。PPI を静注に変えれば，50mL × 2 を 20mL × 2 に変更し，1 日 2 回 7 日分（1 日目は 1 回のみ）で 780mL を減じることができる。また，ハイドロコートン®を50mL/日の持続静注に変更すれば，1 日目の半日と 2 日目，3 日目の半日と合計で 650mL を減じることができる。これらの合計で 1,430mL の溶媒を減じることができた。

　→減量可能輸液量（推定）：1,430 mL

　以上より，1）から 3）を合わせると，減量可能輸液量は 1,000 + 750 + 1,430 = 3,180mL と推定される。従って，7 日目の仮想総輸液バランスは 4,590 − 3,180 = 1,410mL となる。敗血症性ショックの対応，特に蘇生期は時間との勝負であり輸液も多量となることもあるが，そのようななかでも過剰輸液防止の観点はもち続けながら治療にあたることが重要だろう。

文献

1) Auriemma CL, Van den Berghe G, Halpern SD: Less is more in critical care is supported by evidence-based medicine. Intensive Care Med 2019; 45: 1806-1809.
2) Malbrain MLNG, Van Regenmortel N, Saugel B, et al: Principles of fluid management and stewardship in septic shock: it is time to consider the four D's and the four phases of fluid therapy. Ann Intensive Care 2018; 8: 66.
3) Bai X, Yu W, Ji W, et al: Early versus delayed administration of norepinephrine in patients with septic shock. Critical Care 2014; 18: R532.
4) Permpikul C, Tongyoo S, Viarasilpa T, et al: Early Use of Norepinephrine in Septic Shock Resuscitation (CENSER). A Randomized Trial. Am J Respir Crit Care Med 2019; 199: 1097-1105.
5) Yeung F, Miller MR, Ojha R, et al: Saline-Lock Versus Continuous Infusion: Maintaining Peripheral Intravenous Catheter Access in Children. Hosp Pediatr 2020; 10: 1038-1043.

病態別適正輸液
心不全増悪

Key Slide　Case　まとめ

図　50歳代，男性。拡張型心筋症
（LOS），入院時の胸部X線像

慢性心不全の増悪による入院だが，肺うっ血の程度が軽い。このような症例ではLOS（low output syndrome）により，低灌流となっている可能性に留意する。

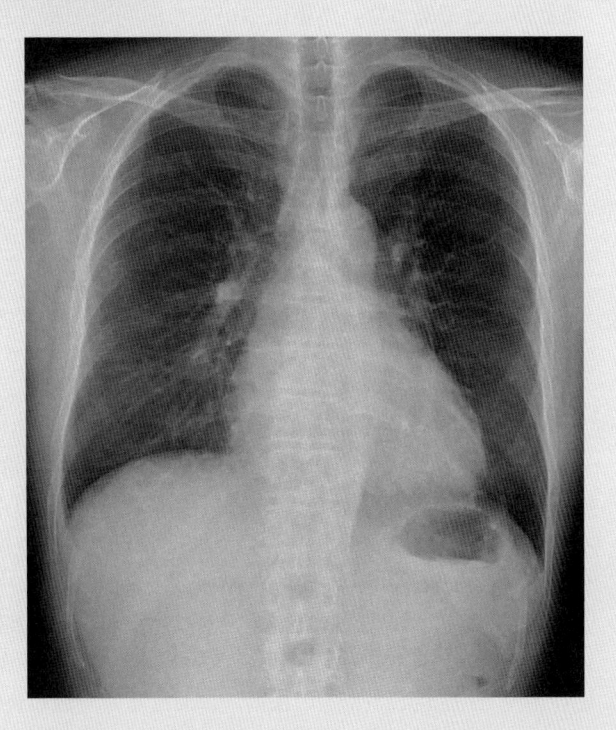

Point

1. 通常のうっ血性心不全では"水を引く"，つまり除水が基本となる。大部分の症例で心不全が軽快し，呼吸苦が改善する。しかし，ベースの心機能が著しく低下している症例では，除水によって状態が悪化する場合がある。これがLOSである

2. 除水によって状態が悪化する要因は，適切な前負荷がなければ，心臓から全身への血液駆出が困難になるためである。LOSでは，組織低灌流により軽度の意識障害（脳灌流の低下）や食欲不振（消化管血流の低下）などの症状を呈する。このような低心機能症例では，輸液とoutput反応性相関（Frank-Starlingの法則）における安全域が狭いため，急性期には短期間のドブタミンなどの強心薬の使用が推奨される

4

ROSEモデルと症例で学ぶ輸液適正化のポイント

- 51 歳，男性
- 拡張型心筋症でβ遮断薬，ARB（アンジオテンシンⅡ受容体拮抗薬），スピロノラクトンを内服している。これまで 3 回の心不全入院歴があり，直近の心不全入院は 2 カ月前であった。今回労作時の呼吸苦が増悪し，軽労作でも制限されるようになったため，本人が救急要請，心不全増悪の搬送となった
- 来院時意識は意識クリアだがやや反応が鈍い印象あり。血圧 72/42mmHg，脈拍数 98 回／分。下腿両側浮腫は軽度（pitting edema 前回の入院時より減少している）。手足末梢の冷感が著明
- 本人によるとここ 1 週間食欲不振が続き，暴飲暴食はせず，飲水制限・塩分制限もできているとのことであった。体重についても前回退院時 52.2kg で，今回入院時は 53.2kg である（前回の入院時は体重が 56.6kg あり，退院時に 52.2kg まで下がって退院している）
- Key Slide 図は入院時の胸部 X 線像

心不全の輸液方法とポイント解説

▶ LOS とは

　心不全の病態は体内水分量増加（ボリューム過多）であるため，基本的治療法は除水である。フロセミドやカルペリチドなどの利尿薬投与により，入院後に急激な体重減少と胸部 X 線像の改善，呼吸苦の消失を多く経験する。一方，心機能低下が著しい症例では除水に注意を要する。そのような症例では，除水による前負荷低下が心臓からの前方拍出量減少を招くことがある。これが LOS（low output syndrome：低心拍出症候群）である。

　LOS の症状には，軽度の意識障害（脳灌流低下），食欲不振（消化管血流低下）があり，末梢循環不全による四肢の冷感も特徴的である。LOS に陥るような低心機能症例では，輸液と output 反応性相関（Frank-Starling の法則）における安全域が狭い。過度の輸液はうっ血性心不全を引き起こす可能性がある。つまり，前負荷不足で LOS となり，輸液過多で肺うっ血をきたす。このような症例では，急性期にドブタミンなどの強心薬で心機能をサポートすることが推奨される。

▶ 初期輸液の選択

　心不全の初期輸液において，晶質液と膠質液のどちらが優れているというエビデンスはない。その理由は心不全の多様性（原因による輸液反応性の違いや，血行動態，腎機能，電解質などさまざまな要素の関与）にあると考えられる[1]。よって，心不全症例に対する初期輸液は一般的に晶質液で時間 20mL/時などの低速度で輸液ルートを確保しながら，フロセミドやスピロノラクトンなどの利尿薬で除水を図り，肺うっ血を軽減させる[2]。同時に心エコーによる心機能評価も必須である。

ROSE モデルで整理する心不全の治療戦略

1) Resuscitation 期

　まず患者の血行動態，ベースの心機能，内服歴，心不全入院歴などを総合的に評価する。この時点では積極的な輸液は避け，呼吸困難の軽減に焦点を当てる。後負荷軽減のために硝酸薬（緊急時はニトログリセリンスプレー）を使用し，呼吸サポートには非侵襲的陽圧換気（non invasive positive pressure ventilation：NPPV）が有用である。これらの初期治療で呼吸苦が安定した後，フロセミドなどの利尿薬静脈内投与を行う。利尿薬による LOS 発症に注意し，その場合は強心薬でサポートする。ただし，強心薬の長期使用による予後改善のエビデンスはないため[3]，強心薬は急性期に限定すべきである[4]。

2) Optimization 期

　呼吸苦が改善し血行動態が安定（LOS による低灌流所見がない）すれば，長期予後を考慮した治療に移行する。ループ利尿薬を中心とした利尿薬投与で尿量増加と体重減少を目指すが，腎機能などを指標に過度の脱水を避ける。同時に，ACE 阻害薬や ARB，β遮断薬などの心不全治療薬の導入を行う。近年は上記に加え，MRA（ミネラルコルチコイド受容体拮抗薬），SGLT2 阻害薬，ARNI（angiotensin receptor-neprilysin inhibitor，商品名：エンレスト®）を含む「Fantastic four」とよばれる薬剤の組み合わせで，心臓リモデリングを抑制し心不全予後改善の取り組みが進んでいる。

3) Stabilization 期

　達成された体液バランスの維持に努める。利尿薬の用量を適宜調整し，体重，尿量，電解質のモニタリングを継続する。心エコーなどの検査で心機能の回復も確認する。

4) Evacuation 期

　残存する過剰体液の除去に焦点を当てる。また，心不全再発予防も重要である。塩分制限や生活指導を行いながら，心機能や左室リモデリングの推移を観察する。血中の BNP や NT-proBNP などの値も参考にしながら，Fantastic four の薬剤適応を判断する。これらは長期予後を改善する薬剤であるため，外来でも継続することが重要である。患者側のコンプライアンスは非常に重要であり，慢性心不全患者の教育も重要な課題である。

　以上，ROSE モデルを心不全治療に適用する際は，従来の輸液管理とは異なり，過剰体液の除去と適切な心機能サポートに重点を置くことが重要である。各段階で患者の状態を綿密に評価し，個々の患者に最適な治療方針を柔軟に調整していくことが求められる。

文献
1) Arrigo M, Jessup M, Mullens W, et al: Acute heart failure. Nat Rev Dis Primers 2020; 6: 16.
2) Felker GM, Anstrom KJ, Adams KF, et al: Effect of Natriuretic Peptide–Guided Therapy on Hospitalization or Cardiovascular Mortality in High-Risk Patients With Heart Failure and Reduced Ejection Fraction. A Randomized Clinical Trial. JAMA 2017; 318: 713-720.
3) Mullens W, Damman K, Harjola VP, et al: The use of diuretics in heart failure with congestion - a position statement from the Heart Failure Association of the European Society of Cardiology. Eur J Heart Fail 2019; 21: 137-155.
4) Girerd N, Seronde MF, Coiro S, et al: Integrative Assessment of Congestion in Heart Failure Throughout the Patient Journey. JACC: Heart Failure 2018; 4: 273-285.

4

ROSE モデルと症例で学ぶ輸液適正化のポイント

病態別適正輸液

ARDS

Key Slide **Case** まとめ

- 78 歳，男性
- 来院 1 週間前に COVID-19 と診断され，自宅療養中であった。来院日に喘鳴の増悪がみられ，呼びかけに対する反応が乏しくなったため家族が救急要請した
- 既往歴：高血圧症，脂質異常症
- SARS-CoV-2 ワクチン接種歴：6 回（最終接種は来院の約 3 カ月前）
- 来院時現症：GCS E3-V4-M6，血圧 175/80mmHg，心拍数 139 回 / 分，呼吸数 36/ 分，SpO$_2$ 82%（15L/分 リザーバーマスク），体温 36.8℃
- 動脈血液ガス分析（15L/分 リザーバーマスク）：pH 7.25，PaCO$_2$ 24.5mmHg，PaO$_2$ 33.3mmHg，HCO$_3^-$ 10.4mEq/L，BE -15.3，Lac 8.6mmol/L
- 吸気時の強い努力呼吸とチアノーゼを認めた。気管挿管による人工呼吸を開始し，CT を撮影した。両側全肺野にびまん性の浸潤影およびすりガラス影の混在を認め，COVID-19 に伴う ARDS と診断した。人工呼吸器による管理のみでは酸素化を維持できず，直ちに veno-venous extracorporeal membrane oxygenation（VV-ECMO）による呼吸補助を導入した（図）

図 胸部 X 線および CT 像

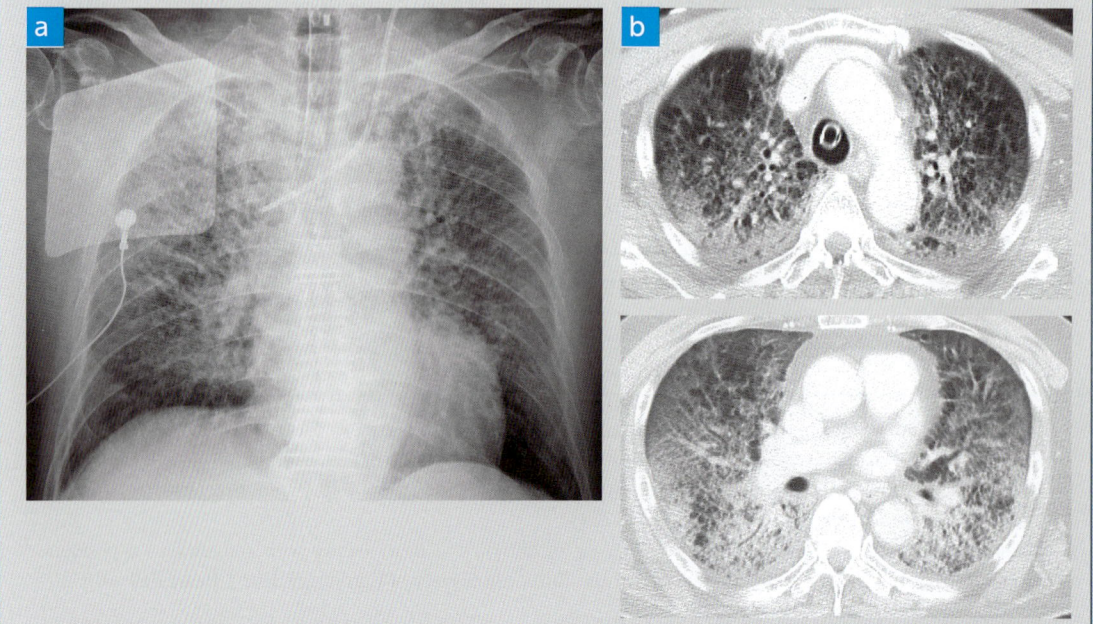

a は来院時の胸部 X 線像。両側肺野に透過性低下を認める。b は来院時胸部 CT 像。両側全肺野に浸潤影とすりガラス影の混在を認める。

一般的な輸液方法とポイント解説

▶ ARDS と特異性

ARDS（acute respiratory distress syndrome：急性呼吸窮迫症候群）は，肺内あるいは肺外のさまざまな侵襲を起因とし，肺における血管透過性亢進によって起こる非心原性肺水腫である[1]。一方，肺以外の臓器障害を合併することも多く，ARDS 患者の主たる死亡原因は呼吸不全ではなく，敗血症および多臓器不全である[2-4]。肺水腫が悪化しない範囲で適切な臓器灌流を維持する輸液戦略が理想的ではあるが，ARDS は異質性の高い（heterogeneous）症候群であるため，輸液戦略の有効性は明らかとなっていない。

▶ ARDS ガイドラインにおける体液管理

わが国の ARDS 診療ガイドライン 2021 では，成人 ARDS 患者の補助療法として水分を制限した体液管理を行うことを条件付きで推奨している（GRADE 2B）[5]。この Clinical Question（CQ）が取り上げられた背景には，ARDS 患者における体液管理目標の相反性がある。すなわち，酸素化改善を企図して制限的な体液管理を行うことによって，意図せぬ臓器灌流障害を招いてしまい，転帰の悪化につながりかねない懸念である。先述のとおり，ARDS の主な死亡原因は多臓器不全であり，十分な臓器灌流を維持する必要がある。酸素化の改善をねらった制限的な体液管理を行うべきかどうかは，臨床的に重要な課題である。メタ解析において，水分を制限した体液管理により死亡アウトカムを有意に改善はしないものの，望ましい効果と望ましくない効果のバランスから，上記の推奨に至っている。

▶ 水分を制限した体液管理の方法

水分を制限した体液管理には，輸液量の制限，利尿薬の使用，腎代替療法による除水という方法がある。どの方法が効果的で有害事象が少ないのかについては，明らかにされていない。ARDS 診療ガイドライン 2021 のメタ解析に採用されたランダム化比較試験（randomized controlled trial：RCT）6 編には上記 3 つの方法が含まれており，患者の状態に応じた適切な方法の選択が望まれることが付帯事項として記されている。

▶ 水分を制限した体液管理開始のタイミング

ARDS 患者では，敗血症や膵炎などの原因病態によるショックを呈することがある。まずは，全身の臓器灌流を改善および維持する目的で十分な輸液蘇生を行う。不十分な蘇生は転帰の悪化につながる可能性があり，水分制限に固執する管理は適切ではない。原因病態に対する適切な蘇生によりショックを離脱し，循環動態が安定した段階で初めて水分制限の開始を検討する。

▶ 輸液の選択

ARDS を含めた急性呼吸不全患者における循環血液量の補充のためには，アルブミン製剤よりも晶質液を選択することが弱く推奨されている[6]。晶質液の種類については，いずれの選択肢にも十分なエビデンスはなく，各施設で使い慣れている製剤を投与する。

4

ROSE モデルと症例で学ぶ輸液適正化のポイント

▶ 肺水腫の定量的評価方法

肺水腫の定量的指標として，経肺熱希釈法により肺血管外水分量（extravascular lung water：EVLW）を測定することができる[7]。肺血管外水分量は，肺胞腔および間質の水分の総量である（p72参照）。血管内容量および本指標を組み合わせて用いることにより，肺血管外水分量を増加させない範囲で循環血液量を維持する水分管理を行うことができる可能性がある。しかし，EVLWに基づく治療とARDS患者の転帰との関係は，小規模な研究で示されたのみである[8]。また，2012年のベルリン定義への改訂時において，EVLWをARDS診断定義に含めることが検討されたが，EVLWのみでは心原性肺水腫との鑑別ができないこと，国際的にスタンダードとされる評価法ではないことから，採用には至らなかった経緯がある[9,10]。

▶ 患者の特徴による輸液戦略

バイオマーカーなどを用いた機械学習によるデータ分析を行い，共通の特徴を有するサブフェノタイプ[NOTE]に分類する研究が進んでいる[11]。ARDS患者における輸液戦略の治療反応性については，高度炎症と軽度炎症サブフェノタイプに分類した研究が報告されている[12]。高度炎症サブフェノタイプでは制限輸液戦略群による生存率が高く，一方，軽度炎症群では制限のない輸液戦略群での生存率が高かった。ARDSのサブフェノタイプごとに適切な輸液戦略が異なる可能性が示唆された。

ROSE モデルで整理した輸液の考え方と実際

Case（症例）における1日ごとの輸液分類（**図1**）と，その詳細を**表1**に示す。またROSEモデルに照らした仮想累積減量推移を**図2**に示す。

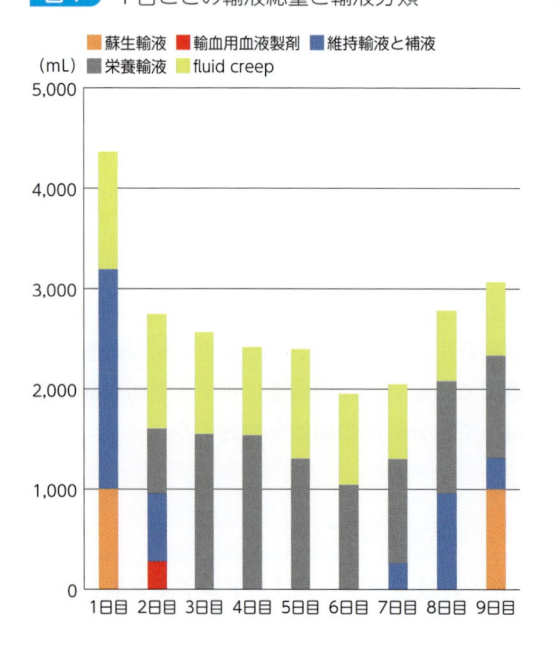

図1 1日ごとの輸液総量と輸液分類

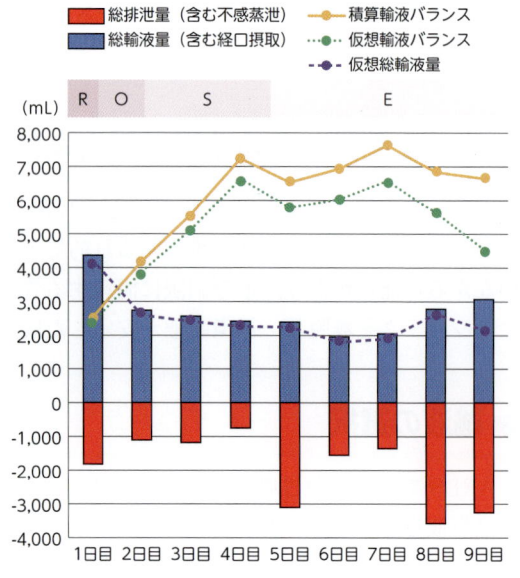

図2 ROSE モデルでとらえる輸液の仮想減量

日々の減量可能輸液量を，実際の日々の総輸液量から差し引くことで仮想総輸液量がプロットできる（紫破線）。さらにこの仮想輸液量から，日々の総排泄量を差し引くことで，仮想総輸液バランスがプロットできる（緑破線）。

表1 輸液分類の詳細

輸液タイプ	%	1日の輸液量平均値 (mL)	1日の輸液量中央値 (mL)	volume									
				1日目	2日目	3日目	4日目	5日目	6日目	7日目	8日目	9日目
蘇生輸液	8	222	0	1,000	0	0	0	0	0	0	0	1,000
等張晶質液（速度1L/6時間以上）		222	0	1,000	0	0	0	0	0	0	0	1,000
膠質液（主にアルブミンとゼラチン）		0	0	0	0	0	0	0	0	0	0	0
輸血用血液製剤	1	31	0	0	280	0	0	0	0	0	0	0
維持輸液と補液	18	490	267	2,192	677	0	0	0	0	267	960	314
グルコース含有晶質液		0	0	0	0	0	0	0	0	0	0	0
等張晶質液（速度1L/6時間未満）		490	267	2,192	677	0	0	0	0	267	960	314
栄養輸液	38	1,029	1,044	0	648	1,551	1,540	1,304	1,044	1,034	1,120	1,020
経腸栄養剤		669	686	0	474	580	480	686	937	944	960	960
経静脈栄養		0	0	0	0	0	0	0	0	0	0	0
経口水分摂取		360	160	0	174	971	1,060	618	107	90	160	60
fluid creep（体液クリープ）	35	930	907	1,172	1,138	1,011	874	1,091	907	746	700	732
電解質補充のための輸液		13	0	0	0	0	0	120	0	0	0	0
静脈ラインキープのための輸液		30	30	0	60	20	30	50	50	40	0	20
薬剤の溶媒としての輸液（ワンショットおよび持続投与）		887	857	1,172	1,078	991	844	921	857	706	700	712
総輸液量	100	2,702	2,562	4,364	2,743	2,562	2,414	2,395	1,951	2,047	2,780	3,066
尿および便		1,964	1,550	1,820	1,100	1,180	750	3,100	1,550	1,350	3,575	3,250
滲出液（不感蒸泄）		0	0	0	0	0	0	0	0	0	0	0
総排泄量		1,964	1,550	1,820	1,100	1,180	750	3,100	1,550	1,350	3,575	3,250
総バランス		739	697	2,544	1,643	1,382	1,664	-705	401	697	-795	-184
累積体液バランス		6,010	6,647	2,544	4,187	5,569	7,233	6,528	6,929	7,626	6,831	6,647

1 日目：resuscitation 期（図 2R）

初期診療時には蘇生輸液を要したが、ECMO 導入後は少量の血管収縮薬投与で循環動態は安定しており、resuscitation 期は脱したと判断した。

1, 2 日目：optimization 期（図 2O）

ARDS 診療ガイドライン 2021 の推奨に従い、水分を制限した管理を目標とした。血圧、心拍数、血清乳酸値などを指標に循環動態が安定していることを確認し、細胞外液の投与量を漸減・中止した。なお、ECMO の脱血不良を防ぐために回路内圧に注目し、特に脱血圧が過度に陰圧にならないように注意した。

2〜4 日目：stabilization 期（図 2S）

体液のマイナスバランスを目指したが、高炎症反応状態が遷延していたことや薬剤の溶媒としての輸液が多いことから達成できなかった。

5 日目以降：evacuation 期（図 2E）

利尿薬の使用なく、5 日目に初めて体液バランスをマイナスにすることができた。一時的な血圧低下のイベントがあり、連日のマイナスバランスを達成することはできなかったが、9 日目に ECMO 離脱に成功した。

Fluid creep と輸液減量ポイント

本症例では 9 日間で，fluid creep が総輸液量の 35%（8,371mL）である（図3）。輸液減量のポイントとしては，1) 抗菌薬の薬剤溶解液，2) 9 日目の蘇生輸液の 2 点が挙げられる。

1) 抗菌薬の薬剤溶解液

本症例ではアンピシリン/スルバクタム 3g/100mL のバッグ製剤を用いた。バイアル製剤を用いて溶解液を減量することは可能ではあった。ただし，コストや手間を考慮した選択をする必要がある。

2) 9 日目の蘇生輸液

血圧低下の原因を循環血液量の減少と考え，1,000mL の細胞外液を急速投与した。その後，血管収縮薬投与も要しており，まずはより少量（250mL）の輸液に対する反応性，あるいは受動的下肢挙上（passive leg raising：PLR）テストを試みるべきであった。

図3 総輸液量における fluid creep の割合

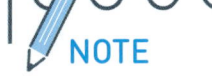

- 蘇生輸液
- 輸出用血液製剤
- 維持輸液と補液
- 栄養輸液
- fluid creep

1日の累積平均水分量
113mL/時
経口水分摂取なし
98mL/時

8% / 1% / 18% / 38% / 35%

9 日間での推定減量可能輸液量はトータルで 2,100mL である。従って，9 日目の仮想総輸液バランスは 6,647 − 2,100 = 4,547mL となる。

NOTE

患者の特徴による分類に用いる呼称
- フェノタイプ：臨床的に同定可能な患者群の特徴で，共通の症候を示すグループ（例：敗血症，ARDS）
- サブフェノタイプ：フェノタイプのなかで，共通の臨床的特徴やバイオマーカー発現などをもつ明確なグループ。特に機械学習を用いたデータ解析により同定したもの

文献

1) Meyer NJ, Gattinoni L, Calfee CS: Acute respiratory distress syndrome. Lancet 2021; 398: 622-637.

2) Montgomery AB, Stager MA, Carrico CJ, et al: Causes of mortality in patients with the adult respiratory distress syndrome. The American review of respiratory disease 1985; 132: 485-489.

3) Erickson SE, Martin GS, Davis JL, et al: Recent trends in acute lung injury mortality: 1996-2005. Critical care medicine 2009; 37: 1574-1579.

4) Stapleton RD, Wang BM, Hudson LD, et al: Causes and timing of death in patients with ARDS. Chest 2005; 128: 525-532.

5) ARDS 診療ガイドライン作成委員会 : ARDS 診療ガイドライン 2021. 日集中医誌 2022; 29: 295-332.

6) Arabi YM, Belley-Cote E, Carsetti A, et al: European Society of Intensive Care Medicine clinical practice guideline on fluid therapy in adult critically ill patients. Part 1: the choice of resuscitation fluids. Intensive Care Med 2024; 50: 813-831.

7) Tagami T, Ong MEH: Extravascular lung water measurements in acute respiratory distress syndrome: why, how, and when? Curr Opin Crit Care 2018; 24: 209-215.

8) Craig TR, Duffy MJ, Shyamsundar M, et al: Extravascular lung water indexed to predicted body weight is a novel predictor of intensive care unit mortality in patients with acute lung injury. Crit Care Med 2010; 38: 114-120.

9) ARDS Definition Task Force; Ranieri VM, Rubenfeld GD, Thompson BT, et al: Acute respiratory distress syndrome: the Berlin Definition. JAMA 2012; 307: 2526-2533.

10) Ferguson ND, Fan E, Camporota L, et al: The Berlin definition of ARDS: an expanded rationale, justification, and supplementary material. Intensive care medicine 2012; 38: 1573-1582.

11) Bos LDJ, Ware LB: Acute respiratory distress syndrome: causes, pathophysiology, and phenotypes. The Lancet 2022; 400: 1145-1156.

12) Famous KR, Delucchi K, Ware LB, et al: Acute Respiratory Distress Syndrome Subphenotypes Respond Differently to Randomized Fluid Management Strategy. Am J Respir Crit Care Med 2017; 195: 331-338.

4

ROSE モデルと症例で学ぶ輸液適正化のポイント

病態別適正輸液
COPD急性増悪

- 76 歳，男性。呼吸困難・意識障害を主訴に救急搬送された
- GCS E3-V4-V4，下腿に軽度の浮腫あり
- 呼吸数 40 回 / 分，SpO$_2$ 80%（room air）→ 92%（10L/ 分 リザーバーマスク）
- 70 歳時に COPD と診断され，過去に 2 回 COPD 急性増悪の既往あり
- 図は初診時の胸部 X 線像

図　初診時の胸部X線像

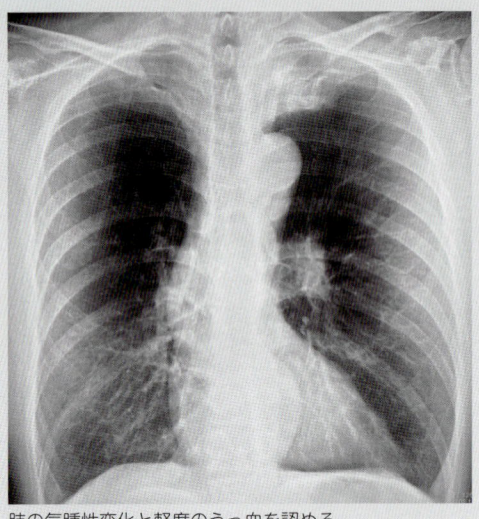

肺の気腫性変化と軽度のうっ血を認める。

一般的な輸液方法とポイント解説

▶ 総論

　COPD（chronic obstructive pulmonary disease：慢性閉塞性肺疾患）の急性増悪とは，「息切れの増加，咳や痰の増加，胸部不快感の出現あるいは増強などを認め，安定期の治療の変更が必要な状態」とされ，誘引としては感染を契機とすることが多いといわれているが，全体の 20 〜 35% 程度は原因不明とされ，COPD 急性増悪の最大のリスクは過去の急性増悪歴といわれている[1]。

COPD は，肺胞の脆弱性ゆえに肺水腫や ARDS に移行しやすく，結果として NPPV（non-invasive positive pressure ventilation：非侵襲的陽圧換気）や気管挿管による IPPV（invasive positive pressure ventilation：侵襲的陽圧換気）が必要になることもある。一方で，COPD 患者が急性増悪によって人工呼吸管理を要する状態となると，人工呼吸器から離脱することが難しくなる場合も多い[2]。このため，適切な呼吸管理と輸液戦略が重要になる。

▶ 病態生理

COPD では気腫性病変によって肺が過膨張となった結果，肺血管抵抗が上昇し，右室の後負荷増大と左心系への流入量低下が起こる。左心系の前負荷減少によって心拍出量が減少し，腎血流量が減少した結果，レニン—アンジオテンシン—アルドステロン系（renin-angiotensin-aldosterone system：RAAS）が活性化し，腎での Na 再吸収が促進された結果，水分と Na が貯留する傾向となる。また，呼吸困難や動脈血二酸化炭素分圧の上昇，心拍出量低下によって交感神経系が賦活化し，頻脈や末梢血管抵抗上昇が生じる。また，左心系の前負荷低下と心拍出量低下は左房・肺静脈に存在する low-pressure baroreceptor によって感知され，ADH（anti-diuretic hormone：抗利尿ホルモン）分泌が亢進し，腎での水再吸収が増加し，体内の free water が増える。一方で，右室の後負荷が増大し，右室の心拍出量が減少した結果，右心前負荷が増加し，CVP（central venous pressure）上昇と下大静脈径拡大を認める[3]。さらに，COPD 急性増悪時に用いる全身ステロイド（プレドニゾロンなど）は鉱質コルチコイド作用ももち，遠位尿細管での Na 再吸収を促進し，水および Na が貯留傾向となる[4]。

▶ 輸液戦略と体液状態のモニタリング

COPD 急性増悪では，呼吸困難の増強から飲水量や摂食量が減少し，脱水となりうる。その場合には輸液が必要となる。しかし，前述のとおり，COPD において水分は貯留傾向になりやすく，肺水腫や ARDS を回避するため fluid creep に注意を払った dry side の輸液治療戦略が求められる。

血管内脱水，つまり hypovolemia（循環血液量減少）の有無は，口渇などの自覚症状のほか，身体診察や体重増減も重要な判断要素である。しかし，口渇感は血漿浸透圧上昇に寄るところが大きく，RAA 系や ADH 分泌の亢進がある COPD 急性増悪時は低張性脱水になりやすく，hypovolemia であっても口渇を訴えることは少ない。頻脈や，末梢血管抵抗増大による四肢冷感および毛細血管再充満時間延長などの所見は，hypovolemia に対する生体の代償反応とされるが，COPD においては慢性的に交感神経が賦活化されているため代償反応が血管内水分量に依存せず，hypovolemia の指標として信頼性に欠ける。心エコー図検査も，肺過膨張による肺血管抵抗による右室後負荷増大に伴って右心前負荷が増大することから，右房・右室・下大静脈径が拡大する。また，左心系流入低下によって左心前負荷減少と心拍出量低下があることから，左房・左室の虚脱があり，肺血管抵抗上昇を示す所見となり，血管内水分量を正確に評価しづらい。CVP は高値を示し，血圧の呼吸性変動は COPD 急性増悪による努力呼吸で過大変動となる一方で，胸腔内圧の上昇により値が過小変動となるため，実際の血管内水分量を正確に反映しない。CVP などの静的指標のみならず，近年その有効性が示唆されている心係数（cardiac index：CI）や 1 回拍出量変動（stroke volume variation：SVV）などの動的指標に基づいた目的志向型輸液管理（goal-directed fluid therapy：GDFT）を参考にする場合も，COPD 急性増悪の病態のうえに，hypovolemia のオーバーラップを考慮する必要があり，データに基づいたきめ細やかな輸液管理が必要とされる[5]。

血液ガス分析における乳酸値の上昇は末梢循環不全に伴う組織低灌流を示すことから，特に 4mmol/L を超えるようであれば輸液の増量が検討される。

4

ROSE モデルと症例で学ぶ輸液適正化のポイント

195

ROSE モデルで整理した輸液の考え方と実際

　Case（症例）における 1 日ごとの輸液分類（**図1**）と，その詳細を**表1**に示す。また，ROSE モデルに照らした仮想累積減量推移を**図2**に示す。

図1 1 日ごとの輸液総量と輸液分類

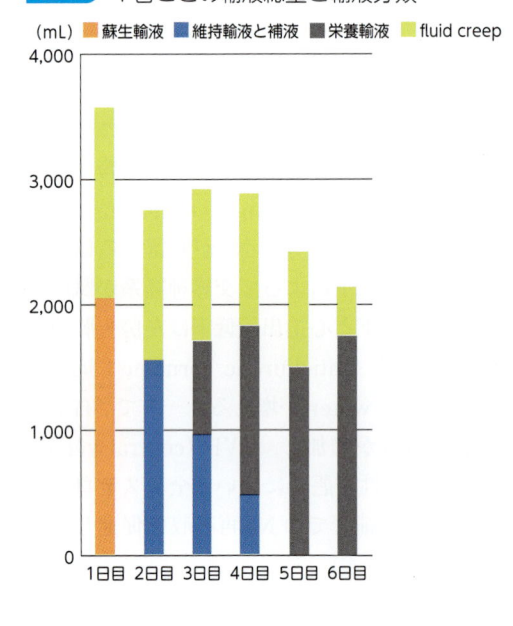

図2 ROSE モデルでとらえる輸液の仮想減量

日々の減量可能輸液量を，実際の日々の総輸液量から差し引くことで仮想総輸液量がプロットできる（紫破線）。さらにこの仮想輸液量から，日々の総排泄量を差し引くことで，仮想総輸液バランスがプロットできる（緑破線）。

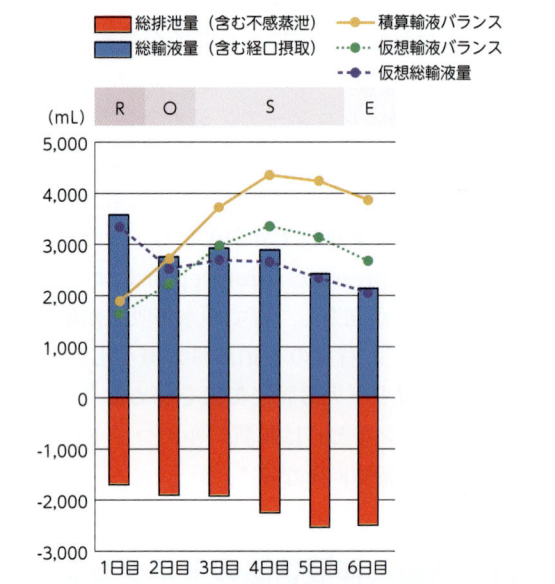

表1 輸液分類の詳細

輸液タイプ	%	1日の輸液量平均値(mL)	1日の輸液量中央値(mL)	volume					
				1日目	2日目	3日目	4日目	5日目	6日目
蘇生輸液	12	341	0	2,043	0	0	0	0	0
等張晶質液（速度 1L/6 時間以上）		341	0	2,043	0	0	0	0	0
膠質液（主にアルブミンとゼラチン）		0	0	0	0	0	0	0	0
輸血用血液製剤	0	0	0	0	0	0	0	0	0
維持輸液と補液	18	499	240	0	1,552	960	480	0	0
グルコース含有晶質液		499	240	0	1,552	960	480	0	0
等張晶質液（速度 1L/6 時間未満）		0	0	0	0		0	0	0
栄養輸液	32	892	1,050	0	0	750	1,350	1,500	1,750
経腸栄養剤		717	750	0	0	600	900	1,200	1,600
経静脈栄養		0	0	0	0	0	0	0	0
経口水分摂取		175	150	0	0	150	450	300	150
fluid creep（体液クリープ）	38	1,046	1,123	1,526	1,196	1,205	1,050	916	381
電解質補充のための輸液		173	140	480	280	280	0	0	0
静脈ラインキープのための輸液		220	264	264	264	264	264	264	0
薬剤の溶媒としての輸液（ワンショットおよび持続投与）		652	657	782	652	661	786	652	381
総輸液量	100	2,777	2,814	3,569	2,748	2,915	2,880	2,416	2,131
尿および便		1,310	1,285	903	1,007	1,120	1,450	1,735	1,644
滲出液（不感蒸泄）		825	800	800	900	800	800	800	850
総排泄量		2,135	2,085	1,703	1,907	1,920	2,250	2,535	2,494
総バランス		642	736	1,866	841	995	630	-119	-363
累積体液バランス		3,445	3,776	1,866	2,707	3,702	4,332	4,213	3,850

1 日目：resuscitation 期 （図 2R）

過去にも急性増悪の既往があり，肺炎の合併が疑われた。mMRC（modified medical research council dyspnea scale）グレード 4 の息切れを認め，呼吸困難の悪化によって 1 週間程度は水分や食事摂取が不良であったとの病歴あり，口渇の訴えはないものの hypovolemia が示唆された。換気不良に伴う意識レベルの低下があり，経口摂取は見合わせ，NPPV を装着した。

蘇生輸液（resuscitation fluids）は必要だが，これまで心不全の指摘はないものの四肢に軽度の浮腫を認めており，COPD 急性増悪による右心系への静脈還流停滞が考えられた。COPD 急性増悪の治療に加え，抗菌薬や全身ステロイドの経静脈投与を実施した。蘇生輸液として細胞外液ソルアセト®F を投与した（図 1）。投与速度は 80mL/時で開始したが，尿量が 0.5mL/kg/時を維持できないため，150mL/時に増量し，利尿を得られた段階で減量した。

2 日目：optimization 期 （図 2O）

呼吸状態は安定したため NPPV を離脱した。動的指標の参考として FloTrac® センサーを導入したところ，CI 3.2 L/分/m² であり，SVV は自発呼吸があるため参考とならなかった。心エコー図検査も実施したところ，心収縮は保たれているものの右心系拡張・左心系虚脱の傾向あり，肺血管抵抗上昇が疑われた。腎機能は維持されており，尿量 0.5mL/kg/時を目安に輸液量を 80 から 60，40mL/時と段階的に減量した。意識レベルは改善したものの嚥下困難が継続しており，経口摂取は行わず，輸液投与を行った（図 1）。

3 日目：stabilization 期 （図 2S）

意識レベルは改善したものの嚥下困難を認めたため，経鼻胃管を留置し，1kcal/mL の栄養製剤を毎食 200mL から投与開始した。呼吸状態の改善に伴って徐々に血圧低下を認めた。COPD 急性増悪の改善とともに肺血管抵抗が低下したため，右心系のうっ滞が解除されたと考え，輸液量は減量せず 40mL/時のままとした。

4 日目：de-escalation の開始

血圧安定し，尿量が増加してきたため，嘔吐がない程度に胃管から白湯を追加するなどしてメインの輸液は終了し，de-escalation を開始した（図 1）。5 日目には fluid balance がマイナスとなった（表 1）。

6 日目：evacuation 期 （図 2E）

呼吸状態は安定していたものの，胸部 X 線検査のフォローで心拡大を認め，evacuation 期と判断し，利尿薬（ラシックス® 20mg）を投与した。

Fluid creep と輸液減量ポイント

COPD 急性増悪において，dry side での輸液管理が念頭に置かれるなかで，本症例において fluid creep は総輸液量の 38%（6,274mL）に達していた（図 3）。入院直後から抗菌薬やステロイドの溶解輸液は生理食塩水 100mL で溶解していたが，50mL に減量の余地があった。K の電解質補正についても，侵襲を避けるために中心静脈ラインは確保しなかった。末梢静脈ルートから投与できる K は，溶媒 500mL に対して K 20mEq の混合注射までであり，fluid creep の一因となったため，早期から内服のカリウム製剤を併用する余地はあったかもしれない。

6 日間すべての減量可能輸液量を 1,200mL と推定した場合の仮想総輸液バランスは 3,850 − 1,200 ＝ 2,650mL となる（図 1）。

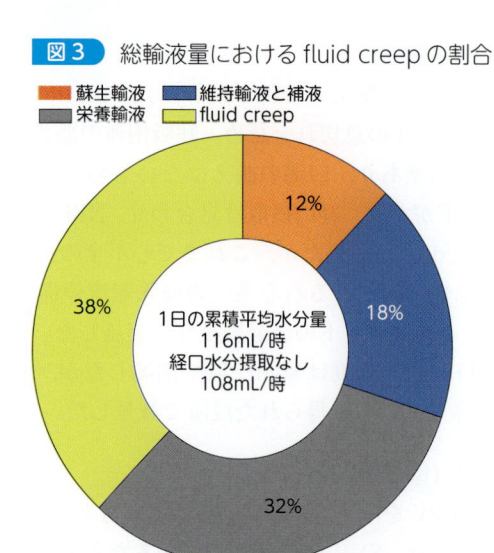

図3 総輸液量における fluid creep の割合

蘇生輸液 / 維持輸液と補液 / 栄養輸液 / fluid creep

12%
18%
32%
38%

1日の累積平均水分量
116mL/時
経口水分摂取なし
108mL/時

文献

1) 日本呼吸器学会COPDガイドライン第6版作成委員会：COPD（慢性閉塞性肺疾患）診断と治療のためのガイドライン．日本呼吸器学会 2022.
2) GOLD日本委員会：COPD情報サイト．Available from: http://www.gold-jac.jp/（2024年8月閲覧）
3) 向山政志，森潔，笠原正登，ほか：血管作動性物質と水電解質代謝．日本内科学会雑誌 2006; 95: 91-99.
4) Schäcke H, Döcke WD, Asadullah K: Mechanisms involved in the side effects of glucocorticoids. Pharmacol Ther 2002; 96: 23-43.
5) Yu J, Zheng R, Lin H, et al: Global end-diastolic volume index vs CVP goal-directed fluid resuscitation for COPD patients with septic shock: a randomized controlled trial. Am J Emerg Med 2017; 35: 101-105.

病態別適正輸液

電解質異常：代謝性アシドーシス

- 85 歳，男性。身長 155.7cm，体重 51kg
- 来院当日福祉課職員がお弁当の集金に訪れた際，患者の様子に異常を感じたため，担当ケアマネジャーへ相談し，筆者の施設へ救急要請となった
- 既往：Severe AS TAVI（transcatheter aortic valve implantation）術後，心アミロイドーシス，網膜剥離，心房細動
- バイタルサイン：GCS E4-V4-M6，体温 36.2 ℃，血圧 80/50 mmHg，心拍数 155 回/分（不整），呼吸数 24 回/分，SpO_2 98 %（10L/分 リザーバーマスク）
- 動脈血ガス分析（ 10L/分/リザーバーマスク）：pH 7.283，PCO_2 29.8mmHg，PO_2 234mmHg，HCO_3^- 14.1，Lac 5.2mmol/L，AG 25
- 血算・生化学：WBC 9,100 / μL（Seg 88.1 %，Ly 6.3 %，Mo 5.3 %，Eo 0.1 %），Hb 18.8 g/dl，PLT 11.5 万 / μL，Alb 3.1 U/L，CK 1,227 U/L，AST 112 U/L，ALT 52 U/L，LDH 503 U/L，Cr 3.40 mg/dL，BUN 110 mg/dL，Glu 157 mg/dL，Na 142 mEq/L，K 4.9 mEq/L，Cl 101 mEq/L，T-Bil 1.9mg/dL，CRP 29.06 mg/dL
- 尿検査：蛋白 2+，糖－，比重 1.015，pH 6.0，ビリルビン－，ケトン－，白血球 3+，亜硝酸－，潜血 3+
- 血培 2 セット：*Klebsiella pneumoniae*（string test negative）
- 尿培：*Klebsiella pneumoniae* 10**7 /mL
- 心エコー図検査：EF 30% Hypokinesis TAVI 後，AR Ⅱ度，MR Ⅱ度，IVC 呼気 21mm 吸気 16mm，少量心嚢液貯留
- CT 検査：左腎軽度腫大，左腎周囲脂肪織濃度上昇検査像（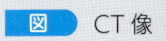）

図 CT 像

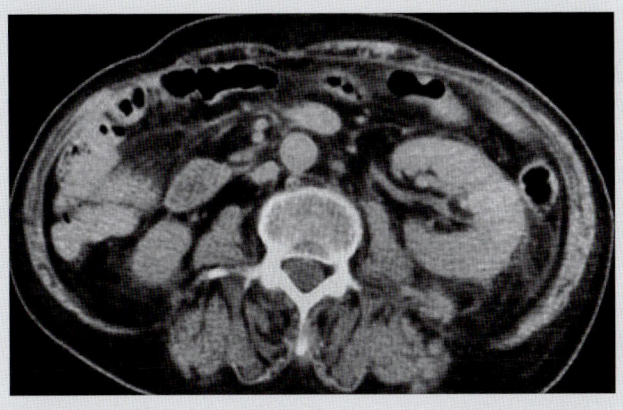

一般的な輸液方法とポイント解説

総論

　敗血症は，1）感染症もしくは感染症の疑いがあり，かつ2）SOFA スコアで合計2点以上の急上昇をもって診断する。また，敗血症性ショックは，敗血症の診断基準に加え，平均動脈圧（mean arterial pressure：MAP）65mmHg 以上を保つために輸液療法を加えて血管収縮薬を必要とし，かつ，血中尿酸値2mmol/L（18mg/dL）を超える場合に診断する[1]。

　アシドーシスは酸素供給に影響を及ぼし，心臓の収縮力を低下させ，不整脈や肺血管抵抗を増加させる。さらに凝固障害や体温調整障害をきたす。重度のアシドーシスでは，強心薬および血管圧受容体との親和性低下により，大量の血管拡張薬を必要とする[2]。

アシドーシスの補正

　組織低灌流による Type A 乳酸アシドーシスの補正は，原因の除去，血行動態の回復が優先される。乳酸は代謝され酸化されると重炭酸塩に変換されるため，乳酸生成刺激が終了し，自然に重炭酸の回復が見込める。乳酸アシドーシスの場合，重炭酸塩による補正は pH 7.1 以下の場合に考慮される。または，pH 7.1〜7.2で重症腎機能障害を伴う場合は，補正をすることで血液透析回避，生存率上昇が期待できることが報告されている[3]。

　重炭酸塩の急速投与は，$PaCO_2$ の上昇による細胞内アシデミアの逆説的悪化や乳酸値増加，イオン化 Ca の低下，高 Na 血症，体液貯留のリスクがあり，原病が改善しない場合は一時的な効果となることに留意する。

初期輸液の選択

　敗血症性ショックに対する初期輸液は晶質液が選択される。さまざまな RCT，メタアナリシスで以下の報告があり，筆者の施設当科では生理食塩液またはヴィーン® F を使用している。

　アルブミン製剤 vs. 晶質液を比較した試験で，敗血症患者における生存率等に変化はないことから[4]，医療費や資源の観点から晶質液を選択することが多い。急性腎不全等に伴う電解質異常や，心機能を確認し生理食塩液，乳酸リンゲル液を選択するが，生理食塩液を漫然と負荷した場合，高 Cl 性代謝性アシドーシスによる急性腎不全のリスクを上げることに注意する[5]。

初期輸液量の推定

　敗血症性ガイドラインや教科書的には晶質液を 30mL/kg，3時間以内で投与達成することが広く提唱されているが，輸液過剰の有害性も報告されており，心機能や乳酸値，CRT（capillary refill time）などの指標を経時的に確認することが必要である。本症例は 51kg であったため，30mL × 51kg すなわち 1,500mL/3時間での（晶質液）投与が目安となる。

体液状態のモニタリング

　初期輸液投与後は静的指標や動的指標を用いて評価しつつ，負荷輸液，維持液の調整を検討する。具体的には MAP，尿量（0.5mL/kg/時），PLR（passive leg raising），IVC 径の測定，呼吸や

脈拍の条件を満たす場合は FloTrac® を用いた SVV（stroke volume variation）などを用いて評価する [6]。

アシドーシスならびに乳酸値の測定

　乳酸値は正常化ではなく，上昇トレンドでないことを指標とする。明確な測定頻度は不明であるが，乳酸値の目標に 2 時間ごとに 10〜20% クリアランスされていることを指標とする [7]。筆者の施設当科では初期対応開始時，その後は 1〜2 時間ごとに動脈血液ガス測定，電解質に異常があれば 4〜6 時間ごとに採血を実施している。特に初期輸液投与完了後や，昇圧薬などで MAP 65 mmHg 以上・尿量 0.5mL/kg/時以上確保後などに動脈血ガスを測定し，上昇トレンドでないことを確認している。

ROSE モデルで整理した輸液の考え方と実際

　Case（症例）における 1 日ごとの輸液分類（**図 1**）と，その詳細を**表 1** に示す。また，ROSE モデルに照らした仮想累積減量推移を**図 2** に示す。

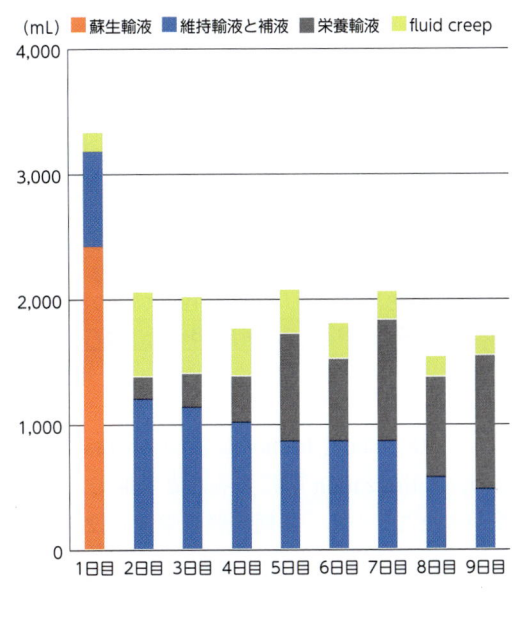

図1　1 日ごとの輸液総量と輸液分類

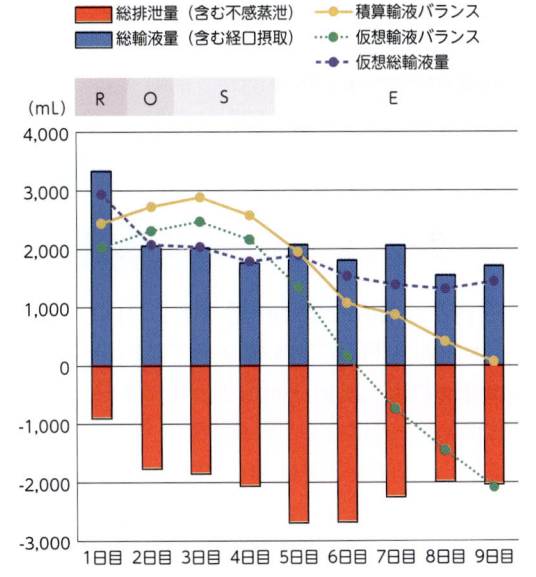

図2　ROSE モデルでとらえる輸液の仮想減量

日々の減量可能輸液量を，実際の日々の総輸液量から差し引くことで仮想総輸液量がプロットできる（紫破線）。さらにこの仮想輸液量から，日々の総排泄量を差し引くことで，仮想総輸液バランスがプロットできる（緑破線）。

1 日目：resuscitation 期（**図 2R**）

　救急外来で計 2,400mL の初期輸液を投与した。初期輸液負荷 1L の時点で全開投与が途切れると血圧は 80/60mmHg まで低下したことから，早期にノルアドレナリンの持続投与を開始した。MAP 65mmHg を保つためにノルアドレナリンは 0.3 γ 必要であり，バソプレシン 0.03 U/分，ヒドロコルチゾン 200mg /日を併用した。初期輸液投与 3 時間後の動脈血ガスは，pH 7.340，HCO_3^- 20，Lac 2.0mmol/L と改善傾向であった。晶質液 80mL/時から 30mL/時へ減量し，維持液を 20 mL/時で開始した。

　→減量可能輸液量（推定）：412mL

表1 輸液分類の詳細

輸液タイプ	%	1日の輸液量平均値 (mL)	1日の輸液量中央値 (mL)	volume								
				1日目	2日目	3日目	4日目	5日目	6日目	7日目	8日目	9日目
蘇生輸液	13	268	0	2,412	0	0	0	0	0	0	0	0
等張晶質液（速度1L/6時間以上）		268	0	2,412	0	0	0	0	0	0	0	0
膠質液（主にアルブミンとゼラチン）		0	0	0	0	0	0	0	0	0	0	0
輸血用血液製剤	0	0	0	0	0	0	0	0	0	0	0	0
維持輸液と補液	43	862	864	760	1,199	1,134	1,014	864	864	864	576	480
グルコース含有晶質液		659	576	420	479	480	907	864	864	864	576	480
等張晶質液（速度1L/6時間未満）		202	0	340	720	654	107	0	0	0	0	0
栄養輸液	28	576	660	0	180	270	370	860	660	970	800	1,070
経腸栄養剤		244	250	0	100	150	250	300	350	450	450	150
経静脈栄養		0	0	0	0	0	0	0	0	0	0	0
経口水分摂取		331	310	0	80	120	120	560	310	520	350	920
fluid creep（体液クリープ）	16	326	275	150	669	605	374	342	275	218	157	146
電解質補充のための輸液		0	0	0	0	0	0	0	0	0	0	0
静脈ラインキープのための輸液		150	124	0	269	270	124	192	175	118	107	96
薬剤の溶媒としての輸液（ワンショットおよび持続投与）		176	150	150	400	335	250	150	100	100	50	50
総輸液量	100	2,031	2,009	3,322	2,048	2,009	1,758	2,066	1,799	2,052	1,533	1,696
尿および便		1,529	1,520	650	1,245	1,320	1,530	2,160	2,150	1,720	1,470	1,520
滲出液（不感蒸泄）		497	530	255	522	530	536	530	530	530	522	518
総排泄量		2,026	2,038	905	1,767	1,850	2,066	2,690	2,680	2,250	1,992	2,038
総バランス		5	-308	2,417	281	159	-308	-624	-881	-198	-459	-342
累積体液バランス		1,641	1,925	2,417	2,698	2,857	2,549	1,925	1,044	846	387	45

2日目：optimization期（図2O）

　2日目朝の時点で動脈血ガスはpH 7.401，HCO_3^- 20.8，Lac 1.4mmol/L であった。MAP 65mmHg以上，尿量 1.0mL/kg/時で推移していたため，optimization期に入ったと判断した。肝逸脱酵素の上昇はなく，経鼻胃管からの排液を認めなかったことから，早期に経管栄養の投与を開始した（バソプレシンは 0.02 U/分へ減量）。

3日目：stabilization期（図2S）

　ノルアドレナリンを 0.26γへ減量，バソプレシンを 0.01U/分へ減量した。循環動態が安定していたため，stabilization期に入ったと判断した。飲水を再開し，開始食より食事摂取を再開した。尿量は 1.1mL/kg/時とやや増加傾向であった。輸液は晶質液を 30mL/時から 20mL/時へ減量し，維持輸液は同量で継続とした。

5日目：evacuation期（図2E）

　3日目から5日目にかけて徐々にノルアドレナリンを減量した。前日より晶質液を減量しても尿量は 1.2mL/kg/時と増加傾向であったため，evacuation期に入ったと判断した。4日目の時点で入院時より +3.6kg であり，in/outバランスが -500～-1,000mL/日 となるよう調整した（代謝水 5mL/kg/日 − 不感蒸泄 15mL/kg/日も考慮）。4日目以降はマイナスバランスで経過し，入院9日

目の ICU 退室時における体重は 51.5kg と入院時と同等であった。

→減量可能輸液量（推定）：1,738mL

推定減量可能輸液量をすべて合計すると 2,150mL と推定される。従って，9 日目の仮想総輸液バランスは 45 − 2,150 = -2,105mL となる。

Fluid creep と輸液量減量ポイント

9 日間で fluid creep は 16%（2,936mL）であった（図3）。敗血症性ショックの加療は，蘇生輸液（初期輸液）に加えて昇圧薬などの循環作動薬の持続投与や，抗菌薬や相対的副腎不全に対するステロイドなど，間欠投与のための溶解液を要するため fluid creep が多くなる。また，薬剤の配合変化の問題から，追加ルートを取ることもあり，余分な輸液負荷となりうる。

筆者の施設では院内規定により点滴投与の際は継続が原則であるため，そのほかの点で無駄な輸液となっていないか検討している。本症例では以下について対応した。

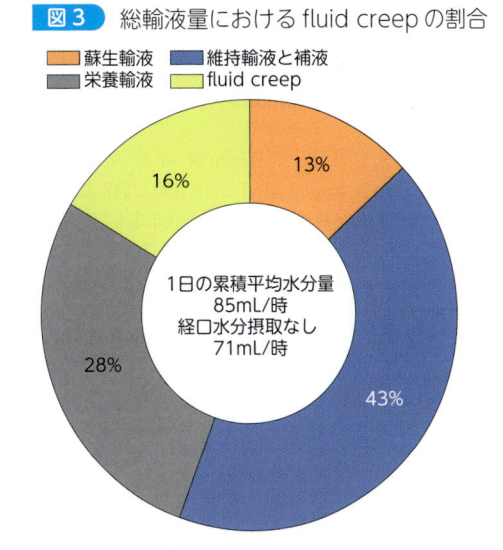

図3 総輸液量における fluid creep の割合

- 蘇生輸液 13%
- 維持輸液と補液 43%
- 栄養輸液 28%
- fluid creep 16%

1日の累積平均水分量
85mL/時
経口水分摂取なし
71mL/時

1）昇圧薬や抗菌薬の溶解液

ノルアドレナリンやバソプレシンの溶解液や維持投与，抗菌薬等の間欠注射の際の溶解液は，配合変化や血糖異常，低 Na 血症がなければ，5% ブドウ糖液 50mL で溶解している。添付文章どおりで行った場合と比較し，本症例では 1,500mL 減量できたことになる。

2）速やかなノルアドレナリン投与

1,000mL 程度の初期輸液後に速やかにノルアドレナリンの投与を開始したことで，過剰輸液を抑えることができた。実際の蘇生輸液は 2,200mL（43mL/kg）と「30mL/kg」からはやや多くなったが，以前の指標であった 3,000〜5,000mL の負荷に比較して 1,000〜3,000mL の過剰輸液を予防できたこととなる。

3）維持輸液継続の中止

全身状態が改善傾向であったため，7 日目より経管栄養を開始し，3 日目より経口摂取，飲水を再開した。4 日目より晶質液を中止し，以降は食事摂取，飲水量を確認し，漫然と維持輸液を継続しないように注意した。仮に同じ量で 9 日目まで継続していた場合と比較し，2,500mL の過剰輸液を予防できたこととなる。

1）〜3）までを合わせると 5,000〜7,000mL の過剰輸液を抑えることができた。

4）さらなる輸液減量検討のポイント

本症例は上記対応で体重は入院時と変わらず，初期輸液分が回収できていたが，過剰輸液として減量を考慮できるポイントとして，入院 7 日目の飲水量の増加に合わせて，同日より維持輸液の減

量をすることができたかもしれない。目標水分量が 1,275～1,530mL/(25～30mL/kg/日) であったとすると，経口摂取量は 970mL であったため，約 300～500mL の減量ができた可能性があった。

　本症例のように良好な経過を辿る症例は決して多くないため，日々の診療において全身状態や採血データ，動的・静的指標を用いた体液管理を心がけたい。

文献

1) 日本集中治療医学会，日本救急医学会：敗血症・敗血症性ショックガイドライン 2024.
2) Kraut JA: Use of base in the treatment of severe acidemic states. Am J Kidney Dis 2001; 38: 703.
3) Jaber S, Paugam C, Futier E, et all: Sodium bicarbonate therapy for patients with severe metabolic acidaemia in the intensive care unit (BICAR-ICU): a multicentre, open-label, randomised controlled, phase 3 trial. Lancet 2018; 392: 31.
4) Finfer S, Bellomo R, Boyce N, et al: A comparison of albumin and saline for fluid resuscitation in the intensive care unit.N Engl J Med 2004; 350: 2247-2256.
5) Zhang J, Liu F, Wu Z, et al: ACETATE RINGER'S SOLUTION VERSUS NORMAL SALINE SOLUTION IN SEPSIS: A RANDOMIZED, CONTROLLED TRIAL. Shock 2024; 61: 520-526.
6) 平岡栄治，則末泰博，藤谷茂樹：重症患者管理マニュアル．メディカル・サイエンス・インターナショナル，東京，2018，p138-157.
7) Jansen TC, van Bommel J, Schoonderbeek FJ, et al: Early lactate-guided therapy in intensive care unit patients: a multicenter, open-label, randomized controlled trial. Am J Respir Crit Care Med 2010; 182: 752-761.

病態別適正輸液

電解質異常：Na, Kの異常

- 60代，男性
- 幻覚妄想状態のため近くの精神科病院に数週間前に入院中でアリピプラゾール24mgを投与されていた
- 数日前に被害妄想，幻覚などが急に増悪したため神経内科へ紹介となったが，頭部CT，MRIでは問題なく，採血検査はなしで帰院となった。その後，急速に意識レベル低下を認め，血清Na濃度（s-Na）＝114mEq/Lと著明な低Na血症を認めたため，総合内科へ緊急搬送となった
- 既往：高血圧，高尿酸血症
- 来院時血圧104/60mmHg，脈拍数70回/分，呼吸数14回/分，体温37℃，意識レベルJCS 30
- 身長150cm，体重40kg
- 浮腫なく，体液量は臨床的にeuvolemicからやや hypovolemicと思われた。肺音呼吸音に異常なし。腹部平坦軟
- 血算・生化学検査：WBC 9,900/μL，Hb 12.3mg/dL，Plt 25.2万，BUN 21mg/dL，Cr 0.95mg/dL，UA 3.7mg/dL，BS 127mg/dL，肝機能正常，尿中Na濃度（u-Na）＝44，尿中K濃度（u-K）＝18

低Na血症の輸液 [1～3]

▶ 原因

　低Na血症（血清Na＜135mEq/L）は最も頻度の高い電解質異常で，一般人口の5%，65歳以上の20%，入院患者の35%が罹患するといわれる。一般的にはNa絶対量が減少しているのではなく，水が相対的に貯留しているために生じることが多い。軽度の低Na血症であっても死亡率増加と関連する。有効浸透圧（effective osmolality）は張度（tonicity）ともいい，Naとその陰イオン，グルコースが形成する。張度は水の細胞内外での移動を伴い，低張度では細胞内に水が移動する結果，体積の限定された頭蓋内では脳圧亢進をきたし，最重症では痙攣，意識障害，死亡に至る。

　低Na血症の治療について**表1**にまとめる。重症低Na血症の治療で重要な点は，最初の1～2時間で3%高張食塩水を用いて速やかにNaを4～6mEq/L程度上げて，神経症状をある程度改善させ，その後は24時間当たり6～8mEq/Lまでの上昇に留めるようにすること，もし上昇しすぎ

た場合には 5% ブドウ糖液やバゾプレシンなどを用いて再度 Na を下げること，薬剤が原因であると考えられる際は，薬剤の中止，髄膜炎などの原因に応じて治療を行うことなどである。

表1　低 Na 血症の治療

3% 食塩水の適応	慢性急性にかかわらず，重症（痙攣，昏睡），もしくは中等症（錯乱，嘔吐）
当初の s-Na 上昇の目標	1 ～ 2 時間以内に 4 ～ 6mEq/L
3% 食塩水の投与方法	3% 食塩水※ 100mL を 10 分で投与 3 回まで
s-Na 検査頻度	ボーラス後＋ 4 ～ 6 時間おき
s-Na 上昇上限	24 時間で 10mEq/L，48 時間で 18mEq/L まで。ハイリスク群では 24 時間で 6 ～ 8mEq/L まで

※生理食塩液 400mL + 10%NaCL 120mL でほぼ 3% 食塩水となるので，これを用いている。

Case で学ぶ意識レベル低下を伴う重症低 Na 血症の管理

　意識レベル低下を伴う重症低 Na 血症［アリピプラゾール投与に関連する抗利尿ホルモン分泌過剰症（syndrome of inappropriate secretion of antidiuretic hormone：SIADH）］として，アリピプラゾールを中止し，3%NaCl を 100mL 15 分で投与した。その時点で，s-Na=116 に上昇したが，意識レベルは変わらなかった。再度 3%NaCl を 100mL 15 分で投与した。その後，来院 6 時間後でs-Na=123 まで上昇した。意識レベルも JCS2 まで改善した。

　この時点で尿中電解質が u-Na=16，u-K=8，尿量 120mL/時と，水利尿のフェーズに入った。(u-Na+u-K)/s-Na=24/116 < 0.5 であり，当初の hypovolemia による抗利尿ホルモン（antidiuretic hormone：ADH）の分泌刺激が輸液によって改善したこと，また，アリピプラゾールを中止していたことなどによるものと考えた。この減少はしばしば s-Na が上昇しすぎる原因となるので，注意が必要である。

　意識レベルは改善しており，浸透圧性脱髄の症状は認めなかったが，やせ，低栄養があり，浸透圧性脱髄症候群のハイリスクと考えられる症例のため，最初の 24 時間での s-Na 上昇を 6 ～ 8mEq/L までに抑えるために，バゾプレシン 5 単位を 8 時間おきに皮下注射開始とした。その結果，尿量は 60mL/時に抑えられ，輸液を 5% ブドウ糖液 60mL/時とした。この介入により s-Na は再度 121 まで低下（re-lowering）した。

　この時点で s-K=3.1 まで低下していたため，KCL を 5% ブドウ糖液 500mL につき 10mEq 加えて（20mEq/L）投与した。この際，K は陽イオンであり，K 投与が s-Na を上昇させることと，高血糖にも注意が必要である。

　意識レベルがやや安定した段階で，s-Na=121 と当初から 7mEq/L の上昇となっているため，このまま 24 時間の時点でも 6 ～ 8mEq/L 程度の上昇範囲内におさまるようにした。その後も s-Na とu-Na，u-K のチェックを 4 ～ 6 時間おきに続けながら，Barsoum and Levine の式（以下）を参考に微調整し，48 時間後には s-Na=130mEq/L まで改善し，意識レベルも回復した。

$$\Delta sNa = \frac{\{(Vinf)[inf\text{-}Na + inf\text{-}K] - (Vu)[u\text{-}Na + u\text{-}K] - \Delta V[s\text{-}Na]\}}{(TBW \times \Delta V)}$$

　s：血清，u：尿，TBW=0.6 ×体重=24，Δ：変化量，V：体液量，inf：輸液

有症状低 Na 血症の治療目標

有症状低 Na 血症の治療において，治療の目標は，血清 Na 濃度を適切な速度で上昇させ，症状を改善しつつ，浸透圧性脱髄症候群のリスクを最小限に抑えることである。輸液療法の選択と速度は，低 Na 血症の重症度，症状の有無，および原因によって決定される。

▶ 重症低 Na 血症

重度の症状（痙攣，昏睡など）を伴う低 Na 血症は，緊急治療を要する。この場合，3% 食塩水の急速静注を推奨する。初期治療として，100〜150mL の 3% 食塩水を 10〜20 分かけて静注し，最初の 1〜2 時間で血清 Na 濃度を 4〜6mEq/L 上昇させる。24 時間以内の上昇を 8mEq/L 以内，48 時間以内の上昇を 18mEq/L 以内に制限することが推奨されている。浸透圧性脱髄症候群のリスクが高い患者（アルコール依存症，低 K 血症，栄養失調など）では，24 時間以内の上昇を 6〜8mEq/L 以内に制限することが推奨されている。

▶ 慢性・軽度から中等度の低 Na 血症

48 時間以上経過した軽度から中等度の症状を伴う慢性低 Na 血症場合は，より緩徐な補正が適切である。目標は 24 時間で 4〜8mEq/L（最大 10〜12mEq/L）の上昇となる。

▶ 低血液量性低 Na 血症

0.9% 生理食塩液を 1〜2mL/kg/時で投与する。体液量が回復すると，ADH の分泌が抑制され，水利尿が生じるため，過剰補正に注意が必要である。

▶ 正常血液量性低 Na 血症（主に SIADH）

水分制限を基本とし，必要に応じて 3% 食塩水を投与する。尿中 Na + K 濃度が血清 Na 濃度より高い場合，水分制限のみでは効果が限られるため，塩分摂取の増加や利尿薬（フロセミドなど）の併用を検討する。フロセミドなどのループ利尿薬を投与すると髄質の高浸透圧が保てなくなり，尿中 Na が 75mEq/L 程度に安定するため，扱いやすくなる可能性がある。また，副腎不全によるものはグルココルチコイド投与後に急速に血清 Na 濃度が上昇しうるので，注意が必要である。

▶ 高血液量性低 Na 血症

水制限とループ利尿薬の併用が基本。3% 食塩水の投与は通常推奨されない。

特殊な状況① サイアザイド系利尿薬による低 Na 血症

サイアザイド中止後，急激な水利尿が生じる可能性があるため，慎重なモニタリングが必要である。

特殊な状況② 多飲症

水分制限が主な治療であるが，急激な水分制限は危険なため，可能なら緩徐に実施する。

▶ 注意点

　複数の原因が併存することがあるため，治療に対する反応が予想と異なる場合は再評価が必要である。低K血症の補正は血清Na濃度を上昇させるため，同時に行う場合は注意が必要となる。

　浸透圧性脱髄症候群のリスク因子（アルコール依存症，低K血症，栄養失調，肝疾患など）がある患者では，より慎重な補正が必要となる。低Na血症の急速補正後に神経学的症状が出現した場合，再度低Na血症の誘導（デスモプレシンと5%ブドウ糖液の併用による）を検討する。

高Na血症の治療目標と輸液 [4]

▶ 慢性高Na血症

　多くの場合，高Na血症は慢性化しており，体液の自由水欠乏を伴う。治療目標は血清Na濃度を10mEq/L程度，24時間で下げることである。これは自由水3mL/kgを投与することで達成できる。輸液は5%ブドウ糖液を1.35mL/時×体重（kg）で投与する。ただし，患者の状態によっては150mL/時を超えないようにする。また，hypovolemiaや低K血症を合併している場合は，等張液やカリウム製剤の投与も必要となる。経口摂取が可能な患者では経口補水液を用いることもできる。

▶ 急性高Na血症

　急性高Na血症はまれであり，醤油の一気飲み，塩中毒やバソプレシン分泌異常などが原因となる。治療の目標は血清Na濃度を24時間以内に正常値まで下げることである。輸液は5%ブドウ糖液を3〜6mL/時×体重（kg）で投与する。ただし，666mL/時を超えないようにする。血清Na濃度が145mEq/Lに達したら，投与速度を1mL/時×体重（kg）に減量する。高血糖を避けるため，必要があれば2.5%ブドウ糖液に変更する。

▶ 輸液療法の調整

　輸液療法中は，血清Na濃度を1〜3時間ごとに測定し，投与速度を調整する。目標とする血清Na濃度の低下速度は，慢性高Na血症では10mEq/L程度/24時間，急性高Na血症では24時間以内に正常値までである。また，高血糖にも注意する必要がある。

低K血症の治療目標 [5]

▶ K補充

　K補充は主に，腎臓や消化管からの喪失が原因となる場合に推奨される。特に，下痢や利尿薬の使用がK欠乏の原因となることが多いため，補充が必要となる。治療方法は，低K血症の重症度に応じて異なる。軽度から中等度の低K血症（血清K濃度が3.0〜3.4mEq/L）の場合，通常は無症状であるため，経口でのK補充が推奨される。それに対し，重症または症候性低K血症（血清K濃度が2.5mEq/L未満，もしくは筋力低下や不整脈などの症状がみられる場合）では，迅速なK補充が必要である。

経口での K 補充

経口での K 補充は，KCL，リン酸 K，グルコン酸 K などの形で行う。KCL は，特に利尿薬や嘔吐による代謝性アルカローシスを伴う患者に適しており，ほかの K 製剤よりも速やかに血清 K 濃度を上昇させる効果がある。

KCL を 40〜60mEq 経口投与すると血清 K は 1〜1.5mEq/L，160mEq で 3.5mEq/L 程度一過性に上昇し，その後細胞内に取り込まれて血清 K は低下する。K が 2〜2.5mEq/L 程度の高度低値を示す場合には細胞内イオンである K の不足量は 800mEq ほどにもなりうるため，安全域を考えて，1 日の投与量は KCL 40mEq×4 回（＝160mEq/日）程度でよい。

重度の低 K 血症や経口補充が困難な場合

重度の低 K 血症や経口補充が困難であれば，静脈内投与が行われる。静脈内投与では，通常は塩化 K を生理食塩液に添加し，点滴で補充する。ブドウ糖が入ると K が細胞内に入り，低 K を増悪させる可能性がある（5%ブドウ糖液 ＋ KCL 20mEq/L 以下の K 濃度の場合 0.2〜1.4mEq/L 程度の低 K 増悪がありうる）。急性期の補充では，K 濃度を細心の注意を払いながら逐次測定し，適切な速度で補充を行う。特に，血清 K 濃度が著しく低下した場合（2.5mEq/L 以下）や不整脈が確認された場合には，より積極的な治療が必要となる。

積極治療をする場合の投与

K の投与速度は重症度により，10〜20mEq/時であることが多いが，致死的な不整脈などのある場合，最大で 40mEq/時まで増量することがある。末梢ラインの場合は 20mEq/時以上の投与量では刺激が強くなる。一方，濃度に関しては以下が最大と考える。

投与 K の最大濃度

末梢ライン 　　　：生理食塩液 500mL ＋ KCL 20〜30mEq（40〜60mEq/L）
中心静脈ライン：生理食塩液 100mL ＋ KCL 20〜40mEq（200〜400mEq/L）

また，低 K 血症と同時に Mg 欠乏がある場合，K 補充のみでは効果が得られないことがある。この場合，まず Mg を補充することが重要である。Mg は細胞内イオンなので，Mg が正常であっても必ずしも Mg 欠乏は否定できない。そのため，腎機能が正常であれば，Mg 値が正常でも投与してよい。

▶ 注意点

低 K 血症の原因としては，腎臓での K 排泄増加や，K の細胞内移動が挙げられる。特に，甲状腺機能亢進症や周期性四肢麻痺などでみられる K の細胞内移動が原因の場合，K 補充は慎重に行う必要がある。これは，K の急速な補充後に細胞内から K が細胞外に移動することで血清 K が急上昇し，高 K 血症を引き起こすリスクがあるためである。

4

ROSE モデルと症例で学ぶ輸液適正化のポイント

高K血症の治療目標 [6]

高Kの治療は，その重症度と緊急性に応じて異なるアプローチが取られる。

▶ 緊急を要する高K血症の場合

　心臓への影響を拮抗するため，静脈内にCaを投与する（グルコン酸Ca 10〜12mLを2〜3分で緩徐に静注）。Kを細胞内に移動させるため，静脈内にインスリン（ヒューマリン®Rを10単位静注）とブドウ糖（25g：50%ブドウ糖液を50mL静注し，その後10%ブドウ糖液を60mL/時で持続投与し，ヒューマリン®Rの作用する6時間は血糖をチェック）を投与する。β_2刺激薬として，アルブテロールを吸入し，Kの細胞内移動を促進する。HCO_3^-は代謝性アシドーシスがある場合に使用し，Kの細胞内移動を促す。K除去療法として，腎機能が保たれている場合，ループ利尿薬やチアジド系利尿薬を使用することができる。また，消化管陽イオン交換薬も適宜使用する。重度の腎機能障害がある場合やほかの治療が効果不十分な場合には透析を実施する。

文献

1) Horacio J, Adrogu MD, BryanM, et al: Diagnosis and Management of Hyponatremia A Review. JAMA 2022; 328: 280-291.

2) Ewout J: Hoorn and Robert Zietse. Diagnosis and Treatment of Hyponatremia: Compilation of the Guidelines. J Am Soc Nephrol 28: 1340-1349: 2017.

3) Richard H: Sterns and Adam M. Sterns. Predicting Responses to Hypertonic Saline: Edelman's Evidence, Elementary Algebra, and Eponyms. Kidney 2023; 360: 434-436.

4) Adrogué HJ, Madias NE: Hypernatremia. N Engl J Med 2000; 342: 1493.

5) Gennari FJ: Hypokalemia. N Engl J Med 1998; 339: 451.

6) Clase CM, Carrero JJ, Ellison DH, et al: Potassium homeostasis and management of dyskalemia in kidney diseases: conclusions from a Kidney Disease: Improving Global Outcomes (KDIGO) Controversies Conference. Kidney Int 2020; 97: 42.

病態別適正輸液
電解質異常：Ca, iP, Mgの異常

Key Slide | **Case** | まとめ

- 66 歳，女性。しばらく食欲不振が続いていたが，意識レベル低下のため搬送。生来健康で健診は受けていなかった
- バイタルサイン：血圧 110/60mmHg, 脈拍数 120回/分, 体温 36.5℃, 呼吸数 20 回/分, SpO₂ 99%（room air），意識レベル JCS 200, 血算異常なし
- 生化学検査：Na 149mEg/L, K 4.7mEg/L, Cl 104mEg/L, BUN 28, Cr 1.7mg/dL, Ca 18.7mg/dL, iP 2.2mg/dL, Mg 2.1mg/dL, 尿比重 1.004
- 著明な高 Ca 血症による意識障害と診断。尿比重は低く，腎性尿崩症になっており軽度高 Na 血症も合併している。後日 PTHrP 高値，iPTH，ビタミン D 代謝産物は抑制されていた
- 搬送当日は生理食塩液 200mL/ 時で開始し，尿量が 100 〜 150mL/ 時程度になるように輸液量調節しながら，エルシトニン® 40 単位 1 日 2 回筋注，ゾメタ® 4mg 投与。数日で Ca は正常化し（図），意識レベルも改善した
- 患者は沖縄出身であり，HTLV-1 抗体陽性。ATL（adult T-cell leukemia-lymphoma：成人 T 細胞白血病）と診断し，血液内科に転科とした

図 Ca の調節

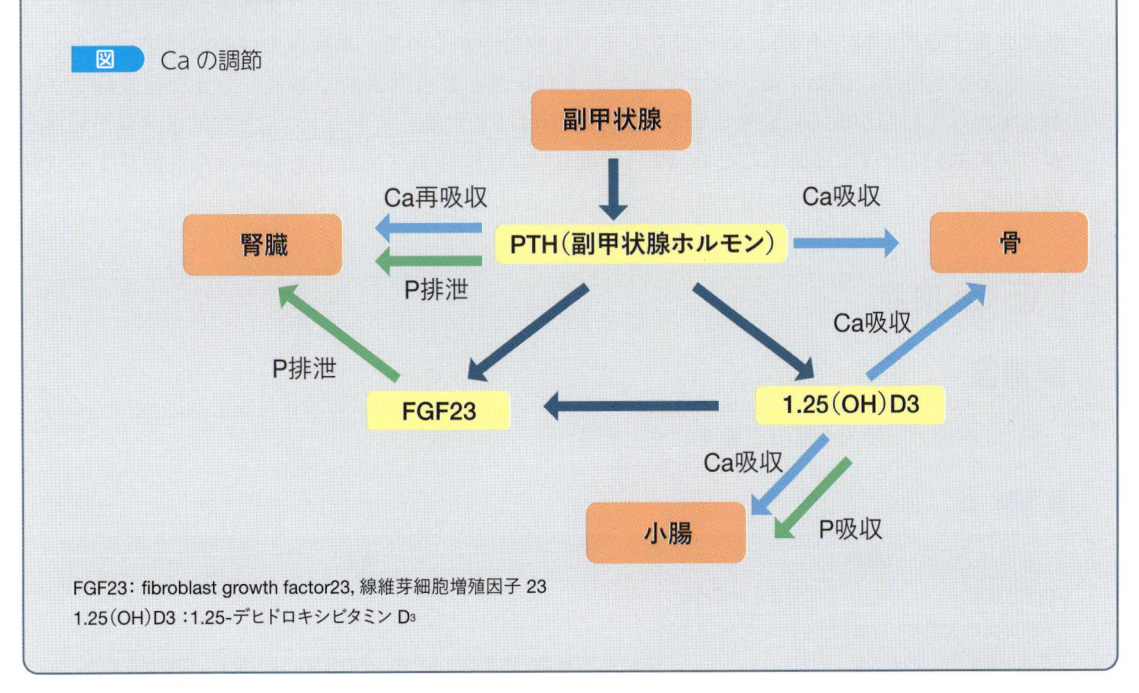

FGF23: fibroblast growth factor23, 線維芽細胞増殖因子 23
1.25（OH）D3 :1.25-デヒドロキシビタミン D₃

　本項目（電解質異常）に関する本質的な議論は輸液の内容ではなく，臨床的なシナリオ，鑑別診断とそれに従って決まる治療であり，輸液はその一部であるに過ぎないことを最初に述べておく。

高 Ca 血症 [1〜3]

▶ 原因

高 Ca 血症の原因を**表 1** にまとめる。

表 1 高 Ca 血症の原因

原因	検査
原発性副甲状腺機能亢進症	iPTH
3 次性副甲状腺機能亢進症	末期腎不全症例。2 次性副甲状腺機能亢進症は低 Ca
悪性腫瘍関連高 Ca 血症	PTHrP，骨シンチグラフィ
ビタミン D 中毒	25(OH)ビタミン D
肉芽腫性疾患	1.25(OH)ビタミン D
薬剤性	ビタミン D/ ビタミン A，ATRA

▶ 治療

初期管理

輸液は十分に行い，腎臓からの Ca 排泄を促進する。症候性の高 Ca 血症では食欲不振による経口飲水の減少，高 Ca による腎性尿崩症による水分喪失の増大などにより 3〜6L の高度脱水になっていることが多い。一般的なレジメンとしては，0.9％生理食塩液を，尿量が 100〜150 mL/時間を維持するのに十分な速度で投与する。また，十分な輸液の後に，Ca 排泄促進のためにループ利尿薬を使用することもある。

薬理療法

ビスホスホネート製剤はすべての高 Ca 血症患者に有用である（ミルクアルカリ症候群などは自然に改善するので投与不要）。効いてくるまでに数日かかるので，重症例では輸液蘇生，エルシトニン® などと同時に開始する。なかでもゾレドロン酸が最も効果的である。十分な輸液蘇生が終わってから 1 時間かけて点滴静注する。腎不全では減量する。エルシトニン® は効果発現が急速だが，一時的にしか Ca は低下しない（2 日程度）。40 単位 1 日 2 回筋注あるいは点滴静注する。腎機能高度障害ケース（GFR<10〜20mL/分など）では透析が必要なことがある。

低 Ca 血症 [4,5]

▶ 原因

低 Ca 血症の一般的な原因を**表 2** にまとめる。

表 2 低 Ca 血症の原因

原因	補足
副甲状腺ホルモン（PTH）の不足または抵抗性	—
ビタミン D 欠乏または抵抗性	—
低 Mg 血症	Mg は PTH の分泌を助けるため，その欠乏により低 Ca 血症が生じる。また PTH の作用不全もきたす
急性膵炎，横紋筋融解症	Ca 異所性沈着
腎不全	1,25（OH）ビタミン D 低下による
薬剤性	ホスカルネット，ビスフォスフォネート，デノスマブ，シナカルセト，シスプラチン，フルオロウラシル＋ロイコボリン® など

▶ 治療

▌急性管理

　この治療は，特に副甲状腺機能亢進症に対する副甲状腺摘出術後に発生するハングリーボーン症候群で重要である。

▌経静脈的カルシウム投与

　適応は症候性（手足の攣縮，喉頭痙攣，痙攣），QT 延長，急速低 Ca（7.5mg/dL 以下。イオン化 Ca 0.8mmol/L 以下）である。一般的なレジメンを**表3**に示す

表3 重症症候性低 Ca 血症に対する経静脈的カルシウム投与の一般的なレジメン

	詳細
初期投与	8.5%Ca グルコン酸（カルチコール®）の 10 〜 20mL（元素 Ca76.5 〜 153mg）を 5% ブドウ糖または生理食塩液 50 〜 100mL に希釈し，10 〜 20 分間で投与。これでは一過性（2 〜 3 時間）に Ca 濃度が上昇するのみなので，持続投与も必要となる
持続投与	8.5%Ca グルコン酸（カルチコール®）の 65mL を 5% ブドウ糖か生理食塩液 500mL に希釈し，1mg/mL 溶液を作成し，50mL/ 時の速度で投与開始する。Ca の正常値下限を維持するのに必要な速度で持続投与する
その他	急性副甲状腺機能低下症ではカルシトリオール 0.5 μg1 日 2 回投与と炭酸カルシウム 1g1 日 3 回投与も開始しておく
	低 Mg 血症は PTH の分泌を減少させ，末梢での抵抗性を増加させるため，補正する必要がある

高 P 血症[6]

▶ 原因

　P の体内への流入が腎臓による排泄能力を超えた場合や，腎臓の排泄機能が低下した場合に発生する。高 P 血症の主な原因を**表4**にまとめる。

表4 高 P 血症の主な原因

原因	詳細
急性 P 負荷	腫瘍崩壊症候群や筋壊死（横紋筋融解症）など，組織の急激な破壊
P の細胞外への急性移動	まれだが，乳酸アシドーシスやケトアシドーシスに合併して細胞内から細胞外への P 移動が起こる
急性または慢性腎疾患	GFR が 20 〜 25mL/ 分以下
近位尿細管での P 再吸収の増加	副甲状腺機能低下症や先端巨大症，ビタミン D 中毒，ビスホスホネート，FGFR 阻害薬

▶ 治療

　高 P 血症の治療は，急性と慢性の場合で異なる。

▌1）急性高 P 血症

　腎機能が正常であれば，生理食塩液の投与で P の排泄を促進することができるが，腎機能低下があれば透析が必要になることも多い。腫瘍崩壊症候群はハイリスク群における予防が重要であり，主に輸液と尿酸降下薬（アロプリノール，ラスブリカーゼなど）が予防手段である（p267 参照）。

▌2）慢性高 P 血症

　主に慢性腎疾患や遺伝性疾患（家族性腫瘍性石灰化症など）に関連する。治療は，低リン食とリン結合剤の使用によって腸での P 吸収を減少させることが主である。

低P血症 [7]

低P血症の定義は 2.5mg/dL 以下である。

▶ 原因

低P血症の原因とメカニズムを**表5**にまとめる。

表5 低P血症の主な原因

原因	メカニズム
細胞外液から細胞内へのPの再分布	・インスリン分泌増加（特に再栄養 refeeding 時） ・急性呼吸性アルカローシス ・ハングリーボーン症候群（副甲状腺や甲状腺切除後）
腸管からのP吸収低下	・摂取不足 ・制酸薬や経口リン吸着薬の長期使用
尿酸P排泄増加	・原発性・二次性副甲状腺機能亢進症 ・ビタミンD欠乏または抵抗性 ・Fanconi症候群 ・浸透圧利尿，近位尿細管作用性利尿薬，急性容量過剰 ・静脈内鉄剤投与（FGF-23 低下），化学療法薬
腎代替療法によるP除去	―

▶ 治療

原因治療で十分なこともある。例えば，糖尿病性ケトアシドーシス（diabetic ketoacidosis：DKA）の治療中に起こる低P血症は，Pの補正をしなくても通常の DKA の治療後に自然に改善することが多い。

▌P補充のアプローチ

血清Pは 1mg/dL であれば経静脈的に補充する。1〜2mg/dL の場合，無症状であれば経口補充し，症状があれば1〜1.5mg/dL を経静脈的に補充する。血清Pが 2mg/dL 以上であれば，慢性的なP喪失がない限り補充中止とする。

▶ 輸液

一般的な投与方法を**表6**にまとめる。

表6 低P血症の輸液投与方法

原因	メカニズム
経口投与	・1日 30〜80mmol（900〜2,500mg：ホスリボン® 1T=100mg）のPを3，4回に分割投与 ・腎機能低下（eGFR<30mL/分など）例では半量投与 ・投与後 2〜12 時間で血清P値を再検査
経静脈投与	・低Ca血症，リン酸カルシウム析出による腎不全，不整脈などの副作用に注意する ・リン酸カリウムとリン酸ナトリウム製剤があるが，血清Kの値によって選択する 　血清P：1.4〜1.5mg/dL で有症状の場合：0.2mmol/kg を4時間かけて投与 (最大 20 mmol) 　血清P：1.1〜1.3mg/dL で有症状の場合：0.3mmol/kg を4時間かけて投与 (最大 30mmol) 　血清P ≦ 1mg/dL の場合：0.4mmol/kg を6時間かけて投与 (最大 50mmol) ・静脈内補充時は6時間ごとに血清Pをモニタリングし，血清Pが 1.5 mg/dL に到達したら経口補充に切り替える

高 Mg 血症[8]

腎臓は Mg 濃度を 1.7～2.4 mg/dL 程度にコントロールしている。

▶ 原因

高 Mg 血症は主に以下の状況で発生する。

1）腎機能障害

入院患者の 10～15% 程度に高 Mg 血症が発症するとされているが，一般的には腎機能低下例である。

2）Mg 投与

重症妊娠高血圧腎症や子癇の治療で静脈内投与される場合は，神経筋の興奮性を抑制するために投与するが，通常の治療で Mg 濃度は 6.0～8.4mg/dL ほどになり，もっと高値になることもありうる。経口摂取（制酸薬，下剤の過剰摂取など），特に大量に経口投与する場合，腎臓の排泄能力を上回ると高 Mg 血症になる。胃炎，胃潰瘍，腸炎など消化管病変がある場合は高 Mg 血症になる可能性が上がる。

▶ 診断

高 Mg 血症の診断は主に症状と血清濃度の測定により診断する（表7）。

表7 高 Mg 血症の診断にかかわる血清濃度

濃度	診断
1.7～2.4mg/dL	正常値
4.8～7.2mg/dL	悪心，潮紅，頭痛，嗜眠，深部腱反射低下
7.2～12mg/dL	傾眠，低 Ca 血症，深部腱反射消失，低血圧，徐脈，心電図変化
12mg/dL 以上	筋麻痺，弛緩性四肢麻痺，呼吸抑制，完全房室ブロック，心停止などが起こりうる。循環不全よりも呼吸不全が先に起こることが多い

▶ 治療

治療アプローチは腎機能，Mg 濃度，臨床症状によって異なる。

1）中等度以下の腎機能障害（eGFR >15～45mL/ 分 /1.73m^2）

Mg 含有薬を中止し，等張性輸液（生理食塩液など）とループ利尿薬を投与する。症状が重度の場合は透析を検討する。

2）重度の腎機能障害（eGFR <15mL/ 分 /1.73m^2）

しばしば透析（特に血液透析）が必要となる。透析準備に時間がかかることが多いので，それまでの間は静脈内 Ca 投与（100～200mg の元素カルシウムを 5～10 分かけて）により，高 Mg による神経筋症状，循環症状をリバースする。無尿でなければ，透析を準備している間に輸液と利尿薬も併用する。

低 Mg 血症 [9)]

低 Mg 血症を疑うべき状況として，慢性下痢症，吸収不良，アルコール多飲，薬剤（アムホテリシン，アミノグリコシド，プラチナ製剤，アルコールなど），原因不明の低 K，低 Ca，心室性不整脈，痙攣，振戦，意識障害などが挙げられる。ルーチン採血に含まれないことが多いため，こういう状況で積極的に鑑別に挙げて検査する必要がある。病歴や症状から原因が明白なことが多い。

▶ 診断

血清 Mg 濃度を測定（正常値：1.7～2.4mg/dL）する。多くの場合は病歴聴取と身体診察で原因がわかる。また，24 時間尿中 Mg 排泄量または随時尿での Mg 分画排泄率（FEMg）測定し，Mg 排泄量 30mg/日以上か，FEMg > 4% で腎性 Mg 喪失を示唆し，Mg 排泄量 10mg/日以下か，FEMg < 2% で腎外性 Mg 喪失を示唆する。

▶ 治療

基礎疾患の治療として，アルコール多飲者ではアルコールをやめて栄養状態を改善するだけで低 Mg も改善することがある。薬剤性の場合も薬剤を中止することで改善することも多いが，シスプラチンなど白金製剤では中止後も慢性化することがあり，この場合は長期に渡る Mg 補充が必要なことがある。腎機能がほぼ正常な場合の治療アプローチは症状の重症度と血清 Mg 濃度に基づいて治療する。

1）重症症状（テタニー，低 K，不整脈，痙攣など）がある場合

血行動態が不安定な場合（torsades de pointes や低 K などによる心室性不整脈）は静脈内 Mg 補充として，1～2 g の硫酸 Mg を 2～15 分かけて投与する。それでも不安定なままならばもう 1 回繰り返す。その後，安定すれば硫酸 Mg 4～8 g を 12～24 時間かけて持続投与し，1mg/dL 以上の血中濃度を保つようにする。血行動態が安定している場合，Mg < 1mg/dL であれば，硫酸 Mg1～2g を 30～60 分かけて投与する。その後，4～8g を 12～24 時間かけて投与する。Mg は細胞内イオンなので，硫酸 Mg 投与 6～12 時間後に血中濃度のモニタリングをする。

2）腎機能低下患者の場合

Mg 投与量を 50% 以上減量する。血清 Mg 濃度をより頻回にモニタリングする。

文献

1) Walker MD, Shane E: Hypercalcemia: A Review. JAMA 2022; 328: 1624.
2) Maier JD, Levine SN: Hypercalcemia in the Intensive Care Unit: A Review of Pathophysiology, Diagnosis, and Modern Therapy. J Intensive Care Med 2015; 30: 235.
3) Carroll MF, Schade DS: A practical approach to hypercalcemia. Am Fam Physician 2003; 67: 1959.
4) Hannan FM, Thakker RV: Investigating hypocalcaemia. BMJ 2013; 346: f2213.
5) Zivin JR, Gooley T, Zager RA, et al: Hypocalcemia: a pervasive metabolic abnormality in the critically ill. Am J Kidney Dis 2001; 37: 689.
6) Arrambide K, Toto RD: Tumor lysis syndrome. Semin Nephrol 1993; 13: 273.
7) Subramanian R, Khardori R: Severe hypophosphatemia. Pathophysiologic implications, clinical presentations, and treatment. Medicine (Baltimore) 2000; 79: 1.
8) Adomako EA, Yu ASL: Magnesium Disorders: Core Curriculum 2024. Am J Kidney Dis 2024; 83: 803.
9) Felsenfeld AJ, Levine BS, Rodriguez M: Pathophysiology of Calcium, Phosphorus, and Magnesium Dysregulation in Chronic Kidney Disease. Semin Dial 2015; 28: 564.

病態別適正輸液
リチウム中毒

Case

Key Slide | Case | まとめ

- 62歳，女性
- 自宅居室内にて脱力で動けなくなっているところを家族が心配し，救急要請。居室内には嘔吐痕も認められた
- 来院時 GCS スコア（E3-V4-M6），明らかな四肢麻痺なし
- 来院時バイタルサイン：呼吸数24回／分，心拍数120回／分，血圧105/70mmHg, SpO_2 98%（room air），体温36.9℃
- 自宅居室内に30錠ほどの炭酸リチウム（200）の空包が落ちていた（図）
- 既往歴：双極性障害
- 最近メンタル面の調子が悪く，経口摂取量がかなり低下していた
- 炭酸リチウムの内服は開始されてから10年程度経過している
- 体重45kg

図 炭酸リチウムの空包

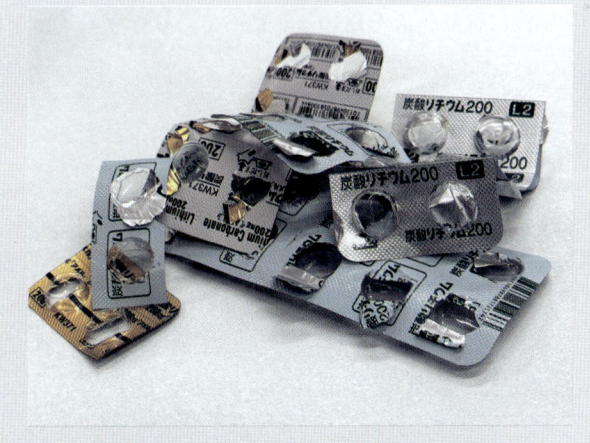

一般的な輸液療法とポイント解説

▶ 総論

　リチウム中毒は，急性中毒，acute on chronic および慢性中毒の3つに分けられる。炭酸リチウム（Li_2CO_3）としてリチウムイオンを含むリチウム塩を経口摂取することで体内に吸収する。経口

摂取されたリチウムイオンは消化管より吸収されるが，未変化体としてほとんどが尿中へ排泄されてしまう。よってリチウムイオンは当初細胞外液に分布しているが，非常にゆっくりとした速度で中枢神経を含む細胞内に侵入して組織に蓄積してしまい，排泄までとても時間がかかる。

つまり，急性中毒においては体内でのリチウムイオンの蓄積がなく，acute on chronic や慢性と比較して消化器症状が主な症状となり軽症なことが多いが，脱水や腎機能低下を伴う場合は毒性が悪化する。Acute on chronic および慢性中毒は中枢神経などにリチウムイオンが蓄積しており，一旦組織に入ると排泄されにくいため一般的に急性中毒より acute on chronic および慢性中毒の患者のほうが重症となりやすい。リチウム中毒の臨床症状を**表 1** に示す。

表 1 リチウム中毒の臨床症状

臓器		急性中毒	慢性中毒
中枢神経	軽症	振戦，脱力，めまい	
	中等症	傾眠，筋強剛，構音障害，せん妄	
	重症	ミオクローヌス，昏睡，痙攣	パーキンソニズム，認知機能低下
腎臓			腎性尿崩症
循環器		徐脈，伝導障害，低血圧，心抑制，循環不全	
消化器		悪心・嘔吐，下痢，食思不振	なし
内分泌		なし	甲状腺機能低下

▶ 初期輸液の選択

急性中毒および acute on chronic の患者には細胞外液中にリチウムイオンがあり，これを腎臓より排泄させるため初期輸液には晶質液を用いる。従って，リチウムイオンのクリアランスと Na の補充が可能となる。

▶ リチウム中毒の治療

中毒診療としての全身管理を施行するなかで，リチウム中毒の治療のスタートは上記理由からも輸液療法である。適切な輸液療法でも改善しない場合，および当初から**表 2** に当てはまる場合は血液浄化療法の適応となる。

表 2 リチウム中毒における血液浄化療法の適応および中止の基準

適応	強く推奨	・腎機能障害（eGFR<45mL/ 分 /1.73m^2）があり，かつ Li$^+$>4.0mEq/L ・血中濃度に関係なく GCS<15・痙攣・致死性不整脈がみられる
	弱く推奨	・Li$^+$ > 5.0mEq/L ・混迷 ・36 時間以上の治療にもかかわらず Li$^+$ > 1.0mEq/L
中止		・Li$^+$ 1.0mEq/L ・症状の改善 ・最低 6 時間の血液浄化療法を施行した

（文献 1 より引用）

▶ 腎性尿崩症をきたした場合

　リチウムの副作用として腎性尿崩症の存在が知られている[2]。抗利尿ホルモンである ADH（antidiuretic hormone）は腎集合管のバソプレシン V_2 受容体に結合しマグネシウムイオン依存性にアデニル酸シクラーゼを活性化することで集合管での水分再吸収を促進する。リチウムイオンはこのマグネシウムイオンと競合し，水分再吸収を阻害して腎性尿崩症をきたすとされている。低浸透圧の尿が多量に排出され，高 Na 血症をきたしている場合は腎性尿崩症を疑い各種検査を提出する。治療としては原因薬物であるリチウムの投与中止，および大量輸液によるリチウムイオンクリアランスを保つことと電解質異常の補正である。また，その他薬物療法として NSAIDs やサイアザイド系利尿薬およびアミロライドが用いられる。NSAIDs はアラキドン酸経路におけるシクロオキシゲナーゼ（COX）を阻害し，それによりプロスタグランジンの合成を抑制する。腎においてプロスタグランジンは腎血管拡張系として作用しているが，その濃度が低下することでノルエピネフリンなどの腎血管収縮系が優位となり，腎動脈が収縮し腎血流の低下に至る。腎性尿崩症においてはこの作用を利用して腎血流を低下させる。ただし，その分リチウムの排泄量も低下する可能性があるため注意を要する。サイアザイド系利尿薬やアミロライドは，腎集合管のバソプレシン V_2 受容体部を流れる水分を減少せることで尿量を逆説的に低下させる作用により尿量が低下するといわれている。

ROSE モデルで整理した輸液の考え方と実際

　リチウム中毒により腎性尿崩症をきたした患者の輸液治療について，Case（症例）として紹介する。本症例における 1 日ごとの輸液分類（図1）と，その詳細を表3 に示した。また，ROSE モデルに照らした仮想累積減量推移を図2 に示す。

1，2日目：resuscitation 期（図2R）

　来院時から低比重，低張尿が多量に排出されていた。高 Na 血症も伴っていることとリチウムの過量内服歴からリチウム中毒による腎性尿崩症と考えた。皮膚ツルゴールや粘膜乾燥およびエコー図所見にて血管内ボリュームが減少していることを確認のうえ，蘇生輸液を開始した。高 Na 血症を伴っていたが，まずは血管内ボリュームの確保を目的として細胞外液（ソルアセト® F）の大量輸液を施行した。蘇生輸液として細胞外液を 4 時間で 3L 投与したのち，細胞外液（ソルアセト® F）と並行して自由水である 5%ブドウ糖液投与をそれぞれ 100mL/時にて継続した。

　バイタルサインが安定し，尿量が徐々に減量してきたところを見極めて輸液投与量も細胞外液（ソルアセト® F）を中心に徐々に減量を行った。経口摂取による飲水も開始。なお，K については細胞外液と自由水での輸液管理を行っていたため追加投与が必要であり，KCL（10mEq/10mL）を自由水に混注して補充した。

3日目：optimization 期（図2O）

　尿量はさらに減少しており電解質も正常化してきていることから自由水である 5%ブドウ糖液からら維持輸液であるソルデム® 3A をメインとした輸液に変更。尿量に合わせて細胞外液（ソルアセト® F）を維持輸液とほぼ同量継続としている。

4日目：stabilization 期（図2S）

　さらに尿量減少が進み，細胞外液（ソルアセト® F）の輸液量を減量。食事摂取を開始し経口による水分摂取量を増加させることで徐々に点滴による輸液管理から離脱させた。

5 日目：evacuation 期（図 2E）

尿量はほぼ正常化。経口摂取量を確認しつつ維持輸液も終了となった。

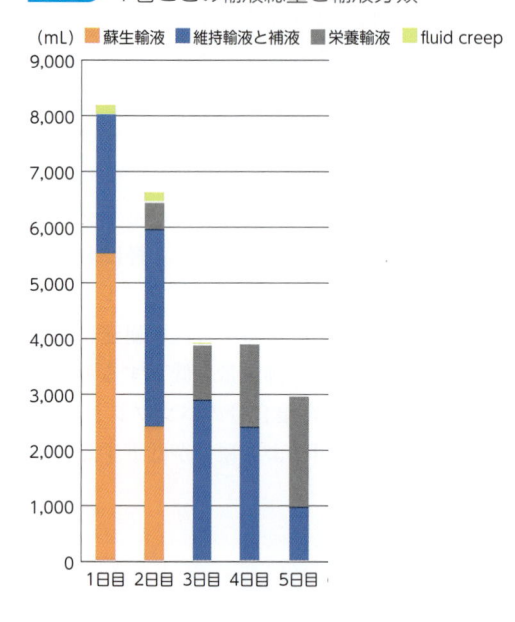

図1 1日ごとの輸液総量と輸液分類

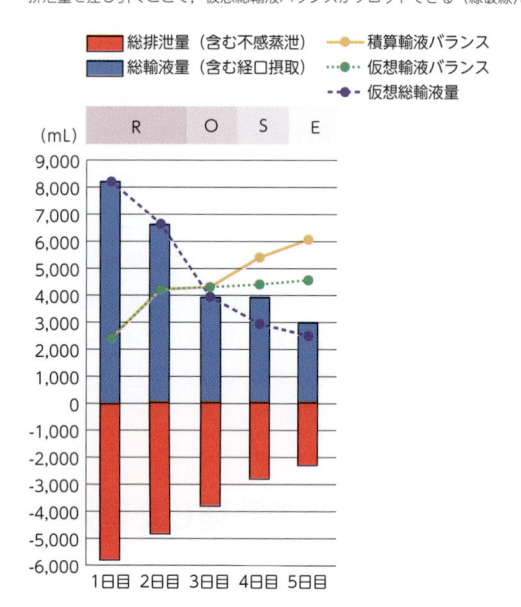

図2 ROSE モデルでとらえる輸液の仮想減量

日々の減量可能輸液量を，実際の日々の総輸液量から差し引くことで仮想総輸液量がプロットできる（紫破線）。さらにこの仮想輸液量から，日々の総排泄量を差し引くことで，仮想総輸液バランスがプロットできる（緑破線）。

表3 輸液分類の詳細

輸液タイプ	%	1日の輸液量平均値 (mL)	1日の輸液量中央値 (mL)	volume				
				1 日目	2 日目	3 日目	4 日目	5 日目
蘇生輸液	31	1,580	0	5,500	2,400	0	0	0
等張晶質液（速度 1L/6 時間以上）		1,580	0	5,500	2,400	0	0	0
膠質液（主にアルブミンとゼラチン）		0	0	0	0	0	0	0
輸血用血液製剤	0	0	0	0	0	0	0	0
維持輸液と補液	48	2,456	2,500	2,500	3,540	2,880	2,400	960
グルコース含有晶質液		1,652	1,440	2,500	1,920	1,440	1,440	960
等張晶質液（速度 1L/6 時間未満）		804	960	0	1,620	1,440	960	0
栄養輸液	20	1,000	1,000	0	500	1,000	1,500	2,000
経腸栄養剤		0	0	0	0	0	0	0
経静脈栄養		0	0	0	0	0	0	0
経口水分摂取		1,000	1,000	0	500	1,000	1,500	2,000
fluid creep（体液クリープ）	1	68	20	160	160	20	0	0
電解質補充のための輸液		44	20	120	80	20	0	0
静脈ラインキープのための輸液		0	0	0	0	0	0	0
薬剤の溶媒としての輸液（ワンショットおよび持続投与）		24	0	40	80	0	0	0
総輸液量	100	5,104	3,900	8,160	6,600	3,900	3,900	2,960
尿および便		3,100	3,000	5,000	4,000	3,000	2,000	1,500
滲出液（不感蒸泄）		800	800	800	800	800	800	800
総排泄量		3,900	3,800	5,800	4,800	3,800	2,800	2,300
総バランス		1,204	1,100	2,360	1,800	100	1,100	660
累積体液バランス		4,432	4,260	2,360	4,160	4,260	5,360	6,020

Fluid creep と累計体液バランス

　今回の治療ではシリンジポンプでの持続投与薬剤やワンショット投与の薬剤もあまりなく fluid creep としての輸液量はごく少量に限定することができた。Fluid creep の割合は 1%（340mL）である（**図3**）。ただし，経過中のトータルとして stabilization 期や evaluation 期においてはもう少し輸液を減量できた可能性がある。

　5 日間で ＋6,020mL での管理となっているが，来院時の脱水状況を考慮するとそこまでのプラスバランスではなく，実際は初期蘇生輸液量を除いた ＋2,000mL 程度であったと考えられる。

図3 総輸液量における fluid creep の割合

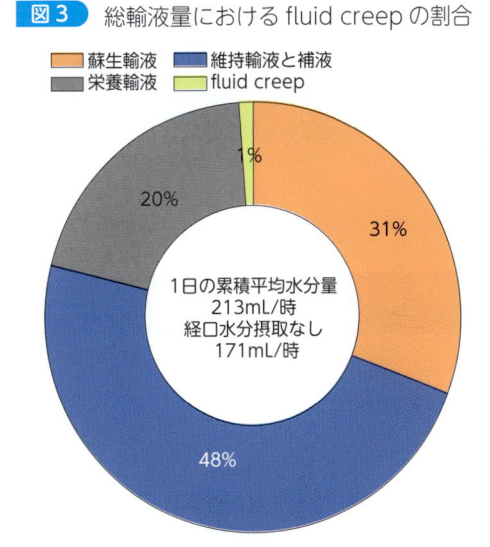

凡例：
- 蘇生輸液
- 栄養輸液
- 維持輸液と補液
- fluid creep

1日の累積平均水分量
213mL/時
経口水分摂取なし
171mL/時

- 31%
- 48%
- 20%
- 1%

Stabilization 期および evacuation 期の輸液管理

　尿崩症の輸液管理は，原則として尿量に見合った輸液を不足なく投与していくことである。今回も同様に尿量を 2〜4 時間ごとにモニタリングしながら輸液量の調整を行なっている。よって輸液量は尿量の後追いで調整することとなるが，今回のように順調に尿量が減少した場合は若干多めの輸液量による管理となることがある。逆に脱水傾向は可能な限り避けなければならないが，そのような場合は尿量と輸液量を ± 0 とするイメージでの管理を行うと比較的バランスが保たれた輸液管理ができることが多い。

　なお，**図3** は減量可能輸液量を総計 1,500mL で仮定した際のシミュレーションである。5 日目の仮想総輸液バランスは 6,200 − 1,500 ＝ 4,520mL となる。

文献

1) Decker BS, Goldfarb DS, Dragan PI, et al: Extra-corporeal treatment for lithium poisoning : systematic review and recommendations from the EXTRIP workgroup. Clin J Am Soc Nephrol 2015; 10: 875-887.
2) Timmer RT, Sands JM: Lithium intoxication. J Am Soc Nephrol 1999; 10: 666-674.

4

ROSE モデルと症例で学ぶ輸液適正化のポイント

病態別適正輸液

糖尿病関連脳症

Key Slide **Case** まとめ

- 40歳，男性
- 統合失調症およびアルコール依存症が背景にある1型糖尿病。インスリングラルギン（20-12-12-0単位）に加え，受診数カ月前よりSGLT2阻害薬が開始された。禁酒していたが，受診数日前より飲酒を再開し，連日ビール3～4Lを摂取していた。飲酒を再開してからは食事をほぼ取っておらず，インスリンも自己中断していた。受診当日，意識障害が出現し，当院に救急搬送となった
- インスリン自己中断およびSGLT2阻害薬使用を契機とした正常血糖糖尿病性ケトアシドーシス（euglycemic diabetic ketoacidosis：euDKA）。メチシリン感受性黄色ブドウ球菌（meticillin-sensitive *Staphylococcus aureus*：MSSA）による市中肺炎（血液培養，喀痰培養でMSSA検出）も併発。重症euDKAおよびMSSA肺炎による敗血症としてICUに入室し，人工呼吸器管理を行った

一般的な輸液方法とポイント解説

▶ 総論

　糖尿病関連脳症，特に糖尿病性ケトアシドーシス（diabetic ketoacidosis：DKA），高浸透圧高血糖症候群（hyperosmolar hyperglycemic syndrome：HHS）では，輸液戦略が治療上の重要な軸となる。DKAでは100mL/kg，HHSでは100～200mL/kgの水分の喪失がある[1]とされ，その大量の水分をいかに補充するかが課題となる。また，DKA/HHSにおいては，何よりも循環動態を安定させるために細胞外液の投与が優先されるが，そのほかにも2つの重要な目的がある。1つ目は，循環血漿量の補充である。循環血漿量を回復させることにより，ストレスホルモンの放出が減少し，結果的としてインスリン抵抗性の改善が期待できる。2つ目として，インスリン開始に伴う循環動態の破綻を防ぐことである。循環血漿量が明らかに不足している状態でインスリンを開始した場合，インスリンが血液中の糖とともにKや水分を細胞内にシフトさせることで，難治性のショックを引き起こす可能性があるとされている。このように，DKA/HHSにおける輸液療法は，循環動態の安定化だけでなく，その後の病態管理においてもきわめて重要な役割を果たしている。

▶ 初期輸液の選択

　初期輸液の選択肢には，生理食塩液0.9%，またはbalanced（buffered）crystalloid（調整晶質液：リンゲル液など）を選択する。加えて，DKAでは血糖値が200 mg/dL，HHSでは250～300 mg/

dL 以下になれば，ブドウ糖を追加する。特に，euDKA の場合にはブドウ糖の追加を忘れないように注意が必要である。

いくつかのガイドラインでは初期輸液に生理食塩液を推奨[2,4] しているが，実際には糖尿病関連脳症の蘇生において生理食塩液と balanced crystalloid のどちらが優れているかについては結論が出ていない。2 つのランダム化比較試験に対するサブグループ解析[5] では，balanced crystalloid のほうが生理食塩液よりも DKA 寛解までの時間が短かった（13 時間 vs. 16.9 時間）と報告されている。しかし，初期輸液の選択と患者予後との関連性についてはいまだ明らかにはなっていない。わが国の状況について目を向けると，日本集中治療教育研究会（Japanese Society of Education for Physicians and Trainees in Intensive Care：JSEPTIC）によるメーリングリスト上でのアンケート[6] が参考になる。このアンケートでは，初期輸液には生理食塩液を選択する（37%），リンゲル液を選択する（44%），どちらでも気にしない（17%）という結果であった。どちらを選択しても患者予後に大きな影響を与えることはないかもしれないが，2024 年 11 月現時点では balanced crystalloid にやや軍配が上がるといったところであろう。

▶ 初期輸液量の推定

糖尿病関連脳症に対する輸液量に関しては，少し古いが 2009 年の米国糖尿病学会（American Diabetes Association：ADA）による声明[2] が実践的で参考になる。そのほかには，英国糖尿病学会（diabetes UK：DUK）のガイドライン[3,4] などにも目を通しておきたいところである。これらの声明やガイドラインでは，おおよその輸液量として，最初の 1 時間に初期輸液を 15～20mL/kg/時（あるいは 1,000～1,500mL/時）で投与し，その後は 250～500mL/時で補液を行うことが推奨されている。また，血糖値で補正した血清 Na 値が低値であれば，自由水の追加が必要となる。初期輸液の推定量としては，24 時間以内に不足した脱水量を補正することを目標とするのが妥当であろう[2]。

糖尿病関連脳症の輸液管理においては，既存のガイドラインに則った輸液速度・輸液量を遵守するのが望ましい。輸液過多による合併症に十分に注意しながら，循環動態を安定させるために十分量の輸液を心掛けることが重要である。

▶ 体液量および管理上のモニタリング

輸液過多と脳浮腫などの合併症には関連性が指摘されており，水分バランスを十分にモニタリングしながら輸液量を慎重に決定していかなければならない。さらに，DKA や HHS の治療の軸は，輸液，インスリン投与，K 補正にあり，水分バランス以外にも以下のような管理指標をモニタリングする必要がある。

▍DKA の管理指標

ケトン体（0.5mmol/L/時低下），重炭酸イオン（3.0mmol/L/時低下），血糖値（50mg/dL/時低下），K（4～5mmol/L を維持）[3] が管理目標で，ケトアシドーシスの改善（ケトン体 < 0.6mmol/L，pH ≧ 7.3，アニオンギャップ（AG）< 12，重炭酸イオン > 18mmol/L）を目指す。

▍HHS の管理指標

浸透圧（3～8mOsm/kg/時低下），血糖値（-100mg/dL/時低下），K（4～5mmol/L を維持）[4] が管理目標で，意識障害の改善，血清浸透圧 < 300 mOsm/kg，血糖値 < 270mg/dL，脱水改善（尿量 > 0.5mL/kg/時）を目指す。

ROSE モデルで整理した輸液の考え方と実際

　Case（症例）において，ICU 入室後の輸液量の推移を輸液分類とともに図示（**図 1**）し，その詳細を**表 1** に示した。また，ROSE モデルを基に輸液管理，仮想減量について振り返る（**図 2**）。

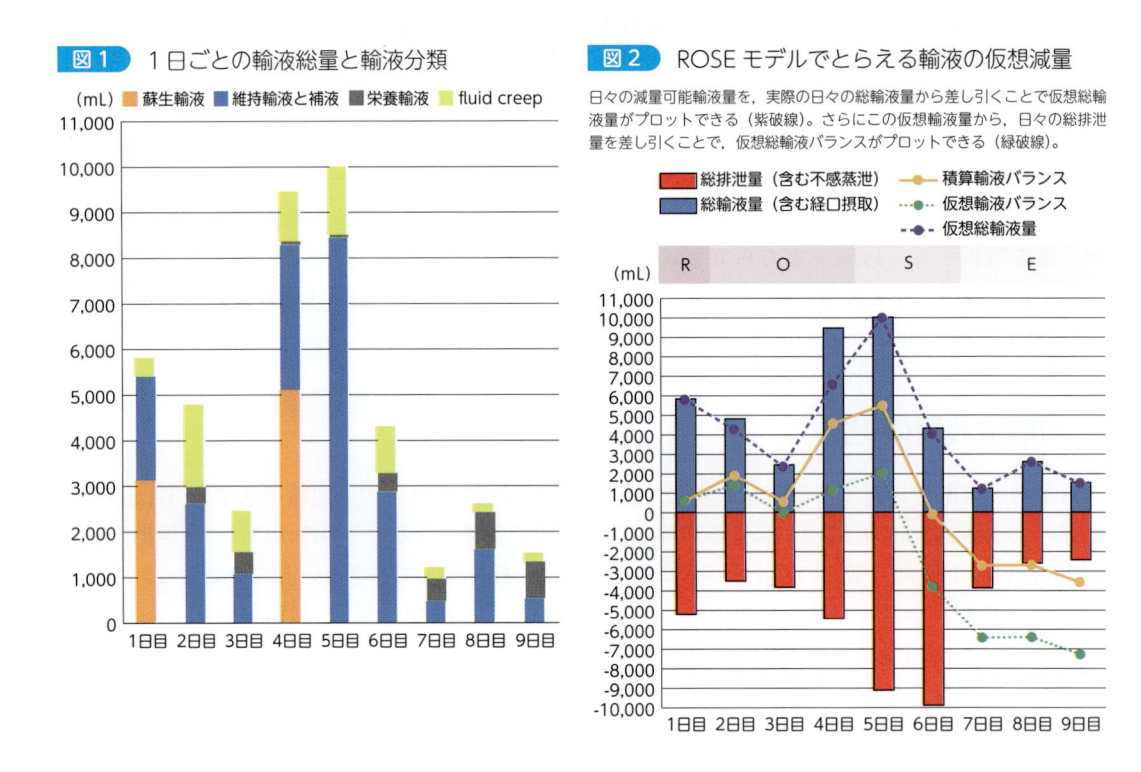

図 1　1 日ごとの輸液総量と輸液分類

（mL）　蘇生輸液　維持輸液と補液　栄養輸液　fluid creep

図 2　ROSE モデルでとらえる輸液の仮想減量

日々の減量可能輸液量を，実際の日々の総輸液量から差し引くことで仮想総輸液量がプロットできる（紫破線）。さらにこの仮想輸液量から，日々の総排泄量を差し引くことで，仮想総輸液バランスがプロットできる（緑破線）。

総排泄量（含む不感蒸泄）　　積算輸液バランス
総輸液量（含む経口摂取）　　仮想輸液バランス
　　　　　　　　　　　　　仮想総輸液量

1 日目：resuscitation 期（図 2R）

　DKA/HHS の蘇生フェーズでの輸液として，重度の脱水があると判断し，乳酸リンゲル液を 1,000mL/時で開始している。このフェーズでは，最初の 2〜3 時間で 2〜3L の輸液が行われることをおおよその目安としている。その後は，200〜300mL/時の蘇生輸液を継続した。euDKA に対しては，初期輸液からブドウ糖を点滴内に追加し，電解質補正も並行して行った。ICU 入室 1 日目の総輸液量は約 6,000mL であった。

2，3 日目：optimization 期（図 2O）

　2 日目には抜管となり，循環動態の安定および AG 開大性代謝性アシドーシスの改善から optimization 期にあると判断した。同日にブドウ球菌による細菌性肺炎・菌血症の合併を認めたため，バンコマイシンを開始した。電解質補正，ビタミン B$_{12}$ 投与に必要な溶媒を合わせると，fluid creep は約 1,000mL/日となった。3 日目にはインスリンを皮下投与に変更した。4 日目に急激な AG 開大性代謝性アシドーシスを伴う意識障害をきたした。全身評価を行ったが，肺炎は改善傾向（感受性が判明しアンピシリン/スルバクタムに変更）にあり，その他の新規合併症は認めなかった。SGLT2 阻害薬の遷延，ブドウ糖や炭水化物の投与が不十分であったことによる DKA 再燃と判断し，再挿管のうえで DKA の治療を再開した。その際，DKA の治療として細胞外液が投与された。

5，6 日目：stabilization 期（図 2S）

　尿量が著明に増加し，refilling 期であったと考えられる。担当医により尿量を追いかける形で補液が行われた。6 日目に再度抜管した。電解質補正などは経静脈的に行われていた。

表1　輸液分類の詳細

輸液タイプ	%	1日の輸液量平均値 (mL)	1日の輸液量中央値 (mL)	volume								
				1日目	2日目	3日目	4日目	5日目	6日目	7日目	8日目	9日目
蘇生輸液	19	917	0	3,134	0	0	5,117	0	0	0	0	0
等張晶質液（速度1L/6時間以上）		917	0	3,134	0	0	5,117	0	0	0	0	0
膠質液（主にアルブミンとゼラチン）		0	0	0	0	0	0	0	0	0	0	0
輸血用血液製剤	0	0	0	0	0	0	0	0	0	0	0	0
維持輸液と補液	55	2,569	2,279	2,279	2,622	1,076	3,174	8,447	2,875	485	1,620	540
グルコース含有晶質液		1,932	1,620	1,020	1,800	0	3,174	6,499	2,253	485	1,620	540
等張晶質液（速度1L/6時間未満）		636	622	1,259	822	1,076	0	1,948	622	0	0	0
栄養輸液	8	384	410	0	355	480	75	60	410	480	800	800
経腸栄養剤		317	250	0	200	400	0	0	250	400	800	800
経静脈栄養		0	0	0	0	0	0	0	0	0	0	0
経口水分摂取		68	75	0	155	80	75	60	160	80	0	0
fluid creep（体液クリープ）	18	827	908	408	1,823	908	1,106	1,511	1,031	260	200	200
電解質補充のための輸液		197	100	100	500	70	290	555	260	0	0	0
静脈ラインキープのための輸液		77	39	0	0	64	39	334	200	60	0	0
薬剤の溶媒としての輸液（ワンショットおよび持続投与）		553	571	308	1,323	774	777	622	571	200	200	200
総輸液量	100	4,697	4,316	5,821	4,800	2,464	9,472	10,018	4,316	1,225	2,620	1,540
尿および便		4,141	2,920	4,040	2,598	2,920	4,545	8,210	8,885	2,860	1,690	1,520
滲出液（不感蒸泄）		951	900	1,160	900	900	900	900	1,000	1,000	900	900
総排泄量		5,092	3,860	5,200	3,498	3,820	5,445	9,110	9,885	3,860	2,590	2,420
総バランス		-395	30	621	1,302	-1,356	4,027	908	-5,569	-2,635	30	-880
累積体液バランス		468	567	621	1,923	567	4,594	5,502	-67	-2,702	-2,672	-3,552

7〜9日目：evacuation 期（図2E）

　総輸液量も安定するようになった。Refeeding 症候群に警戒しつつ，経腸栄養を増量しながら維持輸液を減量し，9日目には持続輸液が中止となった。

Fluid creep と輸液減量ポイント

　糖尿病関連脳症の管理では，インスリン投与や K 補充が必要となるため，薬剤投与や電解質補充のための輸液が生じ，容易に fluid creep が発生することが想定される。実際に，本症例では fluid creep は総輸液量の18%（7,447mL）を占めていた（図3）。DKA や HHS では脳浮腫への懸念や心疾患の合併などから，厳密に輸液量を管理する必要がある症例も少なくない。本症例では，1）DKA 再燃時の輸液戦略，2）電解質補正や薬剤の溶媒の2つのポイントに絞って輸液量減量の可能性について考察する。本症例の診療経過に沿って，ROSE モデルを基に輸液管理，仮想減量について振り返る（図2）。

1）DKA 再燃時の輸液戦略

　DKA が再燃した際，再燃直前の状況はほぼ stabilization 期にさしかかっていたと考えられる。その後の尿量などをみても過剰な水分が血管内に戻ってくる時期，いわゆる "refill" のタイミング

であった。DKA再燃時の評価ではベッドサイドエコー検査ではeuvolemia（正常体液量）が確認され，血清Na値の増減はなく，resuscitation期において十分量の体内水分量の補正が行われていた。また，尿量の増加はrefillによるものであり，積極的に輸液で補う必要はなかったと後方視的に推察される。以上のことから，DKA再燃時には実際に投与されたほどの蘇生輸液は必要なかったかもしれない。少なくとも1日目の輸液量を超える量は不要であったと判断される。

→減量可能輸液量（推定）：2,878 mL

図3 総輸液量における fluid creep の割合

凡例：蘇生輸液　維持輸液と補液　栄養輸液　fluid creep

19%　55%　8%　18%

1日の累積平均水分量
196mL/時
経口水分摂取なし
193mL/時

2）糖尿病関連脳症の管理では電解質補正や薬剤の溶媒には特に注意が必要

糖尿病関連脳症では，Kを始めとした電解質補正やブドウ糖補充などを要することが多いため，それらに伴うfluid creepの増加について注意が必要である。本症例では，統合失調症やアルコール依存症といった複雑な背景が絡んでいたため，管理が一層難しかったと考えられる。基本的にはfluid creepに配慮した投与方法が選択されていたが，電解質補正についてはoptimization～stabilization期において，経口・経管投与を積極的に考慮すべきであったと推察される。なお，抗菌薬投与の溶媒はバンコマイシン以外では基本的に生理食塩液50mLが選択されていた。

→減量可能輸液量（推定）：830 mL

すべての減量可能輸液量は3,708mLと推定される。従って，9日目の仮想総輸液バランスは−3,552 − 3,708 = −7,260mLとなる。

このモデルケースは，euDKAに加えて，統合失調症やアルコール依存症といった複雑な要因が絡み，管理が難しい症例であった。日頃から輸液およびボリューム管理に関して十分に注意して治療を行っているが，改めてROSEモデルに基づいて整理してみると，さまざまな改善点が浮き彫りとなる。実臨床において"フェーズ"を意識した輸液管理を行うことの重要性を再認識させられる症例であった。

文献

1）Kitabchi AE, Umpierrez GE, Murphy MB, et al: Management of hyperglycemic crises in patients with diabetes. Diabetes Care 2001; 24: 131-153.

2）Kitabchi AE, Umpierrez GE, Miles JM, et al: Hyperglycemic crises in adult patients with diabetes. Diabetes Care 2009; 32: 1335-1343.

3）Dhatariya KK; Joint British Diabetes Societies for Inpatient Care: The management of diabetic ketoacidosis in adults-An updated guideline from the Joint British Diabetes Society for Inpatient Care. Diabet Med 2022; 39: e14788.

4）Mustafa OG, Haq M, Dashåora U, et al; Joint British Diabetes Societies（JBDS）for Inpatient Care Group: Management of Hyperosmolar Hyperglycaemic State（HHS）in Adults: An updated guideline from the Joint British Diabetes Societies（JBDS）for Inpatient Care Group. Diabet Med 2023; 40: e15005.

5）Self WH, Evans CS, Jenkins CA, et al: Clinical Effects of Balanced Crystalloids vs Saline in Adults With Diabetic Ketoacidosis: A Subgroup Analysis of Cluster Randomized Clinical Trials. JAMA Netw Open 2020; 3: e2024596.

6）JSEPTIC臨床研究委員会：JSEPTIC簡単アンケート55弾．糖尿病性ケトアシドーシス／高浸透圧高血糖症候群の輸液療法（2016年8月）．http://www.jseptic.com/rinsho/questionnaire55.pdf（2024年8月閲覧）

病態別適正輸液

熱傷

- 83歳，女性
- 寝タバコが着衣に引火して受傷。両側大腿〜下腿・臀部・左手にⅡ度（DDB）〜Ⅲ度 33% の熱傷のため当院救急搬送となった（図）。
- 熱傷面積（total body surface area：%TBSA）：33%
- 予後熱傷指数（prognostic burn index：PBI）：116
  ＊70以下は生存可能性が高いが，100以上は予後不良の重症
- 既往歴：慢性腎不全・大腸癌術後（人工肛門造設済み）
- 体重：70Kg（初療時推定体重 65kg）

図　両側大腿〜下腿・臀部・左手にⅡ〜Ⅲ度 33% の熱傷（左：正面と背面写真，右：%TBSA）

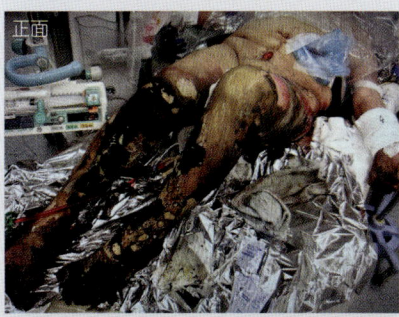

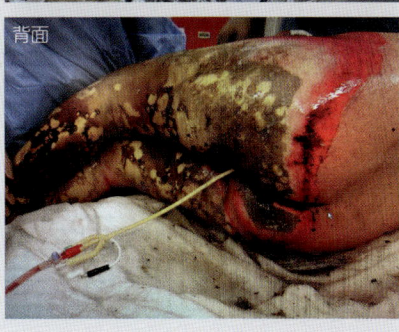

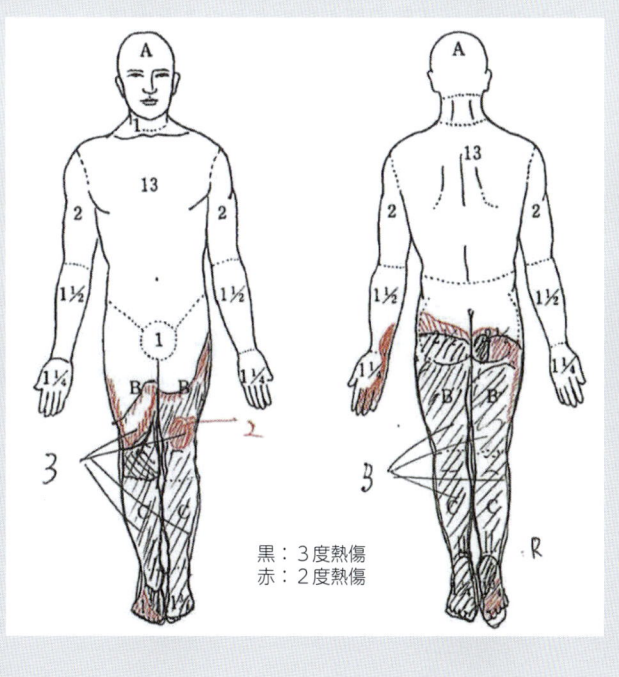

黒：3度熱傷
赤：2度熱傷

4

ROSE モデルと症例で学ぶ輸液適正化のポイント

一般的な輸液方法とポイント解説

総論

　重症熱傷後 24 〜 48 時間以内に起こる熱傷ショックは，心筋抑制と毛細血管透過性の亢進が原因であり，間質への大量の体液シフトと [1-3]，熱傷部からの大量の滲出液流出による血管内ボリュームの減少が特徴である。血管内ボリュームの回復と末端臓器灌流維持目的に，積極的な輸液（蘇生）がきわめて重要である。輸液（蘇生）の遅れや不十分な輸液（蘇生）は，死亡率の上昇と関連している [4-6]。しかし，過剰な輸液（蘇生）は，ARDS（acute respiratory distress syndrome：急性呼吸窮迫症候群），肺炎，多臓器不全，腹部・四肢・眼窩コンパートメント症候群などと関連しており [7-9]，米国熱傷センターの調査では，初期輸液（蘇生）量が推奨量を超えている患者が 58% もいることが報告されている [10]。従って，輸液の必要量を慎重に計算し，生理学的反応に応じて厳密に調整することが求められる。

初期輸液の選択

　中等〜重度の熱傷患者の初期輸液には，晶質液［乳酸リンゲル液（ラクテック®など），酢酸リンゲル液（ヴィーン®F など）］が使用される。これらの輸液は主要電解質を含み，アシドーシスの発生を低下させる。また，アルブミンも使用されることがあり，受傷後 12 時間以内の熱傷面積が 15 〜 45% 熱傷面積の患者を対象に，5% アルブミンを受傷後 8 〜 12 時間で投与する早期投与群と 24 時間後投与群で比較した単施設研究では，早期投与群で晶質液の必要量，fluid creep の発生数が減少し，入院期間が短縮されたことが報告されている [11]。

初期輸液量の推定

　適切な初期輸液の速度は現時点でも定まっていない。Parkland（Baxter）の公式 や修正 Brooke の公式，アメリカ熱傷学会の提唱する Advanced Burn Life Support（ABLS）に基づいた方法が一般的に使用されている。Parkland（Baxter）の公式は最も広く使用されているが，その正確性を疑問視する研究もある [12, 13]。この計算式によると，治療開始後 24 時間の必要水分量は，熱傷面積 1% につき体重 4mL/kg で，これを静脈内投与する [1]。I 度熱傷熱傷はこの計算から除外される。算出された必要輸液量の 1/2 を最初の 8 時間に投与し，残りの 1/2 をその後 16 時間かけて投与する。

> ### Parkland（Baxter）の公式
> 受傷後 24 時間の輸液量 ＝ 4 × 熱傷面積（%）× 体重（kg）
> ・受傷初期 8 時間に総輸液量の半量投与
> ・次の 16 時間に残り半量を投与

点滴蘇生液の注入速度はできるだけ一定にする

　注入速度の急激な低下は血管虚脱と浮腫の増加を招くことがある [14]。しかし，どの指針に従って輸液を投与してもその反応は個人差が大きい。輸液量の調節に役立つ指標は今日でも検討されているが，一般的には循環動態および尿量である。Parkland の公式に代わるものとして，修正

Brooke の公式がある。この式によると，治療開始後 24 時間の必要水分量は，熱傷面積 1%ごとに体重 2mL/kg の投与となる。修正 Brooke の式を使用することで，害を及ぼすことなく，体液蘇生に使用する総量を減らすことができる [15]。

▶ 体液の状態のモニタリング

　輸液（蘇生）が適切であるかどうかを確認することは，各種公式を厳守することよりも重要である。膀胱留置カテーテルを用いた尿量のモニタリングは，容易に利用できる手段である。成人では，1 時間当たりの尿量を 0.5mL/kg/時以上に維持すべきである。心拍数，血圧，脈圧，末梢動脈拍動，毛細血管再充満時間，皮膚の色と張りといった臨床的徴候は，最初の 24 時間は 1 時間ごとにモニタリングする。末梢動脈拍動の消失は，四肢のコンパートメント症候群の徴候であり，減張切開が必要となる。

ROSE モデルで考える輸液の分類

　Case（症例）における 1 日ごとの輸液分類（図 1）と，その詳細を表 1 に示す。また，ROSE モデルに照らした仮想累積減量推移を図 2 に示す。

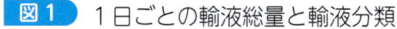

図 1 1 日ごとの輸液総量と輸液分類

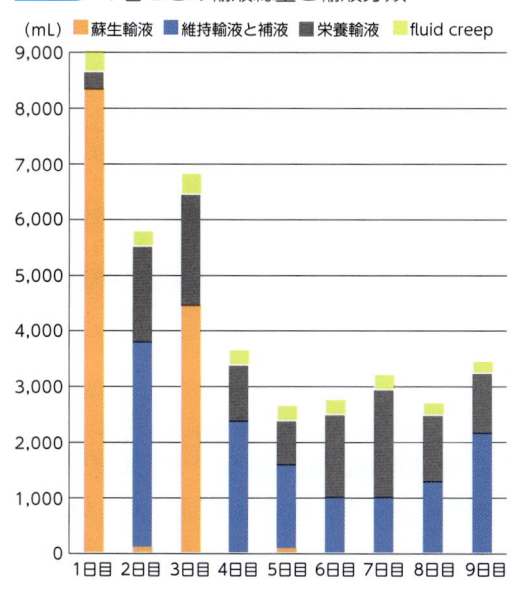

図 2 ROSE モデルでとらえる輸液の仮想減量

日々の減量可能輸液量を，実際の日々の総輸液量から差し引くことで仮想総輸液量がプロットできる（紫破線）。さらにこの仮想輸液量から，日々の総排泄量を差し引くことで，仮想総輸液バランスがプロットできる（緑破線）。

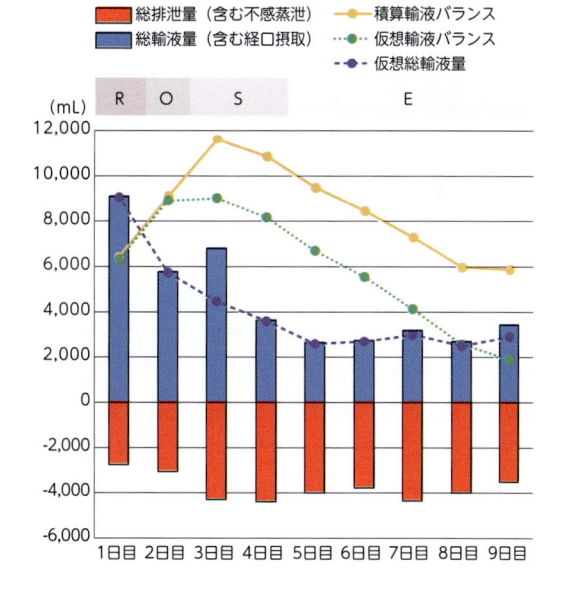

▌ 1 日目：resuscitation 期（図 2R）

　熱傷急性期であり，Baxter の公式と尿量に基づいて蘇生輸液（resuscitation fluids）である細胞外液のヴィーン®F を投与する（図 1）。投与速度は最初の 8 時間で 540mL/時，次の 16 時間を 270mL/時で調整した。体重あたりの尿量 0.5mL/kg をやや下回るため，後半 16 時間の輸液速度を上げてもよかったが，経口摂取可能であったため，本人の口渇感に合わせて飲水で補った。

表1 輸液分類の詳細

輸液タイプ	%	1日の輸液量平均値(mL)	1日の輸液量中央値(mL)	volume								
				1日目	2日目	3日目	4日目	5日目	6日目	7日目	8日目	9日目
蘇生輸液	32	1,441	0	8,334	100	4,452	0	82	0	0	0	0
等張晶質液(速度1L/6時間以上)		3,172	2,226	8,234	0	4,452	0					
膠質液(主にアルブミンとゼラチン)		31	0	100	100	0	0	82	0	0	0	0
輸血用血液製剤	0	0	0	0	0	0	0	0	0	0	0	0
維持輸液と補液	33	1,445	1,280	0	3,691	0	2,372	1,500	1,000	1,000	1,280	2,160
グルコース含有晶質液		362	500	0	0	0	0	500	500	500	780	980
等張晶質液(速度1L/6時間未満)		1,083	500	0	3,691	0	2,372	1,000	500	500	500	1,180
栄養輸液	29	1,281	1,200	313	1,720	1,993	1,006	800	1,486	1,940	1,200	1,070
経腸栄養剤		0	0	0	0	0	0	0	0	0	0	0
経静脈栄養		28	0	0	0	0	0	250	0	0	0	0
経口水分摂取		1,253	1,200	313	1,720	1,993	1,006	550	1,486	1,940	1,200	1,070
fluid creep(体液クリープ)	6	272	250	450	250	350	250	250	250	250	200	200
電解質補充のための輸液		0	0	0	0	0	0	0	0	0	0	0
静脈ラインキープのための輸液		0	0	0	0	0	0	0	0	0	0	0
薬剤の溶媒としての輸液(ワンショットおよび持続投与)		272	250	450	250	350	250	250	250	250	200	200
総輸液量	100	4,439	3,430	9,097	5,761	6,795	3,628	2,632	2,736	3,190	2,680	3,430
尿および便		1,725	1,899	746	1,050	2,295	2,290	1,900	1,680	2,250	1,899	1,416
滲出液(不感蒸泄)		2,067	2,100	2,000	2,000	2,000	2,100	2,100	2,100	2,100	2,100	2,100
総排泄量		3,792	3,999	2,746	3,050	4,295	4,390	4,000	3,780	4,350	3,999	3,516
総バランス		647	-762	6,351	2,711	2,500	-762	-1,368	-1,044	-1,160	-1,319	-86
累積体液バランス		8,284	8,388	6,351	9,062	11,562	10,800	9,432	8,388	7,228	5,909	5,823

2日目：optimization期（図2O）

Baxter の公式に基づいた輸液が終了し，以降は尿量と全身状態に合わせて輸液を行う。本症例の場合は循環動態は安定しており，体重あたりの尿量0.5mL/kgは確保できていたため，resuscitation期は終了し，optimization期に入ったと判断した。熱傷重症度は非常に高いものの，意識状態も保たれていたため，食事の経口摂取を開始した。この時期に入れば，輸液はmaintenanceもしくはreplacement fluidsでよい。従って，前者としては維持液であるソルデム®3Aなどの3号液，後者としては細胞外液のヴィーン®Fでよい。重症熱傷では熱傷部からの滲出液が大量に出るため，replacement fluidsをメインの輸液としている（図1）。流速は140mL/時程度とした。

3日目：stabilization期（図2S）

尿量が安定して出始め，循環動態も定常的に安定しているためstabilization期に入ったと判断した。この時期に入れば，体液喪失分（尿，消化管，不感蒸泄）＋α程度の輸液でよい。手術するまでは熱傷部からの滲出液は多いため，体液喪失量も多く，やはり細胞外液のヴィーン®Fを投与した（図1）。

（4 日目：de-escalation の開始）

本来であれば resuscitation 期の終了後すぐに de-escalation を開始したいところだが，熱傷特有の体液の大量喪失を補うため，一般的な症例よりも de-escalation の開始が遅くなっている。しかし，4 日目には尿量が増加しているため，輸液量を減量した。結果的に fluid balance をマイナスにすることができている（**表 1**）。De-escalation の目標が達成された。

5 日目：evacuation 期（**図 2E**）

輸液の減量にもかかわらず，尿量が確保できており，evacuation 期であると判断した。アルブミン（20%）＋ 利尿薬の投与が考慮される。本症例では体液喪失を考慮して利尿薬の使用は行わずに，アルブミンの投与のみ行った（**図 1，表 1**）。

Fluid creep と輸液減量ポイント

症例では手術までの 9 日間で，fluid creep が総輸液量の 6%と少ない割合で維持できていた（**図 3**）。しかし，あえて輸液減量ポイントを挙げるとすれば，1）抗菌薬の薬剤溶解輸液，2）3 日目の細胞外液ヴィーン® F，3）7～9 日目の細胞外液（replacement fluids）となる。

1）抗菌薬の薬剤溶解輸液

入院後 6 日間は溶解輸液（生理食塩液）100mL で抗菌薬を溶解していたが，7 日目からは 50mL に減量した。生理食塩液による NaCl（塩分）負荷を考慮するならば，5% ブドウ糖液を溶解液とするのもよい。1～6 日目まで予防的抗菌薬を 1 日 2 回投与していたため，1 回あたり 50mL で溶解した場合，2 回 × 50mL × 6 日間 ＝ 600mL となる。

→減量可能輸液量（推定）：600mL

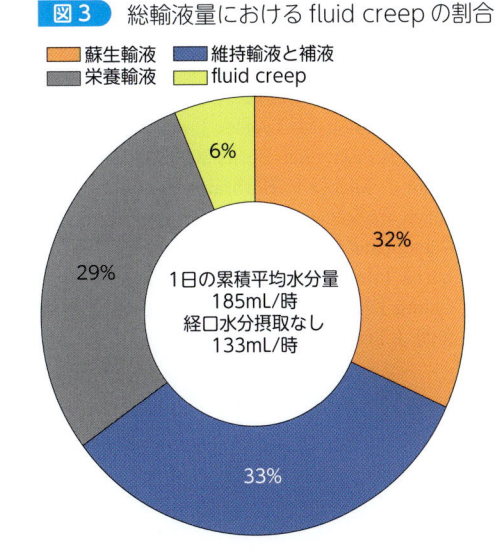

図 3 総輸液量における fluid creep の割合

凡例：
- 蘇生輸液（橙）
- 維持輸液と補液（青）
- 栄養輸液（灰）
- fluid creep（黄緑）

中央：1 日の累積平均水分量 185mL/時 経口水分摂取なし 133mL/時

- 6%（fluid creep）
- 32%（蘇生輸液）
- 33%（維持輸液と補液）
- 29%（栄養輸液）

2）3 日目の細胞外液

この時期は optimization 期であるため，de-escalation を開始するべきであった。尿量も維持できており，食事摂取・飲水量も良好であったため，maintenance もしくは replacement fluids 量で十分である。4 日目と同等，もしくは 2 日目と 4 日目の中間程度の輸液量 4,500mL 程度で維持は可能であったと考える。従って，輸液総量 6,795mL － 理想的な 3 日目輸液量 4,500mL ＝ 2,295mL となる。

→減量可能輸液量（推定）：2,295mL

3）7～9 日目の細胞外液（replacement fluids）

この時期は，患者本人の飲水量も増加しており，replacement fluids はさらに減少，もしくは maintenance fluids（維持液）でもよいかもしれない。必要な水分は患者本人が経口摂取するため，そちらに任せたほうがよい。Isotonic crystalloids を半量のみ投与したとすると，7 日目 250mL，8 日目 250mL，9 日目 590mL で合計 1,090mL となる。

→減量可能輸液量（推定）：1,090mL

1）から 3）を合計すると減量可能輸液量は 600 ＋ 2,295 ＋ 1,090 ＝ 3,985mL と推定される。従って，9 日目の仮想総輸液バランスは 5,823 － 3,985 ＝ 1,838mL となる。

図2をみると，日々の無駄な輸液を減らすことで，9日目の蓄積輸液量が大幅に削減できていることがわかる。あくまで仮想であることに注意が必要だが，全身状態や採血データをみながら，日々無駄な輸液の減量を心がけることが重要である。

文献

1）Saffle, JR: Practice guidelines for burn care. J Burn Care 2001; 22: i.
2）Hettiaratchy S, Dziewulski P: ABC of burns: pathophysiology and types of burns. BMJ 2004; 328: 1427.
3）Evers LH, Bhavsar D, Mailänder P: The biology of burn injury. Exp Dermatol 2010; 19: 777.
4）Ramzy PI, Barret JP, Herndon DN: Thermal injury. Crit Care Clin 1999; 15: 333.
5）Wolf SE, Rose JK, Desai MH, et al: Mortality determinants in massive pediatric burns. An analysis of 103 children with > or = 80% TBSA burns (> or = 70% full-thickness). Ann Surg 1997; 225: 554.
6）Holm C, Melcer B, Hörbrand F, et al: The relationship between oxygen delivery and oxygen consumption during fluid resuscitation of burn-related shock. J Burn Care Rehabil 2000; 21: 147.
7）Klein MB, Hayden D, Elson C, et al: The association between fluid administration and outcome following major burn: a multicenter study. Ann Surg 2007; 245: 622.
8）Dulhunty JM, Boots RJ, Rudd MJ, et al: Increased fluid resuscitation can lead to adverse outcomes in major-burn injured patients, but low mortality is achievable. Burns 2008; 34: 1090.
9）Sullivan SR, Ahmadi AJ, Singh CN, et al: Elevated orbital pressure: another untoward effect of massive resuscitation after burn injury. J Trauma 2006; 60: 72.
10）Ipaktchi K, Arbabi S: Advances in burn critical care. Crit Care Med 2006; 34: S239.
11）Kao Y, Loh EW, Hsu CC, et al: Fluid Resuscitation in Patients With Severe Burns: A Meta-analysis of Randomized Controlled Trials. Acad Emerg Med 2018; 25: 320.
12）Holm C, Mayr M, Tegeler J, et al: A clinical randomized study on the effects of invasive monitoring on burn shock resuscitation. Burns 2004; 30: 798.
13）Holm C, Melcer B, Hörbrand F, et al: Haemodynamic and oxygen transport responses in survivors and non-survivors following thermal injury. Burns 2000; 26: 25.
14）Gueugniaud PY, Carsin H, Bertin-Maghit M, et al: Current advances in the initial management of major thermal burns. Intensive Care Med 2000; 26: 848.
15）Chung KK, Wolf SE, Cancio LC, et al: Resuscitation of severely burned military casualties: fluid begets more fluid. J Trauma 2009; 67: 231.

病態別適正輸液

急性腎障害

Case まとめ

- 47歳，女性。体重81kg
- 大腿内側に紫紅色の皮疹を自覚した。同部に疼痛あり鎮痛薬服用していたが改善せず増悪。3日後に歩行困難となったため救急要請された。救急隊現着時に血圧70/45mmHg，心拍数120回/分とショック状態にあり静脈路確保し，病院前で輸液開始され来院となった
- 来院時，ショック状態が継続しており急速輸液を継続。気管挿管を行い，ノルアドレナリン持続投与も開始した。大腿に水疱形成を伴う発赤を認め，一部皮膚に壊死を伴っており壊死性筋膜炎も考慮されたがCT所見では筋膜への炎症波及を示唆する所見を認めなかった。皮膚を部分的に切開したところ，皮下組織より膿性の排液がみられたが，深部の観察にて筋膜まで炎症が及んでいないと判断された。蜂窩織炎の診断で緊急的なデブリドマンは行わず敗血症性ショックに対しての加療目的でICUに入室した
- 入院2日目に無尿となり，血清Cre 4.4mg/dLと上昇ありKDIGO基準ステージ3の急性腎障害（AKI）と判断し，同日より血液浄化療法（continuous renal replacement therapy：CRRT）を開始した
- 入院後，病変部の皮膚は黒色壊死となり境界明瞭となったため（図），5日目に感染のsource control目的で皮膚の壊死部分に対しデブリドマンを行った

図　術前の大腿皮膚壊死部位

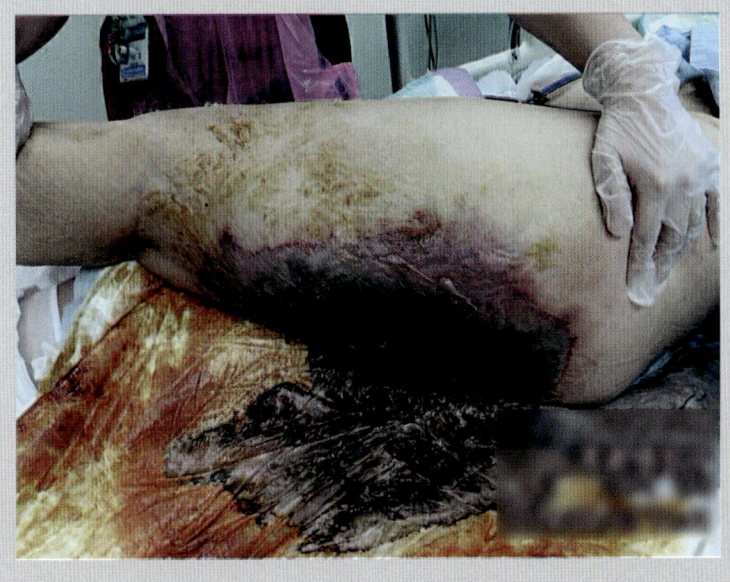

一般的な輸液方法とポイント解説

総論

　AKI（acute kidney injury）は重症患者の 30 ～ 60% に合併する。診断は KDIGO の診断基準に従って血清 Cre 値と尿量に基づいて行うが[1]，75% は腎臓に構造障害をきたしていない状態で血行動態的に腎血流が低下した結果生じる hemodynamic AKI と考えられている[2]。hemodynamic AKI は遷延または重症化すると急性尿細管壊死（acute tubular necrosis：ATN）を惹起し，一部は不可逆的な慢性腎障害に進展する。AKI での輸液管理の目標は慎重な体液管理により腎血流を適切に保つことである。不十分な輸液は腎血流を低下させ ATN の原因となるが，過剰な輸液は腎静脈圧上昇，間質浮腫を生じ，腎血流や糸球体濾過量の低下の原因となる。重症例では尿量が確保できないため，漫然と輸液を継続すると容易に fluid overload となる。そのため，AKI では fluid overload のリスクを念頭に置きながらフェーズを意識して慎重な輸液と積極的な除水を計画していく必要がある。

Sepsis-associated AKI

　AKI の病因としては敗血症が 45 ～ 70% を占め[3]，AKI に敗血症を合併するとそれぞれ単独で発症するより死亡率は高く[1]，近年は敗血症の診断後 7 日以内に発症した AKI を sepsis-associated AKI（SA-AKI）として個別に扱うことも提唱されている[3]。敗血症では血液の unstressed volume 領域の増加と毛細血管透過性の亢進によって平均循環充満圧が減少し前負荷が低下するため，循環血液量減少と類似した病態を呈し腎血流を低下させる。また，敗血症では輸出細動脈の拡張により糸球体濾過量が減少するが，これも AKI 発症リスクの一因となる。これらの血行動態の変化に加え，微小循環障害，ミトコンドリア機能障害，レニン―アンジオテンシン―アルドステロン系の機能障害など多様なメカニズムにより生じると考えられている[3]。

昇圧薬の使用

　ノルアドレナリンは敗血症などの侵襲で拡大した血液の unstressed volume 領域を縮小させる。ノルアドレナリンを輸液蘇生と併用することで適切な stressed volume が保持され fluid overload を避ける一助となるため，AKI でも早期からの使用を考慮する。ノルアドレナリンは輸入細動脈を収縮させるというデメリットもあるが，平均動脈圧（mean arterial pressure：MAP）を上昇させ，腎血流を増加させる。総合的に判断すると後者の効果のほうが大きく，正味の糸球体濾過量は増加すると考えられており，開始を躊躇すべきではない。バソプレシンは輸出細動脈を収縮させるため糸球体濾過量を増加させ，ノルアドレナリン需要も減少させるため，これらの併用は腎血流を保つうえでは理にかなっている[2]。

輸液蘇生の指標

　AKI では尿量をモニタリングする必要はあるが，尿量低下が必ずしも腎血流低下を意味しない[4]。輸液蘇生はその他の病態と同様，輸液反応性を指標に行う。ただし，注意すべき点として「輸液反応性あり」は必ずしも「輸液が必要」と同義ではない[4]。例えば腹部コンパートメント症候群を伴う AKI では，腹腔内圧上昇により静脈灌流が障害され前負荷が低下しているため，輸液

反応性を示すことがあるが，輸液を継続するとさらなる病態の悪化を招き，AKI も増悪させる。

　輸液のボーラス投与で得られる効果は短時間で消失することも多い。輸液反応性の消失を目標として漫然と輸液ボーラス投与を繰り返せば累積体液バランスは大きくプラスに振れ，fluid overload を惹起し，臓器障害の原因となる。ボーラス投与を行う際には頻回のモニタリングを行いながら最低限の輸液を少量ずつ繰り返していくのが望ましい。

　輸液蘇生をいつまで継続するかについては明確な基準がなく，循環不全の程度，fluid overload の所見なども踏まえて総合的に判断する必要がある[4]。Fluid overload を示唆する所見としては静脈系のうっ血が参考になる。うっ血を評価するにはエコー図検査が有効であり，下大静脈，肝静脈，門脈，腎静脈の所見からなるスコアリングシステム（venous excess ultrasound score：VExUS）は簡便であり，それぞれの部位を単独で検査した場合の評価より信頼性も高いとされる[5]。

▶ 輸液製剤の選択

　輸液製剤としてアルブミンは，理論上，血管内の膠質浸透圧を上昇させることで腎血流圧の保持が期待できるため，AKI への適用も考えられるが，実際の効果は乏しく[4]，やはり晶質液が first line になる。晶質液では酢酸リンゲル液などの調整晶質液が推奨される。生理食塩液は K を含まない溶液として AKI で選択されることもあるが，高 Cl 血症を起こすリスクがある。高 Cl 血症はアシドーシスの原因となるだけでなく，緻密斑が高 Cl 血症を感知すると尿細管糸球体フィードバックにより輸入細動脈が収縮し，糸球体濾過量低下の原因にもなるため，AKI での使用は極力避けるべきである。

▶ 除水の時期と速度

　一般的に利尿薬は AKI の予防や治療には効果がないが，fluid overload の是正目的での使用は許容される[1]。ただし，AKI では利尿薬に抵抗性を示して尿量が得られないことも珍しくない。その際は血液浄化療法（renal replacement therapy：RRT）を開始して機械的に除水を行う。AKI に対しての RRT の早期導入を支持するエビデンスはない[1]が，fluid overload による臓器症状が認められた場合は可及的早期の導入を考慮する[6]。除水は時間をかけず速やかに行うのが望ましいが，速度を過度に上昇させると間質から血管内への refilling が追いつかず血圧が低下し，腎血流を低下させるおそれがある。この点から循環動態が不安定な例では CRRT を用いて除水を行うのが望ましい[4]。2024 年 11 月現時点で除水速度についての確立したコンセンサスはないが，近年の研究で 1.0 ～ 1.75mL/kg/ 時の除水速度が最も生命予後がよかったとの報告がある[7]。

ROSE モデルで整理した輸液の考え方と実際

　Case（症例）において ICU 入室後の輸液量の推移を輸液分類とともに図示（図 1）し，その詳細を表 1 に示す。また，ROSE モデルを基に輸液管理，仮想減量について振り返る（図 2）。

1 日目：resuscitation 期 /optimization 期（図 2R,O）

　敗血症性ショックの急性期であり初期輸液として細胞外液 30mL/kg を投与した。初期輸液終了後も循環動態が安定しなかったため，ノルアドレナリンを使用した。ノルアドレナリン開始後は輸液速度を減少することができたため optimization 期に入ったと判断し，stroke volume variance（SVV）と fluid challenge を輸液反応性の指標として輸液蘇生を継続した。

図1 1日ごとの輸液総量と輸液分類

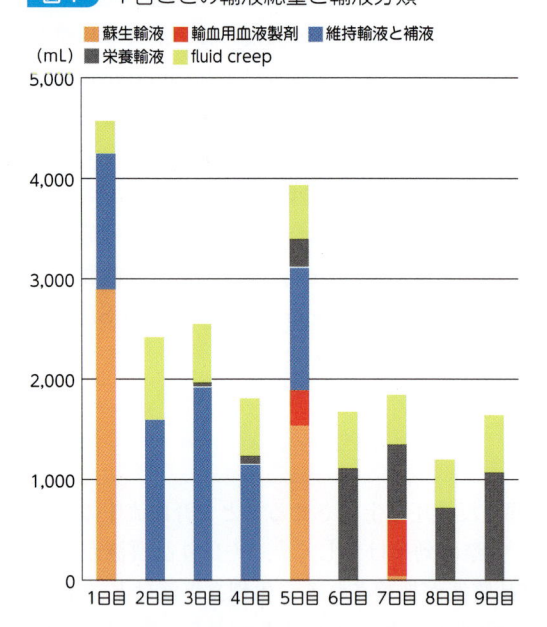

凡例: 蘇生輸液 / 輸血用血液製剤 / 維持輸液と補液 / 栄養輸液 / fluid creep

図2 ROSE モデルでとらえる輸液の仮想減量

日々の減量可能輸液量を，実際の日々の総輸液量から差し引くことで仮想総輸液量がプロットできる（紫破線）。さらにこの仮想輸液量から，日々の総排泄量を差し引くことで，仮想輸液バランスがプロットできる（緑破線）。

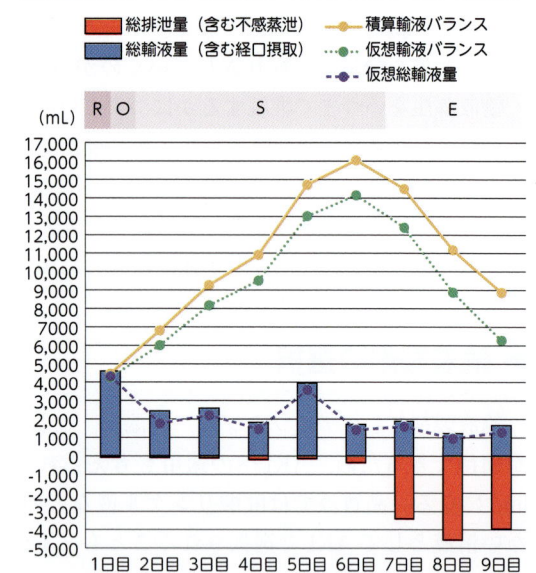

凡例: 総排泄量（含む不感蒸泄） / 総輸液量（含む経口摂取） / 積算輸液バランス / 仮想輸液バランス / 仮想総輸液量

表1 輸液分類の詳細

輸液タイプ	%	1日の輸液量平均値 (mL)	1日の輸液量中央値 (mL)	volume								
				1日目	2日目	3日目	4日目	5日目	6日目	7日目	8日目	9日目
蘇生輸液	21	501	0	2,906	0	0	0	1,550	0	50	0	0
等張晶質液（速度1L/6時間以上）		557	0	2,906	0	0	0	1,550	0	0	0	
膠質液（主にアルブミンとゼラチン）		6	0	0	0	0	0	0	0	50	0	0
輸血用血液製剤	4	101	0	0	0	0	0	350	0	560	0	0
維持輸液と補液	33	807	1,158	1,353	1,605	1,927	1,158	1,220	0	0	0	0
グルコース含有晶質液		680	892	892	1,426	1,427	1,158	1,220	0	0	0	0
等張晶質液（速度1L/6時間未満）		127	0	461	179	500	0	0	0	0	0	0
栄養輸液	19	448	277	0	0	40	80	277	1,111	741	717	1,070
経腸栄養剤		367	197	0	0	0	0	197	911	566	627	1,000
経静脈栄養		0	0	0	0	0	0	0	0	0	0	0
経口水分摂取		82	80	0	0	40	80	80	200	175	90	70
fluid creep（体液クリープ）	23	558	573	324	822	594	579	549	573	503	493	582
電解質補充のための輸液		0	0	0	0	0	0	0	0	0	0	0
静脈ラインキープのための輸液		224	213	75	192	204	213	191	288	284	287	280
薬剤の溶媒としての輸液（ワンショットおよび持続投与）		334	302	249	630	390	366	358	285	219	206	302
総輸液量	100	2,415	1,854	4,583	2,427	2,561	1,817	3,946	1,684	1,854	1,210	1,652
尿および便		356	177	71	77	96	177	130	354	408	1,236	657
除水量（血液浄化療法による）		1,067	0	0	0	0	0	0	0	3,000	3,300	3,300
総排泄量		1,423	177	71	77	96	177	130	354	3,408	4,536	3,957
総バランス		992	1,640	4,512	2,350	2,465	1,640	3,816	1,330	-1,554	-3,326	-2,305
累積体液バランス		10,809	10,967	4,512	6,862	9,327	10,967	14,783	16,113	14,559	11,233	8,928

2〜6日目：stabilization 期（図 2S）

輸液反応性が乏しくなってきたため euvolemia に達しつつあると判断し，過剰輸液とならないよう維持輸液（本症例ではグルコース含有細胞外液）に切り替え輸液を減量した。ただし，この段階ですでに AKI を合併し無尿となっていたため CRRT を開始した。高用量のノルアドレナリン需要が継続していたため，除水は行わず溶質除去のみとした。5日目に大腿皮膚の壊死組織に対してデブリドマンを行ったところ，術後より循環動態が安定して尿も少量ずつ排出されるようになったため，ノルアドレナリンの漸減を開始した。

7日目：evacuation 期（図 2E）

除水が行えずプラスバランスが連日継続したため，6日目までに累積体液バランスが +16,000mL を超えてしまっていた。7日目にノルアドレナリンを終了することができたため，CRRT を隔日の間歇的血液透析に切り替え除水を開始した。除水は 3,000mL/日で開始したが，除水中の循環動態が終始安定していたため，非透析日にも ECUM（extracorporeal ultrafiltration method：体外限外濾過法）で除水を追加して行った。摂取水分量を制限するため維持輸液は終了とし，経管栄養に切り替えた。

Fluid creep と輸液減量ポイント

本症例では sepsis-associated AKI を合併し，無尿と高用量のノルアドレナリン需要が続いた。壊死組織に対してデブリドマンを行ったところ循環動態の安定が得られ，除水が可能となった。輸液減量ポイントとしては，1）Source control の時期，2）除水開始の時期，3）静脈ラインキープのための輸液の3点が考えられる。

1）Source control の時期

本症例では来院時，蜂窩織炎の診断であり壊死性筋膜炎は否定された。そのため当初，緊急的なデブリドマンは不要と判断され，蘇生を優先する方針がとられた。敗血症では適切な source control がされない状態で蘇生を行なっても安定化が得られないことをしばしば経験する[8]。Source control の最適な方法は確立されていないため，症例ごとに判断が必要[8]であるが，本症例では壊死組織のデブリドマン後に循環動態の改善と尿量の増加を得られたことから source control として有効であったと考えられる。本症例では介入が遅れたが，迅速な source control ができていれば fluid overload を回避してより慎重な体液管理ができていた可能性がある。

→減量可能輸液量（推定）：2,000 mL

2）除水開始の時期

本症例では上述のように source control の遅延からカテコラミン需要が継続したため除水の開始も7日目まで遅れてしまった。除水は血圧低下から腎虚血となるリスクがあるため循環動態が安定した状態で行うのが望ましいが，体液過剰で臓器障害が明らかであればカテコラミン投与下での除水も許容される[6]。循環動態をみながら慎重に行う必要はあるものの，本症例でも早期に少量からの除水開始を検討できたかもしれない。

→減量可能水分量（推定）：3,000 mL

3）静脈ラインキープのための輸液

本症例では fluid creep の割合が 23%（5,019mL）と高かった（図 3）。内訳として特に静脈ラインキープのための輸液が 200〜300mL/日と多かった。少量を 24 時間持続する "to keep vein open" 目的での輸液はラインの閉塞などのトラブルを回避する目的で好まれて使用される。しか

し，間欠的に生理食塩液などでラインをロックする方法と比べて明らかな優位性を示すエビデンスはない[9]。これらの輸液を生理食塩液でのロックに変更することで輸液の減量を図ることができる。

→減量可能輸液量（推定）2,600 mL

　Replacement fluids（補液）に関するものだけで見積もったとしても，減量可能輸液量は 2,600mL と推定される。9 日目の仮想総輸液バランスは 8,928 − 2,600 = 6,328mL となる。

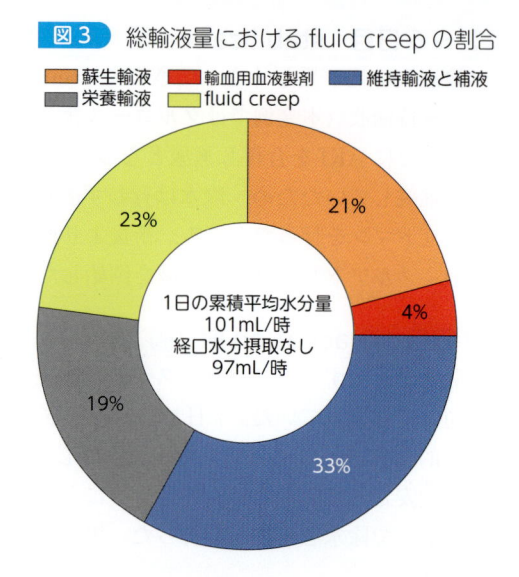

図3 総輸液量における fluid creep の割合

文献

1) AKI 診療ガイドライン作成委員会：AKI（急性腎障害）診療ガイドライン 2016. 日本腎臓学会誌 2017; 59: 419-533.

2) Argaiz ER, Rola P, Haycock KH, et al: Fluid management in acute kidney injury: from evaluating fluid responsiveness towards assessment of fluid tolerance. Eur Heart J Acute Cardiovasc Care 2022; 11: 786-793.

3) Zarbock A, Nadim MK, Pickkers P, et al: Sepsis-associated acute kidney injury: consensus report of the 28th Acute Disease Quality Initiative workgroup. Nat Rev Nephrol 2023; 19: 401-417.

4) Ostermann M, Liu K, Kashani K: Fluid Management in Acute Kidney Injury. Chest 2019; 156: 594-603.

5) Beaubien-Souligny W, Rola P, Haycock K, et al: Quantifying systemic congestion with Point-Of-Care ultrasound: development of the venous excess ultrasound grading system. The Ultrasound Journal 2020; 12: 16.

6) Malbrain M, Martin G, Ostermann M: Everything you need to know about deresuscitation. Intensive Care Med 2022; 48: 1781-1786.

7) Murugan R, Kerti SJ, Chang CH, et al: Association of Net Ultrafiltration Rate With Mortality Among Critically Ill Adults With Acute Kidney Injury Receiving Continuous Venovenous Hemodiafiltration: A Secondary Analysis of the Randomized Evaluation of Normal vs Augmented Level（RENAL）of Renal Replacement Therapy Trial. JAMA Netw Open 2019; 2: e195418.

8) Evans L, Rhodes A, Alhazzani W, et al: Surviving sepsis campaign: international guidelines for management of sepsis and septic shock 2021. Intensive Care Med 2021; 47: 1181-1247.

9) Flint A, McIntosh D, Davies MW: Continuous infusion versus intermittent flushing to prevent loss of function of peripheral intravenous catheters used for drug administration in newborn infants. Cochrane Database Syst Rev 2005: Cd004593.

病態別適正輸液
急性膵炎

Key Slide　**Case**　まとめ

- 80 歳，女性。十二指腸乳頭部癌の手術予定で入院中であったが，突如，重症急性膵炎を発症し，敗血性ショックの合併も疑われ ICU に入室した
- 厚生労働省重症度判定基準の予後因子 7 点，CT Grade2 以上（腎機能が悪く単純 CT での評価のため，膵造影不良域は評価できず）
- CT 像で腎下極まで炎症が波及している（図）

図　膵炎の炎症範囲（青色の囲み部分：膵炎の炎症範囲）

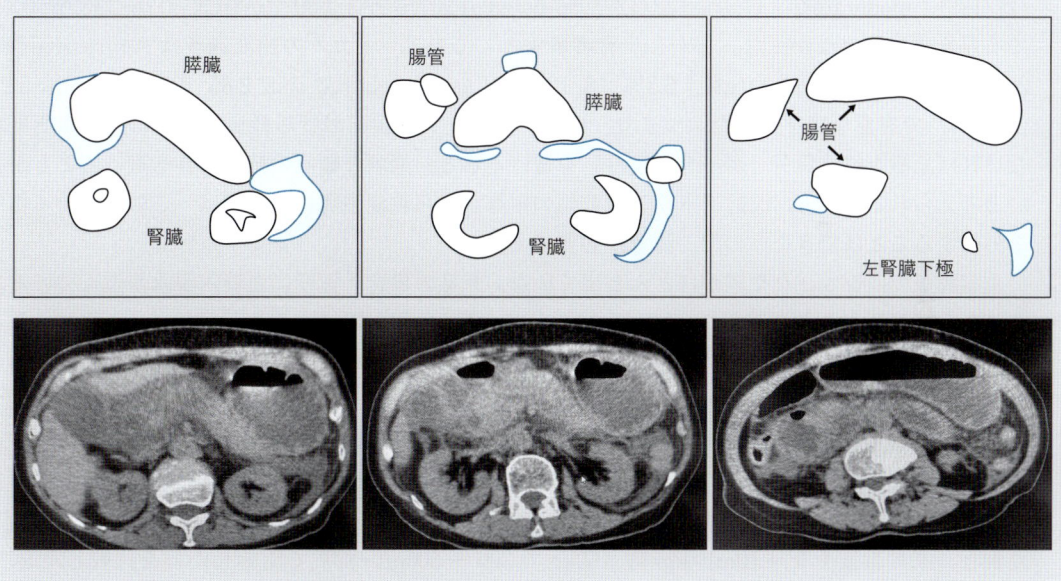

一般的な輸液方法とポイント解説

▶ 総論

　重症急性膵炎は，さまざまな要因で血管透過性が亢進し，血漿成分が間質（いわゆる third space）へ漏出する。炎症の程度に応じて漏出量が大きくなり，輸液量が不足すると致命的になるため，初期輸液は特に重要である。通常 2 ～ 3 日で血管透過性が正常化し，血管外に漏出した水分は血管内へ再度戻ってくる（refilling 現象）が，最重症の膵炎だと 1 ～ 2 週間以上かかることがある。そのためさまざまなモニタリングを行い，症例ごとに過不足なく輸液を行うことが肝要である。

▶ 輸液の選択

　特にICUへ入室するような重症膵炎の患者には，リンゲル液を用いることが勧められる。日本のDPCデータを用いた研究で，入院時にICUまたはHDUに入室した急性膵炎患者のうち，十分な輸液治療を受けた8,710人において，657人は生理食塩液をメインに，8,053人はリンゲル液をメインの輸液の治療を受けた[1]。プロペンシティスコアによってマッチした578人を比較したところ，生理食塩液群の死亡率が12.8%であったに対し，リンゲル群の死亡率は8.5%であった。その差は4.3%（95%CI, 0.3-8.3%）であり，リンゲル群のほうが低い死亡率と有意に関連を認めている。その理由としては，リンゲル液のほうが血漿の電解質組成と酸塩基組成が類似しており，大量輸液をした際に体内のバランスが乱れにくいこと，抗炎症作用がある可能性があること，腎血流を改善し腎保護作用がある可能性があることなどが言われている[2-5]。

▶ 輸液速度

　膵炎の輸液量に関する最も有名なNEJMの論文がある[6]。これは改訂アトランタ分類の軽症においてaggressive群（20mL/kgを2時間投与後に3mL/kg/時）とmoderate群［1.5mL/kg/時（脱水があれば10mL/kgを2時間投与の負荷）］の二群に分けたRCTが行われた。プライマリアウトカムである改訂アトランタ分類[7]の中等症もしくは重症化に関しては，aggressive群：22.1%（27/122），moderate群：17.3%（22/127）adjusted relative risk 1.30（95%CI, 0.78-2.18, p=0.32）で有意な差は認めなかった。しかし，有害事象としてのアウトカムの輸液過多はAggressive群：20.5%（25/122），moderate群：6.3%（8/127）adjusted relative risk 2.85（95%CI, 1.36-5.94, p=0.004）で有意な差を認めた。つまり，改訂アトランタ分類における軽症患者では，脱水所見がなければ急激な輸液負荷（ボーラス投与）を避けること，過剰な輸液の持続投与も避けることがよいと考えられる。一方，改訂アトランタ分類の中等症から重症患者においては，このスタディ結果を外挿することはできないので，注意が必要である。

　重症膵炎で，ショックや尿がほとんど出ていない状態の場合，極度に血管内脱水が進んでいるため速やかに補正する必要があり，1,000～1,500mL/時で負荷を開始することが多い。ただし，急速な補液はショックの離脱，平均動脈圧65mmHg以上，尿量0.5mL/kg/時が確保できた時点で中止し，補液速度を落とす（150～600mL/時）。その後，尿量0.5mL/kg/時以上が1～2時間確保できていれば補液速度を徐々に落とし（50～100mL/時単位ずつ），最低限必要な輸液量まで下げる。これは過剰な輸液は害となる可能性が高いからである。それを支持する論文として，重症急性膵炎に対する初期輸液（晶質液＋膠質液）を10～15mL/kg/時（60kgで600～900mL/時）で開始した群と，初期輸液を5～10mL/kg/時（60kgで300～600mL/時）で開始した群を比較したRCTがある[8]。5～10mL/kg/時（60kgで300～600mL/時）で開始した群のほうが有意に生存率が高く（90.0% vs. 69.4%, p=0.03），ACS発症率が有意に低く（32.5% vs. 72.2%, p < 0.01），人工呼吸器装着率が有意に低かった（65.0% vs. 94.4%, p < 0.01）。

　しばしば行われる誤った輸液速度の設定として，根拠なく4Lとし，24で割った値（167mL/時）を継続することがあるが，これだと脱水が速やかに是正されない，もしくは時間がかかってしまう。脱水が是正されるまでは大量に投与し，脱水が是正されたら輸液量を減量するというダイナミックな輸液速度の調整が必要である。

▶ 初日の輸液量の目安

　厚生労働省による急性膵炎の重症度判定基準では，CT の grading の重症度評価として炎症の膵外進展度が，前腎傍腔，結腸間膜，腎下極以遠の後腹膜腔の三段階に分かれている（急性膵炎ガイドライン 2021 より）。炎症の進展が前腎傍腔までであれば約 4,000mL，結腸間膜までであれば約 6,000mL，腎下極以遠までいれば約 8,000mL という報告がある[9]。また，2009 ～ 2013 年の間に 44 施設で日本の重症度分類で重症とされた 1,097 例においては，輸液量の平均と標準偏差は 5,618 ± 3,038mL であった[10, 11]。この研究では輸液が 6L 以上の群と 6L 未満の群を比較し，重症度など未調整の単変量解析では，死亡に対するオッズ比が 1.64（95％CI，1.14-2.37，$p < 0.05$）と輸液が 6L 以上の群のほうが有意に高い死亡率と関連があったが，重症度などを補正した多変量解析ではオッズ比が 0.58（95％CI，0.34-0.98，$p < 0.05$）と輸液が 6L 以上の群のほうが有意に低い死亡率と関連を認めた。つまり，初日に十分な輸液を行うことが予後改善につながる可能性を示唆している。

▶ 輸液のモニタリング

　輸液が足りない指標として，平均動脈圧 65mmHg 未満，脈拍の増加，尿量 0.5mL/kg/ 時未満，HemoSphere™（SVV > 10 ～ 15％），エコーによる ICV 径の呼吸性変動あり，血液検査（BUN，Cre，Ht，Lac の上昇），尿電解質検査（FENa<1.0％，FEUN<35％）などがあるが，単一の指標ではなく，輸液負荷前後の変化や，複数の指標を用いた総合的な判断が重要である。

　また，腹部コンパートメント症候群（abdominal compartment syndrome：ACS）［腹腔内圧（intra-abdominal pressure：IAP）が 20mmHg 以上かつ，新たな臓器不全が発生した場合[12]］には常に注意する必要があり，IAP は 4 ～ 6 時間ごともしくは持続的なモニタリングが望ましい（尿道カテーテルを用いて非侵襲的に測定できる）。IAP が 12mmHg 以上の場合は消化管内圧減圧（胃管や肛門管の挿入，胃腸蠕動薬の開始，経腸栄養減量，浣腸施行など），腹部コンプライアンスの改善（適切な鎮痛，鎮静薬の使用，逆トレンデレンブルグ体位，筋弛緩薬の考慮など），適正輸液（過剰輸液の回避）などの対策を実施し，15mmHg 以下の IAP を目指すが，改善しない場合は躊躇せずに開腹し，腹部開放管理（open abdominal management：OAM）を行わなければ救命できない[13]。

ROSE モデルで整理した輸液の考え方と実際

治療の大まかな流れ

1 日目	重症急性膵炎，敗血症性ショックで ICU 入室
2 日目	人工呼吸器管理
3 日目	ACS で OAM　両側胸腔ドレナージ
5 日目	OAM，昇圧薬オフ，利尿開始
7 日目	OAM
9 日目	閉腹
10 日目	抜管

　Case（症例）において ICU 入室後の輸液量の推移を輸液分類とともに図示（**図 1**）し，その詳細を**表 1** に示す。また，ROSE モデルを基に輸液管理，仮想減量について振り返る（**図 2**）。

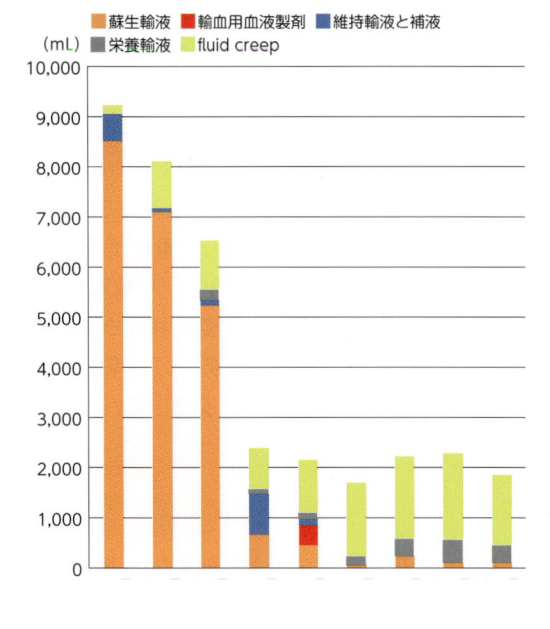

図1 1日ごとの輸液総量と輸液分類

凡例：
- 蘇生輸液
- 輸血用血液製剤
- 維持輸液と補液
- 栄養輸液
- fluid creep

(mL)

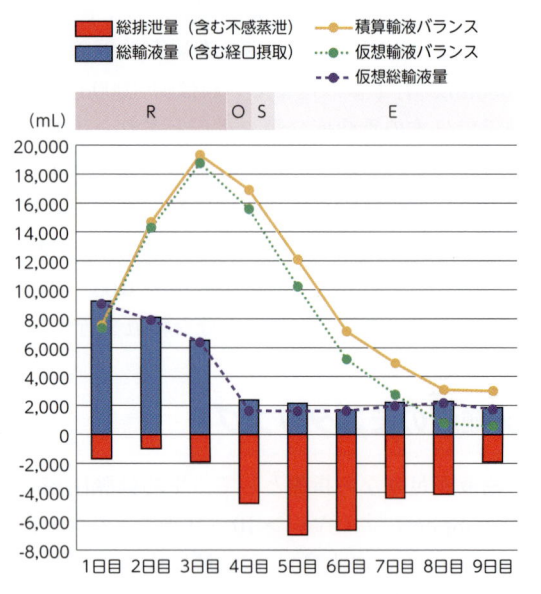

図2 ROSE モデルでとらえる輸液の仮想減量

日々の減量可能輸液量を，実際の日々の総輸液量から差し引くことで仮想総輸液量がプロットできる（紫破線）。さらにこの仮想輸液量から，日々の総排泄量を差し引くことで，仮想総輸液バランスがプロットできる（緑破線）。

凡例：
- 総排泄量（含む不感蒸泄）
- 総輸液量（含む経口摂取）
- 積算輸液バランス
- 仮想輸液バランス
- 仮想総輸液量

(mL)

1～3日目：resuscitation 期（図2R）

重症急性膵炎に加え，敗血性ショックの合併も疑われていた。収縮期血圧 70mmHg，無尿状態であり，ソルアセト®F を 1,500mL/時で開始するとともに，ノルアドレナリンの持続投与も開始した。尿量 0.5mL/時確保できたため，1,200mL/時 → 500mL/時と減量するも血圧が低下し，ピトレシン®の併用を開始した。300mL/時まで下げると血圧が維持できず，500mL/時を継続する。徐々に酸素化が悪化（P/F 比：200 → 150）し，挿管管理とした。その後一旦確保された尿量が低下し，膀胱内圧が 15 → 35mmHg と上昇し，ACS と診断し，緊急開腹術を施行した。術後は RENASYS® を用いた持続陰圧洗浄療法を行い，8 時間で 800mL の排液を得られ，尿量も 0.5mL/時まで回復した。ソルアセト®F を100mL/ 時まで減量しても血圧も下がることはなくなり，optimization 期へ移行したと判断した。

4日目：optimization ～ stabilization 期（図2O，S）

バイタルサインは安定し，経腸栄養としてエレンタール®を 5mL/時で開始した（腸管の損傷はないものの OAM の状態であり，通常よりも少量から開始している）。その後ソルアセト®F の負荷も中止し，維持液のみとした（de-escalation を開始）が，尿量は 1.0mL/時程度確保され始め，RENASYS® からの排液量も増加し，1 日のバランスはマイナスへとシフトし，evacuation 期へ移行したと判断した。

5～9日目：evacuation 期（図2E）

昇圧薬もオフにでき，フロセミド10mg 静注にて反応尿がみられ，80mg/日の持続投与を開始した。尿量は 4,000mL/日を超えるほどで，それとともに RENASYS® からの排液量は低下した。また，OAM として 5 日目，7 日目に腹腔洗浄を行い，9 日目に閉腹した。

表1　輸液分類の詳細

輸液タイプ	%	1日の輸液量平均値 (mL)	1日の輸液量中央値 (mL)	1日目	2日目	3日目	4日目	5日目	6日目	7日目	8日目	9日目
								volume				
蘇生輸液	61	2490	445	8512	7093	5225	658	445	47	228	100	100
等張晶質液（速度1L/6時間以上）		2240	0	8512	6843	4808	0	0	0	0	0	0
膠質液（主にアルブミンとゼラチン）		249	228	0	250	417	658	445	47	228	100	100
輸液用血液製剤	1	44	0	0	0	0	0	400	0	0	0	0
維持輸液と補液	5	188	80	543	80	119	817	127	5	0	0	0
グルコース含有晶質液		22	0	0	80	119	0	0	0	0	0	0
等張晶質液（速度1L/6時間未満）		166	0	543	0	0	817	127	5	0	0	0
栄養輸液	5	196	179	0	0	209	96	125	179	350	459	350
経腸栄養剤		85	96	0	0	0	96	125	179	174	139	50
経静脈栄養		112	0	0	0	209	0	0	0	176	320	300
経口水分摂取		0	0	0	0	0	0	0	0	0	0	0
fluid creep（体液クリープ）	28	1125	1043	169	933	968	809	1043	1457	1635	1717	1392
電解質補充のための輸液		199	170		81	51	90	165	304	349	376	175
静脈ラインキープのための輸液		163	173.5		166	192	192	181	220	163	96	96
薬剤の溶媒としての輸液（ワンショットおよび持続投与）		803	725	169	686	725	527	697	933	1123	1245	1121
総輸液量	100	4043	2276	9224	8106	6521	2380	2140	1688	2213	2276	1842
尿および便		2270	1770	490	905	872	1083	4030	4760	3095	3425	1770
滲出液（不感蒸泄）		1443	1200	1200	60	1025	3710	2935	1885	1320	705	150
総排泄量		3713	4130	1690	965	1897	4793	6965	6645	4415	4130	1920
総バランス		330	-1854	7534	7141	4624	-2413	-4825	-4957	-2202	-1854	-78
累積体液バランス		9831	7534	7534	14675	19299	16886	12061	7104	4902	3048	2970

Fluid creep と輸液減量ポイント

　本症例では9日間で fluid creep が総輸液量の28％を占めていた（**図3**）。輸液減量のポイントとしては，1）鎮痛薬，2）血管収縮薬，3）抗菌薬，4）膠質液投与の4つが挙げられる。

1）全日における鎮痛薬

　フェンタニル6A+生理食塩液38mL組成で100mL/日×1〜3日目の3日間＝300mL，フェンタニル12A+生理食塩液26mL組成で50mL/日×4日間−9の6日間＝300mL，フェンタニル12A原液投与したとすると24mL/日×9日間＝216mLとなる。

　→9日間で384mL が減量できる

2）1〜5日目の血管収縮薬

　ノルアドレナリン3A+生理食塩液47mL組成で

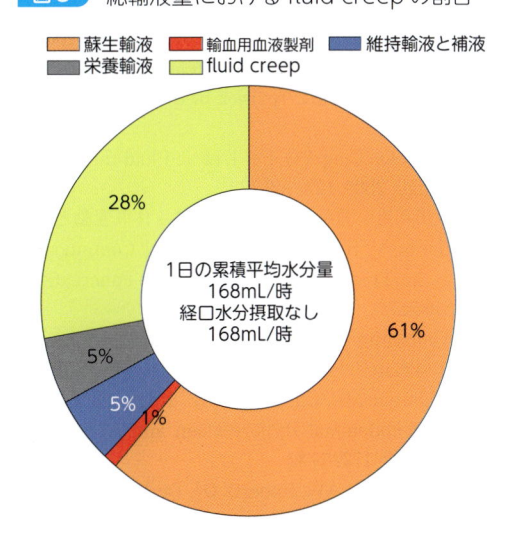

図3　総輸液量における fluid creep の割合

凡例：
- 蘇生輸液
- 輸液用血液製剤
- 維持輸液と補液
- 栄養輸液
- fluid creep

1日の累積平均水分量
168mL/時
経口水分摂取なし
168mL/時

蘇生輸液 61%
輸液用血液製剤 1%
維持輸液と補液 5%
栄養輸液 5%
fluid creep 28%

100mL/日×1，2日目の2日間＝200mL。ノルアドレナリン6A＋生理食塩液44mL組成で150mL/日×3〜5日目の3日間＝450mL。

　→ノルアドレナリン12A＋生理食塩液38mL組成で投与したとすると，25mL/日×2＋75mL/日×3日＝275mLとなり，5日間で375mLが減量できる。

▌3）抗菌薬

　バンコマイシン1g＋生理食塩液100mL1日目，バンコマイシン0.5g＋生理食塩液100mL 2日目で投与した。

　→バンコマイシン1g＋生理食塩液50mL1日，バンコマイシン0.5g＋生理食塩液50mL1日で投与したとすると2日間で100mLが減量できる。

▌4）2〜9日の膠質液投与

　通常，急性膵炎だけの病態であれば膠質液の投与は行わないが，敗血症性ショックを合併しており，膠質液の投与が行われていた。しかし，4〜9日目に関しては昇圧薬の使用量も低下し，蘇生輸液としての等張晶質液は投与されていない。漫然と投与されていたが，不要であったと考えられる。投与しなければ合計1,578mL減量できる。

　1）〜4）のすべてを合計すると2,437mL減量できた可能性がある。その場合の9日目の仮想総輸液バランスは2,970 − 2,437 ＝ 533mLとなる。

▌文献

1) Horibe M, Kayashima A, Ohbe H, et al: Normal saline versus Ringer's solution and critical-illness mortality in acute pancreatitis: a nationwide inpatient database study. J Intensive Care 2024, 12: 27.

2) Scheingraber S, Rehm M, Sehmisch C, et al: Rapid saline infusion produces hyperchloremic acidosis in patients undergoing gynecologic surgery. Anesthesiology 1999, 90: 1265-1270.

3) Semler MW, Rice TW: Saline Is Not the First Choice for Crystalloid Resuscitation Fluids. Crit Care Med 2016, 44: 1541-1544.

4) Khatua B, Yaron JR, El-Kurdi B, et al: Ringer's Lactate Prevents Early Organ Failure by Providing Extracellular Calcium. J Clin Med 2020, 9.

5) de-Madaria E, Herrera-Marante I, Gonzalez-Camacho V, et al: Fluid resuscitation with lactated Ringer's solution vs normal saline in acute pancreatitis: A triple-blind, randomized, controlled trial. United European gastroenterology journal 2018, 6: 63-72.

6) de-Madaria E, Buxbaum JL, Maisonneuve P, et al: Aggressive or Moderate Fluid Resuscitation in Acute Pancreatitis. N Engl J Med 2022; 387: 989-1000.

7) Banks PA, Bollen TL, Dervenis C, et al: Acute Pancreatitis Classification Working G: Classification of acute pancreatitis--2012: revision of the Atlanta classification and definitions by international consensus. Gut 2013, 62: 102-111.

8) Mao EQ, Tang YQ, Fei J, et al: Fluid therapy for severe acute pancreatitis in acute response stage. Chin Med J (Engl) 2009; 122: 169-173.

9) 武田和憲：重症急性膵炎における体液変動と輸液管理. 日消誌 1998; 95: 1-8.

10) Horibe M, Sasaki M, Sanui M, et al: Continuous Regional Arterial Infusion of Protease Inhibitors Has No Efficacy in the Treatment of Severe Acute Pancreatitis: A Retrospective Multicenter Cohort Study. Pancreas 2017, 46: 510-517.

11) Yamashita T, Horibe M, Sanui M, et al: Large Volume Fluid Resuscitation for Severe Acute Pancreatitis is Associated with Reduced Mortality: A Multicenter Retrospective Study. J Clin Gastroenterol 2019; 53: 385-391.

12) Malbrain ML, Cheatham ML, Kirkpatrick A, et al: Results from the International Conference of Experts on Intra-abdominal Hypertension and Abdominal Compartment Syndrome. I. Definitions. Intensive Care Med 2006, 32: 1722-1732.

13) Kirkpatrick AW, Roberts DJ, De Waele J, et al: Intra-abdominal hypertension and the abdominal compartment syndrome: updated consensus definitions and clinical practice guidelines from the World Society of the Abdominal Compartment Syndrome. Intensive Care Med 2013, 39: 1190-1206.

病態別適正輸液
肝硬変と肝腎症候群

Key Slide | **Case** | まとめ

- 41歳，男性。20歳より大酒家で焼酎900mLを毎晩飲んでいた。頻回な下痢と腹部膨満を認め近医を受診した。血液検査で肝機能障害を認め，精査加療目的に筆者の施設を受診した（図）
- 既往歴：30歳時に鼠経ヘルニア
- 血液・生化学検査：WBC37,300/μL, RBC 222万/μL, Hb 9.8g/dL, Plt 44万/μL, PT-INR 2.6
- アルブミン 2.6g/dL, AST 118U/L, ALT 38U/L, γ-GTP 307U/L, ALP 167U/L, T-Bil 32.1mg/mL, D-Bil 26.3mg/dL, BUN 43.5mg/dL, Cre 1.99mg/dL, Na 125mEq/L, K 1.9mEq/L, Cl 96mEq/L, Ca 8.2mg/dL, P 2.4mg/dL, Mg 1.7mg/dL, CRP 7.6mg/dL
- 体温 38.0℃。眼球結膜や皮膚の黄染を認める
- 腹部は全体的に膨隆し，軽度の圧痛を認める

図 CT像

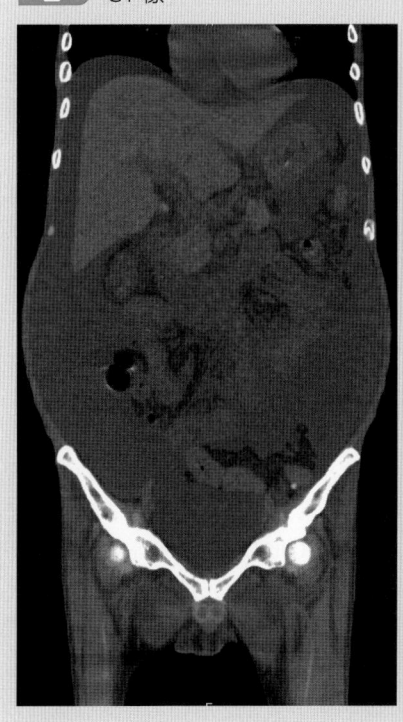
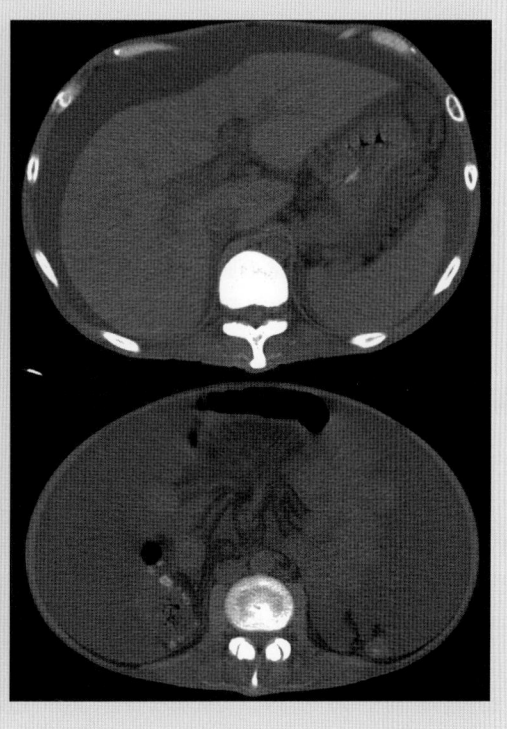

一般的な輸液方法とポイント解説

▶ 総論

　肝硬変とは，さまざまな原因により長期間の肝細胞の炎症の後に発症し，肝実質が線維性組織と再生結節に置き替わり門脈圧亢進症を引き起こす病態である[1]。肝硬変の初期は無症候性であるが（代償性肝硬変），進行すると多様な症候を呈する（非代償性肝硬変）。特に低アルブミン血症に伴う膠質浸透圧低下や，門脈圧亢進症では過剰な輸液は腹水貯留や下腿浮腫を増悪させる要因となる。肝腎症候群（hepatorenal syndrome：HRS）は，進行した肝硬変や劇症肝炎，重症型アルコール性肝炎などに合併する腎機能障害の一種であり，腎組織の変化を伴わない機能的腎不全である[2]。肝硬変の進行期に起こる循環および血行動態の変化に反応して腎機能が著しく低下し，全身性炎症および細菌転座によって悪化するのが特徴である。最新の研究（2024年）においてHRSでは2つの病態が定義され，急性型を急性腎障害（HRS-AKI），慢性型を慢性腎臓病と分類する。HRS-AKIの最も一般的な誘因は細菌感染であり，主に特発性細菌性腹膜炎（spontaneous bacterial peritonitis：SBP）である。内臓血管拡張と腎血管収縮による循環機能障害が主な病態と考えられおり，治療としては全血漿量の増やしながら強力な抹消血管拡張の軽減を同時に行うことが重要である。治療法には薬物療法や経頸静脈肝内門脈大循環シャント形成術（transjugular intrahepatic portosystemic shunt：TIPS）などがあるが，根治的治療は肝移植または肝腎同時移植である[3]。

▶ 初期輸液の選択

　欧米などでは，血管収縮薬のテルリプレシン（terlipressin）とアルブミン製剤の併用療法が第一選択薬として用いられている。テルリプレシンの主な薬理作用は内臓動脈の収縮であり，血圧が上昇することにより血漿レニン活性（plasma renin activity：PRA）が低下し，GFRが上昇し，循環機能障害が改善される。さらにアルブミン製剤は有効動脈血液量の減少を改善し，心臓の収縮力と拍出量を増加させる[3]。テルリプレシンは2024年11月現在日本で未承認であり，保険診療の範囲においては使用できない。原因疾患により異なるため，HRSの初期輸液の選択は症例ごとに十分検討する必要がある。HRSでは循環血液量の確保が重要であり，アルブミン製剤は生理食塩液よりも循環血液量の持続的な増加が期待できるため，アルブミン製剤を用いることが多い。また，アルブミンを投与せずに大量の腹水穿刺を行うと，循環機能障害によりHRSを引き起こす可能性が高い。そのため，大量腹水穿刺後のアルブミン製剤の投与はHRSの予防として有効である[4]。

▶ 初期輸液量の推定

　適切な初期輸液量に関して現時点で定まったものはない。先述のとおりHRSの治療でテルリプレシンがわが国では使用できないため，アルブミン製剤が重要な役割を果たす。25%アルブミン製剤（12.5g/50mL）1〜2瓶を緩徐に投与していく（50〜100mL/時）。通常は腎不全が進行すると尿量が減少するが，HRSでは尿量減少がみられない場合があり，尿量を用いたin/outバランスだけでなく，血液・生化学検査値も確認する必要がある[5]。ただし，肝硬変や肝不全患者はサルコペニアにより筋委縮していることがあり，血清クレアチニン値のみでは評価が困難である。そのため，筋肉の影響を受けづらいシスタチンC[6]や，超音波ドプラ検査を用いた腎血管抵抗の評価も有用である[7]。

▶ 体液の状態のモニタリング

　輸液量が適切かどうかは，尿量のモニタリングが原則である。成人では，1時間当たり尿量0.5mL/kg/時以上で維持すべきである。一般的な血液・生化学検査値，バイタルサイン（体温，血圧，脈拍数，呼吸数，SpO$_2$など），体重（連日），食事摂取量や飲水量の確認，排便回数や便の状態も記録する必要がある。さらに，腹水穿刺による排液量や，腹水濾過濃縮再静注法（cell-free and concentrated ascites reinfusion therapy：CART）時の排液量や再静注量も記録する。電解質異常に伴う不整脈検知のための心電図モニター管理や，肺うっ血有無の確認目的での胸部X線検査も有用である。

ROSEモデルで整理した輸液の考え方と実際

　Case（症例）における1日ごとの輸液分類（図1）と，その詳細を表1に示す。また，ROSEモデルに照らした仮想累積減量推移を図2に示す。

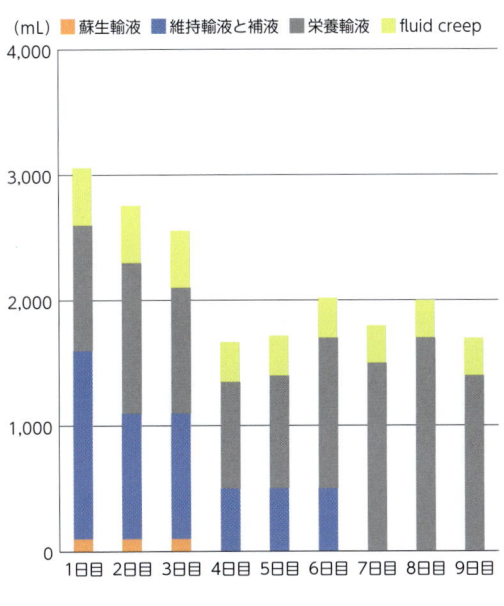

図1 1日ごとの輸液総量と輸液分類

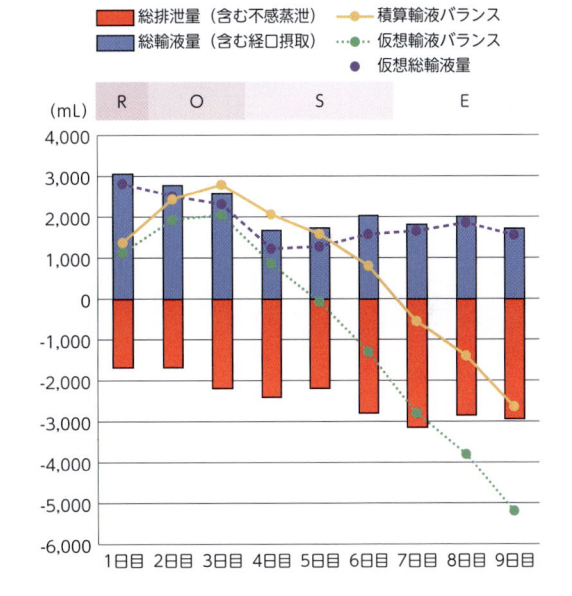

図2 ROSEモデルでとらえる輸液の仮想減量

日々の減量可能輸液量を，実際の日々の総輸液量から差し引くことで仮想総輸液量がプロットできる（紫破線）。さらにこの仮想輸液量から，日々の総排泄量を差し引くことで，仮想総輸液バランスがプロットできる（緑破線）。

▌1日目：resuscitation期（図2R）

　本症例は重症型アルコール性肝炎によるHRSである。初期治療としてステロイドパルス治療（mPSL 1g/日）を導入し，3日ごとにステロイド量を漸減した。特発性細菌性腹膜炎を併発しており，セフェム系抗菌薬の投与も開始した。電解質異常に対して，リン酸ナトリウム（310mg/日）や硫酸マグネシウム（20mEq/日），塩化カリウム（20mEq/日）による補正を行った。細胞外液のヴィーン®Fを1,500mL/日から開始し，血圧は安定した。低アルブミン血症（2.5g/dL）もあり，25%アルブミナー® 2本を3日間投与した。多量腹水に対して，アルブミン製剤投与後にフロセミド（20mg/日），カンレノ酸カリウム（200mg/日）も投与した。

2日目：optimization 期（図 2O）

　初期輸液およびアルブミン製剤の投与により尿量0.5mL/kgを確保し，循環動態も安定していた。Resuscitation期からoptimization期へ移行したと判断し，細胞外液のヴィーン®F を 1,000mL/日へ減量した。腹水貯留による腹部膨満の症状を認めていたが，意識状態も保たれていたことから，食事摂取を開始した。

4日目：stabilization 期（図 2S）

　腎血流量の増加と利尿薬の反応により，尿量が増加傾向となった（1,000mL/日以上）。また，循環動態も安定していたためoptimization期からstabilization期に移行したと判断した。細胞外液のヴィーン®F を 500mL/日へ減量した。

7日目：evacuation 期（図 2E）

　輸液を減量しても尿量は確保できていたため，stabilization期からevacuation期に移行したと判断した。細胞外液のヴィーン®F の投与を終了した。また，血液検査において電解質異常も軽快したため，電解質の補充も終了した。腹水は依然として貯留していたため，利尿薬の輸液と抗菌薬は継続して投与していく方針としたが，その後は順次内服薬へと変更した。

表1　輸液分類の詳細

輸液タイプ	%	1日の輸液量平均値(mL)	1日の輸液量中央値(mL)	1日目	2日目	3日目	4日目	5日目	6日目	7日目	8日目	9日目
蘇生輸液	1	33	0	100	100	100	0	0	0	0	0	0
等張晶質液（速度1L/6時間以上）		0	0	0	0	0	0	0	0	0	0	0
膠質液（主にアルブミンとゼラチン）		33	0	100	100	100	0	0	0	0	0	0
輸血用血液製剤	0	0	0	0	0	0	0	0	0	0	0	0
維持輸液と補液	26	556	500	1,500	1,000	1,000	500	500	500	0	0	0
グルコース含有晶質液		0	0	0	0	0	0	0	0	0	0	0
等張晶質液（速度1L/6時間未満）		556	500	1,500	1,000	1,000	500	500	500	0	0	0
栄養輸液	56	1,194	1,200	1,000	1,200	1,000	850	900	1,200	1,500	1,700	1,400
経腸栄養剤		0	0	0	0	0	0	0	0	0	0	0
経静脈栄養		167	0	0	0	0	0	0	0	500	500	500
経口水分摂取		1,028	1,000	1,000	1,200	1,000	850	900	1,200	1,000	1,200	900
fluid creep（体液クリープ）	17	360	320	460	460	460	320	320	320	300	300	300
電解質補充のための輸液		27	20	60	60	60	20	20	20	0	0	0
静脈ラインキープのための輸液		0	0	0	0	0	0	0	0	0	0	0
薬剤の溶媒としての輸液（ワンショットおよび持続投与）		333	300	400	400	400	300	300	300	300	300	300
総輸液量	100	2,143	2,000	3,060	2,760	2,560	1,670	1,720	2,020	1,800	2,000	1,700
尿および便		1,479	1,500	790	720	1,100	1,500	1,400	1,700	2,100	1,950	2,050
滲出液（不感蒸泄）		958	900	900	980	1,100	900	800	1,100	1,050	900	890
総排泄量		2,437	2,400	1,690	1,700	2,200	2,400	2,200	2,800	3,150	2,850	2,940
総バランス		-293	-730	1,370	1,060	360	-730	-480	-780	-1,350	-850	-1,240
累積体液バランス		716	1,370	1,370	2,430	2,790	2,060	1,580	800	-550	-1,400	-2,640

Fluid creep と輸液減量ポイント

　本症例では，9日間で，fluid creepが総輸液量の17%（3,240mL）と少ない割合で維持できていた（図3）。しかし，あえて輸液減量ポイントを挙げるとすれば，1）抗菌薬やステロイドの薬剤溶解輸液，2）電解質補充のための溶解液，3）4日目の細胞外液ヴィーン®F となる。

1）抗菌薬やステロイドの薬剤溶解輸液

　重症型アルコール性肝炎治療のためのステロイド（1回投与/日）や，特発性細菌性腹膜炎の治療のための抗菌薬（2回投与/日）溶解剤に生理食塩液100mL を用いていたため，300mL の生理食塩液を用いていたが，1回あたり50mL で溶解した場合は，計3回× 50mL × 9日間 = 1,350mL となる。
　→減量可能輸液量（推定）：1,350mL

2）1〜3日目の電解質補充のための溶解液

　本症例では低P血症を併発していたため，リン酸ナトリウム補正液を使用した。生理食塩液100mL に溶解して投与したが，細胞外液ヴィーン®F などのメイン輸液に混注することで，100mL × 3日間 =300mL の減量を図れる。
　→減量可能輸液量（推定）：300mL

3）4日目の細胞外液ヴィーン®F

　この時期から尿量が増えてきており，また飲水量も保たれていたことから，細胞外液ヴィーン®F は投与中止，もしくは maintenance fluids（維持液）の 200mL 程度の投与にとどめてもよいかもしれない。これにより，300mL × 3日間 = 900mL の減量を図れる。
　→減量可能輸液量（推定）：900mL

　1）から3）を合計すると減量可能輸液量は，1,350 + 300 + 900 = 2,550mL と推定される。9日目の仮想総輸液バランスは -2,640 − 2,550 = -5190mL となる。日々の無駄な輸液を減らすことで，蓄積輸液量を大幅に削減できることがわかる。肝硬変や HRS では，過剰な輸液は浮腫や腹水の増悪を招き，併存疾患の増悪をきたす可能性がある。そのため，本項の前半でも概説しているが，HRS の予防や治療は腎血流量の確保が原則であり，アルブミン製剤や細胞外液は初期には十分投与し，循環血液量を維持することが重要である。そして，抗菌薬やステロイドの溶解液，病態改善後の漫然とした細胞外液投与などの fluid creep についても点滴メニューを常に確認して検証していくことが大切である。

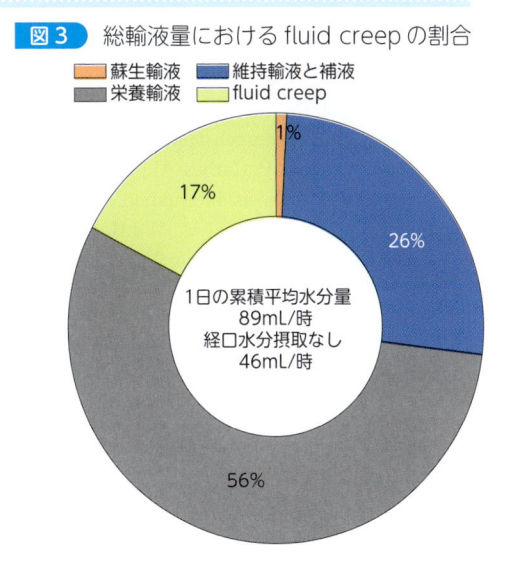

図3　総輸液量における fluid creep の割合

文献

1) Ginès P, Krag A, Abraldes JG, et al: Liver cirrhosis. Lancet 2021; 398: 1359-1376.
2) Salerno F, Gerbes A, Ginès P, et al: Diagnosis, prevention and treatment of hepatorenal syndrome in cirrhosis. Gut 2007; 56: 1310-1318.
3) Pose E, Piano S, Juanola A, et al: Hepatorenal Syndrome in Cirrhosis. Gastroenterology 2024; 166: 588-604.
4) European Association for the Study of the Liver: EASL Clinical Practice Guidelines for the management of patients with decompensated cirrhosis. J Hepatol 2018; 69: 406-460.
5) Arroyo V, Ginès P, Gerbes AL, et al: Definition and diagnostic criteria of refractory ascites and hepatorenal syndrome in cirrhosis. International Ascites Club. Hepatology 1996; 23: 164-176.
6) Sharawey MA, Shawky EM, Ali LH, et al: Cystatin C: a predictor of hepatorenal syndrome in patients with liver cirrhosis. Hepatol Int 2011; 5: 927-933.
7) Platt JF, Ellis JH, Rubin JM, et al: Renal duplex Doppler ultrasonography: a noninvasive predictor of kidney dysfunction and hepatorenal failure in liver disease. Hepatology 1994; 20: 362-369.

病態別適正輸液

急性肝不全と人工肝補助療法

- 76 歳，女性。アカルボース内服開始 3 カ月後に急性肝障害を発症。プロトロンビン時間（PT）延長にて急性肝不全が疑われ当科紹介
- 既往歴：75 歳より 2 型糖尿病で内服治療
- 身長 158cm，体重 64kg，体温 37.2℃，血圧 118/62mmHg，脈拍数 86 回/分
- 入院時 PT 活性 13％，CT で肝の萎縮を認めた。ステロイドパルス療法を開始するも，入院2 日目に肝性脳症（羽ばたき振戦を伴う意識障害）が出現。血漿交換・持続的血液濾過透析（CHDF）を 4 日間施行して昏睡から覚醒し，黄疸・PT が改善した
- 入院時の腹部 CT 像を図 a に，ビリルビン・プロトロンビン活性の推移と治療経過を図 b に示す

図　腹部 CT 像とビリルビン・プロトロンビン活性推移

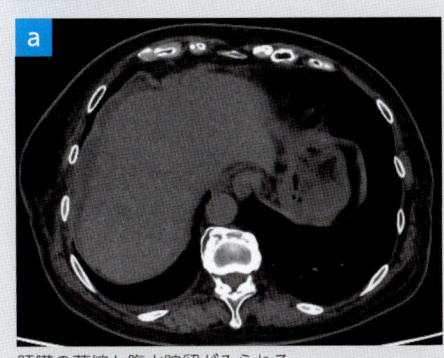

肝臓の萎縮と腹水貯留がみられる。

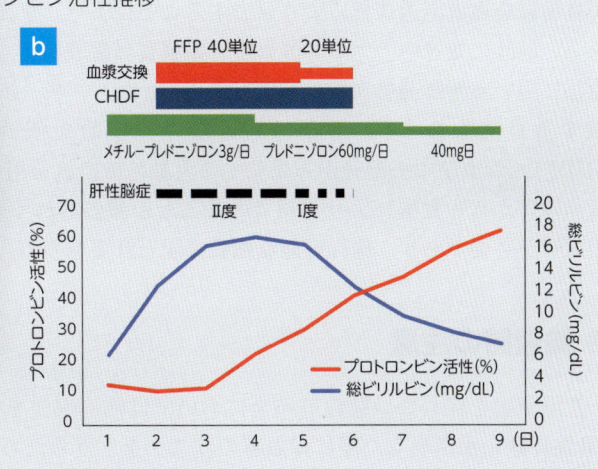

一般的な輸液方法とポイント解説

▶ 総論

　急性肝不全は肝予備能が正常の肝臓に高度の障害が生じ，初発症状から 8 週間以内にプロトロンビン活性が 40％ 未満あるいはプロトロンビン時間 INR が 1.5 以上となる病態である。Ⅱ 度以上の肝性脳症の有無で非昏睡型・昏睡型に分類する。従来わが国で劇症肝炎と呼称されたものは昏睡型

急性肝不全に含まれる[1,2]。

　厚生労働省研究班の全国調査の結果，急性肝不全の内科的治療による救命率は，肝炎症例で非昏睡型が88.0%，急性型が39.9%，亜急性型が26.0%と報告されている[2,3]。急性肝不全はその原因に対する対処と副腎皮質ステロイド投与などでさらなる肝細胞壊死を阻止することが主要な治療である。非昏睡型においては経口摂取による栄養管理を行うのが通常であるが，Ⅱ度以上の肝性脳症を発症した場合には誤嚥を予防するために絶食として経静脈的な栄養管理を行い，同時に人工肝補助療法として血液浄化療法を開始する。わが国において，急性肝不全に対する人工肝補助療法はそのほとんどにおいて血漿交換療法と血液濾過透析を組み合わせた治療が行われている[4,5]。

血漿交換療法の目的

　急性肝不全時には蛋白合成能の低下（アルブミン・凝固因子の低下）により，体液貯留（浮腫・胸腹水），出血傾向をきたし，肺水腫や諸臓器の出血で致死的となりうるため，これを補充することが血漿交換療法の主な目的である。一方で，アルブミン産生低下により遊離毒性物質が増加し，二次的な多臓器障害をきたしうるため，遊離毒性物質および毒性物質の結合したアルブミンの除去もその効果として期待される[6]。

血液濾過透析の目的

　急性肝不全時において肝解毒能の低下による毒性物質の貯留により肝性脳症をきたす。その原因物質は複数想定されているが，アンモニアが主要な因子と考えられている。アンモニアやその他の毒性物質を血液濾過透析により除去することにより，意識障害（昏睡）からの覚醒を目指すものである。同時に血液中のアミノ酸異常・電解質異常の補正，体液貯留の是正を行う。また，血漿交換療法に用いる新鮮凍結血漿は高濃度のNaとクエン酸（抗凝固薬）を含むため，これらの負荷を軽減する目的もある[7]。近年は高流量の持続的血液濾過透析（continuous hemodiafiltration：CHDF），および中央配管から供給する大量の置換液を用いたon-line hemodiafiltration（HDF）が意識障害からの覚醒により有用であることが報告されて普及しつつある[5,6]。On-line HDFには専用配管が必要であり，施行可能な施設は限られるものの，覚醒効果は最も高いとされている[8]。

輸液時の注意

　意識障害を伴わない急性肝不全においては輸液療法を行わずに経口摂取を優先する。意識障害（肝性昏睡）が出現した際には誤嚥のリスクを下げるために絶食として輸液で栄養管理を行う。急性肝不全時のエネルギー投与は糖質を中心とした輸液が行われる（1,200〜1,600kcal/日）。糖新生の障害による低血糖を生じうるが，意識障害により低血糖症状がマスクされる可能性があり，モニタリングが重要である。

　障害された肝細胞から放出されるアミノ酸により分岐鎖アミノ酸，芳香族アミノ酸とも血中濃度が高値を呈しており，急性肝不全時のアミノ酸製剤の投与は注意が必要である。肝細胞代謝の芳香族アミノ酸に対し，分岐鎖アミノ酸は骨格筋でも代謝されるためFisher比は低下するが，さらなる分岐鎖アミノ酸製剤の投与によるFisher比の補正は肝性脳症の改善に寄与しないと考えられている[4]。一方で肝再生時にはアミノ酸需要が亢進すると推測され，窒素バランスをみながら過不足なくアミノ酸を投与することが重要である。脂質の多くは肝細胞で代謝されるため，脂肪製剤の投与を避けることが多いが，必要最小限の必須脂肪酸として脂肪乳剤を投与する（イントラリポス®

20% 50 〜 100mL を週 1 回投与など）。血漿交換，血液濾過透析による Na，K，P などの過剰・欠乏に注意し，適宜補正を行う。

ROSE モデルで整理した輸液の考え方と実際

Case（症例）における 1 日ごとの輸液分類（**図 1**）と，その詳細を**表 1**に示す。また，ROSE モデルに従った輸液の仮想累積減量推移を**図 2**に示す。

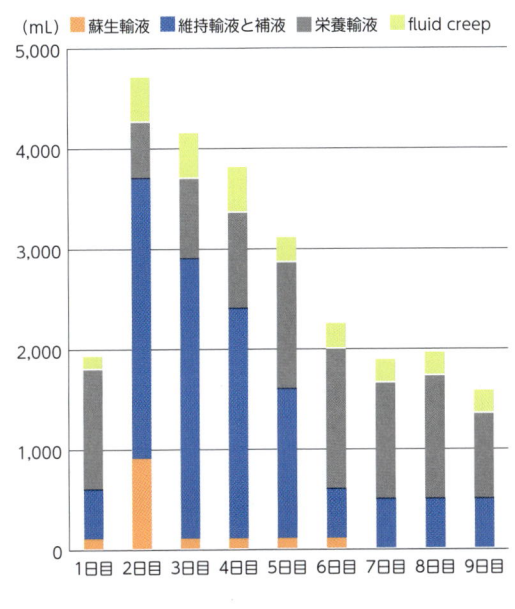

図1　1 日ごとの輸液総量と輸液分類

(mL)　■蘇生輸液　■維持輸液と補液　■栄養輸液　■fluid creep

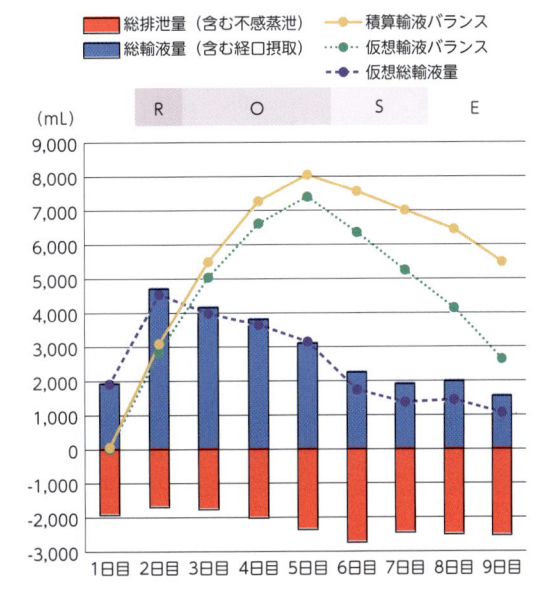

図2　ROSE モデルでとらえる輸液の仮想減量

日々の減量可能輸液量を，実際の日々の総輸液量から差し引くことで仮想総輸液量がプロットできる（紫破線）。さらにこの仮想減量量から，日々の総排泄量を差し引くことで，仮想総輸液バランスがプロットできる（緑破線）。

■総排泄量（含む不感蒸泄）　—●—積算輸液バランス
■総輸液量（含む経口摂取）　┈●┈仮想輸液バランス
　　　　　　　　　　　　　　—●—仮想総輸液量

▌1 日目：肝性脳症発症前

黄疸・著明な PT 延長，CT 像で肝萎縮を認め，急性肝不全としてステロイドパルス療法を開始し，肝性脳症の発症リスクに鑑みて低蛋白食，便通コントロールを行った。

▌2 日目：resuscitation 期（**図 2R**）

羽ばたき振戦を伴う意識障害（肝性脳症 II 度）を発症し，昏睡型急性肝不全（従来の劇症肝炎）と診断される予後不良の状態をきたした。意識障害とともに血圧低下（収縮期血圧 80 〜 90mmHg）を認めた。

急性肝不全患者の循環動態は全身血管抵抗低下と考えられており[9]，敗血症などと同様に相対的循環血液量減少による末梢循環不全・多臓器障害をもたらしうる。蛋白合成能の低下も相まって体液の third space への顕著な移動による循環血液量の低下が起こる。これに対して等張晶質液（ヴィーン®F など）を用いた輸液により循環血液量の補正を行いつつ，体外循環（血漿交換 40 単位/日 + CHDF）を開始した。栄養管理はアミノ酸を含まない高カロリー輸液（ハイカリック RF 500mL/24 時）を基本として，血圧が安定するまでヴィーン®F などを 150 〜 250mL/時間程度で投与し，その後 100 〜 150mL/時で投与した。

表1　輸液分類の詳細

輸液タイプ	%	1日の輸液量平均値(mL)	1日の輸液量中央値(mL)	volume								
				1日目	2日目	3日目	4日目	5日目	6日目	7日目	8日目	9日目
蘇生輸液	6	156	100	100	900	100	100	100	100	0	0	0
等張晶質液（速度1L/6時間以上）		89	0	0	800	0	0	0	0	0	0	0
膠質液（主にアルブミンとゼラチン）		67	100	100	100	100	100	100	100	0	0	0
輸血用血液製剤	0	0	0	0	0	0	0	0	0	0	0	0
維持輸液と補液	47	1,322	500	500	2,800	2,800	2,300	1,500	500	500	500	500
グルコース含有晶質液		500	500	500	0	500	500	1,000	500	500	500	500
等張晶質液（速度1L/6時間未満）		822	0	0	2,800	2,300	1,800	500	0	0	0	0
栄養輸液	37	1,047	1,160	1,200	560	800	960	1,260	1,400	1,160	1,230	850
経腸栄養剤		0	0	0	0	0	0	0	0	0	0	0
経静脈栄養		508	510	0	510	760	760	760	760	510	510	0
経口水分摂取		539	640	1,200	50	40	200	500	640	650	720	850
fluid creep（体液クリープ）	10	287	240	120	440	440	440	240	240	220	220	220
電解質補充のための輸液		0	0	0	0	0	0	0	0	0	0	0
静脈ラインキープのための輸液		0	0	0	0	0	0	0	0	0	0	0
薬剤の溶媒としての輸液（ワンショットおよび持続投与）		287	240	120	440	440	440	240	240	220	220	220
総輸液量	100	2,811	2,240	1,920	4,700	4,140	3,800	3,100	2,240	1,880	1,950	1,570
尿および便		1,153	1,250	860	540	630	880	1,250	1,660	1,420	1,530	1,610
滲出液（不感蒸泄）		1,053	1,070	1,040	1,135	1,110	1,145	1,070	1,070	1,015	975	920
総排泄量		2,207	2,320	1,900	1,675	1,740	2,025	2,320	2,730	2,435	2,505	2,530
総バランス		604	20	20	3,025	2,400	1,775	780	-490	-555	-555	-960
累積体液バランス		5,559	6,400	20	3,045	5,445	7,220	8,000	7,510	6,955	6,400	5,440

3〜5日目：optimization 期（図2O）

　血圧・循環動態が比較的安定し，等張晶質液を徐々に減量したが，入院3日目に体重増加と明らかな皮下浮腫の悪化を認めたため，CHDFによる除水を行った（500〜1,000mL/日程度）。以後の経過でPT活性が上昇に転じ，意識障害も改善した。血漿交換に用いる新鮮凍結血漿は高濃度のNaを含み，透析液はKの含有量が少ないため，適宜の電解質補正が重要であり，酸塩基平衡（特にアルカローシス）にも留意する。

6〜9日目：stabilization 〜 evacuation 期（図2S,E）

　PT活性が十分上昇して十分な覚醒が得られたため，血漿交換・CHDFを終了して食事を再開した。食事量・水分摂取量にて応じて高カロリー輸液・グルコース含有晶質液を減量し，終了した。

Fluid creep と輸液減量ポイント

　本症例では，9日間でfluid creepが総輸液量の10%（2,580mL）であった（図3）。輸液減量のポイントは，1）抗菌薬の溶解液，2）水溶性ステロイドの溶解液，3）6〜9日目の維持輸液の3点である。

1）抗菌薬の溶解液

ステロイドパルス療法を開始した入院2日目から抗菌薬投与を行った。当初は生理食塩液100mLに溶解していたが，経過で50mLに減量し，Na負荷を考慮して5%ブドウ糖液を用いた。3日間生理食塩液を用いて投与しているため，50mL×3回×3日＝450mLを減量できたと思われる。

　→減量可能輸液量（推定）：450mL

2）水溶性ステロイドの溶解液

当初は生理食塩液100mLに溶解していたが，経過で50mLに減量した。4日間は100mLで溶解していたため，50mL×4日＝200mLの減量が可能だったと思われる。入院6日目からは十分に経口摂取できており，プレドニゾロンを静注ではなく内服でも投与できたため，50mL×4日＝200mLを減量できたと思われる。

　→減量可能輸液量（推定）：400mL

3）6～9日目の維持輸液

患者は食事を再開しており，経口栄養補助食品を用いることで維持輸液は不要だった可能性が高い。500mL×4日＝2,000mLは不要だったと思われる。

　→減量可能輸液量（推定）：2,000mL

上記より，すべての仮想減量可能輸液量は2,850mLであり，9日目の仮想総輸液バランスは5,440－2,850＝2,590mLとなる。入院3～5日目には総輸液バランスが大きく超過しているが，CHDF中における循環動態維持のための細胞外液補充液の投与および除水は，変動する血圧・脈拍や尿量に応じてこまめな調整が必要となる。後方視的に輸液減量の可能性を指摘できたとしても，現場で実際に行うのは困難であることが多いと思われる。昏睡から覚醒して経口摂取可能となったstabilization期からevacuation期の維持輸液は患者の体液貯留を悪化させうるため，この時期の輸液減量の必要性は自明であり留意すべきである。

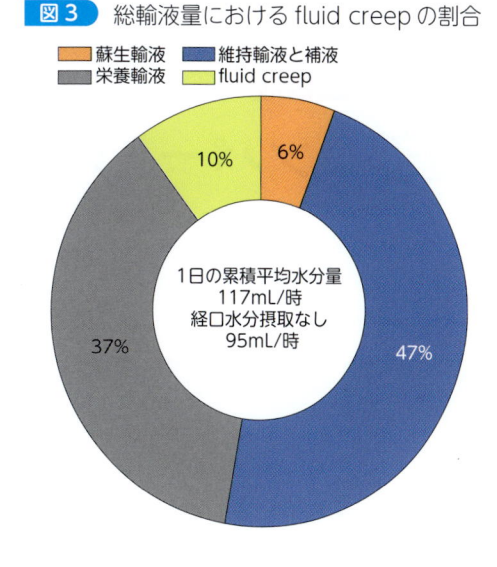

図3　総輸液量における fluid creep の割合

蘇生輸液　維持輸液と補液　栄養輸液　fluid creep

1日の累積平均水分量
117mL/時
経口水分摂取なし
95mL/時

6%
47%
37%
10%

文献

1）持田　智，滝川康裕，中山伸朗，ほか：我が国における「急性肝不全」の概念，診断基準の確立. 肝臓 2011; 52: 393.

2）Mochida S, Takikawa Y, Nakayama N, et al: Diagnostic criteria of acute liver failure: A report by the Intractable Hepato-Biliary Diseases Study Group of Japan. Hepatol Res 2011; 41: 805.

3）Sugawara K, Nakayama N, Mochida S: Acute liver failure in Japan: definition, classification, and prediction of the outcome. J Gastroenterol 2012; 47: 849.

4）Nakao M, Nakayama N, Uchida Y, et al: Nationwide survey for acute liver failure and late-onset hepatic failure in Japan. J Gastroenterol 2018; 53: 752.

5）藤原慶一，横須賀收，織田成人，ほか：急性肝不全に対する血液浄化療法の有効性評価：急性肝不全に対する人工肝補助療法の現状に関するアンケート調査報告. 肝臓 2012; 53: 530.

6）玄田拓哉：急性肝不全の内科的集中治療. 日消誌 2020; 117: 763.

7）滝川康裕，鈴木悠地：急性肝不全に対する血液浄化療法の評価. 日本アフェレシス学会雑誌 2014; 33: 179.

8）井上和明，五味邦代，碓井真吾，ほか：肝移植を見据えた急性肝不全治療. 臨床外科 2020; 75 : 1174.

9）Siniscalchi A, Dante A, Spedicato S, et al: Hyperdynamic circulation in acute liver failure: reperfusion syndrome and outcome following liver transplantation. Transplant Proc 2010; 42: 1197.

4

ROSE モデルと症例で学ぶ輸液適正化のポイント

病態別適正輸液

腹部コンパートメント症候群

Key Slide	**Case**	まとめ

- 68歳，男性
- 2日前から腹痛と下血を自覚して，症状が悪化したため当院救急搬送となった
- 既往歴：高血圧，脂質異常症，狭心症
- 身長：168cm，体重：60kg
- APACHEスコア：32点，SOFAスコア：13点
- S状結腸の壊死性虚血性腸炎による敗血症性ショックのため，結腸切除と人工肛門造設術を施行した。術直後から腹部膨満が強く，膀胱内圧測定で34mmHg，循環不全，呼吸不全，急性腎障害，DICを伴うため腹部コンパートメント症候群と診断し，ICUで術創部を開放したところ腸管や腸間膜の浮腫と多量の滲出液を認め，腹部開放管理（図）を開始した

図 腹部開放管理（OAM）

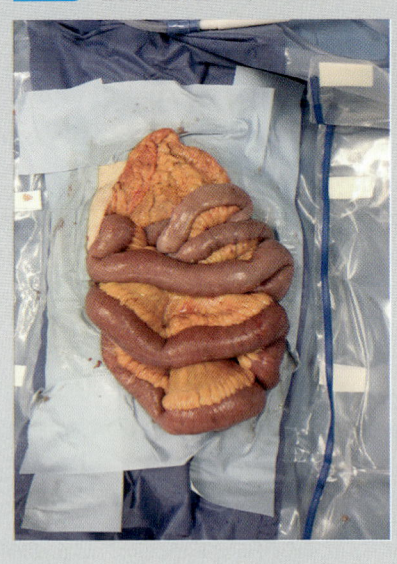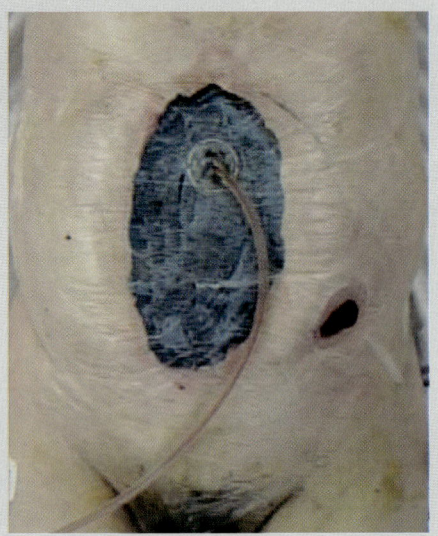

一般的な輸液方法とポイント解説

▶ 総論

　腹部コンパートメント症候群（abdominal compartment syndrome：ACS）とは，腹壁の弾力性低下，腹腔内や後腹膜の出血や浮腫，体液貯留，消化管内の内圧上昇により腹腔内圧（intra-abdominal pressure：IAP）が上昇し，胸腹部の臓器や血管を圧迫して臓器障害を引き起こす病態である[1,2]。外傷，破裂腹部大動脈瘤，重症急性膵炎，汎発性腹膜炎など腹部骨盤部疾患が原因の場合や，敗血症や重症熱傷など血管透過性亢進が原因の場合がある。診断には，IAP として膀胱内圧測定が有用であり，膀胱内圧 ≧ 12mmHg 以上を腹腔内高血圧症（intra-abdominal hypertension：IAH），内科的治療にもかかわらず IAP ＞ 20mmHg かつ新規の臓器障害/不全を発症した場合をACS と称し，外科的減圧術を考慮する[3]。

初期輸液の選択

　初期輸液は，循環不全に対して晶質液（乳酸加リンゲル液や酢酸加リンゲル液）を用いる。外傷の出血性ショックの晶質液は，初期輸液は 1L 程度[4]，病着後 6 時間以内は 3L 以内にするよう推奨[5] している。また，熱傷患者に対する膠質液と晶質液での輸液を比較した研究では，膠質液でIAH の発症を低下させたと報告している[6]。しかし，腹部骨盤部疾患の IAH/ACS に対する輸液量や製剤の有用性を示す研究はない。

急性期輸液量の設定と管理アルゴリズム

　重症患者の 1 週間の累積水分バランスと予後や IAP との関連を検討したシステマティックレビューでは，非生存群の累積水分バランスは生存群と比較して 4.4L 多かったと報告している[7]。さらに，IAH 発症群の累積水分バランスは 3.4L 以上であり，4.9L の除水を行うと IAP を19.3mmHg から 11.5mmHg に低下させたとの報告もある。しかし，IAH/ACS を予防する適切な輸液量を示す研究はない。

　IAH/ACS 管理アルゴリズムでは，内科的治療の 5 つの管理項目を STEP1〜3 まで行う（図 1）[8]。このうち輸液蘇生の適正化は，STEP1：過剰輸液の回避と第 3 病日の累積水分バランスをゼロまたはマイナス，STEP2：高張液や膠質液の投与と循環動態安定では利尿薬の投与，STEP3：腎代替療法を考慮，という段階に沿って治療を行う。

体液の状態のモニタリング

　IAH/ACS 管理アルゴリズム（図 1）では，IAP ≧ 12mmHg で治療を開始，IAP ≦ 15mmHg を目標として 4〜6 時間ごとに IAP を測定する。管理項目の全身と局所の組織灌流の最適化は，STEP1：目標指向型の輸液蘇生，STEP2：循環動態のモニタリング管理下の輸液療法が提案されている。ただし，適正な循環動態は複数の指標を用いて評価する必要がある。

　血圧，心拍数，呼吸数，尿量のモニタリングを行う。血圧は動脈圧ラインによる持続モニタリングを行う。本症例の目標値は敗血症治療に準じて，平均動脈圧：65mmHg，尿量：0.5ml/kg/時以上とした。

　静的指標は中心静脈圧，心エコーによる下大静脈（inferior vena cava：IVC）径がある。動的指標は，動脈圧ラインの脈圧の呼吸性変動を示す pulse pressure variation（PPV），心拍出量（cardiac output：CO）や全身血管抵抗指数（systemic vascular resistance index：SVRI），1 回拍出量変動（stroke volume variation：SVV）を測定する連続的動脈圧心拍出量モニターであるFloTrac® システム，経肺熱希釈法を用いて肺血管外水分量と肺血管透過性を測定する PiCCO® システムが用いられている。心エコー図による輸液反応性の評価には，輸液前後の IVC 径の呼吸性変動や左室駆出血流の時間速度積分値（velocity time integral：VTI）の測定が有用である。また，腹部エコー図による胃内残量や腸液貯留，腹腔内貯留液，腸蠕動の評価も重要である[9]。

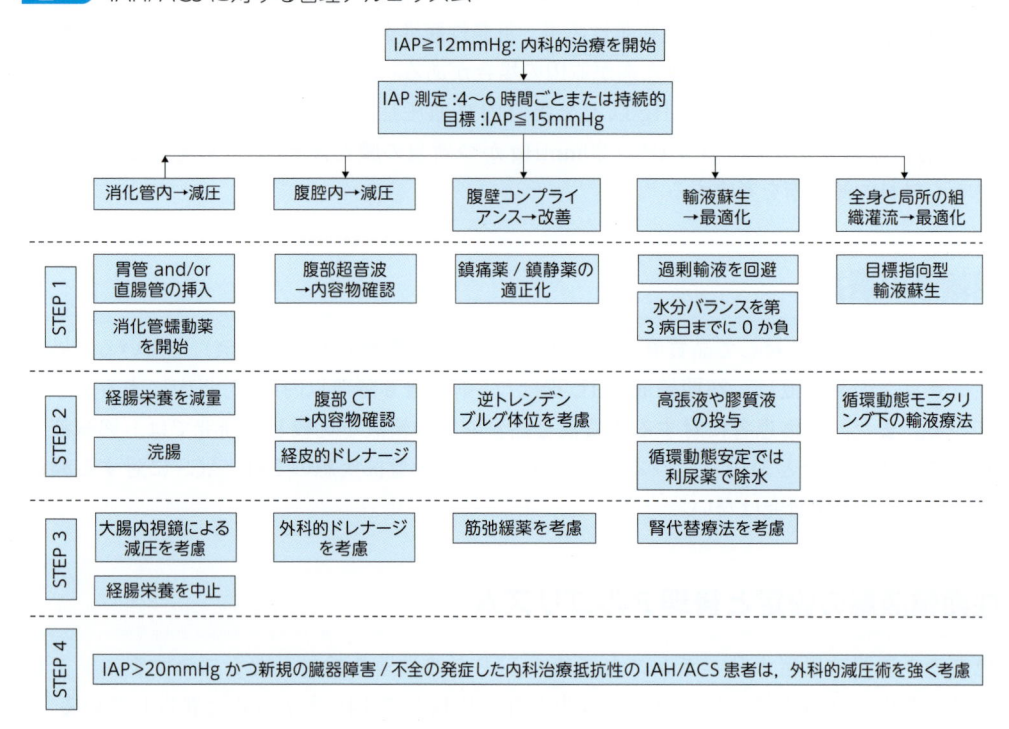

図1 IAH/ACS に対する管理アルゴリズム

IAP≧12mmHg: 内科的治療を開始

IAP 測定：4〜6 時間ごとまたは持続的
目標：IAP≦15mmHg

| 消化管内→減圧 | 腹腔内→減圧 | 腹壁コンプライアンス→改善 | 輸液蘇生→最適化 | 全身と局所の組織灌流→最適化 |

STEP 1

| 胃管 and/or 直腸管の挿入 | 腹部超音波→内容物確認 | 鎮痛薬/鎮静薬の適正化 | 過剰輸液を回避 | 目標指向型輸液蘇生 |
| 消化管蠕動薬を開始 | | | 水分バランスを第3病日までに0か負 | |

STEP 2

| 経腸栄養を減量 | 腹部 CT→内容物確認 | 逆トレンデンブルグ体位を考慮 | 高張液や膠質液の投与 | 循環動態モニタリング下の輸液療法 |
| 浣腸 | 経皮的ドレナージ | | 循環動態安定では利尿薬で除水 | |

STEP 3

| 大腸内視鏡による減圧を考慮 | 外科的ドレナージを考慮 | 筋弛緩薬を考慮 | 腎代替療法を考慮 | |
| 経腸栄養を中止 | | | | |

STEP 4

IAP>20mmHg かつ新規の臓器障害/不全の発症した内科治療抵抗性の IAH/ACS 患者は，外科的減圧術を強く考慮

ROSE モデルで整理した輸液の考え方と実際

　Case（症例）における1日ごとの輸液分類（図2）と，その詳細を表1に示す。また，ROSE モデルに照らした仮想累積減量推移を図3に示す。なお，挿管下人工呼吸のため，不感蒸泄は 400 〜600mL/日とした。

1 日目：resuscitation 期（図3R）

　敗血症性ショックのため，来院時から蘇生輸液（resuscitation fluids）を 30mL/kg で3時間投与するため，細胞外液のソルアセト®F を流速 600mL/時で開始した。その後，ノルアドレナリン持続投与下で手術を施行した。術中は 5% アルブミン製剤 500mL と濃厚赤血球輸血 560mL，術中不感蒸泄や滲出液でソルアセト®F を 2,200mL 投与した。術後は，人工呼吸器管理および腹部開放管理（open abdominal management：OAM）を行った。ノルアドレナリン 0.36μg/kg/分とバソプレシン 0.03U/分で平均動脈圧：56mmHg，SVV：19%，CO：5.2L/分，SVRI：976dyne-sec/cm^5/m^2，心エコー図で IVC：1.0cm で 50% 以上の呼吸性変動，Lac：5.6mmol/L，腹部開放創からのドレナージ排液（滲出液）：100〜160mL/時のため，ソルアセト®F を速度 200mL/時で輸液反応性をみながら投与した。本症例では尿量が目標値を下回ったが，無理に目標量に設定すると，さらに過剰輸液となり，消化管など腹腔内臓器の浮腫の悪化や滲出液が増加するため，OAM でも膀胱内圧は上昇することがある。

2 日目：optimization 期（図3O）

　尿量 0.5mL/kg/時以上にこだわらず，循環動態の安定を優先する。本症例は，resuscitation fluids を終了し，バソプレシンを 0.02U/分，ノルアドレナリン 0.3μg/kg/分で平均動脈圧：67mmHg，膀胱内圧：18mmHg，SVV：15%，SVRI：1,576dyne-sec/cm^5/m^2，心エコー図で

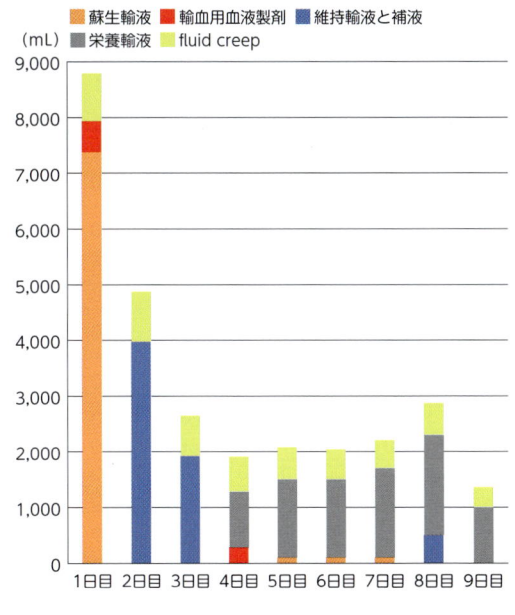

図2 1日ごとの輸液総量と輸液分類

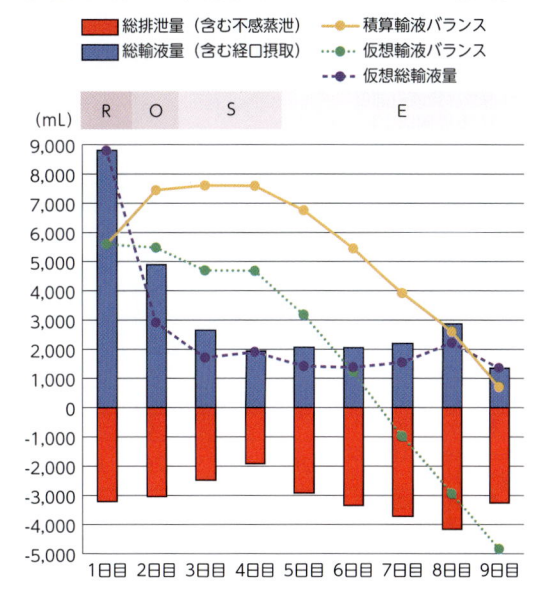

図3 ROSE モデルでとらえる輸液の仮想減量

日々の減量可能輸液量を，実際の日々の総輸液量から差し引くことで仮想総輸液量がプロットできる（紫破線）。さらにこの仮想総輸液量から，日々の総排泄量を差し引くことで，仮想総輸液バランスがプロットできる（緑破線）。

IVC：1.6cm で呼吸性変動は 50% 以下，Lac：1.8mmol/L と改善してきた。このため，optimization 期と判断し，maintenance fluids としてソルデム®3A を流速 80mL/時で投与した。Replacement fluids としては，腹部開放創からのドレナージ排液（滲出液）を4時間ごとに測定して，ソルアセト®F 150mL/時で等量補正した。

3，4 日目：stabilization 期（図 3S）

本症例のように腸管虚血による敗血症性ショックでは，昇圧薬投与中の利尿薬などによる急激な除水は，腸管虚血のリスクを考慮する。バソプレシン中止，ノルアドレナリン 0.18μg/kg/分で平均動脈圧：72mmHg，SVV：10%，SVRI：1,980dyne-sec/cm⁵/m²，心エコー図で IVC：2.0cmと呼吸性変動なし，膀胱内圧：15mmHg，尿量は徐々に増加，ドレナージ排液も徐々に減少してきた。循環動態が常時安定しているので stabilization 期と判断でき，ドレナージ排液の補正を中止した。4日目から静脈栄養としてエルネオパ®NF1 号を開始した。ノルアドレナリン中止後も循環動態は常時安定し，尿量を 0.5mL/kg/時以上維持した。本来であれば閉腹のために de-escalation を考慮するが，目標尿量を維持したこと，ドレナージ排液が減少したこと，ノルアドレナリン中止後間もないため無理な除水は行わなかった。

5 日目：evacuation 期（図 3E）

膀胱内圧：14mmHg，アルブミン値：1.9mg/dL で de-escalation の時期であるため，25% アルブミンと利尿薬を開始した。また連日排便を認め，肉眼的な小腸浮腫の軽減と蠕動が良好のため，経腸栄養（ペプタメン®AF）を開始した。8日目，開腹創部の排液は減少して 500mL 未満/日と推定，腸管浮腫の改善と膀胱内圧が 9mmHg と低下したため閉腹術を施行し，術中にソルアセト®F を 500mL 投与した。閉腹直後の膀胱内圧：18mmHg であったが，9日目に 11mmHg まで低下し，10日目に抜管した。

ROSE モデルと症例で学ぶ輸液適正化のポイント

表1 輸液分類の詳細

輸液タイプ	%	1日の輸液量平均値(mL)	1日の輸液量中央値(mL)	volume								
				1日目	2日目	3日目	4日目	5日目	6日目	7日目	8日目	9日目
蘇生輸液	27	852	0	7,372	0	0	0	100	100	100	0	0
等張晶質液（速度1L/6時間以上）		764	0	6,872	0	0	0	0	0	0	0	0
膠質液（主にアルブミンとゼラチン）		89	0	500	0	0	0	100	100	100	0	0
輸血用血液製剤	3	93	0	560	0	0	280	0	0	0	0	0
維持輸液と補液	22	710	0	0	3,970	1,920	0	0	0	0	500	0
グルコース含有晶質液		427	0	0	1,920	1,920	0	0	0	0	0	0
等張晶質液（速度1L/6時間未満）		283	0	0	2,050	0	0	0	0	0	500	0
栄養輸液	28	911	1,000	0	0	0	1,000	1,400	1,400	1,600	1,800	1,000
経腸栄養剤		356	400	0	0	0	0	400	400	600	800	1,000
経静脈栄養		556	1,000	0	0	0	1,000	1,000	1,000	1,000	1,000	0
経口水分摂取		0	0	0	0	0	0	0	0	0	0	0
fluid creep（体液クリープ）	20	627	576	856	902	726	624	576	533	504	567	354
電解質補充のための輸液		0	0	0	0	0	0	0	0	0	0	0
静脈ラインキープのための輸液		0	0	0	0	0	0	0	0	0	0	0
薬剤の溶媒としての輸液（ワンショットおよび持続投与）		627	576	856	902	726	624	576	533	504	567	354
総輸液量	100	3,194	2,204	8,788	4,872	2,646	1,904	2,076	2,033	2,204	2,867	1,354
尿および便		1,653	1,895	353	384	662	784	1,895	2,445	2,967	2,867	2,516
滲出液（不感蒸泄）		1,464	1,134	2,856	2,634	1,823	1,134	1,018	902	762	1,303	740
総排泄量		3,116	3,209	3,209	3,018	2,485	1,918	2,913	3,347	3,729	4,170	3,256
総バランス		78	-837	5,579	1,854	161	-14	-837	-1,314	-1,525	-1,303	-1,902
累積体液バランス		5,285	5,579	5,579	7,433	7,594	7,580	6,743	5,429	3,904	2,601	699

Fluid creep と輸液減量ポイント

筆者は，重症患者では輸液量を考慮して，抗菌薬1回の溶解輸液を常に50mLにしている。9日目までのfluid creepが20%（5,642mL）と多かった原因は，腹圧上昇の抑制を目的に，鎮静薬と鎮痛薬の投与量が多く過鎮静にしたこと，術直後から2日間は筋弛緩薬を持続投与したためである（図4）。鎮静薬のプロポフォールはバイアル，プレセデックス®はシリンジのため減量できないが，その他の鎮痛薬や筋弛緩薬，昇圧薬の一部は組成を倍量にできる。しかし，各施設で基本組成が決まっているため，倍量を使用した症例で投与量を誤ってしまうおそれがあるため，安全管理の面から筆者は行っていない。

輸液減量ポイントとして，1）腹部開放創からのドレナージ排液（滲出液）の補正，2）2, 3日目のmaintenance fluids（維持輸液），3）5〜8日目のparenteral nutrition（静脈栄養）の3点が挙げられる。

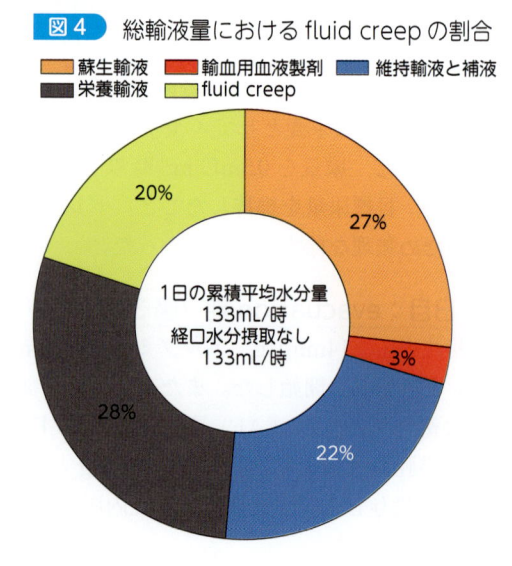

図4 総輸液量におけるfluid creepの割合

蘇生輸液　輸血用血液製剤　維持輸液と補液
栄養輸液　fluid creep

1日の累積平均水分量
133mL/時
経口水分摂取なし
133mL/時

27%
3%
22%
28%
20%

1）腹部開放創からのドレナージ排液（滲出液）の補正

2日目の optimization 期でのドレナージ排液量は多いが，昇圧薬を減量しても循環が改善傾向であったため，循環動態をモニタリングしながら等量補正ではなく半量補正にすることは可能であったと考えられる。

→減量可能輸液量（推定）：1,025mL

2）2，3日目の maintenance fluids（維持輸液）

Maintenance fluids としてソルデム®3A を用いた。維持輸液は1日の水分や電解質，最低限のエネルギー量（400kcal/日程度）の補充として用いる。本症例では，水分量を減らして必要最低限の電解質やエネルギー補充が可能である。Optimization 期から stabilization 期のため過剰な水分の減量は注意を要するので，フィジオ35®を流速 40mL/時と KCL 20mL を点滴内に追加投与すれば 940mL に減量できる。

→減量可能輸液量（推定）：940 ＋ 940 ＝ 1,880mL

3）5〜8日目の parenteral nutrition

極端な水分量の抑制は循環動態を悪化させるおそれはあるが，evacuation 期は refilling 期でもある。このため，総水分投与量 2,000mL 以下を目標として，5〜8日目のエルネオパ®NF1 号を 70% ブドウ糖液 180mL ＋アミゼット®400mL ＋ NaCl 40mL ＋ KCL 40mL で減量可能と考える。

→減量可能輸液量（推定）：660 × 4 ＝ 2,640mL

1〜3）の合計から，減量可能輸液量は 1,025 ＋ 1,880 ＋ 2,640 ＝ 5,545mL と推定される。従って，9日目の仮想総輸液バランスは 699 － 5,545 ＝ －4,846mL となり，閉腹と抜管が早まる可能性がある。

本来なら IAH/ACS を予防するべきだが，腸管虚血による敗血症性ショックで緊急手術を行い術直後から ACS 発症したため，膀胱内圧測定と OAM を行った。OAM が長期に及ぶと閉腹困難になるため，モニタリングや検査データを経時的に評価して厳格な水分管理を行い，早期閉腹を目標とすることが重要である。

文献

1）Malbrain ML, Cheatham ML, Kirkpatrick A, et al: Results from the international conference of experts on intra-abdominal hypertension and abdominal compartment syndrome. I. Definitions. Intensive Care Med 2006; 32: 1722-1732.

2）Cheatham ML, Malbrain ML, Kirkpatrick A, et al: Results from the international conference of experts on intra-abdominal hypertension and abdominal compartment syndrome. II. Recommendations. Intensive Care Med 2007; 33: 951-962,

3）Jacobs R, Wise RD, Myatchin I, et al: Fluid management, intra-abdominal hypertension and the abdominal compartment syndrome: A narrative review. Life（Basel）2022; 12: 1390.

4）American College of Surgeons Committee on Trauma: Advanced trauma life support ATLS student course manual. 10th ed. Chicago: American College of Surgeons, 2018.

5）Shafi S, Collinsworth AW, Richter KM, et al: Bundles of care for resuscitation from hemorrhagic shock and severe brain injury in trauma patients — translating knowledge into practice. J Trauma Acute Care Surg 2016; 81: 780-794.

6）O'Mara MS, Slater H, Goldfarb IW, et al: A prospective, randomized evaluation of intra-abdominal pressures with crystalloid and colloid resuscitation in burn patients. J Trauma 2005; 58: 1011-1018.

7）Malbrain ML, Marik PE, Witters I, et al: Fluid overload, de-resuscitation, and outcomes in critically ill or injured patients: a systematic review with suggestions for clinical practice. Anaesthesiol Intensive Ther 2014; 46: 361-380.

8）Kirkpatrick AW, Roberts DJ, De Waele J, et al: Intra-abdominal hypertension and the abdominal compartment syndrome: updated consensus definitions and clinical practice guidelines from the World Society of the Abdominal Compartment Syndrome. Intensive Care Med 2013; 39: 1190-1206.

9）Pereira BM, Pereira RG, Wise R, et al: The role of point-of-care ultrasound in intra-abdominal hypertension management. Anaesthesiol Intensive Ther 2017; 49: 373-381.

4

ROSE モデルと症例で学ぶ輸液適正化のポイント

病態別適正輸液
低体温療法中の輸液

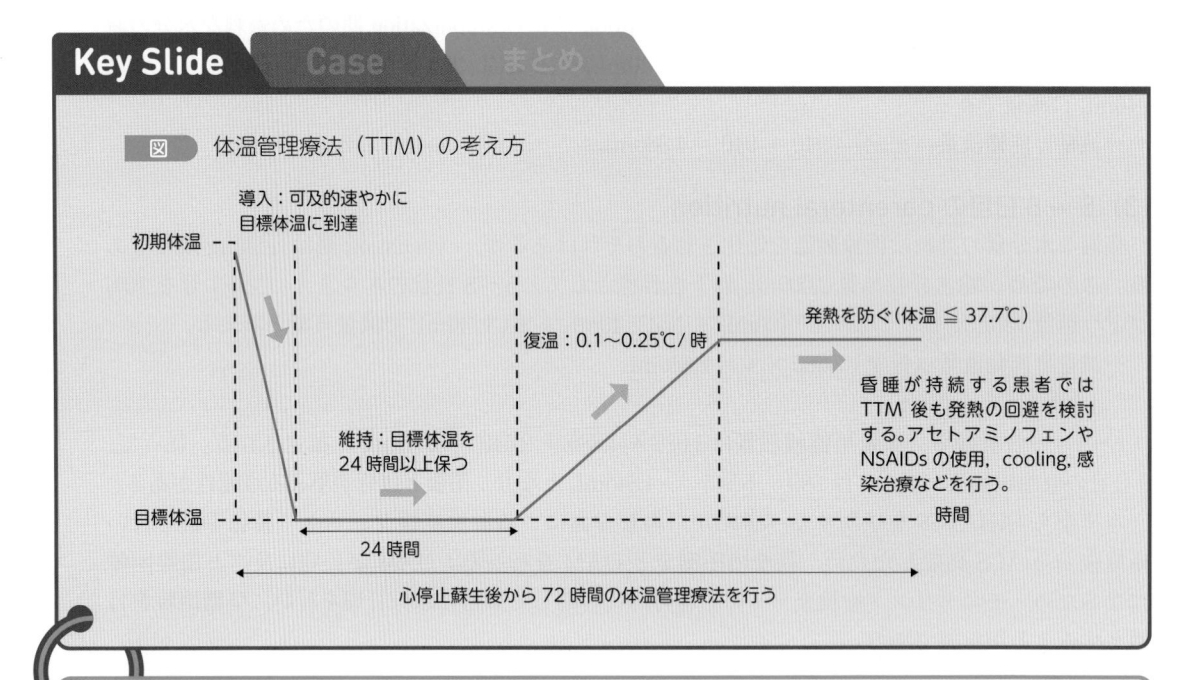

図　体温管理療法（TTM）の考え方

導入：可及的速やかに目標体温に到達

初期体温

発熱を防ぐ(体温 ≦ 37.7℃)

復温：0.1〜0.25℃/時

昏睡が持続する患者では TTM 後も発熱の回避を検討する。アセトアミノフェンや NSAIDs の使用，cooling, 感染治療などを行う。

維持：目標体温を 24 時間以上保つ

目標体温　　　　　　　　　　　　　　　　　　　　時間

24 時間

心停止蘇生後から 72 時間の体温管理療法を行う

Point

1. TTM 開始前に目標体温を設定する
2. 目標体温の維持は 24 時間以上とし，復温が速くなり過ぎないように注意する
3. TTM 後も体温上昇をどのように回避するか検討する

- 70 歳，男性
- 自宅で食事中に喉を詰まらせて倒れた。救急隊到着時に心肺停止が確認され，初期波形は pulseless electrical activity（PEA）であった。病院到着後 10 分で自己心拍再開したが意識障害を認め，心停止後症候群（PCAS）と診断し，目標体温 34℃の体温管理療法を実施する方針となった

一般的な輸液方法とポイント解説

▶ 総論

さまざまな疾患における低体温療法の効果が検証されているが，救急・集中治療医が実施する低体温療法の代表的な適応の1つが心停止後症候群（post-cardiac arrest syndrome：PCAS）である。低体温療法は導入期，維持期，復温期と経時的に推移していくが，それらのタイミングは患者病態によって決定するというより，あらかじめ設定した時間と目標体温に従って決定するのが一般的である[1]。そのため，低体温療法中の輸液管理を考えるうえでは，低体温療法の適応となった疾患の病態推移を考慮することが重要である。

▶ 低体温導入期の輸液

目標体温に向け，体温を下げていくのが導入期である。低体温療法の実施を決定した後，速やかに目標体温へ到達させることが多いが，患者や原疾患によって導入期に要する時間は異なる。

PCAS に対して体温管理療法（targeted temperature management：TTM，Key Slide 図）を実施することが推奨されているが，目標体温や目標体温までの到達時間などに関してはいまだ議論が続いている[2,3]。ただ，PCAS に対する低体温療法の実施（つまり低体温を目標とした TTM の実施）は蘇生後速やかに実施されるため，導入期は蘇生後の数時間にあたることが多い。そのため，導入期初期には晶質液（乳酸リンゲル液や酢酸リンゲル液など）を用いた蘇生輸液が行わる。PCAS 蘇生直後には心機能低下や血管透過性が亢進しているため，昇圧薬の併用や増量も必要であり，さまざまな動態パラメータを用いながら有効循環血液量を確保できるように蘇生輸液を投与していくことが重要である。2〜3時間以内に1〜2L 程度の晶質液の投与が必要となることも珍しくない。

循環動態が徐々に安定してくれば輸液投与量を減らすことが可能であり，従って維持輸液に移行していくことになる。PCAS に対する低体温療法では，導入期後半には維持輸液に移行していくことが多い。

なお，病院前において心停止蘇生前から実施する冷却輸液は有害性が指摘されており[4]，低体温への急速導入を目的とした大量冷却輸液の投与には注意が必要である。

▶ 低体温維持期の輸液

あらかじめ決めた目標体温に到達してから復温開始までが維持期であるが，基本的に維持期の時間（目標体温の維持時間）は事前に決定しておくものである。

維持期の輸液療法は，導入期と同様に原疾患の状態に左右されることが多い。PCAS に対する低体温療法では，維持期に移行した（目標体温に到達した）時点で循環動態が安定化してくることが多く，血管透過性の亢進もある程度落ち着いてくる。そのため，昇圧薬需要の上昇は止まり，輸液療法としては80〜100mL/時程度の一定量の維持輸液（補液）を投与することになる。一方で，心停止の影響で重度の臓器障害を生じている場合には晶質液のみで有効循環血液量を維持することが困難となり，アルブミン製剤などの膠質液が必要となるケースもある。

また，低体温状態では低体温性利尿とよばれる特徴的な利尿を生じる。これは心房性ナトリウム利尿ペプチド（atrial natriuretic peptide：ANP）の活性化，バソプレシン分泌の低下，腎のバソプレシン受容体の減少，尿細管機能障害によるといわれている[5,6]。この低体温性利尿だけでなく，

低酸素脳症などに起因する尿崩症を生じることも珍しくなく，尿量過多から血管内脱水となることに注意すべきである。こまめな血管内用量の評価とそれに合わせた維持輸液の投与が肝要である。

▶ 低体温復温期の輸液

あらかじめ設定した低体温維持期間の後，復温を開始する。復温期では循環動態は安定していることが多く，症例によっては昇圧薬の減量も開始されている時期である。

20〜40mL/時程度の維持輸液の投与でも十分な臓器灌流が保てるようになり，肺水腫などの体液貯留が目立っている場合には，積極的に維持輸液の量を減らしていく。膠質液の需要も認めない時期であるが，昇圧薬の減量開始のタイミングで経腸栄養を開始するため，輸液量には注意が必要となる。また，低体温維持期と同様，尿量過多には引き続き注意が必要であり，輸液量の調整を怠ることはできない。

ROSE モデルで整理した輸液の考え方と実際

Case（症例）における1日ごとの輸液分類（図1）と，その詳細を表1に示す。また，ROSEモデルに従った輸液の仮想累積減量推移を図2に示す。

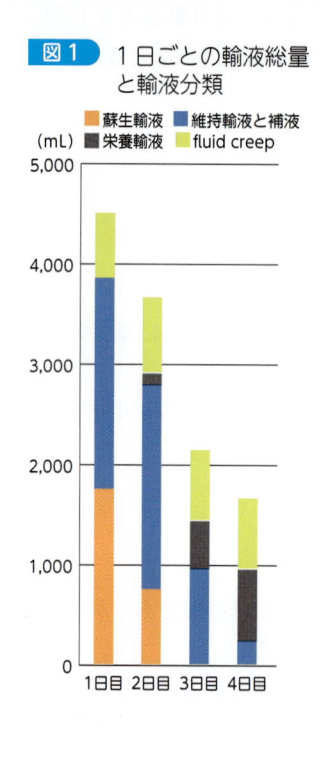

図1 1日ごとの輸液総量と輸液分類

■蘇生輸液 ■維持輸液と補液
■栄養輸液 ■fluid creep

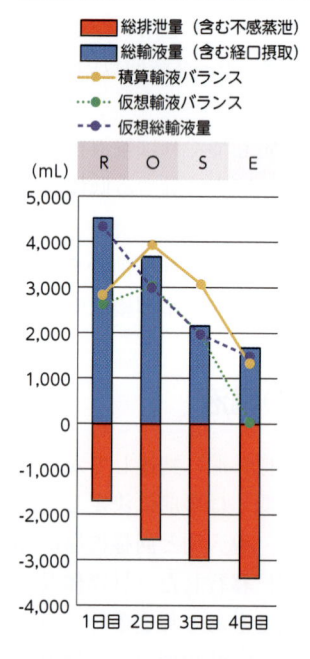

図2 ROSEモデルでとらえる輸液の仮想減量

日々の減量可能輸液量を，実際の日々の総輸液量から差し引くことで仮想総輸液量がプロットできる（紫破線）。さらにこの仮想輸液量から，日々の総排泄量を差し引くことで，仮想総輸液バランスがプロットできる（緑破線）。

■総排泄量（含む不感蒸泄）
■総輸液量（含む経口摂取）
— 積算輸液バランス
…… 仮想輸液バランス
-●- 仮想総輸液量

1日目：resuscitation 期（図2R）

低体温療法導入期と，維持期が1日目にあたる。PCASに対する低体温療法では，初期には循環動態が不安定であることが多く，最初の数時間で蘇生輸液として晶質液1,500mLおよび5%アルブミン製剤250mLの投与を行った。臓器循環が得られるようになった後は，維持輸液として晶質液100mL/時の投与を行った。昇圧薬需要も増加しており，経腸栄養は開始しなかった。

表1　輸液分類の詳細

輸液タイプ	%	1日の輸液量平均値(mL)	1日の輸液量中央値(mL)	1日目	2日目	3日目	4日目
蘇生輸液	21	278	0	1,750	750	0	0
等張晶質液(速度 1L/6 時間以上)		500	250	1,500	500	0	0
膠質液(主にアルブミンとゼラチン)		125	125	250	250	0	0
輸血用血液製剤	0	0	0	0	0	0	0
維持輸液と補液	45	593	0	2,100	2,040	960	240
グルコース含有晶質液		0	0	0	0	0	0
等張晶質液(速度 1L/6 時間未満)		1,335	1,500	2,100	2,040	960	240
栄養輸液	11	147	0	0	120	480	720
経腸栄養剤		330	300	0	120	480	720
経静脈栄養		0	0	0	0	0	0
経口水分摂取		0	0	0	0	0	0
fluid creep (体液クリープ)	23	311	0	650	750	700	700
電解質補充のための輸液		100	100	50	150	100	100
静脈ラインキープのための輸液		200	200	200	200	200	200
薬剤の溶媒としての輸液(ワンショットおよび持続投与)		400	400	400	400	400	400
総輸液量	100	1,329	0	4,500	3,660	2,140	1,660
尿および便		1,665	1,780	700	1,560	2,000	2,400
滲出液(不感蒸泄)		1,000	1,000	1,000	1,000	1,000	1,000
総排泄量		1,184	0	1,700	2,560	3,000	3,400
総バランス		144	0	2,800	1,100	-860	-1,740
累積体液バランス		1,949	1,300	2,800	3,900	3,040	1,300

（ヘッダー：volume が「1日の輸液量平均値(mL)」から「4日目」までを包含）

2日目：optimization 期（図 2O）

　低体温療法維持期であり，循環動態も徐々に安定してきたため，維持輸液として晶質液 100mL/時の投与を継続した。また，1日の後半では 40mL/時へ減量した。一方で，低体温利尿と思われる急な尿量増加を認め，晶質液 500mL と 5% アルブミン製剤 250mL の投与を行った。また，昇圧薬需要の増加傾向は認めなくなったため，10mL/時で経腸栄養を開始した。

3日目：stabilization 期（図 2S）

　低体温療法維持期から復温期であり，昇圧薬需要も減少したため，維持輸液として晶質液 40mL/時の投与を行った。尿量は依然として多かったが，蓄積された輸液負荷もあり，また経腸栄養を 20mL/時へ増量できたこともあり，追加の蘇生輸液は必要としなかった。

4日目：evacuation 期（図 2E）

　低体温療法は終了し，昇圧薬の減量も可能であり，体液バランスをマイナスとするため，維持輸液は晶質液 10mL/時まで減量した。また，利尿薬を使用することで，100mL/時まで尿量を確保することができた。

Fluid creep と輸液減量ポイント

本症例では，循環動態の安定化に従い積極的に輸液投与量を減らしていたが，fluid creep の割合は 23%（2,800mL）と比較的高く（**図3**），また，低体温療法終了時の累積体液バランスは 1,300mL の増加であった。輸液減量ポイントとしては，1）抗菌薬の溶解液，2）2日目の蘇生輸液の2点が挙げられる。

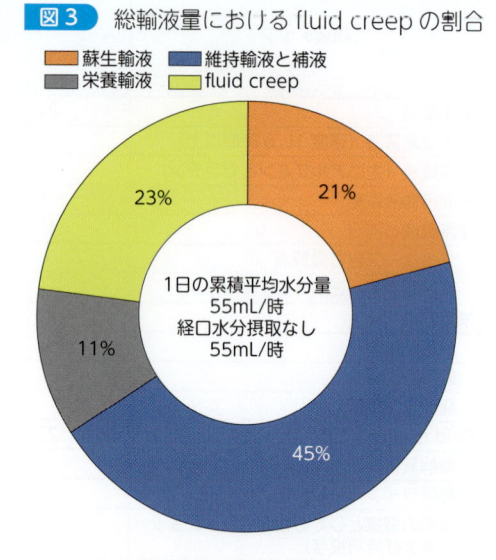

図3 総輸液量における fluid creep の割合

- 蘇生輸液
- 維持輸液と補液
- 栄養輸液
- fluid creep

21%
45%
11%
23%

1日の累積平均水分量
55mL/時
経口水分摂取なし
55mL/時

1）抗菌薬の溶解液

抗菌薬の溶解液として，予防的抗菌薬を1日4回投与していたため，1回あたり 50mL の溶解液に減量することで，推定減量可能輸液量は 800mL と考えられる。

→減量可能輸液量（推定）：800mL

2）2日目の蘇生輸液

また，2日目に尿量の急な増加に対して合計 750mL の蘇生輸液が投与されていたが，循環動態のモニタリングをより丁寧に行うことで維持輸液の増量による対応も可能であったと考えられる。従って，推定減量可能輸液量は 500mL と考えられる。

→減量可能輸液量（推定）：500mL

上記より，すべての仮想減量可能輸液量は 1,300mL で，4日目の仮想総輸液バランスは 1,300 − 1,300 = 0mL となる。

文献

1) Polderman KH, Herold I: Therapeutic hypothermia and controlled normothermia in the intensive care unit: practical considerations, side effects, and cooling methods. Crit Care Med 2009; 37: 1101-1120.
2) Dankiewicz J, Cronberg T, Lilja G, et al: Ttm2 trial investigators. hypothermia versus normothermia after out-of-hospital cardiac arrest. N Engl J Med 2021; 384: 2283-2294.
3) Lascarrou J-B, Merdji H, Le Gouge A, et al: Targeted temperature management for cardiac arrest with nonshockable rhythm. N Engl J Med 2019; 381: 2327-2337.
4) Hirsch KG, Abella BS, Amorim E, et al: Critical Care Management of Patients After Cardiac Arrest: A Scientific Statement From the American Heart Association and Neurocritical Care Society. Circulation 2024; 149: e168-e200.
5) Polderman KH: Mechanisms of action, physiological effects, and complications of hypothermia. Crit Care Med 2009; 37: S186-S202.
6) Polderman KH, Tjong Tjin Joe R, Peerdeman SM, et al: Effects of artificially induced hypothermia on intracranial pressure and outcome in patients with severe traumatic head injury. Intensive Care Med 2002; 28: 1563-1567.

病態別適正輸液
腫瘍崩壊症候群の予防

- 34 歳，男性
- Performance status 1。5 カ月前からの左鼠径リンパ節腫脹を主訴に入院となった。発熱なく，6 カ月で 8kg の体重減少を認めた
- 血液・生化学検査：WBC 6,200/μL, Hb 12.1g/dL, Plt 28.2万/μL, APTT 比 1.1, PT-INR 1.44, FDP 5.9μg/mL, フィブリノーゲン 770mg/dL, LD 904 U/L, BUN 28mg/dL, Cre 1.10mg/dL, UA 3.8mg/dL, Na 140mEq/L, K 4.9mEq/L, Cl 103mEq/L, 補正 Ca 10.2mg/dL, IP 4.6mg/dL, CRP 21.43 mg/dL
- 造影 CT 検査：肝に 5cm の腫瘤性病変，10cm の左鼠径リンパ節腫大を認めるが，腎への浸潤は認めない
- リンパ節生検，骨髄生検でびまん性大細胞型 B 細胞リンパ腫 Stage ⅣB の診断となった

腫瘍崩壊症候群（TLS）とは

総論

　腫瘍崩壊症候群（tumor lysis syndrome：TLS）とは，腫瘍が抗がん薬治療などにより急速かつ大量に崩壊した際，血中に放出された核酸，P，K などを尿中へ排泄する処理が間に合わずに生じる電解質異常，臓器障害の総称である。以下の 2 つに分けて定義される[1]。

1) laboratory TLS…化学療法開始 3 日前から開始 7 日後までに以下の検査値異常のうち 2 個以上を満たす
   - ✓ 高尿酸血症：基準値上限を超える
   - ✓ 高 K 血症　：基準値上限を超える
   - ✓ 高 P 血症　：基準値上限を超える
2) clinical TLS…Laboratory TLS に加えて以下のいずれか 1 つ以上の臨床症状を満たす
   - ✓ 腎機能低下：血清 Cre $\geqq$ 1.5 × 基準値上限
   - ✓ 不整脈 / 突然死
   - ✓ 痙攣

▶ TLS のリスク評価

主に 3 つのリスク評価がある。1 つは laboratory TLS の有無により **図 1** のフローチャートでリスクを評価する。

図 1 TLS のリスク評価フローチャート

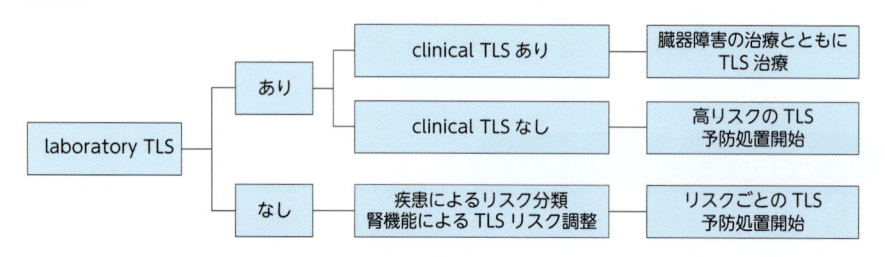

2 つ目は疾患による TLS のリスク評価である。疾患ごとに TLS 発症率が **表 1** のように報告されている。高リスクであれば特に予防処置が重要である。悪性リンパ腫では，1）バーキットリンパ腫，2）リンパ芽球性リンパ腫，3）LD 高値かつ高腫瘍量（bulky 病変 - 腫瘍径＞ 10cm）を高リスクとする。なお，1），2）は LD 高値（正常上限値 2 倍以上）のみで高リスク。それ以外の組織型では LD 高値かつ bulky 病変で高リスクとなる。そのほかの疾患は他書に譲る[1]。

表 1 疾患ごとの TLS 発症率と治療・モニタリング

	高尿酸血症	高 P 血症	高 K 血症	腎機能障害
低リスク (TLS 発症率＜ 1%)	不要	不要	不要	通常輸液
中間リスク (TLS 発症率 1 〜 5%)	・フェブキソスタット 　60mg，1 × 内服 ・アロプリノール 　300mg，3 × 内服 ・ラスブリカーゼ 　0.1 〜 0.2mg/kg を点滴	不要	不要	・大量補液 2.5 〜 3.0L/m^2/日 ・8 〜 12 時間ごとモニタリング
高リスク (TLS 発症率≧ 5%)	・ラスブリカーゼ 　0.1 〜 0.2mg/kg を点滴	・リン酸結合薬：炭酸カルシウム内服 ・腎機能代行療法	・グルコン酸カルシウム ・GI 療法 ・重炭酸ナトリウム ・腎機能代行療法	・大量補液 2.5 〜 3.0L/m^2/日 ・4 〜 6 時間ごとモニタリング ・心電図モニター ・ICU 管理

（文献 2 より引用）

3 つ目は腎機能による TLS リスク調整である。白血病，悪性リンパ腫では腎機能による TLS リスク調整を実施する。血清 Cre ≧ 1.5mg/dL，または腫瘍腎浸潤で高リスクとして対応する。基本的に固形がん，多発骨髄腫では腎機能による TLS リスク調整はしない。

▶ リスク別の TLS 予防

リスクごとでの予防処置を **表 2** に示す。補液と尿酸降下薬が中心である。中間リスクは尿酸生成阻害薬を化学療法 1 〜 2 日前，高リスクではラスブリカーゼを化学療法 4 〜 24 時間前から使用する。著明な高 K 血症，高 P 血症，乳酸アシドーシス，治療抵抗性体液過剰のいずれかで腎代替療法（renal replacement therapy：RRT）を実施する。TLS が化学療法で長期化すれば，持続的腎代替療法（continuous renal replacement therapy：CRRT）を選択する。高 P 血症に続いて生じ

た低 Ca 血症によるテタニーや痙攣に対しては最低限のグルコン酸カルシウムを投与する。

表2 リスク・病態ごとの TLS 予防処置

疾患	発症率
急性骨髄性白血病	3.4 〜 17%
急性リンパ性白血病	4.4 〜 26.4%，小児 63%
慢性リンパ性白血病	0.42%
悪性リンパ腫	組織型によりさまざま。 バーキット，リンパ芽球性リンパ腫は高リスク
多発性骨髄腫	0 〜 3.9%
固形がん	1 〜 5 %

(文献1より引用)

Fluid creep と輸液減量ポイント

Case（症例）における 1 日ごとの輸液分類（**図2**）と，その詳細を**表3**に示す。また，輸液の仮想累積減量推移を**図3**に示す。Fluid creep の割合は 12%（3,850mL）である（**図4**）。

図2 1 日ごとの輸液総量と輸液分類

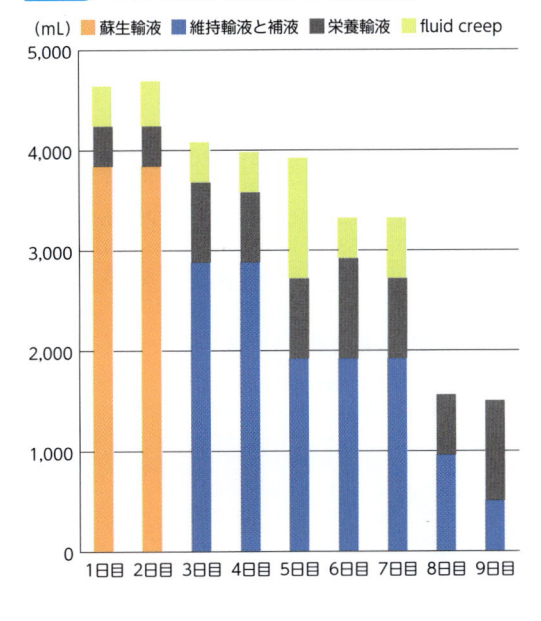

図3 輸液の仮想減量

日々の減量可能輸液量を，実際の日々の総輸液量から差し引くことで仮想総輸液量がプロットできる（紫破線）。さらにこの仮想輸液量から，日々の総排泄量を差し引くことで，仮想総輸液量バランスがプロットできる（緑破線）。

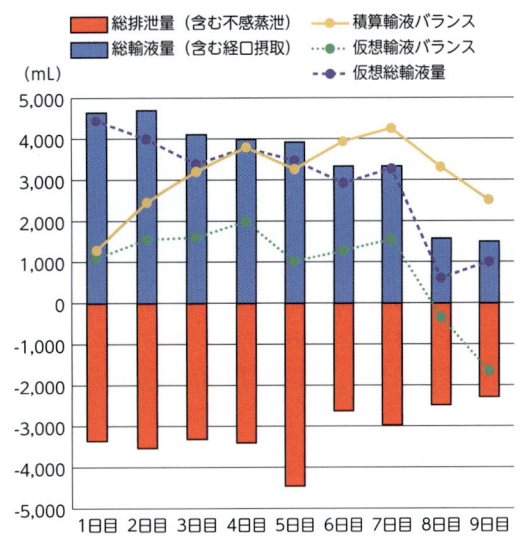

本症例では，**図1**よりびまん性大細胞型 B 細胞リンパ腫の診断に加え LD 高値，bulky 病変を有し，高リスクと分類された。よって大量輸液，ラスブリカーゼの適応と判断された。輸液減量ポイントとしては，1）1 日目からの抗菌薬の溶解輸液，計 400mL，2）2 日目からの蘇生輸液から補充輸液への早期判断，3）5 日目の抗癌薬，制吐薬の溶解輸液，計 1,200mL，4）7 日目の抗アレルギー薬の溶解輸液，計 600mL，5）9 日目からの補充輸液終了の早期判断の 5 点が挙げられる。

表3 輸液分類の詳細

輸液タイプ	%	1日の輸液量平均値(mL)	1日の輸液量中央値(mL)	volume								
				1日目	2日目	3日目	4日目	5日目	6日目	7日目	8日目	9日目
蘇生輸液	25	853	0	3,840	3,840	0	0	0	0	0	0	0
等張晶質液（速度1L/6時間以上）		0	0	3,840	3,840	0	0	0	0	0	0	0
膠質液（主にアルブミンとゼラチン）		0	0	0	0	0	0	0	0	0	0	0
輸血用血液製剤	0	0	0	0	0	0	0	0	0	0	0	0
維持輸液と補液	42	1,442	1,920	0	0	2,880	2,880	1,920	1,920	1,920	960	500
グルコース含有晶質液		56	0	0	0	0	0	0	0	0	0	500
等張晶質液（速度1L/6時間未満）		1,387	1,920	0	0	2,880	2,880	1,920	1,920	1,920	960	0
栄養輸液	21	722	800	400	400	800	700	800	1,000	800	600	1,000
経腸栄養剤		0	0	0	0	0	0	0	0	0	0	0
経静脈栄養		0	0	0	0	0	0	0	0	0	0	0
経口水分摂取		722	800	400	400	800	700	800	1,000	800	600	1,000
fluid creep（体液クリープ）	12	428	400	400	450	400	400	1,200	400	600	0	0
電解質補充のための輸液		0	0	0	0	0	0	0	0	0	0	0
静脈ラインキープのための輸液		0	0	0	0	0	0	0	0	0	0	0
薬剤の溶媒としての輸液（ワンショットおよび持続投与）		428	400	400	450	400	400	1,200	400	600	0	0
総輸液量	100	3,446	3,920	4,640	4,690	4,080	3,980	3,920	3,320	3,320	1,560	1,500
尿および便		2,267	2,250	2,250	2,430	2,430	2,490	3,550	1,850	2,200	1,700	1,500
滲出液（不感蒸泄）		900	900	1,100	1,100	900	900	900	800	800	800	800
総排泄量		3,167	3,330	3,350	3,530	3,330	3,390	4,450	2,650	3,000	2,500	2,300
総バランス		279	590	1,290	1,160	750	590	-530	670	320	-940	-800
累積体液バランス		3,110	3,260	1,290	2,450	3,200	3,790	3,260	3,930	4,250	3,310	2,510

1日目

　表2のように高リスクと診断し，生理的食塩水による大量補液（160mL/時）を開始した。感染症を合併しており，抗菌薬投与で400mLの溶解液を使用した。

　→減量可能輸液量（推定）：200mL × 6日間 = 1,200mL

2日目

　治療24時間前のラスブリカーゼ0.2mg/kgを5日間点滴静注した。

　→減量可能輸液量（推定）：500 × 2日間 = 1,000mL

3日目

　R-CHOP（Rituximab, Cyclophosphamide, Doxorubicin, Vincristine, Prednisone）療法を開始したいが，腫瘍量が多い状態でリツキシマブを投与するとTLS，輸注反応が生じやすく，プレドニゾロン5日間を先行した。

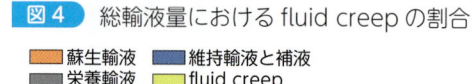

図4 総輸液量における fluid creep の割合

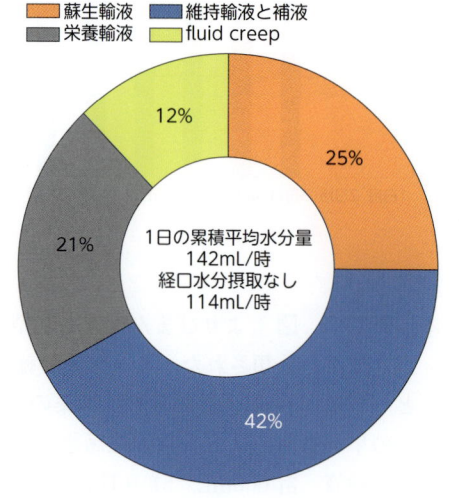

蘇生輸液　維持輸液と補液　栄養輸液　fluid creep

25%
42%
21%
12%

1日の累積平均水分量
142mL/時
経口水分摂取なし
114mL/時

4日目

　腫瘍熱も消失し，尿量も十分確保され，蘇生輸液から補充輸液へ変更できた。Fluid creep として抗菌薬の溶解液は 400mL から 200mL へ半減できる。

5日目

　尿酸 0.8mg/dL，Cre 0.65mg/dL，K 3.7mEq/L，IP 3.9mg/dL と特に変化を認めず，プレドニゾロンの抗腫瘍効果で LD も 304 U/L と低下したため，CHOP 療法を導入した。抗癌薬，制吐薬の溶解液として 5%ブドウ糖液，生理的食塩液を合わせて 800mL を輸液するため fluid creep として計 450mL は減量できる。尿量は 3L/日以上であり，100mL/時を維持した。

　→減量可能輸液量（推定）：450mL

7日目

　TLS 増悪なく，リツキシマブを点滴静注した。この溶解液は減量できない。

　→減量可能輸液量（推定）：50mL

8，9日目

　TLS 発症なく，10 日目には輸液を終了した。9 日目には維持液も終了できる状況であった。

　→減量可能輸液量（推定）：960 + 500 = 1,460mL

　すべての推定仮想減量は 1,200 + 1,000 + 450 + 50 + 1,460 = 4,160mL となる。従って，9 日目の仮想総輸液バランスは 2,110 − 4,160 = −1,650mL となる。

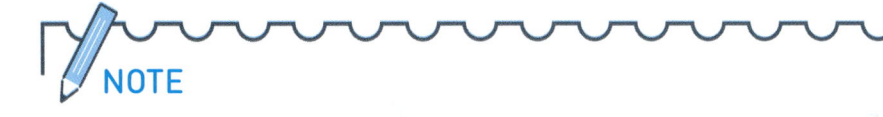

NOTE

ラスブリカーゼの使用法

　メタ解析[3] では有効性，コストの観点から成人では体格関係なく，6mg/body の単回投与で多くの高リスク TLS に対応可能とされた。同薬投与患者の血液検体は氷冷した状態で搬送し，4 時間以内に尿酸値を測定する。通常の検査では実際の尿酸値より著明に低値となってしまう。

文献

1）日本臨床腫瘍学会編：腫瘍崩壊症候群（TLS）診療ガイダンス第 2 版．金原出版，東京，2021年．
2）厚生労働省：重篤副作用疾患別対応マニュアル 腫瘍崩壊症候群．（平成 30 年 6 月改定），2018年．https://www.mhlw.go.jp/topics/2006/11/tp1122-1e.html（2024 年 8 月閲覧）
3）Feng X, Dong K, and Pham D, et. al: Efficacy and cost of single-dose rasburicase in prevention and treatment of adult tumour lysis syndrome: a meta-analysis. J Clin Pharm Ther 2013; 38: 301-308.

病態別適正輸液
下部消化管穿孔とDIC

Key Slide | **Case** | まとめ

- 87歳，女性
- ADLは自立している。もともと便秘傾向であり，市販の浣腸薬を使用した後から激しい腹痛が生じた
- CT所見：S状結腸間膜内に便の漏出あり。下腹部中心に腹水が貯留（図）
- S状結腸穿孔，汎発性腹膜炎の診断で緊急手術の方針となった
- 手術所見：下腹部正中切開で開腹。腹部全体に膿性腹水が貯留，S状結腸間膜内に便塊の漏出あり。Hartmann手術，腹腔内洗浄，ドレナージを行い，挿管人工呼吸管理のままICUへ帰室した

図 来院時CT像

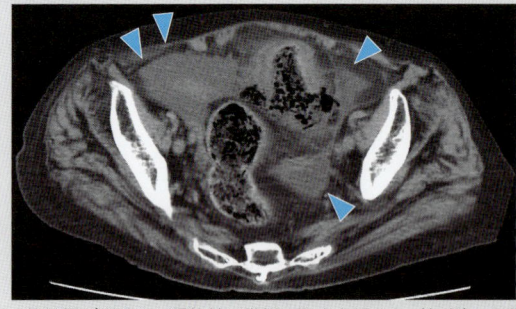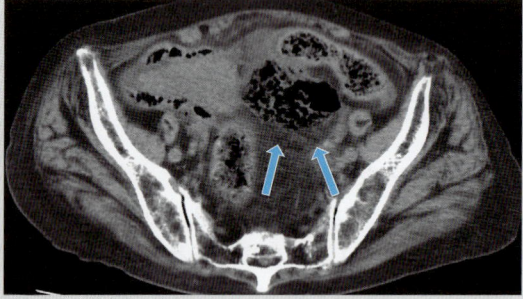

S状結腸が穿孔し，腸管外に糞便の漏出を認める（矢印）。下腹部を中心に広く腹水が貯留している（矢頭）。

一般的な輸液方法とポイント解説

▶ 総論

　下部消化管穿孔は，結腸憩室や大腸がんを背景として発症することが多く，糞便の腸管外への漏出により大腸菌等腸内細菌を原因微生物とした敗血症に至り，ときに敗血症性ショック，DIC（disseminated intravascular coagulation：播種性血管内凝固）や多臓器不全に至る可能性のある重篤な病態である[1]。

結腸憩室炎の CT 所見による分類は複数提唱されている[2]が，特に糞便性や腹部全体に広がるエア・液体像を認めるような最重症群で死亡率が有意に高いことが示されており[3]，集中治療医も CT 画像や術中の腹腔内汚染の程度から加わった侵襲の程度を認識しておくことで，術後管理に役立つと考える。併せて，年齢や背景疾患から体液量の安全域を想定しておくことが重要である。

▶ 初期輸液の選択

下部消化管穿孔の患者では術前から循環不全が生じていることも少なくない。ほかの敗血症と同等に速やかに対応することが求められる。初期輸液は細胞外液のなかでも balanced crystalloid（調整晶質液）を使用する。多量の輸液となるため，生理食塩液では高 Cl 性代謝性アシドーシスや腎障害を誘発する可能性があるためである。相当量の輸液を要する場合には等張アルブミン製剤を使用することも考慮する。なお，このとき人工膠質液の使用は推奨されていない[4]。

▶ 初期対応から ICU 入室までの実際

初期輸液を行いながら血液培養を採取して抗菌薬投与を開始する。Source control のため，速やかに手術を準備するが，当初は血圧が保たれていても全身麻酔導入時には著明な血圧低下が生じてさらなる急速輸液，多量の血管作動薬を要することが多い。十分に輸液しながら観血圧モニタリングのための A ラインと血管収縮薬を使用するための中心静脈ルートの確保も必要となる。

▶ 体液の状態のモニタリング

非常に細やかな管理が求められる。輸液量だけではなく血管収縮薬を使用し，場合によっては強心薬の使用を要する場合もある。別項で解説されているように，動的・静的モニタリングの指標を総合的に評価して介入していく。SVV（stroke volume variation）を指標に血管内容量の多寡を評価し，SVRI（systemic vascular resistance index）を指標に末梢血管抵抗を調節するといった具合である。介入によって循環動態が改善しているかどうか，皮膚色調，CRT（capillary refill time），尿量，乳酸値などを総合的に評価する。ただし，急性腎障害を合併した場合の尿量や，肝障害や肝不全合併例での乳酸値はクリアランスが低下するため，1つのパラメータに頼りすぎず，複合的な指標で評価することも重要である。

▶ 過剰輸液の害

このように，特に重症な汎発性腹膜炎となっている下部消化管穿孔では初日で数 L の多量輸液となることも少なくない。もちろん循環動態を保つために必要ではあるが，過剰輸液によってその後の肺水腫や胸腹水貯留，腸管浮腫によるイレウスや腹部コンパートメント症候群に至る可能性があるなど[5]，過剰輸液で起こる合併症も非常に重篤であることを肝に命じる。

ROSE モデルで整理した輸液の考え方と実際

　Case（症例）における1日の輸液分類（図1）と，その詳細を表1に示す。また，ROSE モデルに照らした輸液の仮想累積減量推移を図2に示す。

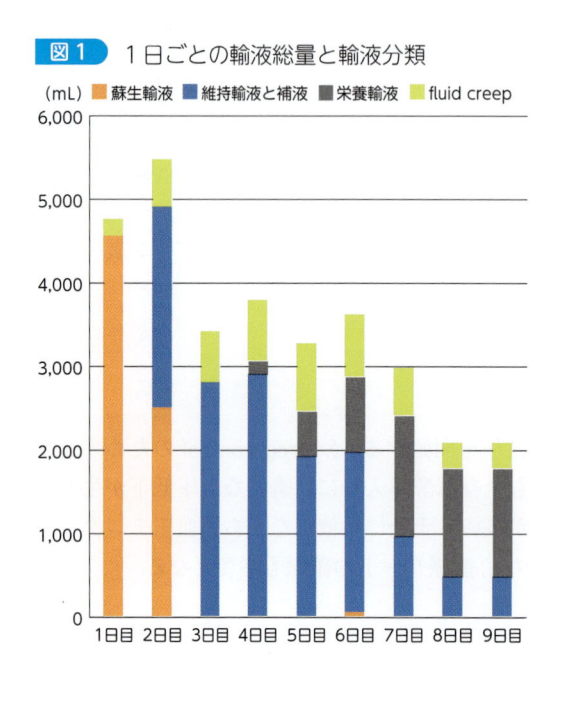

図1 1日ごとの輸液総量と輸液分類

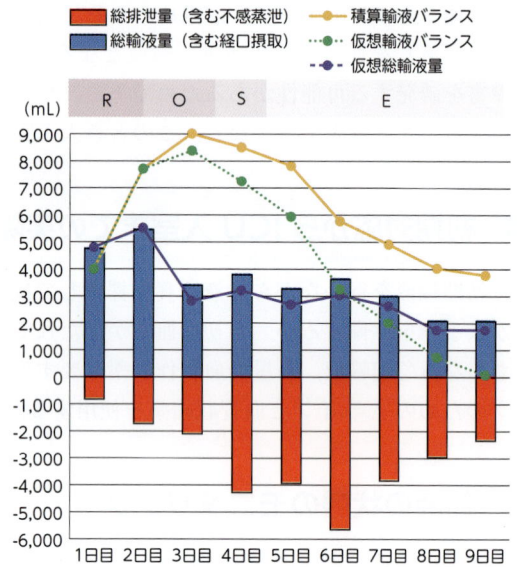

図2 ROSE モデルでとらえる輸液の仮想減量

日々の減量可能輸液量を，実際の日々の総輸液量から差し引くことで仮想総輸液量がプロットできる（紫破線）。さらにこの仮想輸液量から，日々の総排泄量を差し引くことで，仮想総輸液バランスがプロットできる（緑破線）。

1，2日目：resuscitation 期（図2R）

　来院時点で血圧低下，乳酸値上昇がみられており，麻酔導入時の循環動態悪化には十分注意したものの，術中から血圧低下が目立ち，多量の蘇生輸液と昇圧薬（ノルアドレナリン，バソプレシン）のほか敗血症性ショックに対するヒドロコルチゾンの投与を開始した。この時期の輸液は，腹腔内の激しい炎症と全身の血管透過性亢進に伴う血管外漏出を補うための細胞外液の投与が基本となるが，相当量の晶質液投与を要したため等張アルブミン（5%アルブミン）も併用した。下部消化管穿孔による敗血症性ショックは激烈な循環動態の悪化をきたすことがあり，循環血液量と末梢血管抵抗のバランス，あるいは背景の心疾患や敗血症性心筋症が関与してくると心収縮力にも目を配る必要がある。刻一刻と変化する循環動態に対応していくことが重要である。尿量，皮膚の色調，乳酸値の推移や心エコー図など多数のパラメータで逐次評価しつつ，輸液減量のタイミングを探っていく。

2，3日目：optimization 期（図2O）

　適切に source control がなされ，次々にボーラス投与していた初期の厳しい時期を耐えると，明らかに輸液必要量が減ってきたと感じる時期が訪れる。血管収縮薬はまだ高用量で使用しているが，維持速度の輸液で循環パラメータが安定して 0.5mL/kg/時以上の尿量が維持された。この時期には血管内皮障害の結果，DIC を併発することが多い。本症例でも急性期 DIC スコア5点（血小板3点，PT 比1点，FDP1点）となった。本症例では全身状態が上向きであったこともあり導入しなかったが，必要に応じて DIC に対する治療（リコンビナントトロンボモジュリン製剤，AT3 製剤などの投与）も併用してもよい。

表1　輸液分類の詳細

輸液タイプ	%	1日の輸液量平均値(mL)	1日の輸液量中央値(mL)	1日目	2日目	3日目	4日目	5日目	6日目	7日目	8日目	9日目
								volume				
蘇生輸液	23	789	0	4,550	2,500	0	0	0	0	0	0	0
等張晶質液（速度1L/6時間以上）		700	0	4,300	2,000	0	0	0	50	0	0	0
膠質液（主にアルブミンとゼラチン）		89	0	250	500	0	0	0	50	0	0	0
輸血用血液製剤	0	0	0	0	0	0	0	0	0	0	0	0
維持輸液と補液	44	1,540	1,920	0	2,400	2,800	2,900	1,920	1,920	960	480	480
グルコース含有晶質液		376	0	0	0	0	500	960	960	960	0	0
等張晶質液（速度1L/6時間未満）		1,164	960	0	2,400	2,800	2,400	960	960	0	480	480
栄養輸液	18	628	540	0	0	0	160	540	900	1,450	1,300	1,300
経腸栄養剤		0	0	0	0	0	0	0	0	0	0	0
経静脈栄養		167	0	0	0	0	0	0	0	500	500	500
経口水分摂取		461	540	0	0	0	160	540	900	950	800	800
fluid creep（体液クリープ）	15	537	572	204	572	610	728	806	746	564	300	300
電解質補充のための輸液		38	0	20	0	0	0	0	160	40	0	0
静脈ラインキープのための輸液		40	57	9	57	60	78	66	66	24	0	0
薬剤の溶媒としての輸液（ワンショットおよび持続投与）		459	515	175	515	550	650	620	520	500	300	300
総輸液量	100	3,493	3,410	4,754	5,472	3,410	3,788	3,266	3,616	2,974	2,080	2,080
尿および便		2,174	2,300	200	448	850	3,154	3,125	4,763	3,075	2,300	1,650
滲出液（不感蒸泄）		906	826	600	1,309	1,260	1,140	826	906	760	660	690
総排泄量		3,080	2,960	800	1,757	2,110	4,294	3,951	5,669	3,835	2,960	2,340
総バランス		414	-506	3,954	3,715	1,300	-506	-685	-2,053	-861	-880	-260
累積体液バランス		6,126	5,725	3,954	7,669	8,969	8,463	7,778	5,725	4,864	3,984	3,724

4日目：stabilization期（図2S）

尿量が増加傾向となり、stabilization期に入ったと判断した。輸液は速度を落とし、stabilization期での評価ではやや右よりの血傾向と判断し、利尿薬（フロセミド）を投与して良好な利尿が得られた。呼吸状態は良好で、利尿反応性もよいことが確認されたため、同日抜管し飲水を開始した。

5日目：evacuation期（図2E）

この時点で累積バランスはプラス8,000mL近くとなっており、積極的に利尿を試みた。強い炎症の影響で低アルブミン血症（1.7mg/dL）の状態であったこともあり、高張アルブミンも併用した。辛いイレウス症状はなくストーマからの排便も良好に得られ始めたため、食事も再開とした。連日の水分バランスをマイナスに保ち、その後は順調に経過した。

Fluid creep と輸液減量ポイント

本症例は，9日間で fluid creep が総輸液量の 15％（4,830mL）であった（**図3**）。体重約 40kg 程度と小柄な高齢女性に対して一時積算で 9,000mL 近いプランスバランスとなったが，下部消化管穿孔による敗血症ではこのレベルで輸液を要することは少なくない。輸液の in/out のみでなく，血管収縮薬やステロイド，ときには強心薬も使用して管理する必要があり，モニタリング機器，エコーや身体診察を駆使して前負荷・心収縮力・後負荷を綿密にモニタリングしながらまさに"蘇生"を要するのが下部消化管穿孔による汎発性腹膜炎における始めの数日間である。その後には腸管浮腫による麻痺性イレウスや肺水腫・胸水貯留による呼吸不全など過剰輸液の害を感じる時期があり，必要十分な輸液量を目指すことが重要である。

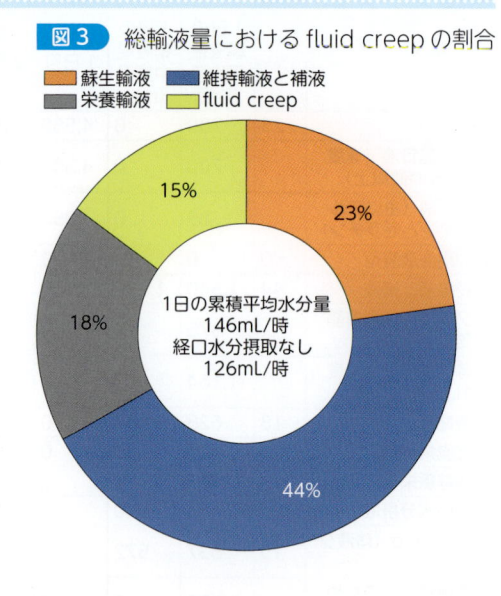

図3 総輸液量における fluid creep の割合

- 蘇生輸液
- 維持輸液と補液
- 栄養輸液
- fluid creep

23%
44%
18%
15%

1日の累積平均水分量
146mL/時
経口水分摂取なし
126mL/時

ただ，みるみる血管内が虚脱していく状況で輸液速度を緩めるのは簡単なことではないのも本音だろう。本症例では resuscitation 期に輸液減量を求めるのは困難と考え，stabilization 期以降で輸液減量ポイントとして以下の3つを挙げる。

1）薬剤投与に関連した fluid creep

本症例では，1日3回の抗菌薬投与を行っている。毎回 100 → 50mL に減量することで 150mL/日の減量が可能であった。

→減量可能輸液量（推定）：1,050mL

そのほか，重症例では多種の薬剤が投与されることとなるが，例えば 5mL/時の速度でも 24 時間で約 100mL の輸液負荷となる。敗血症急性期はノルアドレナリン，バソプレシン，ヒドロコルチゾン，電解質補正液のほか，挿管人工呼吸管理であれば鎮静・鎮痛薬がそれぞれシリンジポンプを使用して投与されている。医療安全上，各施設で決められた濃度で使用することが望ましいため，この部分を減量することは困難だが，場合によっては1日あたり数百 mL の輸液負荷となっていることを意識しておく必要はあるだろう。

2）3，4日目の細胞外液

輸液需要が減ってきたタイミングでしっかりとした de-escalation を開始すべきであった可能性がある。尿量は十分維持され急性腎障害の出現はなく，乳酸値をはじめとした臓器灌流の指標も良好であった。結果的に，単純 X 線やエコーで検出可能なレベルでのうっ血状態となっていた。20mL/時 分の減量が可能と評価し，20mL/時 × 48 時間 ＝ 960mL が減量できる。

→減量可能輸液量（推定）：960mL

3）5日目以降の輸液

この時期は患者本人の飲水や食事からの水分量も増加していたこともあり，不足する分の維持液で十分であったと予測される。細胞外液の半量分は減量できたと判断できる。

→減量可能輸液量（推定）：1,680mL

　ただ，腸管蠕動の低下や食思不振の影響によりなかなか経口摂取が進まない症例も数多く存在する。さらに低栄養状態となっていることも多く，静脈栄養との組み合わせを考慮しながら安定化を目指していく時期である。

　以上を合計すると 3,690mL の輸液が減量できた可能性があり，**図 2** のように仮想輸液バランスを推定すると 9 日目で水分出納バランスはほぼプラスマイナスゼロとなった。

文献

1) Nascimbeni R, Amato A, Cirocchi R, et al: Management of perforated diverticulitis with generalized peritonitis. A multidisciplinary review and position paper. Techniques in Coloproctology 2021; 25: 153-165.
2) Massimo S, Dieter G. W, Yoram K, et al: 2020 update of the WSES guidelines for the management of acute colonic diverticulitis in the emergency setting. World Journal of Emergency Surgery 2020; 15: 32.
3) Camilla C, Alan B, Virna R, et al: Journal of Trauma and Acute Care Surgery 2024; 96: 326-331.
4) 日本集中治療医学会，日本救急医学会：日本版敗血症診療ガイドライン 2024 年版.
5) 河原秀次郎：下部消化管穿孔の重症化と外科からみた対応策. 日集中医誌 2010; 17: 129,130.

4

ROSE モデルと症例で学ぶ輸液適正化のポイント

病態別適正輸液

PRESによる高血圧緊急症

Key Slide　Case　まとめ

図　PRESの診断手順

| 急性神経症状≧1 | ・痙攣
・意識変容 / 混乱
・頭痛
・視覚障害 |

▼

| リスク因子≧1 | ・重症高血圧 / 血圧変動
・腎不全
・免疫抑制薬 / 化学療法薬
・子癇
・自己免疫疾患 |

▼

| 画像検査（脳） | ・両側の血管性浮腫
・PRESのパターンに一致する細胞障害性浮腫
・正常 |

▼

| 他疾患の除外 |

Point

1. PRESの症状は多彩だが可逆的なことが多いため，積極的に疑い，早期診断することが重要
2. 最も一般的なPRESの原因は，重症高血圧や急激な血圧変動
3. PRESの治療は，その原因除去が重要

一般的な輸液方法とポイント解説

▶ 総論

PRES（Posterior reversible encephalopathy syndrome：可逆性後頭葉白質脳症）は，急性または亜急性に発症する脳症候群である。その病態は完全には解明されていないが，脳血管の自動調節機能の破綻と内皮機能障害が主要なメカニズムと考えられている[1]。

脳血管の自動調節機能とPRES

健常な脳では，脳血管の自動調節機能が働き，血圧の変化にかかわらず脳血流を一定に保っている。しかし，急激な血圧上昇がこの自動調節機能の上限を超えると，脳組織への過灌流が生じ，血液脳関門が破綻してしまうことがある。これがPRESの病態における最初のステップといわれている。自動調節機能の上限は個人差が大きく，高血圧の患者ではこの上限が高くなっている可能性があるが，たとえ普段から高血圧であっても，急激な血圧上昇に対しては自動調節が追いつかず，PRESを発症するリスクがある。健常者では160/110mmHg以上，高血圧の患者では220/110mmHg以上で生じやすいといわれる[2]。

内皮機能障害とPRES

高血圧以外にも，免疫抑制薬や化学療法薬などの薬剤，あるいはサイトカインが脳血管内皮細胞に直接ダメージを与え，内皮機能障害を引き起こすこともPRES発症の引き金となると考えられている。内皮細胞が障害されると，血管収縮因子と血管拡張因子のバランスが崩れ，血管透過性が亢進し，血管原性浮腫が引き起こされる。さらに，炎症性サイトカインは血管内皮細胞に作用し，接着分子（ICAM-1，VCAM-1，E-セレクチンなど）の発現を増加させる。白血球が血管内皮に接着し，血管外へ遊走することを，これらの接着分子が促進するため，脳組織への炎症細胞浸潤を助長し，病態を悪化させる可能性がある[1]。

PRESにおける血管原性浮腫

血液脳関門の破綻や血管透過性の亢進により，血液中の水分や蛋白質が脳実質へ漏出し，血管原性浮腫が生じる。PRESでは，この血管原性浮腫が後頭葉や頭頂葉に好発するという特徴がある[1,3]。後頭葉に好発する理由としては，後大脳動脈領域の交感神経支配が乏しく，血圧変動の影響を受けやすいことが挙げられている[1]。

▶ 診断と臨床症状

PRESの診断は臨床症状，画像所見，リスク因子を総合的に判断して行われる[3]（Key Slide 図）。また，PRESの症状は非特異的であるが，意識障害，痙攣，頭痛，視覚障害などが急性または亜急性に生じる（表1）。

表1 PRESの症状

原因	詳細
意識障害	軽度の意識混濁から昏睡状態まで，さまざまな程度の意識障害を呈する
痙攣	部分発作，全身発作などさまざまなタイプの痙攣発作がみられる。PRES患者の約3/4に痙攣発作がみられ，約18%が痙攣重積状態に移行する可能性がある[4]
頭痛	鈍痛でびまん性の頭痛が多いが，突発性頭痛がみられる場合もある
視覚障害	視力低下，視野欠損，視覚無視，幻視，視力喪失など，さまざまな視覚障害がみられる

▶ 画像所見

PRES の診断には，脳 MRI 検査が有用である。特に FLAIR 像や T2 強調像で後頭葉優位の両側性白質病変が特徴的に観察される。しかし，前頭葉，頭頂葉，脳幹，小脳など，後頭葉以外の領域に病変を認める場合や，出血，拡散制限を伴う非典型的な画像所見も報告されている。

▶ リスク因子と予後

PRES は，高血圧，薬剤・毒物，自己免疫疾患，腎機能障害，子癇・子癇前症など，さまざまなリスク因子と関連している。これらのリスク因子がある患者で，上記のような臨床症状と画像所見がみられた場合，PRES を疑うことが重要である。

PRES は，早期に診断し，原因となるリスク因子を適切にコントロールすることで，多くの場合，症状の改善や画像所見の消失がみられる。ただし，必ずしも可逆性ではなく，後遺症が残ったり，死に至る場合もある。

▶ 治療

▌PRES の治療は，その原因除去に重点が置かれる

PRES の最も一般的な原因は，急性重症高血圧または急激な血圧変動であるため，迅速な血圧コントロールが重要となる[1,3]。最初の 2〜3 時間で収縮期血圧を 25% 程度低下させる[5]。ニカルジピンは，脳組織酸素供給量を減少させないことや，迅速な作用と投与量の調整のしやすさから好まれる。ジルチアゼムやニトロプルシドも使用可能である。体液過剰が疑われる場合にはフロセミドを用いる。ヒドララジンは頭蓋内圧を上昇させるため用いない。さらに，合併して生じる痙攣発作，脳浮腫，意識障害などに対しても適切な対症療法を行う必要があるが，ABCDE アプローチによる支持療法が主となる。

Key Slide | **Case** | まとめ

- 58 歳，女性。58kg。8 年前より高血圧を指摘されていたが未治療だった
- 息苦しさを訴えたのちに，意識が朦朧として会話ができなくなっているところを夫が発見し，筆者の施設へ救急搬送された
- 来院時現症：左共同偏視あり，強直性痙攣，血圧 212/143mmHg
- 痙攣重積に対してジアゼパムを静注し，痙攣は頓挫した
- 両側後頭側頭葉皮質〜皮質下白質，両側視床内側部が拡散強調像，FLAIR 像で高信号を示した（図）
- PRES による高血圧緊急症と診断し，気管挿管したうえで ICU に入室した

図 入院時 MRI（左：拡散強調像，右：FLAIR 像）

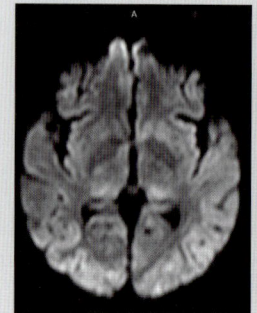
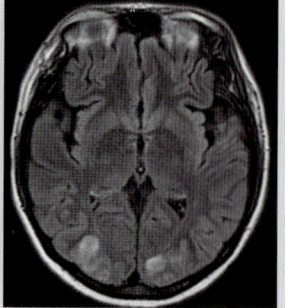

Fluid creep と輸液管理の考え方と実際

Case（症例）における 1 日ごとの輸液分類（**図1**）と，その詳細を**表2**に示す。また，輸液の仮想累積減量推移を**図2**に示す。

図1 1 日ごとの輸液総量と輸液分類

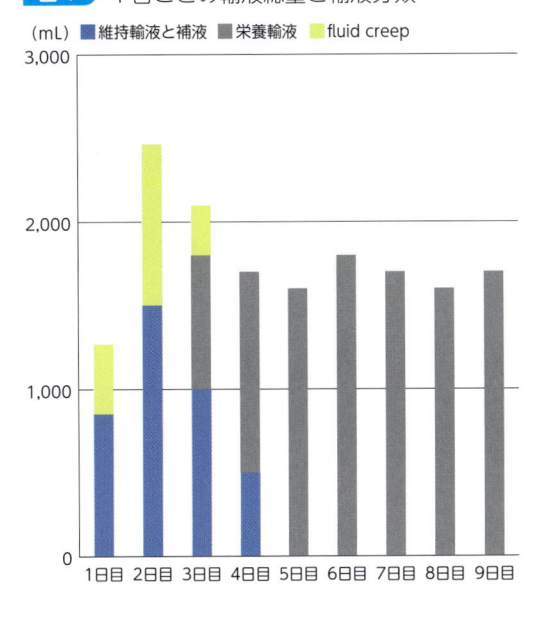

図2 ROSE モデルでとらえる輸液の仮想減量

日々の減量可能輸液量を，実際の日々の総輸液量から差し引くことで仮想総輸液量がプロットできる（紫破線）。さらにこの仮想輸液量から，日々の総排泄量を差し引くことで，仮想総輸液バランスがプロットできる（緑破線）。

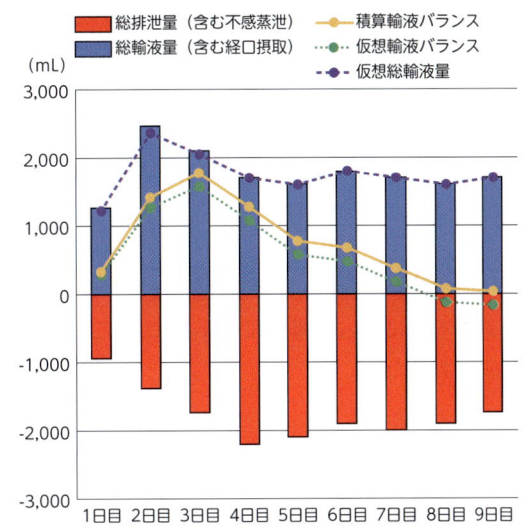

表2 輸液分類の詳細

輸液タイプ	%	1日の輸液量平均値 (mL)	1日の輸液量中央値 (mL)	1 日目	2 日目	3 日目	4 日目	5 日目	6 日目	7 日目	8 日目	9 日目
蘇生輸液	0	0	0	0	0	0	0	0	0	0	0	0
等張晶質液（速度 1L/6 時間以上）		0	0	0	0	0	0	0	0	0	0	0
膠質液（主にアルブミンとゼラチン）		0	0	0	0	0	0	0	0	0	0	0
輸血用血液製剤	0	0	0	0	0	0	0	0	0	0	0	0
維持輸液と補液	24	428	0	850	1,500	1,000	500	0	0	0	0	0
グルコース含有晶質液		0	0	0	0	0	0	0	0	0	0	0
等張晶質液（速度 1L/6 時間未満）		428	0	850	1,500	1,000	500	0	0	0	0	0
栄養輸液	65	1,156	1,600	0	0	800	1,200	1,600	1,800	1,700	1,600	1,700
経腸栄養剤		0	0	0	0	0	0	0	0	0	0	0
経静脈栄養		0	0	0	0	0	0	0	0	0	0	0
経口水分摂取		1,156	1,600	0	0	800	1,200	1,600	1,800	1,700	1,600	1,700
fluid creep（体液クリープ）	11	187	0	420	965	300	0	0	0	0	0	0
電解質補充のための輸液		0	0	0	0	0	0	0	0	0	0	0
静脈ラインキープのための輸液		103	0	250	480	200	0	0	0	0	0	0
薬剤の溶媒としての輸液（ワンショットおよび持続投与）		84	0	170	485	100	0	0	0	0	0	0
総輸液量	100	1,771	1,700	1,270	2,465	2,100	1,700	1,600	1,800	1,700	1,600	1,700
尿および便		933	1,000	340	780	840	1,300	1,200	1,000	1,100	1,000	840
滲出液（不感蒸泄）		833	900	600	600	900	900	900	900	900	900	900
総排泄量		1,767	1,900	940	1,380	1,740	2,200	2,100	1,900	2,000	1,900	1,740
総バランス		4	-100	330	1,085	360	-500	-500	-100	-300	-300	-40
累積体液バランス		748	675	330	1,415	1,775	1,275	775	675	375	75	35

▶ Fluid overload が高血圧に関与しているのであれば，積極的な利尿を行う

本症例では，循環血漿量は正常だったため，ニカルジピンの持続静注を開始した。血圧は最初の2時間で 160mmHg 程度，その後 24 時間程度かけて 140mmHg 程度にコントロールした。翌日には意識が回復し，抜管した。抜管後からカルシウム阻害薬の内服を開始した。2次性高血圧のスクリーニングを行ったが，特に該当するものはなかった。

9日間の症例で，fluid creep が 11%（1,685mL）と多かった（図3）。このほとんどはニカルジピンや鎮静・鎮痛薬の持続静注とオメプラゾールの溶解液（100mL × 2回/日）によるものである。溶解液を 100mL ではなく 50mL にすることで，計 200mL の減量となる。少なくとも3日目の仮想総輸液バランスは 1,775 − 200 = 1,570mL となる。さらに，制酸薬が不要になった場合には早期に終了することも可能であった。

9日目の仮想総輸液バランスは 35 − 200 = −165 となる。

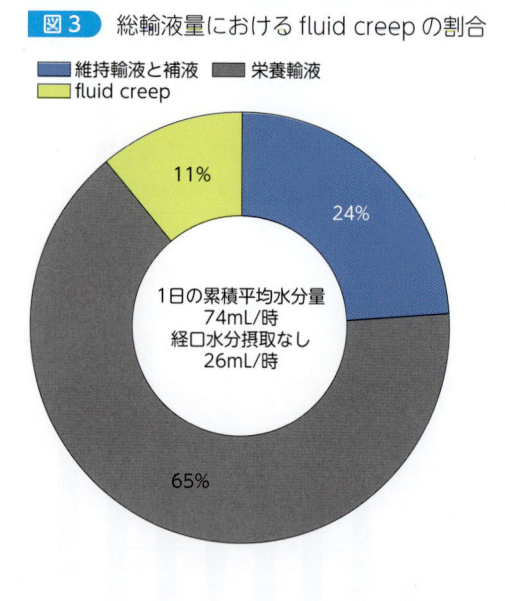

図3 総輸液量における fluid creep の割合

■ 維持輸液と補液　■ 栄養輸液
■ fluid creep

24%
11%
65%

1日の累積平均水分量
74mL/時
経口水分摂取なし
26mL/時

Key Slide **Case** **まとめ**

- PRES による高血圧緊急症では，血圧のコントロールを積極的に行う。

- 輸液過剰が関与しているのであれば，積極的に利尿を図る。

文献

1) Fugate JE, Rabinstein AA: Posterior reversible encephalopathy syndrome: clinical and radiological manifestations, pathophysiology, and outstanding questions. The Lancet Neurology 2015; 14: 914-925.
2) Vaughan CJ, Delanty N: Hypertensive emergencies. Lancet 2000; 356: 411-417.
3) Geocadin RG: Posterior Reversible Encephalopathy Syndrome. The new england journal of medicine 2023; 388: 2171-2178.
4) Fugate JE, Claassen DO, Cloft HJ, et al: Posterior Reversible Encephalopathy Syndrome: Associated Clinical and Radiologic Findings. Mayo Clin Proc 2010; 85: 427-432.
5) 日本高血圧学会高血圧治療ガイドライン作成委員会：高血圧治療ガイドライン 2019.（https://cir.nii.ac.jp/crid/1130282271254718464. 2024 年 8 月閲覧）

病態別適正輸液

TACOによる心原性肺水腫

Case まとめ

- 87歳，女性。32kg
- 関節リウマチ，慢性腎障害，鉄欠乏性貧血，僧帽弁狭窄で外来フォローされ，プレドニン® 3mg，フロセミド20mgなどを処方されていた
- 転倒による第4腰椎椎体骨折のために緊急入院した。入院時からHb 7.0mg/dLだったが，翌日の採血でHb 5.9mg/dLとさらに貧血が進行したため，濃厚赤血球4単位を合計4時間で投与した
- もともと，room airでSpO$_2$ 98%程度だったが，投与後5時間頃から呼吸困難を訴え，SpO$_2$ 90%に低下し，酸素投与を開始した
- 胸部X線像では肺門部を中心として両肺野に浸潤影を認めた（図）。
- ベットサイドでの心エコー図検査ではLVEF 60%で，左房拡大を認めた。また，BNPは287pg/mLと上昇していた
- TACOと診断し，ハイケアユニットに転棟した

図 胸部X線像

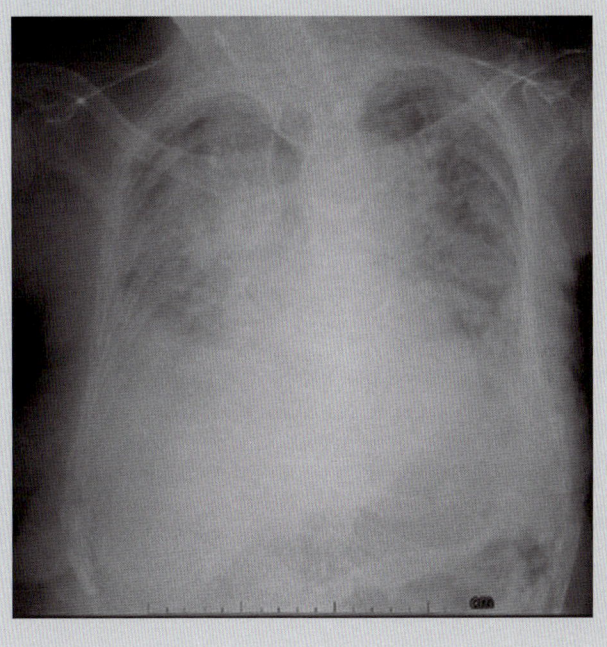

4

ROSE モデルと症例で学ぶ輸液適正化のポイント

はじめに

本項では輸血による呼吸障害を主症状とする副作用のなかでも重要な TACO（transfusion-associated circulatory overload）と TRALI（transfusion-related acute lung injury）について概説し，特に TACO の症例の管理について Case を提示する。

一般的な輸液方法とポイント解説

▶ 病態

TACO は輸血に随伴する循環血液の過負荷によって生じた心不全のために，急性呼吸不全をきたした病態である。患者の心・腎機能に対して，投与容量が過剰であったり，輸血速度が急速であることが原因で心原性肺水腫が生じる[1]。

TRALI は輸血後 6 時間以内に非心原性の肺水腫により急性呼吸不全をきたす病態である。その病態は，輸血用血液製剤中の白血球抗体（HLA 抗体，HNA 抗体など）が受血者の白血球もしくは血管内皮細胞などと反応し，肺の毛細血管内皮細胞の透過性亢進が起こることなどと推測されているが，詳細な機序は解明されていない[1]。

▶ 診断と疫学

TACO/TRALI の国際的な診断基準はこれまで何度か改訂がなされてきた[1-5]。日本では，これらを参考に日本赤十字社が診断基準を策定して，TRALI/TACO のサーベイランスを行っている。現行の診断基準は 2021 年度のものである[6]（**表1**）。

日本の TRALI の発生数は減少傾向だが TACO は増加している[7]。ただし，2021 年に診断基準が変更となったこと（TACO ではそれまで除外されていた透析，人工心肺，補助体外循環装置使用，心不全または慢性呼吸不全のある患者が除外されなくなった[6]）が症例数の増加に大きく影響していると思われるため，注意が必要である。TACO の発生率は製剤のなかでは多い濃厚赤血球輸血でも 1 製剤あたり 0.1% 未満と報告されている[7]。

表1 評価項目（TRALI/TACO 共通）

評価項目	
① 急激に発症 ② 低酸素血症 ③ 画像上明らかな両側肺野の浸潤影 ④ 左房圧上昇の証拠がない，または左房圧上昇を認めるが低酸素血症の原因ではない 　④-1　基礎疾患では説明できない心血管系の変化 　④-2　体液過剰 　④-3　BNP（または NT-proBNP）の基準範囲を超え，かつ輸血前の 　　　　1.5 倍以上 ⑤ 輸血中もしくは輸血後 6 時間以内に発症 ⑥ 時間的に関係のある ARDS の危険因子* なし ⑦ 輸血前 12 時間以内の呼吸状態の安定 （④に該当しない場合は，④-1 〜④-3 の少なくとも 1 つに該当すること）	*ARDS の危険因子 ・肺炎 ・胃内容物の誤嚥 ・有害物吸入 ・肺挫傷 ・肺血管炎 ・溺水 ・肺以外の敗血症 ・外傷 ・膵炎 ・重症熱傷 ・非心原性ショック ・薬物過剰投与

表2　分類（TRALI/TACO 共通）

輸血関連急性肺障害	TRALI　Type I	a.　ⅰ．急性発症 　　ⅱ．低酸素血症［P/F ≦ 300 または SpO₂ ＜ 90％（room air）］ 　　ⅲ．画像上両側肺水腫の明らかな証拠（例えば，胸部 X 線写真，胸部 CT，または超音波） 　　ⅳ．LAH の証拠がない，または LAH が存在する場合は，低酸素血症の主な原因ではないと判断される b.　輸血中または 6 時間以内に発症 c.　ARDS の危険因子*との時間的関係なし
	TRALI　Type Ⅱ	a.　TRALI Type I のカテゴリ a 及び b に記載されている所見 b.　輸血前 12 時間の安定した呼吸状態（輸血前から ARDS 危険因子*が存在していたが，輸血 12 時間前からの呼吸状態は安定していた状態）
TRALI/TACO		TRALI と TACO が両方関与している，または TRALI と TACO の区別ができない
輸血関連循環過負荷（TACO）		a.　急性または悪化している呼吸窮迫の証拠 b.　急性または悪化した肺水腫の証拠 c.　心血管系の変化を示す証拠 d.　体液過剰の証拠 e.　BNP（NT-proBNP）の上昇 　　（a または / 及び b を満たし，c 〜 e を含む 3 つ以上に当てはまる）
急性呼吸窮迫症候群（ARDS）		輸血前からあった ARDS の悪化
輸血関連呼吸困難（TAD）		主に輸血後 6 時間を超えて発症した肺水腫等
その他		上記以外

＊表1の右側

表3　アルゴリズム（TRALI/TACO 共通）

評価項目	1	2	3	4	5	6	7
TRALI Type I	○	○	○	○	○	○	○
TRALI Type II	○	○	○	○	○	×	○
TRALI/TACO	○	○	○	×	○	—	○
TACO	○	—	—	×	○	—	—
ARDS	—	○	○	○	—	×	×
TAD	—	—	—	×	—	—	—

[表1〜3は日本赤十字社：日本赤十字社における TRALI 及び TACO の評価基準変更のお知らせ. 2021 より転載. https://www.jrc.or.jp/mr/product/information/pdf/info_202103.pdf（2024 年 10 月閲覧）]

▶ リスク因子と予後

　TACO は心不全，腎不全，高齢といった患者の状態や大量輸血，重度の貧血など，TRALI は炎症，慢性アルコール利用障害，高齢，外傷，肝臓手術など[1] がリスク因子となる。

　TACO の予後はその基礎疾患に大きく影響されるが，発症してしまうと輸血関連の合併症のなかでは最も死亡率が高いとの報告もある[8]。TRALI は通常は 24 〜 48 時間以内に改善する[9]。しかし，急激な悪化をたどることが多く，多くの症例で人工呼吸管理や ICU への入室を要する。

▶ 管理

治療と予防

　TACO/TRALI ともに特異的な治療は現時点でない。循環血漿量の過剰に対する利尿薬投与や，酸素投与，陽圧換気などの支持療法が重要となる[1]。

　TACO の予防法としては，できるだけ輸血の量を減らす，輸液速度を緩徐にする，必要に応じて利尿薬を併用することなどが挙げられる[8]。また，輸血関連の副作用が疑われたときは，すぐに赤十字血液センター医薬情報担当者に連絡をとることも必要である。

Fluid creep と輸液管理の考え方と実際

Case（症例）における1日ごとの輸液分類（**図1**）と，その詳細を**表4**に示す。また，**図2**は輸液の仮想累積減量推移である。

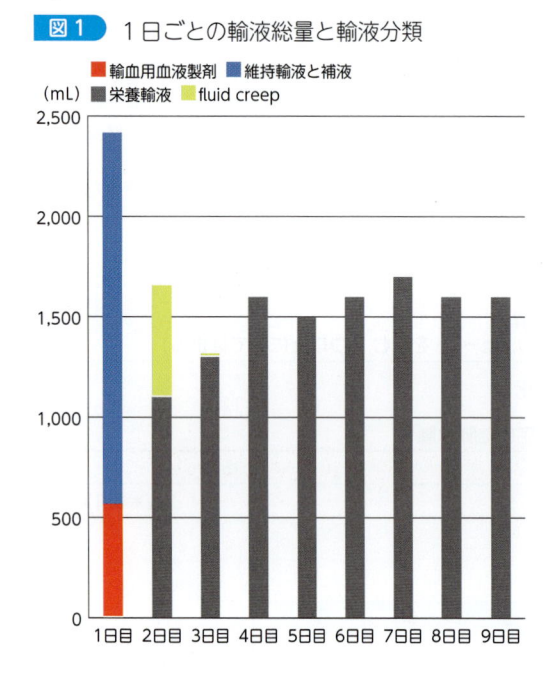

図1　1日ごとの輸液総量と輸液分類

■ 輸血用血液製剤　■ 維持輸液と補液
■ 栄養輸液　■ fluid creep

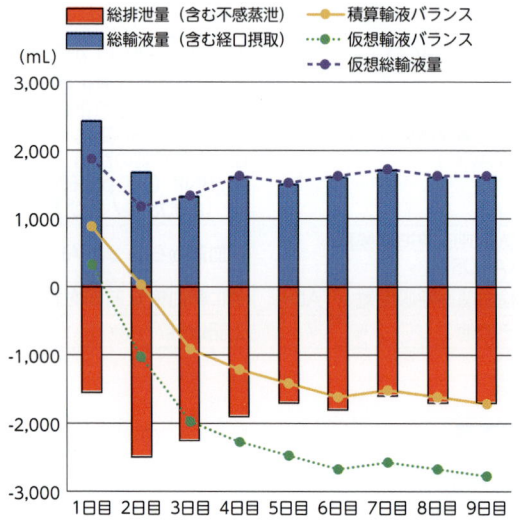

図2　輸液の仮想減量

日々の減量可能輸液量を，実際の日々の総輸液量から差し引くことで仮想総輸液量がプロットできる（紫破線）。さらにこの仮想輸液量から，日々の総排泄量を差し引くことで，仮想総輸液バランスがプロットできる（緑破線）。

■ 総排泄量（含む不感蒸泄）　―○― 積算輸液バランス
■ 総輸液量（含む経口摂取）　‥○‥ 仮想輸液バランス
　　　　　　　　　　　　　　　-○- 仮想総輸液量

表4　輸液分類の詳細

輸液タイプ	%	1日の輸液量平均値(mL)	1日の輸液量中央値(mL)	1日目	2日目	3日目	4日目	5日目	6日目	7日目	8日目	9日目
蘇生輸液	0	0	0	0	0	0	0	0	0	0	0	0
等張晶質液（速度1L/6時間以上）		0	0	0	0	0	0	0	0	0	0	0
膠質液（主にアルブミンとゼラチン）		0	0	0	0	0	0	0	0	0	0	0
輸血用血液製剤	4	62	0	560	0	0	0	0	0	0	0	0
維持輸液と補液	12	206	0	1,850	0	0	0	0	0	0	0	0
グルコース含有晶質液		0	0	0	0	0	0	0	0	0	0	0
等張晶質液（速度1L/6時間未満）		206	0	1,850	0	0	0	0	0	0	0	0
栄養輸液	80	1,333	1,600	0	1,100	1,300	1,600	1,500	1,600	1,700	1,600	1,600
経腸栄養剤		0	0	0	0	0	0	0	0	0	0	0
経静脈栄養		0	0	0	0	0	0	0	0	0	0	0
経口水分摂取		1,333	1,600	0	1,100	1,300	1,600	1,500	1,600	1,700	1,600	1,600
fluid creep（体液クリープ）	4	62	0	0	550	10	0	0	0	0	0	0
電解質補充のための輸液		0	0	0	0	0	0	0	0	0	0	0
静脈ラインキープのための輸液		56	0	0	500	0	0	0	0	0	0	0
薬剤の溶媒としての輸液（ワンショットおよび持続投与）		7	0	0	50	10	0	0	0	0	0	0
総輸液量	100	1,663	1,600	2,410	1,650	1,310	1,600	1,500	1,600	1,700	1,600	1,600
尿および便		957	800	650	1,603	1,356	1,000	800	900	700	800	800
滲出液（不感蒸泄）		900	900	900	900	900	900	900	900	900	900	900
総排泄量		1,857	1,700	1,550	2,503	2,256	1,900	1,700	1,800	1,600	1,700	1,700
総バランス		-193	-200	860	-853	-946	-300	-200	-200	100	-100	-100
累積体液バランス		-1,034	-1,439	860	7	-939	-1,239	-1,439	-1,639	-1,539	-1,639	-1,739

TACO は, 患者の状態に対し, 循環血液量が過負荷になってしまっていることが主病態である。TACO が発症していると認識した時点ですでに fluid overload をきたしているため, 輸液を絞るとともに, 利尿薬を用いるなどをして積極的に過剰輸液を除去 (goal directed fluid removal) する必要がある。通常は利尿とともに速やかに症状は軽快する。

本症例は, 1 日目に TACO 発症後, 輸液を減量し, フロセミドを静脈投与したところ, 利尿は良好で, 2 日目には累積バランスが戻り, それとともに酸素化障害も速やかに改善した。3 日目には胸部 X 線所見も改善した。

Fluid creep と輸液減量ポイント

9 日間の症例で fluid creep の割合は 4%(560mL) である (図3)。

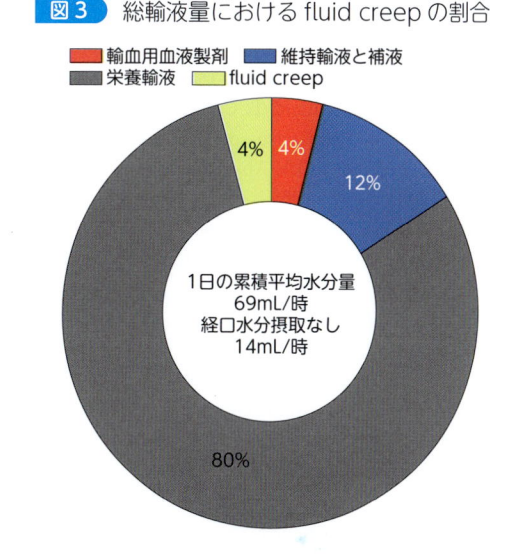

図3 総輸液量における fluid creep の割合

凡例:
- 輸血用血液製剤
- 維持輸液と補液
- 栄養輸液
- fluid creep

中央: 1 日の累積平均水分量 69mL/時 経口水分摂取なし 14mL/時

4% 4% 12% 80%

1 日目

TACO 発症には患者の状態に対して輸血の投与量が多かったことが関与していたと思われる。輸血の投与間隔を空け, より緩徐に輸血することが必要だった。また, 輸液中も維持量の輸液を継続していたこともあり, 1 日目の総輸液量が 2,410mL と多かった。輸血時に維持輸液を中止していた場合, 560mL を減量できた。

→減量可能輸液量 (推定):560mL

2 日目

静脈ラインキープのための 250mL が fluid creep として存在しており, 輸液路をロックすることで 250mL は減量できた。総じて TACO 診断後は維持輸液量を絞れるため, fluid creep は少なく, TACO 発症後の管理はできていた。

→減量可能輸液量 (推定):500mL

推定仮想減量は合計 1,060mL となる。従って, 9 日目の仮想総輸液バランスは−1,739 − 1,060 ＝−2,799mL となる。

NOTE

近年の動向

TRALI の原因と考えられている白血球抗体は経産婦で検出率が高いため, 予防策として, 男性献血者の血液が血漿製剤として優先されるようになっている。日本を含めて, そのような対策がとられている国では TRALI の発生数は減少している [10]。

4

ROSE モデルと症例で学ぶ輸液適正化のポイント

Key Slide　　**Case**　　**まとめ**

- TACO は輸液負荷に対する忍容性が低下している状態にある患者が，輸血によって急速にうっ血をきたすことによって生じる呼吸不全である。

- 循環血漿量過剰に対して積極的に利尿を図ることが重要である。

文献

1）Semple JW, Rebetz J, Kapur R: Transfusion-associated circulatory overload and transfusion-related acute lung injury. blood 2019; 133: 1840-1853.

2）Kleinman S, Caulfield T, Chan P, et al: Toward an understanding of transfusion-related acute lung injury: statement of a consensus panel. Transfusion 2004; 44: 1774-1789.

3）Toy P, Popovsky MA, Abraham E, et al: Transfusion-related acute lung injury: definition and review. Crit Care Med 2005; 33: 721-726.

4）International Society of Blood Transfusion, Working Party on Haemovigilance: Transfusion-associated circulatory overload（TACO）Definition（2018）. 2018. https://www.isbtweb.org/resource/tacodefinition.html（2024 年 10 月閲覧）

5）Vlaar APJ, Toy P, Fung M, et al: A consensus redefinition of transfusion‐related acute lung injury. Transfusion 2019; 59: 2465-2476.

6）日本赤十字社：日本赤十字社における TRALI 及び TACO の評価基準変更のお知らせ. 2021. https://www.jrc.or.jp/mr/product/information/pdf/info_202103.pdf（2024 年 10 月閲覧）

7）日本赤十字社：赤十字血液センターに報告された非溶血性輸血副作用－2022 年－. 2023. https://www.jrc.or.jp/mr/news/pdf/yuketsuj_2308_181.pdf（2024 年 10 月閲覧）

8）Tobian A: Transfusion-associated circulatory overload（TACO）. UpToDate. 2023. https://www.uptodate.com/contents/transfusion-associated-circulatory-overload-taco（2024 年 10 月閲覧）

9）Kleinman S: Transfusion-related acute lung injury（TRALI）. UpToDate. 2024. https://www.uptodate.com/contents/transfusion-related-acute-lung-injury-trali（2024 年 10 月閲覧）

10）Toy P, Looney MR, Popovsky M, et al: Transfusion-related Acute Lung Injury: 36 Years of Progress（1985-2021）. Annals ATS 2022; 19: 705-712.

病態別適正輸液
急性心筋梗塞（右心不全）

急性心筋梗塞のポイント解説

▶ 病態

　急性心筋梗塞は冠動脈になんらかの病変を有することで急性心筋虚血を引き起こす疾患である。急性心筋梗塞を疑った際にはすぐに循環器内科へのコンサルトを行うと同時に，リスク評価と治療を並行して開始する必要性がある。本項では急性心筋梗塞における輸液に焦点を当てて解説していく。

急性冠症候群

　急性冠症候群とは冠動脈における動脈硬化性プラークの破綻，びらん（erosion）による血栓形成，石灰化結節などにより血管の完全閉塞または高度狭窄を生じる症候群である。心筋逸脱酵素上昇を伴うものが急性心筋梗塞と定義され，ST 上昇を伴うものを ST 上昇型心筋梗塞（ST elevation myocardial infarction：STEMI），伴わないものを非 ST 上昇型心筋梗塞（non-ST-segment elevation myocardial infarction：NSTEMI）とよぶ。症状や心電図，心エコー図検査から急性心筋梗塞を疑った場合，続いて重要なのはリスク層別化である。心筋梗塞急性期のポンプ失調の重症度を聴診所見から分類したものが Killip 分類（表 1）であり，治療方針の決定や急性期予後の推定に有用である[1]。Killip 分類クラス IV の心原性ショックの死亡率は非常に高く，院内死亡率は男性が 32.8%，女性が 39.8% と院内死亡の最大原因である。心原性ショックを呈する原因を以下にまとめる。

心原性ショックを呈する原因

1) 左主幹部あるいは左前下行枝の広範前壁梗塞によるポンプ失調
2) 右冠動脈あるいは左回旋枝末梢から分岐する房室結節枝の梗塞により生じる房室ブロックによる徐脈性不整脈
3) 右冠動脈から分岐する右室枝の閉塞による右室梗塞
4) 心破裂による心タンポナーデ
5) 乳頭筋断裂による急性僧帽弁閉鎖不全症

表1 Killip 分類

クラス	身体所見
クラス I	心不全の徴候なし
クラス II	軽度から中等度の心不全。ラ音（肺からの異常な呼吸音）を聴取する領域が全肺野の50%未満
クラス III	重症の心不全。肺水腫が認められる。ラ音聴取の領域が全肺野の50%以上
クラス IV	心原性ショックの状態。血圧が90mmHg未満。尿量の減少，チアノーゼ（皮膚や粘膜が青紫色になる状態），冷たく湿った皮膚，意識障害を伴う

▶ 初期治療

　合併症のない急性心筋梗塞おいては，体重に応じて1～2mL/kg/時程度で，非透析症例であれば細胞外液による輸液を開始することが多い。心機能が低下しているとはいえ，発症からの経過時間次第では絶食による脱水傾向となっていることもあるため，補液は十分に投与する必要がある。カテーテル治療による造影剤腎症を予防する目的もある。心原性ショック症例ではときに晶質液のボーラス投与を必要とするが，同時に呼吸補助（NPPVや気管挿管），カテコラミン投与を考慮する。ただし，ノルアドレナリンではα刺激作用によって血管を収縮させ血圧を増大させるが，左室後負荷の増大はさらなる肺うっ血をきたすことがあるのでKillip III以上では循環動態破綻を回避するために，早期からドブタミンを併用していく場合もある。またカテコラミンを使っても心原性ショックを脱せない場合はMCS（mechanical circulatory support：機械的補助循環）を考慮する。

　また，スワンガンツ・カテーテルから得られる血行動態の諸指標，Forrester分類やベッドサイドの身体所見から循環動態の異常を評価できるNohria-Stevenson分類も治療方針の決定に有用である（**図1，2**）[2,3]。しかし，合併症のない急性心筋梗塞においては観血的な血行動態評価がなくとも血圧，心拍数，尿量，胸部聴診所見，胸部X線所見などからポンプ失調の重症度，治療に対する反応をみることができる[4]。

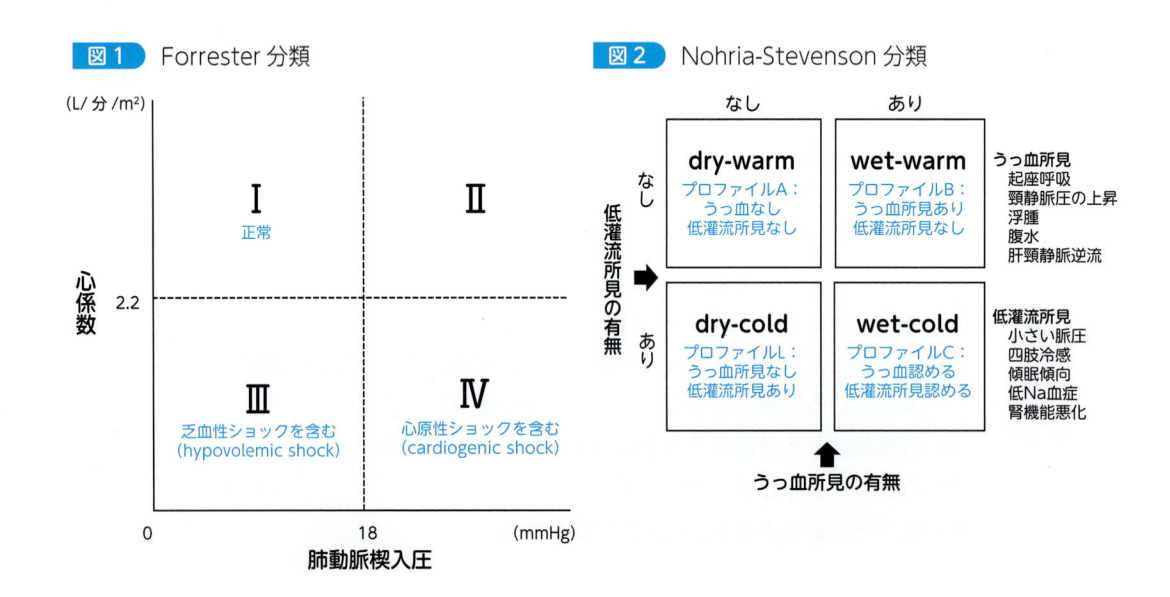

図1 Forrester分類　　図2 Nohria-Stevenson分類

ROSE モデルに基づく輸液管理の考え方

　心原性ショックを呈していない急性心筋梗塞では初期治療輸液を開始後，食事再開や心臓リハビリテーション開始とともに輸液量を速やかに減量することが多い。筆者の施設では絶食とする場合，発症直後から心筋逸脱酵素の上昇のピークをみるまで絶食とし，その後普通食から再開することが多いが，各施設にて基準があるものと考える。急性心筋梗塞の輸液の目的は血行動態の維持と循環血漿量の適正化であり，心機能や in/out の体液バランスを参照しながら調整することが重要である。本項では輸液量の調整に難渋することの多い心原性ショックの症例を取り上げるが，左心不全については ECPELLA の次項に譲り，右心不全を合併した急性心筋梗塞症例を取り上げる。

Resuscitation 期

　RCA（右冠動脈）近位部の閉塞による急性心筋梗塞において，典型的には V_{4R} 誘導などの右側胸部誘導で 1mm 以上の ST 上昇を認めた場合，右室梗塞を合併し，低心拍出となることがある。右室梗塞時に低心拍出状態が発生する機序は，①右室収縮力低下による左室の前負荷減少，②右室拡張に基づく心室中隔左方偏位および心嚢液内圧上昇による左室のコンプライアンス低下である。右室梗塞の治療の原則は，右室前負荷の早期維持，右室後負荷の低下，強心薬による右室機能障害の治療，房室同期の維持であり，このためには通常の急性心筋梗塞同様に早期再灌流が重要である。

　RCA 近位部の閉塞による急性心筋梗塞で，右室梗塞の合併が疑われた場合，血行動態管理としてスワンガンツ・カテーテルを用いたモニタリングが有効である。典型例では右房圧が 10mmHg 以上（通常 5mmHg）に上昇し，右房圧と PCWP の差が 5mmHg 以下となり（右房圧/PCWP ＞ 0.8），右房圧波形で深く急峻な谷が認められる。初期輸液としては心拍出量を維持するために生理食塩液または膠質液による急速大量輸液を行い，左室の前負荷を維持する必要がある。この際，左心不全発症の可能性にも注意を払う。PCWP は 15mmHg 程度が目安であり，18mmHg 以上に上昇すると左心不全徴候が出現する可能性がある。また，右室機能低下例への大量輸液時には心室中隔が左室側に圧排されて左室容量が低下し，血行動態が悪化する可能性があることにも留意する。急速大量輸液 500～1,000mL で反応がない場合はドブタミンの追加を検討する。β_1 刺激薬であるドブタミンは，右室，左室ともに心収縮力を改善することで前方拍出量を増加させる。通常 2γ 程度から開始する。一方，PDE Ⅲ 阻害薬であるミルリノンは，cAMP を増加させることで右室収縮力を改善し，肺血管抵抗を減少させる。ただし，ミルリノンは選択的に肺血管に作用するわけではなく体血管抵抗を下げるリスクもあるので注意が必要である。経皮的に挿入可能な右室補助装置である Impella RP® はわが国で未導入であるため，これらの薬物療法にも反応しない場合，ECMO による右心のバイパスも検討される[5]。

Optimization 期

　Resuscitation 期の輸液速度を維持し続けると，volume overload をきたし左心不全が悪化する。そのため，血圧，心拍数，尿量などを指標に血行動態の維持を目的とした輸液速度へと変更し，in/out バランスをゼロから軽度のプラスバランスになるように調整する。血圧が低下するため輸液速度が減量できないまたは増量せざるをえない場合には，心筋梗塞の機械的合併症の有無を各種モダリティでチェックする。また，スワンガンツ・カテーテルが留置されていないケースではベッドサイド心エコーを用いて，循環血漿量や心不全の評価をすることも可能である。前負荷の指標として，下大静脈径と呼吸性変動の有無，左室充満圧は trans-mitral flow（経僧帽弁血流）や E/e'，TRPG（tricuspid regurgitation pressure gradient：三尖弁圧較差）を測定し，心拍出量は LVOT-VTI を測定する。平均動脈圧は 60～70mmHg 程度を保つように管理するのが一般的であるが，低

心拍出症候群に伴う脈圧低下で見かけ上の平均動脈圧が保たれている場合もあるため，Lactate 上昇や尿量低下がある際にはドブタミンの開始，増量や MCS の追加を検討する必要がある。

Stabilization 期

右室梗塞では resuscitation 期，optimization 期の血圧保持のために輸液量が多くなる傾向にあるため，血行動態が保持された段階で輸液速度を減らし in/out バランスをゼロからマイナスバランスに調整していく必要がある。ここで volume reduction のために少量ループ利尿薬の投与を開始したり，必要であればより血圧低下のリスクが少ないトルバプタンの追加投与や，腎機能悪化例においては腎代替療法の導入を検討したりする必要がある。また，この頃には CPK が peak out し酸素需要は低下しているため，経口摂取による栄養管理および心臓リハビリテーションの開始を検討していく。

なお，心筋梗塞後の心不全保護薬として ACE 阻害薬/ARB または ARNI，β遮断薬，mineralocorticoid receptor antagonist（MRA），SGLT2 阻害薬，ベルイシグアトなどの導入を検討する。また，ガイドラインでは急性冠症候群の二次予防を目的とした最大耐用量のスタチンが推奨されており，エゼチミブとともに LDL コレステロール 70mg/dL 未満を目標に導入を行う。

Evacuation 期

血行動態が安定し，心不全もコントロールできるようになった時点で，in/out バランスをマイナスになるよう調整し，輸液の終了および利尿薬の内服への変更，さらには心臓リハビリテーションを進め，退院を目指していくことになる。

Key Slide　Case　まとめ

- 60 代，男性
- 既往：高血圧，脂質異常症，喫煙あり
- 右冠動脈の ST 上昇型急性心筋梗塞による右室梗塞
- 3 日前より 5 分程度の左前胸部痛および下腿浮腫の出現を自覚。搬送当日の午前 0 時半頃に胸痛が出現し，症状改善ないため救急要請となった。来院時の心電図にて心拍数 85 回/分，ST 上昇（II，III，aV_F，V_1，V_2，V_{4R}），ST 低下（I，aV_L）を認めたため primary PCI を施行した。RCA 近位部の完全閉塞に対して第 2 世代薬剤溶出性ステントを留置し，合併症なく手技を終了した

ROSE モデルで整理した輸液管理の実際

Case（症例）における 1 日ごとの輸液分類（図 3）と，その詳細を表 2 に示す。また，輸液の仮想累積減量推移を図 4 に示す。

1，2 日目：resuscitation 期（図 4R）

搬送後から PCI 施行後までバイタルサインは安定し，Killip 分類 II であり晶質液は 60mL/時で投与した。心電図，ベッドサイド心エコーによる所見から右室梗塞をきたす可能性が高いと考えられたため，右内頸静脈からスワンガンツ・カテーテルを留置した。PCI 終了後から血圧および尿量低下がみられたが，機械的合併症のないことを確認し，前記所見と右房圧，肺動脈楔入圧から右室

図3 1日ごとの輸液総量と輸液分類

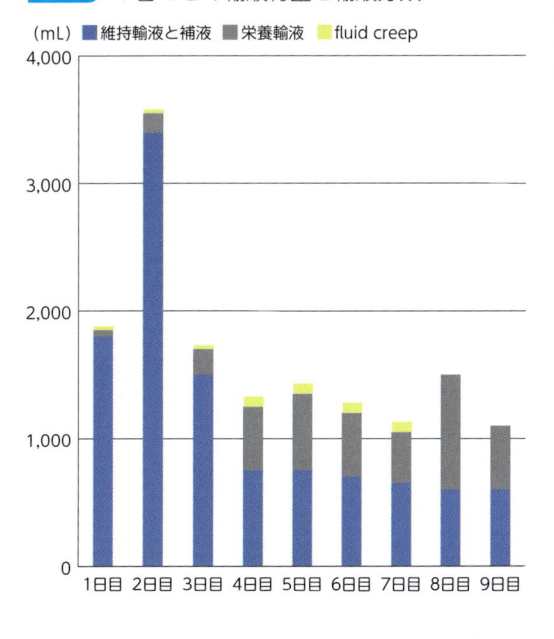

(mL)　■ 維持輸液と補液　■ 栄養輸液　■ fluid creep

図4 ROSE モデルでとらえる輸液の仮想減量

日々の減量可能輸液量を，実際の日々の総輸液量から差し引くことで仮想総輸液量がプロットできる（紫破線）。さらにこの仮想輸液量から，日々の総排泄量を差し引くことで，仮想輸液バランスがプロットできる（緑破線）。

■ 総排泄量（含む不感蒸泄）　—●— 積算輸液バランス
■ 総輸液量（含む経口摂取）　----●---- 仮想輸液バランス
　　　　　　　　　　　　　　-- ●-- 仮想総輸液量

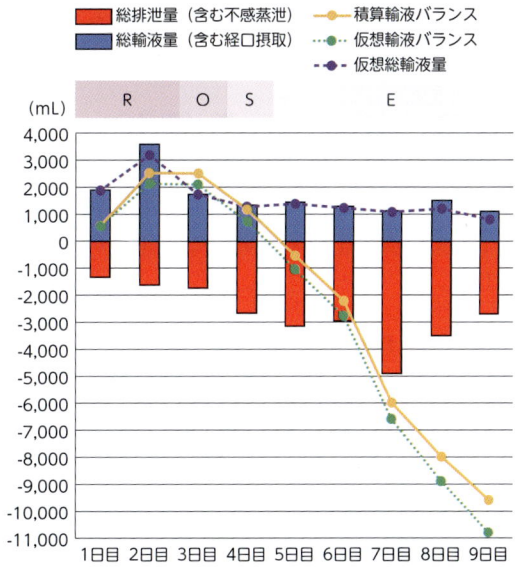

表2 輸液分類の詳細

輸液タイプ	%	1日の輸液量平均値(mL)	1日の輸液量中央値(mL)	volume 1日目	2日目	3日目	4日目	5日目	6日目	7日目	8日目	9日目
蘇生輸液	0	0	0	0	0	0	0	0	0	0	0	0
等張晶質液（速度1L/6時間以上）		0	0	0	0	0	0	0	0	0	0	0
膠質液（主にアルブミンとゼラチン）		0	0	0	0	0	0	0	0	0	0	0
輸血用血液製剤	0	0	0	0								
維持輸液と補液	72	1,194	750	1,800	3,400	1,500	750	750	700	650	600	600
グルコース含有晶質液		0	0	0	0	0	0	0	0	0	0	0
等張晶質液（速度1L/6時間未満）		1,194	750	1,800	3,400	1,500	750	750	700	650	600	600
栄養輸液	25	422	500	50	150	200	500	600	500	400	900	500
経腸栄養剤		0	0	0	0	0	0	0	0	0	0	0
経静脈栄養		0	0	0	0	0	0	0	0	0	0	0
経口水分摂取		422	500	50	150	200	500	600	500	400	900	500
fluid creep（体液クリープ）	3	46	30	30	30	30	80	80	80	80	0	0
電解質補充のための輸液		0	0	0	0	0	0	0	0	0	0	0
静脈ラインキープのための輸液		0	0	0	0	0	0	0	0	0	0	0
薬剤の溶媒としての輸液（ワンショットおよび持続投与）		46	30	30	30	30	80	80	80	80	0	0
総輸液量	100	1,662	1,430	1,880	3,580	1,730	1,330	1,430	1,280	1,130	1,500	1,100
尿および便		1,828	1,800	415	725	850	1,760	2,250	2,050	4,000	2,600	1,800
滲出液（不感蒸泄）		900	900	900	900	900	900	900	900	900	900	900
総排泄量		2,728	2,700	1,315	1,625	1,750	2,660	3,150	2,950	4,900	3,500	2,700
総バランス		-1,066	-1,600	565	1,955	-20	-1,330	-1,720	-1,670	-3,770	-2,000	-1,600
累積体液バランス		-2,176	-550	565	2,520	2,500	1,170	-550	-2,220	-5,990	-7,990	-9,590

4

ROSE モデルと症例で学ぶ輸液適正化のポイント

梗塞の合併と判断し輸液投与量を増量した。

　翌日の採血にて急性腎不全を認め肺動脈圧が上昇したため，輸液負荷継続に加えドブタミン 2 γ を開始した。収縮期血圧 160 台と高値であるため後負荷軽減目的にニカルジピン少量から開始し，血圧 140 未満を目標にコントロールした。また，血栓形成予防のためヘパリン持続投与を開始した。

3 日目：optimization 期（図 4O）

　輸液負荷に伴い体液貯留傾向であったが，腎機能改善し尿量 1mL/時/kg 以上が確保できるようになったため輸液速度を減量した。収縮期血圧 140mmHg 以下に推移しており，ニカルジピンは終了して内服降圧薬を開始した。CPK が peak out しており，食事と心臓リハビリテーションを開始した。

4 日目：stabilization 期（図 4S）

　In/out バランスはマイナスで経過しており前負荷（肺動脈圧および右房圧）が低下しても血圧低下や尿量低下はなかった。輸液量をさらに減量し，volume reduction をさらに進めるため血圧低下に注意しながらループ利尿薬の持続静注とトルバプタンの点滴を開始した。

5 日目以降：evacuation 期（図 4E）

　循環動態は安定していたため，ループ利尿薬およびトルバプタンの点滴を内服に切り替えた。心不全は安定しておりドブタミンを終了し，スワンガンツ・カテーテルを抜去した。最終的に 2 週間で来院時体重から −8kg の減量で自身の基準体重となり，自宅退院となった。

Fluid creep と輸液減量ポイント

　9 日間全体の fluid creep の割合は 3%（410mL）であった（図 5）。右室梗塞では右心機能低下によって通常よりも前負荷を多めにしなければならないため，肺水腫の出現に注意しながら輸液負荷をする必要がある。一定以上の輸液をしても循環不全が改善しない場合は，左心不全をきたさないようにするためにも早期のドブタミン併用や MCS の追加を検討する必要がある。輸液減量のポイントとしては，1）持続静注薬および利尿薬の溶解輸液，2）2 日めの細胞外液，3）8，9 日目の細胞外液の 3 点を挙げたい。

図 5　総輸液量における fluid creep の割合

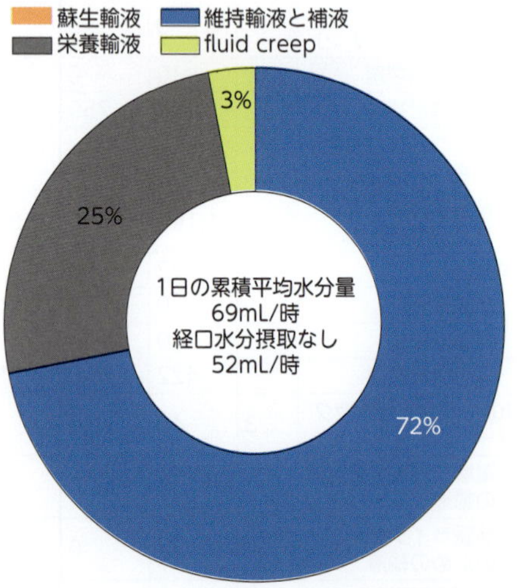

凡例：蘇生輸液　維持輸液と補液　栄養輸液　fluid creep

3%
25%
72%

1 日の累積平均水分量
69mL/時
経口水分摂取なし
52mL/時

1）持続静注薬および利尿薬の溶解輸液

　筆者の施設では急性心筋梗塞後の持続ヘパリンについては 5% ブドウ糖液あるいは生理食塩液 30mL ＋ヘパリン 2 万単位で総計 50mL になるように溶解しているため，これ以上の溶解輸液の減量は APTT 調整の観点から難しいと判断する。4 日目から使用した点滴トルバプタンの溶解液は 100mL であったため，50mL に減量すれば 4〜7 日目の 4 日間で 200mL の減量となる。

　→減量可能輸液量（推定）：200mL

2）2日目の細胞外液

　右室梗塞に対して前負荷を維持するために細胞外液を投与したが，スワンガンツ・カテーテルにて右房圧 10mmHg を超えたところでドブタミン併用を考慮すべきであった。ドブタミンによって循環不全が改善すれば細胞外液量を減量できた可能性があった。

　　→減量可能輸液量（推定）：400mL

3）8，9日目の細胞外液

　この時期には循環動態は安定し体重減少傾向であったため，細胞外液の投与はさらに減量し不足分は経口飲水での調整に切り替えても問題はなかったと考えられる。

　　→減量可能輸液量（推定）：600mL

　1）〜3）を合計すると 1,200mL の推定可能輸液量となる。従って，9日目の仮想総輸液バランスは −9,590 − 1,200 = −10,790mL となる。本症例は右室梗塞を合併した急性心筋梗塞であり，3日前から下腿浮腫が出現し，心不全を合併していたために，最終的にマイナスバランスで経過したと考えられる。急性心筋梗塞，右室梗塞では左室前負荷を確保するために通常よりも多くの細胞外液の投与が必要となる。漫然と投与せず，各種モダリティで血行動態を評価し，カテコラミンあるいは MCS の使用を考慮することで過剰輸液を避けつつ心不全コントロールをしていくことができる。

文献

1) Werns SW, Bates ER: The enduring value of Killip classification. Am Heart J 1999; 137: 213-215.

2) Nohria A, Tsang SW, Fang JC, et al: Clinical assessment identifies hemodynamic profiles that predict outcomes in patients admitted with heart failure. Journal of the American College of Cardiology 2003; 41: 1797-1804.

3) Forrester JS, Diamond GA, Swan HJ: Correlative classification of clinical and hemodynamic function after acute myocardial infarction. Am J Cardiol 1977; 39: 137-145.

4) Mueller H, Chatterjee K, Davis K, et al: Present use of bedside right heart catheterization in patients with cardiac disease11This Expert Consensus Document was approved by the American College of Cardiology Board of Trustees in March 1998.22Address for reprints: Educational Services, American College of Cardiology, 9111 Old Georgetown Road, Bethesda, Maryland 20814-1699. Journal of the American College of Cardiology 1998; 32: 840-864.

5) Namana V, Gupta SS, Abbasi AA, et al: Right ventricular infarction. Cardiovascular Revascularization Medicine 2018; 19: 43-50.

4

ROSE モデルと症例で学ぶ輸液適正化のポイント

病態別適正輸液

重症心不全からのECPELLA（ECMO＋Impella®）導入症例

Key Slide | Case | まとめ

図　ECPELLA の回路

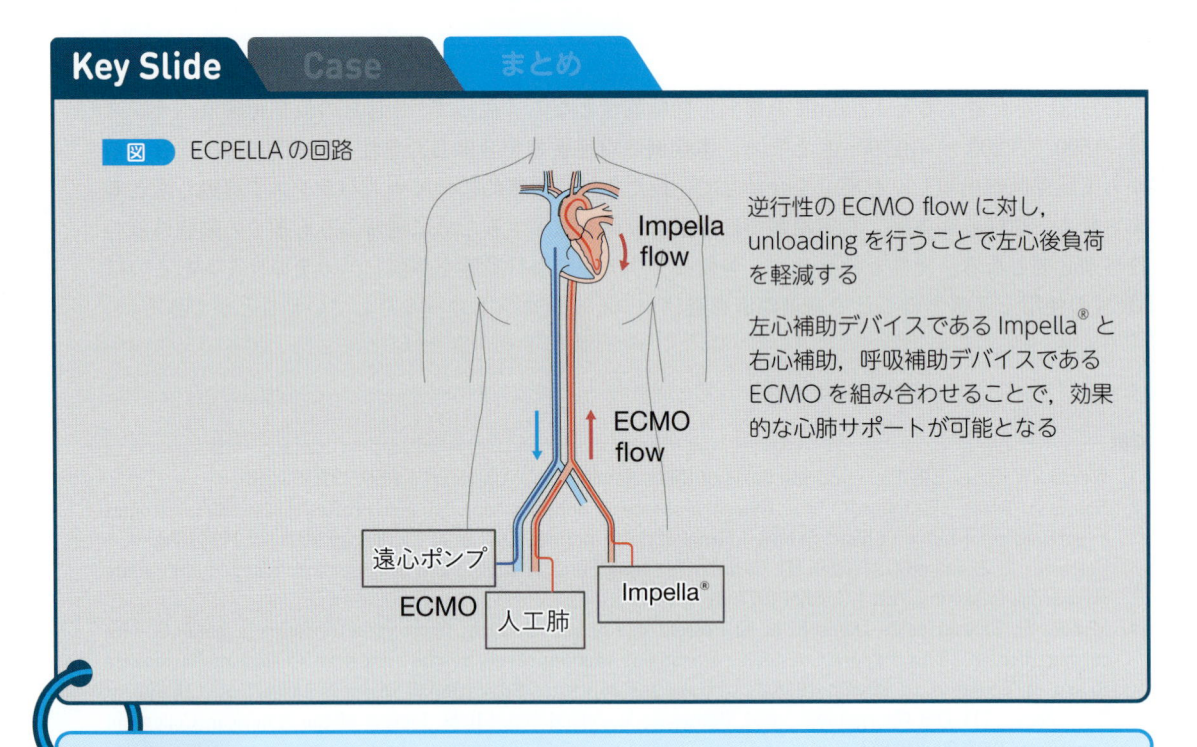

逆行性の ECMO flow に対し，unloading を行うことで左心後負荷を軽減する

左心補助デバイスである Impella® と右心補助，呼吸補助デバイスである ECMO を組み合わせることで，効果的な心肺サポートが可能となる

Point

1. ECPELLA は，ECMO と Impella® の併用療法であり[1]，それぞれのデバイスの欠点を補完することができる
2. 導入期には十分な補液や輸血が必要となるが，過剰な輸液投与は肺水腫や離脱の遅れを招くため，注意が必要である
3. 適切な管理を行うことで重症心不全に対する治療オプションの 1 つとなることが期待される

ECPELLA のポイント解説

　ECPELLA は経皮的人工心肺である ECMO と左心補助デバイスである Impella® の併用療法であり，重症心不全に対する MCS（mechanical circulatory support）として用いられる。本項では Impella® とECMO について概説した後，ECPELLA の長所や輸液管理について実際の症例を交え

て解説する。

MCS における Impella® と ECMO の位置づけ

Impella®は重度の心不全や心原性ショックに用いられる経皮的左心補助デバイスである（図1）。小型の軸流ポンプが内蔵されたカテーテルで構成されており，吐出部にあるインペラ（回転翼）が血液を左室から大動脈に送り出すことで，Impella CP®では最大 3.7 L/分，Impella 5.5®では最大 5.5 L/分の血液を送り出すことが可能で，左室の流量補助を行いながら後負荷を軽減（左室 unloading）することができる（表1 中央）。近年では心原性ショックを呈した ST 上昇型心筋梗塞患者における

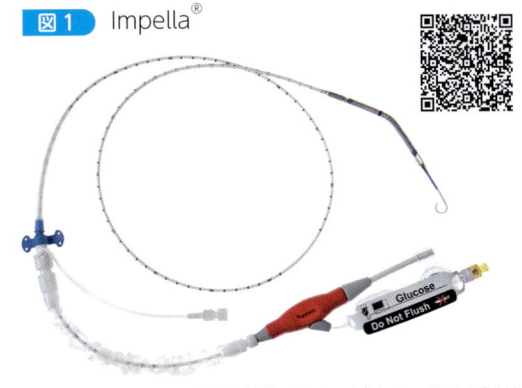

図1 Impella®

（画像提供：日本アビオメッド株式会社）

Impella®の使用が死亡率軽減に寄与することが報告され，循環器集中領域においてますます重要なデバイスとなっている[2]。

体外式膜型人工肺である ECMO は，一時的に心肺機能を補助または代替するための装置であり，急性呼吸不全や重症心不全，心肺停止に対して用いられる（表1 右）。ECMO には肺機能の補助を行う veno-venous ECMO（VV-ECMO）と心肺機能補助を行う veno-arterial ECMO（VA-ECMO）の2種類があるが，本項では主に VA-ECMO について取り扱うこととする。VA-ECMO は右房脱血により右室への容量負荷を抑え，右心補助を行うこともできる。

表1 MCS の違いと特徴

	IABP	Impella®	ECMO
回路	IABP	Impella flow / Impella	ECMO flow / 遠心ポンプ / 人工肺
補助流量	0.3〜0.5L/分	3.7L/分（Impella CP） 5.5L/分（Impella 5.5®）	3.0〜7.0L/分
カニューレ径	7〜8Fr	14Fr（Impella CP, 経皮的） 21Fr（Impella 5.5®, 経グラフト的）	動脈（15〜20Fr） 静脈（18〜24Fr）
送血方向	—	順行性	逆行性
左室後負荷	↓	↓↓	↑
呼吸補助	×	×	○
右室補助	×	×	○

ROSE モデルと症例で学ぶ輸液適正化のポイント

▶ ECPELLA の有用性

ECPELLA は，ECMO や Impella®単独では十分な循環補助が得られない場合に用いられる両者の併用療法であり[1)]，それぞれのデバイスの欠点を補完することができる。心原性ショックに対して Impella® を使用する場合には，左心不全に対してのみ働くため，右心不全を合併している症例では ECMO によるサポートが必要となる。また，Impella® 単独では呼吸補助がないため，重度の呼吸不全合併例では ECMO の追加を要する。さらに，体格が大きい場合や自己の心拍出がほとんどない場合，Impella® CP 単独では十分なアウトプットが得られないことがあり，その場合には ECPELLA や Impella® 5.5 へのアップグレードが検討される。ECMO は大腿動脈から逆行性に送血を行うため左室にとっては後負荷を増やしてしまうが，強力な左室 unloading デバイスである Impella® を併用することで左室への負荷を軽減することも可能である。

ECPELLA からの離脱の際には，先に ECMO から離脱することで Impella® の左心補助の役割を残すことができるため，安全に早期の ECMO 離脱を図ることができる。ECPELLA の利点と問題点を**表2**にまとめた。

表2 ECPELLA の利点と問題点

ECPELLA の利点	ECPELLA の問題点
・右心補助や呼吸補助デバイスとしての ECMO の追加 ・ECMO の逆行性送血に対する左室 unloading ・ECMO 離脱の際のサポート	・穿刺部合併症 ・ヘパリン投与による出血や貧血 ・デバイスが増えることによる感染リスクの増大

ROSE モデルに基づく治療戦略

Resuscitation 期

初期輸液には主に酢酸リンゲル液などの晶質液が用いられる。初期輸液の主な目的は2つであり，心原性ショックや心肺停止からの resuscitation，そして Impella® や ECMO 駆動の安定化である。Impella® は左室から，ECMO では右房から血液の vent が行われるため，安定した駆動を得るためには各心腔内に十分な血液が灌流される必要がある。初期輸液投与量は病態にもよるが，場合によっては晶質液の 500mL ボーラス投与を行いながら，徐々に輸液速度を減らしていく。また，心原性ショックの多くの症例は急性冠症候群が原因であり，なんらかの抗血小板薬が投与されているほか，穿刺時や手技中の失血，MCS デバイス挿入後の血栓予防のためのヘパリン投与，デバイス使用による溶血などから貧血が進行することが多いため，導入時から輸血オーダーを行い，Hb 値 9〜10g/dL を目標に適宜投与を行う。ICU 入室後は可能な限りベッドサイドで管理することが重要である。体血圧のモニタリングのほか，中心静脈圧や肺動脈圧，SvO_2 のモニタリングのためにスワンガンツ・カテーテルを用いた管理を行う。不十分な輸液や貧血により Impella® ではサクションアラーム，ECMO では脱血不良が生じるため，輸液や輸血を行いながら対応する。また，心エコーや X 線などで Impella® の先端や ECMO の脱血管が正しい位置にあるかきちんと確認することも重要である。この時期のカテコラミン投与は不整脈誘発や心臓の後負荷増大につながるため，心臓を休める意味でも極力避ける。血圧低下が遷延する場合，まずは輸液や輸血が不足していないか，あるいは全身のどこからか出血していないか，穿刺部の出血トラブルなどはないか，感染はどうかなどを注意して観察する必要性がある。

Optimization 期

Resuscitation 期に輸液速度を上げたまま長時間経過観察などしてしまうと over overload を生じてしまうため注意が必要である。Impella® や ECMO の駆動が安定してきたら輸液速度は減らしていく。また，輸液速度を下げた際に再度アラームや脱血不良を生じるようであれば，先述のように出血や穿刺トラブルを疑う必要がある。この時点で血圧は平均動脈圧で 65〜70mmHg 程度を保つように管理するのが一般的であるが，MCS 管理時の至適血圧については十分なエビデンスがないのが現状である。過度に血圧を上昇させようとすることは心臓にとって後負荷を増やすことにつながり，Impella® の軸流ポンプの特性からしても十分な拍出を得られない可能性がある。感染の合併などで平均動脈圧が 65mmHg を切る場合であっても血液ガスの Lactate の上昇なく十分な cardiac output が得られている場合には，昇圧薬をそれ以上追加せずに様子をみていくことも 1 つである。

Sustain 期

この時期には in/out ボリュームのバランスが取れるように管理していくのが理想である。Resuscitation 期から optimization 期にかけて過剰な輸液投与を行い肺水腫が悪化している場合，この時期に north-south syndrome（harlequin syndrome）が生じてしまうことがあるので注意が必要である[3]（NOTE，p302 参照）。酸素化改善のためにはボリュームの回収を行うためにループ利尿薬の投与を開始したり，腎機能悪化例では腎代替療法を導入したりする必要がある。経鼻胃管からの経管栄養投与や血糖コントロールなどの栄養管理も開始することを忘れてはならない。

Evacuation 期

ECPELLA 管理における evacuation 期においては，安全に MCS からの離脱を図るために入院時からの over fluid がどの程度かを把握する必要がある。利尿薬投与による volume reduction や，一定の速度で reduction を図りたい場合には CHDF（continuous hemodiafiltration：持続的血液濾過透析）などを使用しながら，MCS の離脱に伴う肺水腫の悪化を予防する。離脱は通常先述のとおり ECMO から行い，次に Impella® の flow を下げていく。同時抜去する場合には ECMO flow：1.5L/分，Impella flow：P2 level で血行動態が悪化しないことを確認する。ECMO を先に抜去する場合には Impella flow は P4-6 で維持しながら ECMO の離脱を行う。循環動態の評価，右心機能の評価，左心機能の評価（表3）をそれぞれ行いながら離脱を図っていく[4,5]。もし離脱が難しいと判断した場合には，Impella® CP から Impella® 5.5 へのアップグレードや補助人工心臓などを検討し，専門施設へのコンサルトを行う。

表3 ECMO 離脱のための評価基準

循環動態評価
・平均動脈圧 > 60mmHg
・肺動脈楔入圧 < 20mmHg
・Lactate < 2mmol/L
・右房圧 < 15mmHg
・カテコラミン投与の有無
右心機能評価
・pulmonary artery pulsatility index（PAPi ＝肺動脈脈圧 / 右房圧）> 1.0
・TAPSE > 17mm
左心機能評価
・cardiac power output（CPO ＝平均動脈圧×心拍出量÷ 451）> 0.6Watts
・LVOT-VTI > 10cm

4

ROSE モデルと症例で学ぶ輸液適正化のポイント

- 70 歳代，女性
- ワクチン接種歴なし
- COVID-19 による劇症型心筋炎
- 1 週間前より発熱あり，心不全症状（浮腫，呼吸苦）が出現し救急搬送
- 来院時，心エコー図で左室駆出率 30％ と低下を認め，入院後に進行性に悪化あり。カテコラミン投与にも反応せず，入院翌日に ECPELLA を導入した

ROSE モデルで整理した輸液の考え方

　Case（症例）における 1 日ごとの輸液分類（図 2）と，その詳細を表 4 に示す。また，輸液の仮想累積減量推移を図 3 に示す。

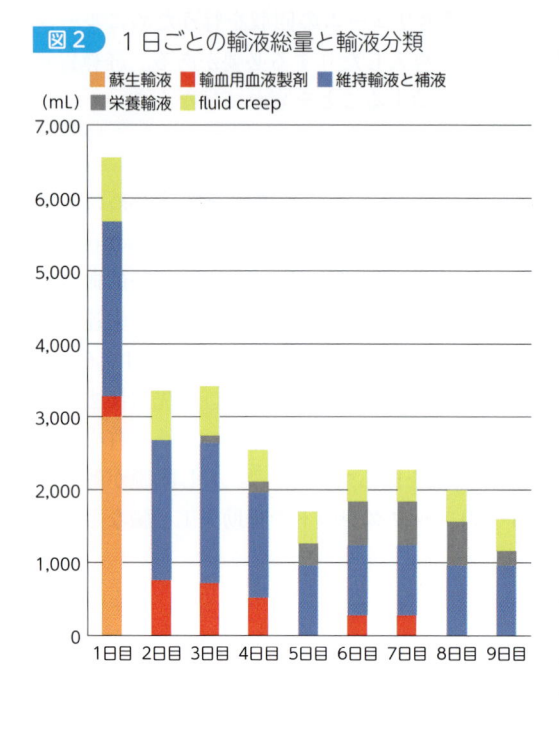

図 2　1 日ごとの輸液総量と輸液分類

凡例：
- 蘇生輸液
- 輸血用血液製剤
- 維持輸液と補液
- 栄養輸液
- fluid creep

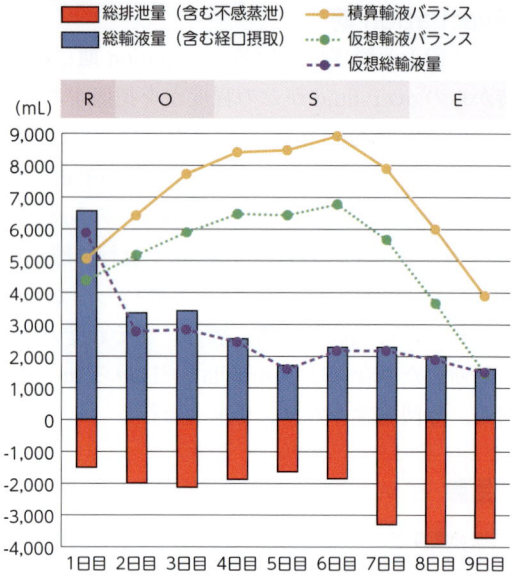

図 3　ROSE モデルでとらえる輸液の仮想減量

日々の減量可能輸液量を，実際の日々の総輸液量から差し引くことで仮想総輸液量がプロットできる（紫破線）。さらにこの仮想輸液量から，日々の総排泄量を差し引くことで，仮想総輸液バランスがプロットできる（緑破線）。

凡例：
- 総排泄量（含む不感蒸泄）
- 総輸液量（含む経口摂取）
- 積算輸液バランス
- 仮想輸液バランス
- 仮想総輸液量

1 日目：resuscitation 期（図 3R）

　主に晶質液の投与が主体であり，MCS を安定させて駆動させるためにボーラス投与も行っている。一方で，尿量は心原性ショック急性期のため少ないが，この時期には尿量よりも循環動態を安定させるためにプラスバランスで輸液管理を行う。

2，3 日目：optimization 期（図 3O）

　輸液速度は徐々に減らしていたが，ヘパリンの影響などで貧血の進行が認められたために適宜輸血投与を行った。循環動態が安定しているために尿量も得られているが，この時点ではまだプラスバランスである。少量より経管栄養の投与も開始した。

4〜7日目：stabilization 期（図 3S）

　輸液量は一定を保ち，7日目より少量のループ利尿薬の投与（フロセミド20mg/日）の投与を開始した。肺水腫を呈する程の over fluid には至っておらず，酸素化は安定している。

8日目以降：evacuation 期（図 3E）

　MCS 離脱に向け，ボリュームはマイナスバランスで管理を行った。ECMO flow を下げ，ECMO → Impella® CP の順で抜去を行った。

表4　輸液分類の詳細

輸液タイプ	%	1日の輸液量平均値(mL)	1日の輸液量中央値(mL)	volume								
				1日目	2日目	3日目	4日目	5日目	6日目	7日目	8日目	9日目
蘇生輸液	12	333	0	3,000	0	0	0	0	0	0	0	0
等張晶質液（速度1L/6時間以上）		333	0	3,000	0	0	0	0	0	0	0	0
膠質液（主にアルブミンとゼラチン）		0	0	0	0	0	0	0	0	0	0	0
輸血用血液製剤	11	316	280	280	760	720	520	0	280	280	0	0
維持輸液と補液	48	1,387	960	2,400	1,920	1,920	1,440	960	960	960	960	960
グルコース含有晶質液		0	0	0	0	0	0	0	0	0	0	0
等張晶質液（速度1L/6時間未満）		1,387	960	2,400	1,920	1,920	1,440	960	960	960	960	960
栄養輸液	10	283	200	0	0	100	150	300	600	600	600	200
経腸栄養剤		283	200	0	0	100	150	300	600	600	600	200
経静脈栄養		0	0	0	0	0	0	0	0	0	0	0
経口水分摂取		0	0	0	0	0	0	0	0	0	0	0
fluid creep（体液クリープ）	19	542	440	880	680	680	440	440	440	440	440	440
電解質補充のための輸液		0	0	0	0	0	0	0	0	0	0	0
静脈ラインキープのための輸液		320	240	480	480	480	240	240	240	240	240	240
薬剤の溶媒としての輸液（ワンショットおよび持続投与）		222	200	400	200	200	200	200	200	200	200	200
総輸液量	100	2,861	2,280	6,560	3,360	3,420	2,550	1,700	2,280	2,280	2,000	1,600
尿および便		1,527	1,090	595	1,090	1,220	965	735	940	2,400	3,000	2,800
滲出液（不感蒸泄）		900	900	900	900	900	900	900	900	900	900	900
総排泄量		2,427	1,990	1,495	1,990	2,120	1,865	1,635	1,840	3,300	3,900	3,700
総バランス		434	440	5,065	1,370	1,300	685	65	440	-1,020	-1,900	-2,100
累積体液バランス		6,987	7,735	5,065	6,435	7,735	8,420	8,485	8,925	7,905	6,005	3,905

Fluid creep と輸液減量ポイント

　9日間での fluid creep は全体の19％（4,880mL）である（図4）。MCS の駆動が安定した後も高用量の維持輸液を投与することで輸液量が嵩む。初日が 100 → 80mL/時，2，3日目が 80 → 60mL/時とすれば，20 × 24 × 3日間 ＝ 1,440mL の減量が可能である。入院後，抗菌薬や PPI（proton pump inhibitor：プロトンポンプ阻害薬）などは溶解輸液（生理食塩水）100mL で抗菌薬を溶解していたが，100mL ではなく 50mL に溶解して行うなどすることで輸液総量を減らすことが可能である。初日は抗菌薬2回と PPI 2回の投与，2日目以降は PPI を内服に切り替えて抗菌薬2回の投与を行っていたが，200mL（初日）＋ 100 × 8mL（2〜9日目）の減量が可能であったと考えられる。

4　ROSE モデルと症例で学ぶ輸液適正化のポイント

また，カテコラミンや輸血投与のために，中心静脈カテーテル，末梢ルートなど維持ルートが多くなるため，ラインキープのための fluid creep はどうしても多くなってしまう。不要なルートは抜去するなど，常にルート管理にも気を配る必要性がある。

以上より，減量可能輸液量は 1,440 + 200 + 800 = 2,440mL と推定される。その場合，9 日目の仮想総輸液バランスは 3,905 − 2,440 = 1,465mL となる。

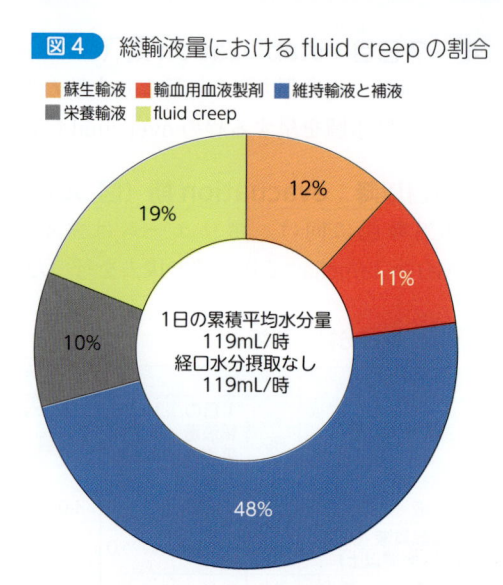

図4 総輸液量における fluid creep の割合

■ 蘇生輸液　■ 輸血用血液製剤　■ 維持輸液と補液
■ 栄養輸液　■ fluid creep

12%
11%
48%
10%
19%

1日の累積平均水分量
119mL/時
経口水分摂取なし
119mL/時

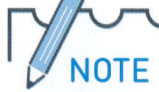

NOTE

North-south syndrome と mixing point について

　ECMO flow と Impella flow のバランスをどう設定するか考える際には，mixing point を理解しておく必要性がある（**図5**左枠）。自己心拍出＋ Impella® の順行性 flow と，ECMO による逆行性 flow が混ざる部分を mixing point と表現するが，右手の A ラインの血液ガスから判断することが可能である。自己肺の酸素化が悪く，脳の灌流が低酸素の血流でまかなわれている状態を north-south syndrome（**図5**右）とよぶ。自己肺の酸素化改善を図るか，酸素化が改善するまで ECMO flow を上げる必要がある。

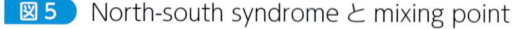

図5 North-south syndrome と mixing point

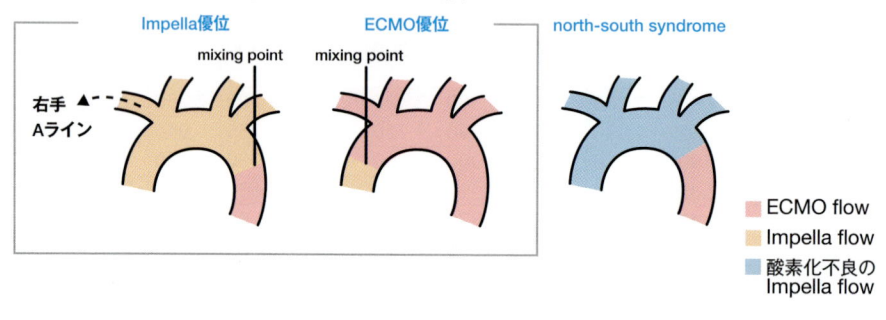

Impella優位　　ECMO優位　　north-south syndrome

mixing point　mixing point

右手
Aライン

■ ECMO flow
■ Impella flow
■ 酸素化不良の
　 Impella flow

文献

1) Nakamura M, Imamura T: Practical Management of ECPELLA. Int Heart J 2020; 61: 1094-1096.
2) Møller JE, Engstrøm T, Jensen LO, et al: Microaxial Flow Pump or Standard Care in Infarct-Related Cardiogenic Shock. N Engl J Med 2024; 390: 1382-1393.
3) Hoyler MM, Flynn B, Iannacone EM, et al: Clinical Management of Venoarterial Extracorporeal Membrane Oxygenation. J Cardiothorac Vasc Anesth 2020; 34: 2776-2792.
4) Brahmbhatt DH, Daly AL, Luk AC, et al: Liberation From Venoarterial Extracorporeal Membrane Oxygenation: A Review. Circ Heart Fail 2021; 14: e007679.
5) Nakata J, Yamamoto T, Saku K, et al: Mechanical circulatory support in cardiogenic shock. J Intensive Care 2023; 11: 64.

病態別適正輸液

心房細動と心原性脳梗塞

図 至適輸液の重要性と起こりうる合併症

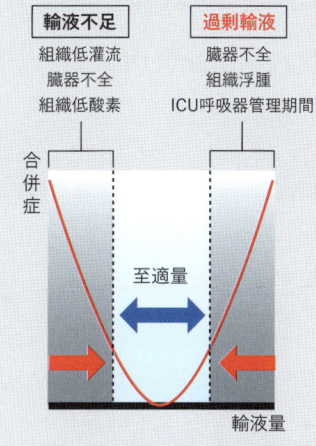

輸液不足	過剰輸液
組織低灌流	臓器不全
臓器不全	組織浮腫
組織低酸素	ICU呼吸器管理期間

至適な輸液量を逸脱して不整脈惹起因子が被ると
心房細動が誘発されてしまう

structural remodeling → 不整脈のリスク↑↑

過剰輸液での心房伸展

持続頻脈でのイオンチャネル発現変化

electrical remodeling

外科手術での炎症

甲状腺クリーゼでのイオン動態変化

アドレナリン刺激

心筋障害

細胞内イオン動態

心房細動

(Bosch NA, Cimini J, Walkey AJ: Atrial Fibrillation in the ICU. Chest 2018; 154: 1424-1434 の図1を参考に作成)

Point

1. ICU の輸液管理において，脱水・過剰輸液のいずれも避ける適正輸液の管理が重要である（key slide 図）。制限されすぎた輸液管理は組織低灌流を，そして過剰な輸液管理は組織浮腫を引き起こし，いずれも ICU 滞在期間の延長や死亡率上昇に影響を与える

2. 心房細動はICUで頻繁に遭遇する合併症の1つで，不適切な輸液バランスが心房細動を引き起こす可能性がある。原因検索が重要であり，甲状腺機能異常などの内分泌異常も想定して検査・治療を行う

- 38歳，男性
- 車対車の交通外傷・高エネルギー外傷で救急搬送された。来院時のバイタルサインは JCS II-20，血圧 90/60mmHg，脈拍数 120/分（整），体温 38.5℃。乳酸アシドーシス，フィブリノーゲン 150mg/dL，造影 CT で脾損傷Ⅲ B，肝損傷Ⅲ B，小腸損傷の診断。血管内治療，試験開腹を行い腹部開放管理（open abdominal management：OAM），かつ挿管下で ICU 入室となった
- ICU 入室後 2 日目より心房細動が認められるも，多発外傷・出血性ショックの合併があり抗凝固療法をできない状況が続いていた。循環動態は少量の血管収縮薬使用で安定していたため，電気的・薬剤的除細動はせずに入院後 3 日目で閉腹となった。4，5 日目に自発覚醒トライアルを施行するも覚醒が得られなかった
- 心房細動ならびに持続する発熱，意識障害のため精査したところ甲状腺機能高値が認められ，甲状腺クリーゼの診断となった。同日，覚醒不良から CT を撮像したところ，左中大脳動脈領域の広範な脳梗塞が認められた
- TSH（甲状腺刺激ホルモン）：< 0.01mIU/L（基準値：0.27〜4.2mIU/L）
  Free T3：20.2pg/mL（基準値：2.2〜4.4pg/mL）
  Free T4：13.5ng/dL（基準値：1.0〜1.8ng/dL）

一般的な輸液方法とポイント解説

▶ 総論

　ICU において心房細動は非常に頻度が高い合併症の 1 つとして知られており，心房細動の原因検索は ICU において非常に重要である。ICU における心房細動への影響としては，Kye Slide 図に示しているように主に以下の 2 つがある。

> 1）外科手術，細菌感染，過剰輸液が心房の structural remodeling に影響
> 2）持続性頻脈や細菌感染に伴う毒素がイオンチャネルの発現を変化させたり，甲状腺クリーゼや抗不整脈薬が細胞内のイオン動態に影響を与えることで electrical remodeling に影響

　これらの 2 点をもって不整脈誘発性心房となり，そこに血管収縮薬・敗血症・β刺激薬・呼吸器非同調に伴うアドレナリン刺激，心筋虚血など直接的な心筋への障害，電解質異常による細胞内イオン動態変動がトリガーとなって心房細動が誘発されるといわれている[1]。

▶ 心房細動発症時の輸液とボリューム評価

　心房細動が起こる原因として脱水に伴うものがあるという研究が実際にあり[2]，また，そのように教育を受けた経験がある人も多いと思われる。しかし，近年の研究では過剰輸液の弊害も多く謳

われており[3]，ICU での輸液管理においては，optimal fluid balance を保つことが心房細動などの不整脈を防ぐための第一歩ともいえる。不十分な輸液は循環血液量減少に伴う組織の低灌流を引き起こすことが懸念され[4,5]，逆に過剰輸液は組織浮腫を引き起こす可能性が指摘されている[6,7]。そして，このいずれもが心房細動を引き起こすトリガーになりうる。Kye Slide **図** のなかに直接誘因として制限輸液は存在しないが，相対的な循環血液量不足に伴う血管収縮薬の投与ならびに誘発される持続性頻脈などは心房細動発症の危険因子になる。

　外傷症例においては出血量を正確に把握できないため，過剰輸液・輸血が許容されるかもしれないが，本症例のように甲状腺クリーゼに伴う心不全を合併している可能性がある場合は，血管内ボリュームの評価をより丁寧に行う必要がある。ベッドサイドでの血管内ボリューム評価として使用されるものとしてはエコー図検査が挙げられ[8]，以下の所見が認められるときにはそれ以上の輸液は控えることを検討する。

> 1）E/A>1.8 あるいは E/e´>15 [9]
> 2）下大静脈径：25 〜 27mm [10]
> 3）肝静脈・門脈の severe abnormality pattern [11]

　心房細動において A 波は観察できないので，基本的には E/e´ の評価になる。また下大静脈径に関してはこの値は明らかなボリューム過剰状態であり，ここまで輸液負荷が許容されるわけではないため，解釈に注意を要する。静脈系の congestion を評価する venous excess ultrasound（VExUS）は比較的新しい概念であり，十分なエビデンスを有してはいないものの，比較的簡易に測定でき，今後のボリューム評価の新たな指標になる可能性がある。

心房細動時の輸液以外のアクション

　まずは臨床的評価として循環動態が保たれているか（緊急の電気的除細動の適応がないかどうか）を評価し，その後心房細動を助長する薬剤の使用がないか，それらを中止できないかを評価する。薬剤評価と同時に原因検索も行い，可逆性の要因である電解質・呼吸器非同調・心筋虚血への対応，感染症治療を進め，そのうえで心房細動が残存する場合には薬剤治療も考慮していく[1]。本症例の場合は，甲状腺クリーゼの診断がついたため，それに対する追加治療も重要となる。診断後にチアマゾール，ヨウ化カリウム，ヒドロコルチゾン，ランジオロールの治療が開始となった。

甲状腺クリーゼの病態と診断

　甲状腺クリーゼは未治療の甲状腺機能亢進症に対して外傷・手術・感染症が原因で発症する過剰な甲状腺ホルモンの分泌で引き起こされる。診断としては国際的には BWPS（Burch-Wartofsky Point Scale）が用いられる[12]。日本では日本甲状腺学会により甲状腺クリーゼの診断基準（**表1**）が定められており[13]，いずれかで診断するケースが多いかと考えられる。

表1 日本甲状腺学会の甲状腺クリーゼ診断基準

診断項目	詳細	必要条件
主要症状	高熱（38℃以上），頻脈（130拍/分以上），意識障害，興奮状態	いずれか1つ以上必要
副次的症状	心房細動，消化器症状(激しい下痢，嘔吐，腹痛)，黄疸，体重減少	2つ以上の症状がある場合に考慮
検査データ	甲状腺ホルモンの異常上昇（T3, T4），低TSH，白血球増加，肝機能障害，電解質異常	T3, T4の上昇が診断に重要
画像検査	甲状腺の拡大や異常が超音波検査，CT, MRIで確認される場合	甲状腺の拡大や異常があると補助的に診断に役立つ
応答性	抗甲状腺薬やβ遮断薬に対する反応性	応答性があれば診断を支持
排除診断	ほかの疾患（中毒症状，敗血症，熱中症など）の排除	ほかの原因による症状でないことを確認する必要がある

（日本甲状腺学会・内分泌学会：甲状腺クリーゼ診療ガイドライン2017. 南江堂，東京．2017を参考に作成）

ROSEモデルで整理した輸液の考え方と実際

Case（症例）における1日ごとの輸液分類（図1）と，その詳細を表2に示す。また，図2はROSEモデルに照らした輸液の仮想累積減量推移である。

図1 1日ごとの輸液総量と輸液分類

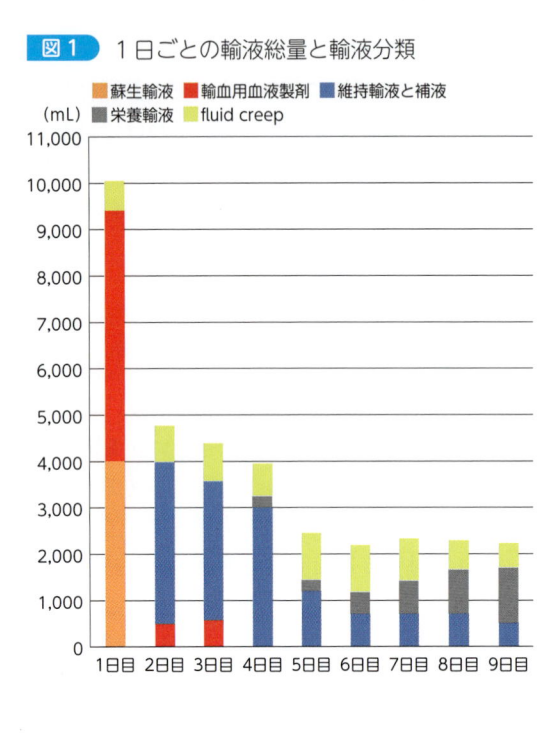

図2 ROSEモデルでとらえる輸液の仮想減量

日々の減量可能輸液量を，実際の日々の総輸液量から差し引くことで仮想総輸液量がプロットできる（紫破線）。さらにこの仮想輸液量から，日々の総排泄量を差し引くことで，仮想総輸液バランスがプロットできる（緑破線）。

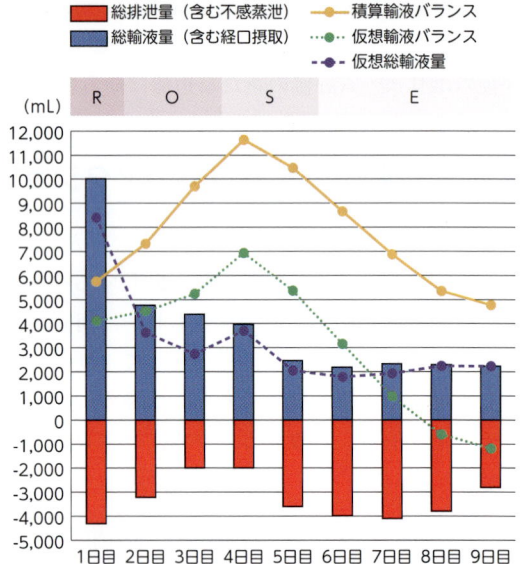

1日目：resuscitation期（図2R）

重症外傷で大量出血が認められた症例ということで，massive transfusionも行いながら蘇生輸液・輸血を行い循環動態の安定化に努めた。頻脈ならびに高体温もあることから，輸液量が不足している懸念があった。エコー図検査を行ったところ，心臓は両室ともにある程度張っており，E/e'は19，下大静脈径は23mmとボリュームは充足していそうな状況だった。ただし，外傷急性期ということもあり，fluid challengeにてバイタルサインの変動を確認した。

2，3日目：optimization 期（図 2O）

　この時期は OAM で腹水の喪失に伴うボリューム不足が少なからず存在していたため，細胞外液の投与を継続した。エコーでは，resuscitation 期同様に過剰輸液を示唆するような所見であったが，血行動態が十分に安定しないことだけを理由にプラスバランスを許容する管理が行われた。

4，5日目：stabilization 期（図 2S）

　本来であれば輸液を絞りマイナスバランスに調整すべき時期である。しかし，本症例は発熱，意識障害などが遷延したことから敗血症なども鑑別され，結果として 4 日目は補液量が多くなってしまった。5 日目は甲状腺クリーゼ，脳梗塞の診断がつき，浸透圧利尿薬投与が始まったため，尿量増加，体液量是正が開始された。

6日目以降：evacuation 期（図 2E）

　甲状腺クリーゼに対する治療が著効し，心房細動や発熱も改善したため，より輸液量を減らし，浸透圧利尿薬に加えてループ利尿薬を追加して，輸液バランスの是正に努めた。

表2　輸液分類の詳細

輸液タイプ	%	1日の輸液量平均値(mL)	1日の輸液量中央値(mL)	volume 1日目	2日目	3日目	4日目	5日目	6日目	7日目	8日目	9日目
蘇生輸液	12	444	0	4,000	0	0	0	0	0	0	0	0
等張晶質液（速度1L/6時間以上）		444	0	4,000	0	0	0	0	0	0	0	0
膠質液（主にアルブミンとゼラチン）		0	0	0	0	0	0	0	0	0	0	0
輸血用血液製剤	19	716	0	5,400	480	560	0	0	0	0	0	0
維持輸液と補液	38	1,478	700	0	3,500	3,000	3,000	1,200	700	700	700	500
グルコース含有晶質液		278	500	0	500	500	500	500	0	0	0	500
等張晶質液（速度1L/6時間未満）		1,200	700	0	3,000	2,500	2,500	700	700	700	700	0
栄養輸液	11	427	240	0	0	0	240	240	480	720	960	1,200
経腸栄養剤		427	240	0	0	0	240	240	480	720	960	1,200
経静脈栄養		0	0	0	0	0	0	0	0	0	0	0
経口水分摂取		0	0	0	0	0	0	0	0	0	0	0
fluid creep（体液クリープ）	20	776	780	640	780	820	700	1,000	1,000	900	620	520
電解質補充のための輸液		113	140	0	140	180	260	180	180	80	0	0
静脈ラインキープのための輸液		256	300	300	300	300	300	300	300	300	100	100
薬剤の溶媒としての輸液（ワンショットおよび持続投与）		407	420	340	340	340	140	520	520	520	520	420
総輸液量	100	3,840	2,440	10,040	4,760	4,380	3,940	2,440	2,180	2,320	2,280	2,220
尿および便		2,056	2,000	800	1,200	1,000	1,200	2,800	3,200	3,300	3,000	2,000
滲出液（不感蒸泄）		1,256	800	3,500	2,000	1,000	800	800	800	800	800	800
総排泄量		3,311	3,600	4,300	3,200	2,000	2,000	3,600	4,000	4,100	3,800	2,800
総バランス		529	-580	5,740	1,560	2,380	1,940	-1,160	-1,820	-1,780	-1,520	-580
累積体液バランス		7,822	7,300	5,740	7,300	9,680	11,620	10,460	8,640	6,860	5,340	4,760

4

ROSE モデルと症例で学ぶ輸液適正化のポイント

Fluid creep と輸液減量ポイント

本症例における 9 日間での fluid creep は 20 %（6,980mL）と決して多くはなく（図3），ICU における先行研究と比較してもある程度の投与量で抑えることが可能であった[14]。しかし，蘇生輸液・維持輸液をさらに綿密に調整できたかもしれない。本症例は粗大な脳梗塞病変も存在していたことから，脳浮腫に伴う脳圧上昇を避けるためにもより一層輸液バランスに注意を払うべき症例であった。

そのなかで輸液減量ポイントを挙げるならば，1）蘇生輸液ならびに 2 日目以降の細胞外液，2）溶解液や電解質補正液になる。

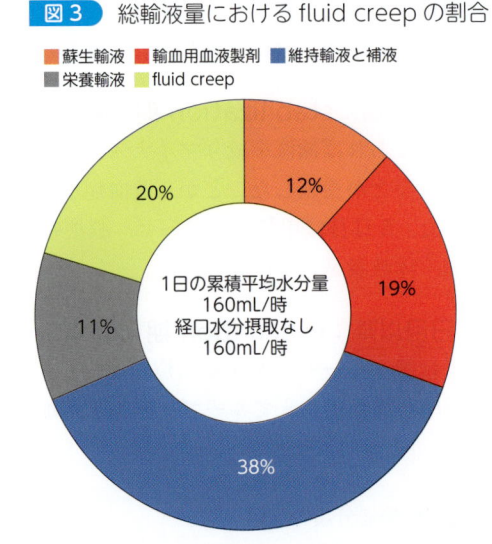

図3 総輸液量における fluid creep の割合

- 蘇生輸液
- 輸血用血液製剤
- 維持輸液と補液
- 栄養輸液
- fluid creep

12%
19%
38%
11%
20%

1日の累積平均水分量
160mL/時
経口水分摂取なし
160mL/時

1）蘇生輸液ならびに 2 日目以降の細胞外液

Resuscitation 期，optimization 期であっても過剰輸液は起こりえる。この際の E/e' は 19，下大静脈径は 23mm で呼吸性変動もなく，血圧低下は甲状腺クリーゼに伴う心房細動からの心不全に起因するものと考えられ，fluid challenge よりも昇圧薬の使用や原因検索を早急に検討すべきであった。

→減量可能輸液量（推定）：3,500mL/3 日間

2）溶解液や電解質補正液

抗菌薬溶解，ステロイド製剤の溶解，P や Mg などの補正の際に溶解溶液として 100mL の生理食塩液を使用しており，こちらは輸液バランスをより気にする場合には減量を検討すべきであった。本症例は閉腹後 3 日経過するまで予防的抗菌薬を 1 日 3 回投与しており，150mL の減量，電解質補正やステロイドの溶解輸液 250mL の減量，併せて 400mL を減量できた可能性がある。

→減量可能輸液量（推定）：150〜400mL/日

上記より，すべての仮想減量可能輸液量は 5,950mL で，9 日目の仮想総輸液バランスは 4,760 − 5,950 = −1,190mL となる。

Key Slide **Case** **まとめ**

- 本項の症例は未治療の甲状腺機能亢進症を有している患者の重症外傷で，かつ過剰輸液を許容したことで心房細動から脳梗塞に至った症例である。

- ICU において心房細動は比較的よくみられる合併症だが，普段の輸液バランスに起因する可能性があるということ，そして，背景疾患が隠れている可能性があることを常に念頭に置いて検査・治療を行う必要がある。

文献

1) Bosch NA, Cimini J, Walkey AJ: Atrial Fibrillation in the ICU. Chest 2018; 154: 1424-1634.

2) Chuda A, Kaszkowiak M, Banach M, et al: The relationship of dehydration and body mass index with the occurrence of atrial fibrillation in heart failure patients. Eur Heart J [Internet] 2021; 42. Available from: http://dx.doi.org/10.1093/eurheartj/ehab724.0986（2024 年 8 月閲覧）

3) Samoni S, Vigo V, Reséndiz LIB, et al: Impact of hyperhydration on the mortality risk in critically ill patients admitted in intensive care units: comparison between bioelectrical impedance vector analysis and cumulative fluid balance recording. Crit Care 2016; 20: 95.

4) Jones AE, Puskarich MA: Sepsis-induced tissue hypoperfusion. Crit Care Clin 2009; 25: 769–779, ix.

5) Taghavi S, Nassar AK, Askari R: Hypovolemic Shock. StatPearls Publishing; 2023.

6) Comper WD, Laurent TC: Physiological function of connective tissue polysaccharides. Physiol Rev 1978; 58: 255-315.

7) Dongaonkar RM, Quick CM, Stewart RH, et al: Edemagenic gain and interstitial fluid volume regulation. Am J Physiol Regul Integr Comp Physiol. 2008; 294: R651-659.

8) Vieillard-Baron A, Boissier F, Slama M: Using echocardiography to predict fluid-responsiveness and manage the need for fluids. Intensive Care Med 2024; 50: 1137-1142.

9) Mercado P, Maizel J, Marc J, et al: Doppler Echocardiographic Indices Are Specific But Not Sensitive to Predict Pulmonary Artery Occlusion Pressure in Critically Ill Patients Under Mechanical Ventilation. Crit Care Med 2021; 49: e1-10.

10) Vieillard-Baron A, Evrard B, Repessé X, et al: Limited value of end-expiratory inferior vena cava diameter to predict fluid responsiveness impact of intra-abdominal pressure. Intensive Care Med. 2018; 44: 197-203.

11) Rola P, Miralles-Aguiar F, Argaiz E, et al: Clinical applications of the venous excess ultrasound（VExUS）score: conceptual review and case series. Ultrasound J 2021; 13: 32. Available from: https://www.ncbi.nlm.nih.gov/pmc/articles/PMC8214649/（2024 年 8 月閲覧）

12) Burch HB, Wartofsky L: Life-threatening thyrotoxicosis. Thyroid storm. Endocrinol Metab Clin North Am 1993; 22: 263-277.

13) Satoh T, Isozaki O, Suzuki A, et al: 2016 Guidelines for the management of thyroid storm from The Japan Thyroid Association and Japan Endocrine Society（First edition）. Endocr J 2016; 63: 1025-1064.

14) Van Regenmortel N, Verbrugghe W, Roelant E, et al: Maintenance fluid therapy and fluid creep impose more significant fluid, sodium, and chloride burdens than resuscitation fluids in critically ill patients: a retrospective study in a tertiary mixed ICU population. Intensive Care Med 2018; 44: 409-417.

4

ROSE モデルと症例で学ぶ輸液適正化のポイント

病態別適正輸液

小児の症例

Case

- 生後 2 カ月，男児。体重 5kg，身長 50cm（体表面積 0.26m²）
- 入院当日より発熱，哺乳不良があり受診
- 周産期歴は 39 週 4 日，3,100g，Apgar Score 8/9。特記すべき異常なし
- 来院時所見：顔色不良であり，全身の皮膚色も悪く，ぐったりしている（図）
- 来院時バイタルサイン：心拍数 198回/分，呼吸回数 62回/分，血圧 58/28mmHg，SpO_2 98%（room air）
- 低血圧性ショックの状態であり救急外来で 100mL（20mL/kg）の等張晶質液（リンゲル液：ヴィーン®F）を投与。敗血症性ショックと考え，血液培養と尿培養を採取のうえ，抗菌薬（メロペネム/バンコマイシン）を開始した。輸液開始後，低血圧は改善したが頻脈や末梢冷感など循環不全徴候の改善乏しく，PICU に入室となった

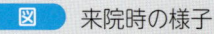 来院時の様子

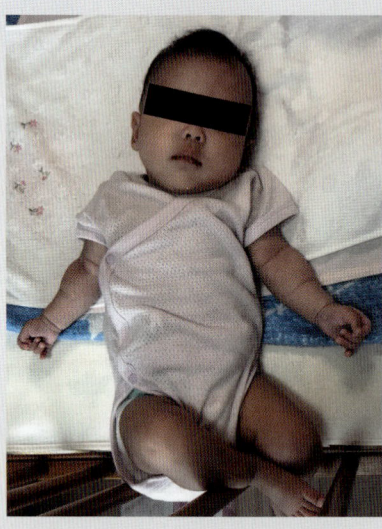

一般的な輸液方法とポイント解説

　小児においても輸液療法は最も基本的な治療法の 1 つである。輸液療法の考え方，原則は小児と成人で同じであるが，成人と異なり注意すべき 3 つのポイントを解説する。

▶ 体重を必ず確認する～体重の確認から小児の輸液療法は始まる

　小児科では体重3kg台の新生児から成人とほとんど体格の変わらない40kg以上の学童期の子どもまでさまざまな患児に対して輸液を行う。感覚的に理解できるように体重3kgの新生児と40kgの子どもでは輸液量が大きく異なることがわかる。小児の輸液療法を行うときは"体重に応じて輸液量を決定する"ことが大原則であり，子どもをみたらまず体重を確認する。多くの場合，体重は保護者から問診で確認する。

▶ バイタルサインの正常値が月齢ごとに異なる～血圧測定を忘れずに

　成人と同様，バイタルサインは輸液療法を行うで重要な要素の1つである[1]。小児は成人と比較して循環動態を評価する機器が少なく，CO（cardiac output）やSVR（systemic vascular resistance）を連続的にモニタリングができないため，輸液必要性や輸液反応性を見極めるためには成人以上にバイタルサインの変化が重要となる。そのため，重症な小児患者に遭遇したときはバイタルサインが正常か，異常かをまず判断する必要がある。そして，輸液療法を行うことでバイタルサインが改善するかどうか，輸液の反応性を適宜確認する。小児は月齢ごとにバイタルサインの正常値が異なるため，成人では異常ととらえられてしまうバイタルサインでも小児では正常であることがしばしばある。普段の成人の診療を行っている医師が小児の輸液療法を行う際は，小児のバイタルサインの正常値を確認できる表（表1）を手元に置くことをお勧めする。

表1　小児のバイタルサイン表

呼吸回数						
	< -2SD	-1～-2SD	< -1SD	正常範囲	< +1SD	+1～+2SD	> +2SD
0～3カ月	< 10	10～20	20～30	30～60	60～70	70～80	> 80
3～6カ月	< 10	10～20	20～30	30～60	60～70	70～80	> 80
6～12カ月	< 10	10～17	17～25	25～45	45～55	55～60	> 60
1～3歳	< 10	10～15	15～20	20～30	30～35	35～40	> 40
3～6歳	< 8	8～12	12～16	16～24	24～28	28～32	> 32
6～10歳	< 8	8～10	10～14	14～20	20～24	24～26	> 26
心拍数						
	< -2SD	-1～-2SD	< -1SD	正常範囲	< +1SD	+1～+2SD	> +2SD
0～3カ月	< 40	40～65	65～90	90～180	180～205	205～230	> 230
3～6カ月	< 40	40～63	63～80	80～160	160～180	180～210	> 210
6～12カ月	< 40	40～60	60～80	80～140	140～160	160～180	> 180
1～3歳	< 40	40～58	58～75	75～130	130～145	145～165	> 165
3～6歳	< 40	40～55	55～70	70～110	110～125	125～140	> 140
6～10歳	< 30	30～45	45～60	60～90	90～105	105～120	> 120

低血圧の基準	
	収縮期血圧（mmHg）
満期産の新生児 日齢0～28日	< 60
1～12カ月	< 70
1～10歳	< 70 +（年齢 × 2）
10歳以上	< 90

（Warren DW, Jarvis A, LeBlanc L, et al: CTAS National Working Group; Canadian Association of Emergency Physicians; National Emergency Nurses Affiliation; Association des Médecins d 'Urgence du Québec; Canadian Paediatric Society; Society of Rural Physicians of Canada. Revisions to the Canadian Triage and Acuity Scale paediatric guidelines (PaedCTAS). CJEM 2008; 10: 224-243の表5，6を元に作成）

　また，小児は成人と比較して血圧を測定する文化が乏しい。小児は低血圧になると数分で心停止に至るため，低血圧を見逃さないことが重要である[2]。重症な小児患者に遭遇したときは血圧測定を必ず行うようにする。

4

ROSEモデルと症例で学ぶ輸液適正化のポイント

▶ 常に低血糖に注意する

　小児は成人と比較して低血糖のリスクが高く容易に低血糖に陥る。小児の低血糖の基準は「血糖値　小児：60mg/dL 以下，新生児：45mg/dL 以下」である[2]。低血糖の症状は発汗，傾眠，易刺激性など非特異的であるため症状から判別することは困難であり，低血糖を疑ったら必ず血糖値を確認することが重要である。低血糖を認めた場合は，20%ブドウ糖液 2.5～5mL/kg/dose（ブドウ糖 0.5～1g/kg/dose）を投与する。輸液療法中にどのくらいの糖負荷を行えば低血糖を予防できるかはわかっていないため，小児の輸液療法中は常に低血糖のリスクがあることを認識しておく必要がある。

ROS Eモデルで整理した輸液の考え方と実際

　Case（症例）における 1 日ごとの輸液分類（**図1**）と，その詳細を**表2**に示す。また，ROSE モデルに照らした輸液の仮想累積減量推移を**図2**に示す。

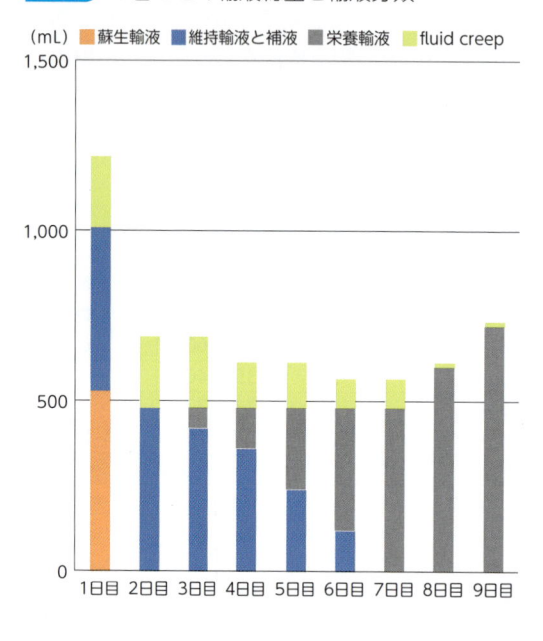

図1　1 日ごとの輸液総量と輸液分類

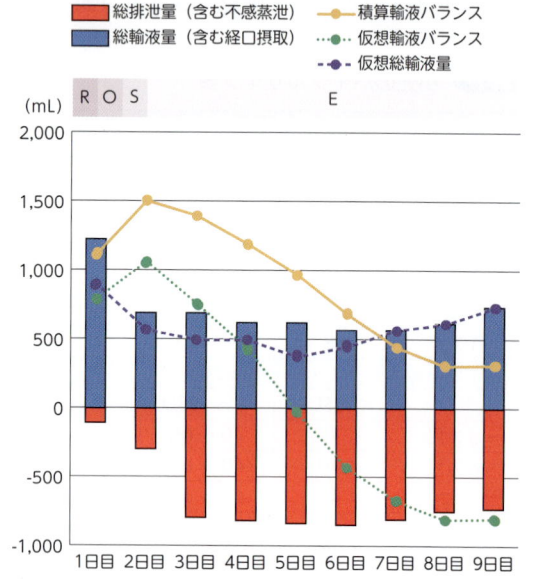

図2　ROS Eモデルでとらえる輸液の仮想減量

日々の減量可能輸液量を，実際の日々の総輸液量から差し引くことで仮想総輸液量がプロットできる（紫破線）。さらにこの仮想輸液量から，日々の総排泄量を差し引くことで，仮想総輸液バランスがプロットできる（緑破線）。

▍ 1 日目：resuscitation 期 /optimizaiton 期（**図2R，O**）

　敗血症の急性期であり，バイタルサインが安定するまで成人と同様に細胞外液ヴィーン®F を投与する。入室後も頻脈や末梢冷感を認めたため，追加で 40mL/kg（200mL）の細胞外液 ヴィーン®F を 1 時間で投与するも循環不全徴候の改善は認めなかった。血管作動薬が必要と考え気管挿管し，中心静脈ラインを確保のうえノルアドレナリンを開始した。ノルアドレナリン開始までは細胞外液 ヴィーン®F 50mL/時（10mL/kg/時）の持続投与を行なった。ノルアドレナリンを開始後，バイタルサインは安定したため速やかに細胞外液の持続投与量を漸減，同日に細胞外液投与は終了となった。入室後の蘇生輸液は合計約 100mL/kg となった。低血糖を防ぐために上記経過中に維持輸液として 糖含有の晶質液 ヴィーン®D 20mL/時も並行して開始した。

表2　輸液分類の詳細

輸液タイプ	%	1日の輸液量平均値(mL)	1日の輸液量中央値(mL)	volume								
				1日目	2日目	3日目	4日目	5日目	6日目	7日目	8日目	9日目
蘇生輸液	8	59	0	530	0	0	0	0	0	0	0	0
等張晶質液（速度1L/6時間以上）		59	0	530	0	0	0	0	0	0	0	0
膠質液（主にアルブミンとゼラチン）		0	0	0	0	0	0	0	0	0	0	0
輸血用血液製剤	0	0	0	0	0	0	0	0	0	0	0	0
維持輸液と補液	33	233	240	480	480	420	360	240	120	0	0	0
グルコース含有晶質液		233	240	480	480	420	360	240	120	0	0	0
等張晶質液（速度1L/6時間未満）		0	0	0	0	0	0	0	0	0	0	0
栄養輸液	41	287	240	0	0	60	120	240	360	480	600	720
経腸栄養剤		287	240	0	0	60	120	240	360	480	600	720
経静脈栄養		0	0	0	0	0	0	0	0	0	0	0
経口水分摂取		0	0	0	0	0	0	0	0	0	0	0
fluid creep（体液クリープ）	17	123	135	210	210	210	135	135	87	87	15	15
電解質補充のための輸液		0	0	0	0	0	0	0	0	0	0	0
静脈ラインキープのための輸液		83	120	120	120	120	120	120	72	72	0	0
薬剤の溶媒としての輸液（ワンショットおよび持続投与）		40	15	90	90	90	15	15	15	15	15	15
総輸液量	100	702	615	1,220	690	690	615	615	567	567	615	735
尿および便		566	680	30	220	720	740	760	720	680	620	600
滲出液（不感蒸泄）		101	78	78	78	78	78	78	130	130	130	130
総排泄量		667	798	108	298	798	818	838	850	810	750	730
総バランス		35	-135	1,112	392	-108	-203	-223	-283	-243	-135	5
累積体液バランス		881	970	1,112	1,504	1,396	1,193	970	687	444	309	314

2日目：stabilization期/evacuation期（図2S, E）

　糖含有の晶質液 ヴィーン®D を用いて維持輸液療法を継続して行なった。維持輸液の投与速度はHolliday-Segar の輸液計算式（表3）を用いて算出, ヴィーン®D 20mL/時（=4×5kg）で継続した。同日より尿量が緩徐に増加傾向となり持続利尿薬の投与を開始, ノルアドレナリンの減量を開始した。なお, 本症例の不感蒸泄量は, 挿管中は 300mL/m²/日, 自然気道では 500mL/m²/日として計算した。

表3　Holliday-Segar の輸液計算式

体重（kg）	維持輸液投与速度（mL/時）
0～10	4×体重
10～20	40 + 2 ×［体重（kg）-10（kg）］
> 20	60 + 1 ×［体重（kg）-20（kg）］

3日目：evacuation期（図2E）

　血液培養の結果から敗血症の起因菌はB群溶血性連鎖球菌（*Streptococcus agalactiae*：GBS）と判明した。循環動態安定しており経管栄養を開始, 栄養開始に伴い維持輸液量は漸減を開始した。同日にノルアドレナリンは終了した。3日目より1日の総水分バランスはマイナスバランスに転じた。

4日目以降：evacuation期（図2E）

　抗菌薬はメロペネムとバンコマイシンからアンピシリンに de-escalation した。5日目に抜管, 7日目に中心静脈ラインを抜去。栄養を増量して6日目に維持輸液は終了。9日目に PICU を退室した。

Fluid creep と輸液減量ポイント

9日間で fluid creep は輸液全体の 17%（1,104mL）であった（図3）。本症例では，1）1日目の蘇生輸液，2）維持輸液量，3）抗菌薬/抗ウイルス薬の早期の適正化，4）早期のデバイス整理の4つのポイントで輸液量を減量できる可能性がある。

図3 総輸液量における fluid creep の割合

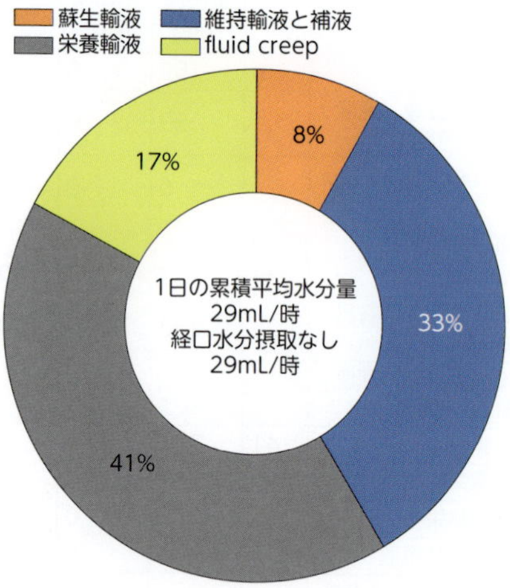

凡例：蘇生輸液／栄養輸液／維持輸液と補液／fluid creep
8%／33%／41%／17%
1日の累積平均水分量
29mL/時
経口水分摂取なし
29mL/時

1）1日目の蘇生輸液

1日目に蘇生輸液として等張晶質液 530mL が投与された。本症例は体重 5kg であり，約 100mL/kg の蘇生輸液が投与されたことになる。小児の敗血症ガイドラインでは 40～60mL/kg 以上の細胞外液投与が必要な場合は早期の血管作動薬開始が推奨されており，本症例でも蘇生輸液量を減らすためにさらに早期の段階で血管作動薬開始が望ましかったと考えられる[3]。早期にノルアドレナリンを開始することで，200mL の蘇生輸液量を減量できた可能性がある。

→減量可能輸液量（推定）：200mL（40mL/kg）

2）維持輸液量

先述のとおり小児では低血糖予防のために維持輸液が必要となり，一般的に維持輸液量の算出に Holliday-Segar の輸液計算式を用いることが多い[4]。これは 1957 年と半世紀以上も前に作られた式で，近年そのまま使用することが過剰輸液につながるという指摘がある。この式は軽度の呼吸器疾患の子どもや鼠径ヘルニア等の軽症手術の待機をしている子どもなどほぼ健康な小児を基準に作成された式であり，抗利尿ホルモン（antidiuretic hormone：ADH）分泌による尿量低下が考慮されていない。そのため，近年は計算式で算出した量を 70～80% に減じて投与することが推奨されている[5,6]。本症例も維持輸液量を 20mL/時（100%量）から 15mL/時（75%量）に減量することが可能であり，維持輸液を行っていた 6 日間は 1 日 120mL で合計 720mL が減量可能である。

→減量可能輸液量（推定）：720ml（144mL/kg）

ただし，維持輸液量の減量は同時に糖負荷の減量につながるため，結果的に低血糖のリスクが上昇することを覚えておく必要がある。小児では低血糖を予防できる糖の最低投与量はわかっていないため[7]，最終的な投与量は，患者ごとに過剰輸液と低血糖の双方のリスクを考慮して設定する必要がある。筆者の感覚では維持輸液量の投与量を 70～80% 量に減じることで，低血糖を認めるケースは少ない。ただし，低血糖を誘発する基礎疾患（先天性代謝疾患やインスリン関連疾患など）がある子どもでは低血糖を予防するために 100%量を使用することも許容される。

3）抗菌薬の適正化

小児では抗菌薬を早期に適正化することが輸液量の減量につながる。本症例は敗血症が疑われたため各種培養を採取後にメロペネムとバンコマイシンが開始され，抗菌薬として 1 日 90mL の水分が投与された。3 日目に起因菌が GBS と判明，4 日目に抗菌薬をアンピシリンに de-escalation，抗菌薬の水分は 15mL に減量された。本症例では起因菌が判明した 3 日目に抗菌薬の適正化を行うことで 75mL/日の輸液を減量することができる。

→減量可能輸液量（推定）：75mL（15mL/kg）

4）早期のデバイス整理

　本症例では気管挿管チューブ，中心静脈カテーテル，これらのデバイスを維持するためにある一定の持続輸液が必要となる。気管挿管チューブを維持するために持続鎮痛薬/持続鎮静薬，中心静脈カテーテルのラインキープのために持続後押しが必要となる。小児は成人と比較して体重が軽いため，ラインキープのための微量持続輸液が患者にとって大きな fluid creep となる。本症例では持続鎮痛薬/鎮静薬を投与するために最低 2mL/時，中心静脈カテーテル（トリプルルーメン）を維持するために 3mL/時の投与が必要であった。早期にデバイスを整理することができればこれらの持続輸液が不要となる。本症例も挿管期間，中心静脈カテーテル留置期間を 1 日短縮することができれば 5mL/時/日 = 120mL/日の輸液を減量することができる。

→減量可能輸液量（推定）：120mL（24mL/kg）

　1）～4）のすべてを合計すると 1,115mL 減量できた可能性がある。その場合での 9 日目の仮想総輸液バランスは 314 − 1,115 = −801mL となる。

文献

1）Hoste EA, Maitland K, Brudney CS, et al. Four phases of intravenous fluid therapy: a conceptual model. Br J Anaesth 2014; 113: 740-747.
2）American Heart Association：PALS プロバイダーマニュアル　AHA ガイドライン 2020 準拠，株式会社シナジー，東京，2022.
3）Weiss SL, Peters MJ, Alhazzani W, et al: Surviving sepsis campaign international guidelines for the management of septic shock and sepsis-associated organ dysfunction in children. Intensive Care Med 2020; 46: 10-67.
4）HOLLIDAY MA, SEGAR WE: THE MAINTENANCE NEED FOR WATER IN PARENTERAL FLUID THERAPY. Pediatrics 1957; 19: 823-832.
5）R.M.Kliegman, et al: Maintenance and Replacement Therapy. Nelson Textbook of Pediatrics 21th ed. ELSEVIER, 2020.
6）Sharon Summers-Ma：2020 Surveillance of intravenous fluid therapy in children and young people in hospital（NICE guideline NG29）. Published online 2020: 11.
7）Brossier DW, Tume LN, Briant AR, et al: ESPNIC clinical practice guidelines: intravenous maintenance fluid therapy in acute and critically ill children— a systematic review and meta-analysis. Intensive Care Med. Published online October 26, 2022.

4

ROSE モデルと症例で学ぶ輸液適正化のポイント

病態別適正輸液

妊産婦の症例

- 20 歳代，女性。初産婦。非妊娠時体重 43kg，分娩前体重 48kg
- 妊娠 32 週 5 日に破水し母体搬送で当院転送。早産に備えリンデロン® の母体投与と児の感染予防管理下での妊娠維持を図っていたが，妊娠 33 週 5 日に陣痛発来。子宮経管熟化不良状態で，羊水混濁の経時的増悪あり，胎児機能不全リスク高いと判断し同日緊急帝王切開で児娩出
- 児は感染徴候伴う早産児として NICU 管理。母体は全身状態問題なく，産科病棟で産後ケアと育児指導を受けていた
- 産褥 3 日目に 39.0℃の発熱あり。培養一式採取し抗菌薬は術後のセファゾリンからセフメタゾールへ escalation。血培は ESBL 産生 *E.coli* 陽性。術後 5 日目でも高熱持続，酸素需要出現あり。CT 検査等で子宮周囲炎以外に有意異常所見なく，タゾバクタム / ピペラシリンへ escalation。変更翌日の血培も数時間で陽転化。バイタル不安定化と敗血症性 DIC 発症あり，抗菌薬をメロペネムへさらに escalation し，院内 RRT との協議のうえ ICU 入室となった

一般的な輸液方法とポイント解説

▶ 総論

　敗血症の輸液管理は他項に譲り，本項は妊産婦に特異的なポイントに絞って解説とする。

　妊産婦の特徴は，妊娠・分娩可能な健康な若年女性であり，基本状態として体液増加をしており，平時でも心拍数・呼吸数は増加していることが多く[1]，使用薬剤への配慮を要することである。主題である輸液とは直接関係しないが，妊娠期なら妊娠終了時期の判断も臨床的には非常に重要な治療選択肢になる。

　基本的には健康な若年女性なので，身体機能的余力はある。体液量は，妊娠週数によるが 30 週以降なら妊娠前の 1.5 倍程度まで増加しており，血液希釈も起こって貧血傾向にあるが，急性出血時に血圧低下をきたすまでに 2,000mL 前後もの失血を生じていることもあり，急激な体液量減少や貧血進行への耐性は非妊産婦に比べて高い。一方で，横隔膜挙上による心肺の圧排があり，心容積や機能的残気量が低下していることには留意が必要である[2]。その特有の生理学的背景から，妊産婦の重症度評価として qSOFA 等は不適切とされ，スコアリングシステムとしては MOEWS（Modified Obstetric Early Warning System）や S.O.S.（Sepsis in Obstetrics Score），omqSOFA（obstetric modified quick SOFA）が使用・検証されており[3-6]，参考になる。

妊産婦特有のリスク（図1）

　治療介入以前からすでに血管内外の水分量は多く，血液希釈が生じていることと，妊産婦特有のリスクとして，敗血症性心筋症とは別に周産期心筋症を急性発症するリスク，過凝固の背景があり血栓症リスクが通常より高いことは意識する。また，発症以前から頻脈化していることも多く，さらなる頻脈化により頻脈誘発性心筋症を発症するリスクが高まる。妊娠期には生理的範囲を超える頻脈は抑制が必要だが，同時に過度の循環抑制は胎盤機能低下をきたすため，胎児機能不全を回避する母体バイタルサインの管理を常に意識する必要がある。

　妊娠後期から末期になると，子宮収縮により静脈血灌流量上昇を生じるため，輸液に関係なく前負荷の変動が生じる。陣痛発作時には300 〜 500mLに達するとされ，無視できる量ではなく，子宮収縮が頻回な場合には収縮抑制も考慮を要する。

　また，過剰輸液に伴う呼吸不全で挿管管理を要する事態になると必要薬剤は増え，妊産婦管理はより複雑化することを常に意識する。使用薬剤については，妊娠期なら胎児への影響を，産褥期なら授乳への影響を考慮する（参考：妊娠と薬情報センター　https://www.ncchd.go.jp/kusuri/）。

図1　妊婦の生理学的変化

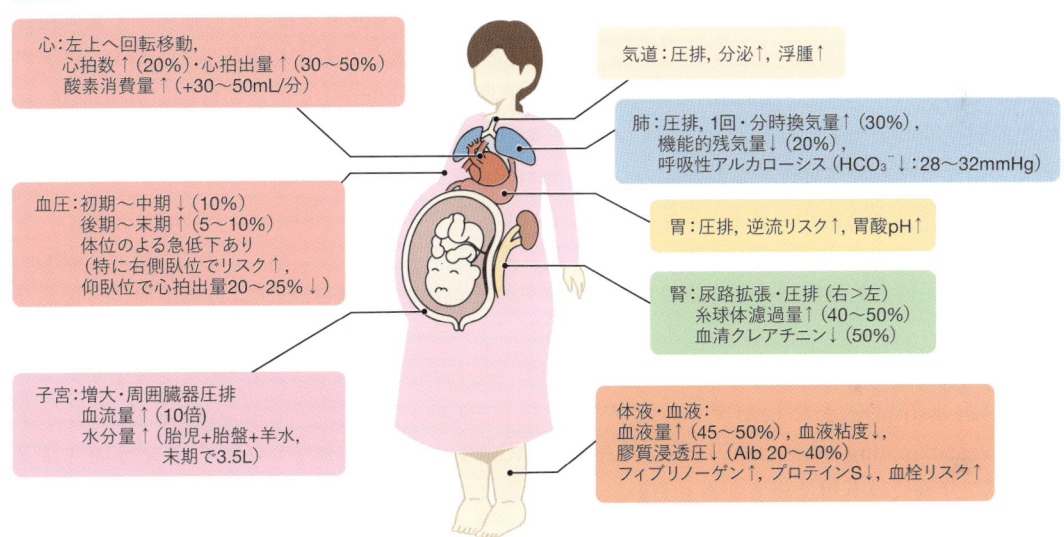

心：左上へ回転移動，
　心拍数↑（20%）・心拍出量↑（30〜50%）
　酸素消費量↑（+30〜50mL/分）

気道：圧排，分泌↑，浮腫↑

肺：圧排，1回・分時換気量↑（30%），
　機能的残気量↓（20%），
　呼吸性アルカローシス（HCO₃⁻↓：28〜32mmHg）

血圧：初期〜中期↓（10%）
　後期〜末期↑（5〜10%）
　体位のよる急低下あり
　（特に右側臥位でリスク↑，
　仰臥位で心拍出量20〜25%↓）

胃：圧排，逆流リスク↑，胃酸pH↑

腎：尿路拡張・圧排（右>左）
　糸球体濾過量↑（40〜50%）
　血清クレアチニン↓（50%）

子宮：増大・周囲臓器圧排
　血流量↑（10倍）
　水分量↑（胎児+胎盤+羊水，
　末期で3.5L）

体液・血液：
　血液量↑（45〜50%），血液粘度↓，
　膠質浸透圧↓（Alb 20〜40%）
　フィブリノーゲン↑，プロテインS↓，血栓リスク↑

初期輸液の選択

　輸液の種類としては，非妊産婦と同様の選択でよい。ただ，もともと低アルブミン血症（20 〜 40%低下）があり膠質浸透圧は低下しているため，晶質液により容易に浮腫増悪や胸水貯留をきたす。投与速度と量には，生殖可能年齢女性といえども注意を要する。低アルブミン血症自体は，生体侵襲期からの回復後には急速に栄養状態改善は得られやすく，アルブミン製剤を優先する必要性は基本的にはないと考えてよい。

4

ROSEモデルと症例で学ぶ輸液適正化のポイント

▶ 初期輸液量の推定

　妊産婦に特化した初期輸液量の公式等は筆者の知る限りは存在しないが，基本的には非妊産婦よりも控えめな設定とイメージするのがよいだろう。生体侵襲が生じる前から，すでに低膠質浸透圧の希釈性体液増加があるので，蘇生輸液として細胞外液を通常どおりの量で投与すると容易に肺うっ血や胸水貯留による呼吸不全を生じる。敗血症性ショック時の初期輸液は，晶質液 30mL/kg 以上で 3 時間以内とされるが，十分量ではなく必要最小量とし，非妊娠時体重を基本とする。

▶ 体液量のモニタリング

　妊娠期であれば，母体だけでなく胎盤機能不全，つまり胎児機能不全有無のモニタリングは非常に重要になる。特異なモニタリング手法としてはノンストレステスト（non stress test：NST）とよばれる胎児心拍数モニタリングと胎児超音波検査所見と併せて得られる BPS（Biophysical Profile Score）が広く用いられている。血行動態不安定な時期は，低血圧時だけでなく高血圧時も少なくとも NST は積極的に行う。

　胎盤機能維持の視点からは，平均動脈圧の過度な低下も上昇も回避する。平均動脈圧の最低値は具体的には示されていないが，敗血症性ショックなどで指標とされる平均動脈圧 65mmHg 以上の維持は参考になるだろう。実臨床では健常時でも平均動脈圧 60mmHg 前後の妊婦は珍しくない。胎児胎盤機能不全を生じるものではなく，低血圧については，母体のショック状態回避が適切と考えてよいだろう。母体負荷・胎盤機能のリスク管理としてはむしろ高い血圧の回避が重要とされており，収縮期圧 120mmHg 以下，拡張期圧 80mmHg 以下が正常域，収縮期圧 140mmHg 以上，または拡張期圧 90mmHg 以上が妊娠高血圧症候群の診断基準として設定されている。高い拡張期圧や平均動脈圧は，胎盤機能不全や胎盤早期剥離リスクを高め，高い収縮期圧は母体出血性合併症リスクを高める。

　体液は非妊産婦に比べてもともと過剰状態にあり，心拍出量は高いものの，膠質浸透圧が低く肺水腫や胸水貯留をきたしやすい。その点からは PiCCO® やエコーによる肺血管外水分量（extravascular lung water：EVLW），心拍出量（CO/CI）のモニタリングが有用な可能性はある[7]が，分娩時の有用性報告が散見されている[8]程度で，妊産婦管理としての有用性は明確にされていない。

　実際には一般成人の管理と同様に尿量のモニタリングが有用である。1 時間当たりの尿量を0.5mL/kg/時以上（非妊娠時体重でよい）の維持を目処にする。尿量低下時は，産科的腎不全はほかと比べて腎皮質壊死が好発するとされ，腎血流量低下や凝固線溶系障害に伴う微小血管血栓症の有無との鑑別に留意する。1 日ごとの体液量評価としては，体重測定の有用性が高い。非妊娠時体重からの変化は 1 つの指標になる。

ROSE モデルで整理した輸液の考え方と実際

　Case（症例）における 1 日ごとの輸液分類（**図2**）と，その詳細を**表1**に示す。また，ROSE モデルに照らした輸液の仮想累積減量推移を**図3**に示す。

図2 1 日ごとの輸液総量と輸液分類

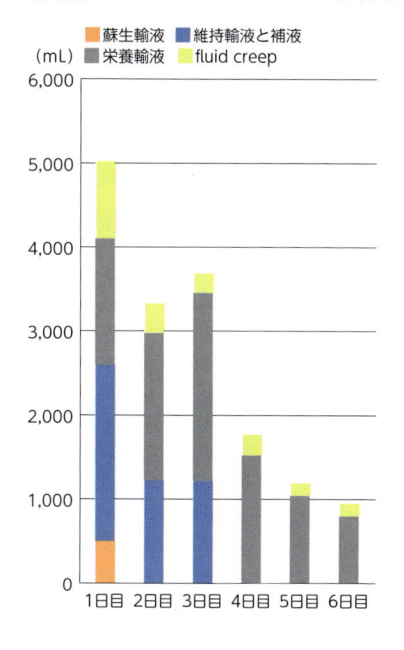

図3 輸液の仮想減量

日々の減量可能輸液量を，実際の日々の総輸液量から差し引くことで仮想総輸液量がプロットできる（紫破線）。さらにこの仮想輸液量から，日々の総排泄量を差し引くことで，仮想総輸液バランスがプロットできる（緑破線）。

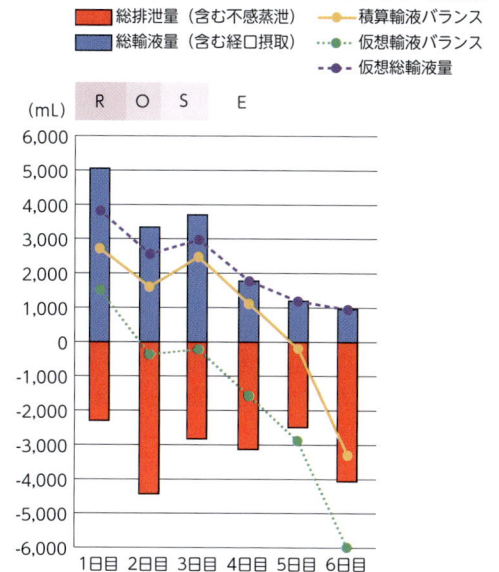

表1 輸液分類の詳細

輸液タイプ	%	1 日の輸液量平均値 (mL)	1 日の輸液量中央値 (mL)	volume					
				1 日目	2 日目	3 日目	4 日目	5 日目	6 日目
蘇生輸液	3	83	0	500	0	0	0	0	0
等張晶質液（速度 1L/6 時間以上）		83	0	500	0	0	0	0	0
膠質液（主にアルブミンとゼラチン）		0	0	0	0	0	0	0	0
輸血用血液製剤	0	0	0	0	0	0	0	0	0
維持輸液と補液	28	757	609	2,100	1,224	1,217	0	0	0
グルコース含有晶質液		407	0	0	1,224	1,217	0	0	0
等張晶質液（速度 1L/6 時間未満）		350	0	2,100	0	0	0	0	0
栄養輸液	56	1,475	1,510	1,500	1,750	2,240	1,520	1,040	800
経腸栄養剤		0	0	0	0	0	0	0	0
経静脈栄養		0	0	0	0	0	0	0	0
経口水分摂取		1,475	1,510	1,500	1,750	2,240	1,520	1,040	800
fluid creep（体液クリープ）	13	343	241	920	355	231	250	150	150
電解質補充のための輸液		123	0	740	0	0	0	0	0
静脈ラインキープのための輸液		0	0	0	0	0	0	0	0
薬剤の溶媒としての輸液（ワンショットおよび持続投与）		219	206	180	355	231	250	150	150
総輸液量	100	2,658	2,550	5,020	3,329	3,688	1,770	1,190	950
尿および便		1,964	1,800	835	3,050	1,450	2,100	1,500	2,850
滲出液（不感蒸泄）		1,243	1,290	1,470	1,390	1,370	1,030	990	1,210
総排泄量		3,208	2,975	2,305	4,440	2,820	3,130	2,490	4,060
総バランス		-550	-1,206	2,715	-1,111	868	-1,360	-1,300	-3,110
累積体液バランス		736	1,358	2,715	1,604	2,472	1,112	-188	-3,298

1 日目：resuscitation 期（図 3R）

　血管透過性が亢進し，蘇生輸液を要するのは非妊産婦と同様だが，妊娠後期妊婦としてすでに体液過剰にあり，さらに緊急帝王切開に伴う輸液後（輸液バランスとしては約＋2,000mL）であることから，蘇生輸液最小化を意識して管理した。平均動脈圧 60mmHg 以上の維持を設定し，早期から少量の血管収縮薬（ノルアドレナリン）を併用し，細胞外液（ソルアセト®F）のよる蘇生輸液は 500mL までとした。

2 日目：optimization 期（図 3O）

　循環動態は安定し血管収縮薬は減量可能となり，尿量 0.5mL/時/kg は維持されたため optimization 期に入ったと判断した。肺うっ血による酸素需要増加と胸水増加を認め（**図 4 左**），輸液制限を重視した観点での最適化を行った。輸液は maintenance fluids の 3 号液（ソルデム®3A）とし，尿量モニタリングしながら流速は 80mL/時から経時的に 40mL/時まで漸減した。Fluid creep 削減の視点からも血管収縮薬は早々に離脱した。

2，3 日目：stabilization 期（図 3S）

　尿量，循環動態ともに安定しており stabilization 期に入ったと判断した。本症例では，ICU 入室前の敗血症性ショックの発症前から抗菌薬 escalation や DIC 治療薬の介入が開始されていたこともあり，OS（optimization-stabilization）期への移行は速やかだった。それでも低膠質浸透圧に伴う肺うっ血と胸水増加を生じており，アルブミン製剤投与を考慮しつつ，経口摂取と維持液による尿量維持の可否を観察した。

3，4 日目：evacuation 期（図 3E）

　尿量増加傾向にあり，evacuation 期に入ったと判断した。経口摂取が良好なため維持輸液を中止し，輸液は必要最小限に絞った。妊娠は終了しており，体液希釈機序は解除状態にあり蛋白合成能は問題ないため，アルブミン製剤の有益性はあるが必要性は低いと判断し，4，5 日目に利尿薬のみ投与した。6 日目に酸素需要が軽減し，肺うっ血消失と胸水減少を確認した（**図 4 右**）。

図 4　胸部 X 線像の比較

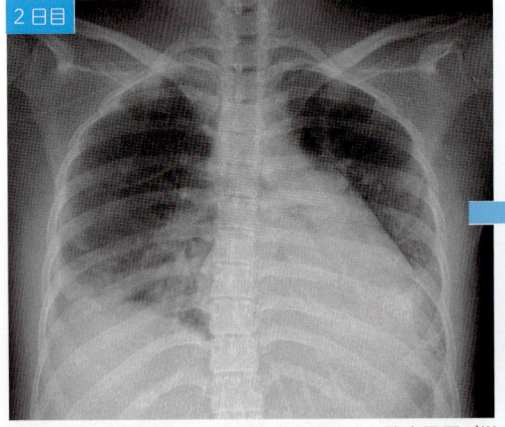
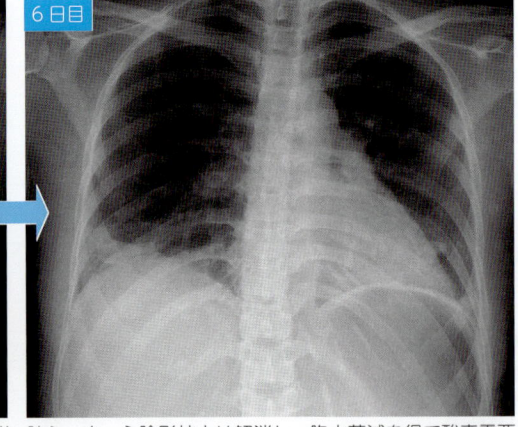

肺うっ血，心陰影拡大，両側胸水を認める。酸素需要が増大し，一時は侵襲的呼吸管理も検討された。

肺うっ血，心陰影拡大は解消し，胸水著減を得て酸素需要は軽減した。

Fluid creep と輸液減量ポイント

本症例では，ICU 管理開始から体液管理終了までの 6 日間で，fluid creep の割合は総輸液量の 13%（2,056mL）だった（**図 5**）。決して多い割合ではないが，ほかの輸液も含めて減量ポイントを挙げるならば，1）抗菌薬等の薬剤溶解輸液，2）1〜3 日目の維持液の 2 点になる。

1）抗菌薬等の薬剤溶解輸液

DIC 治療薬や鉄剤などの薬剤溶解輸液として生理食塩水や 5%ブドウ糖液を 50 〜 100mL ずつ，都度使用した。点滴投与ではなく静注可能な製剤もあり，静注を選択することで溶解の輸液は減量可能である。静注の場合には infusion reaction リスクが上がりやすいことを考慮して本症例では意図的に溶解輸液を選択したが，静注投与でも通常より緩徐投与を行えば減量可能であったと考えられる。

→減量可能輸液量（推定）：650mL

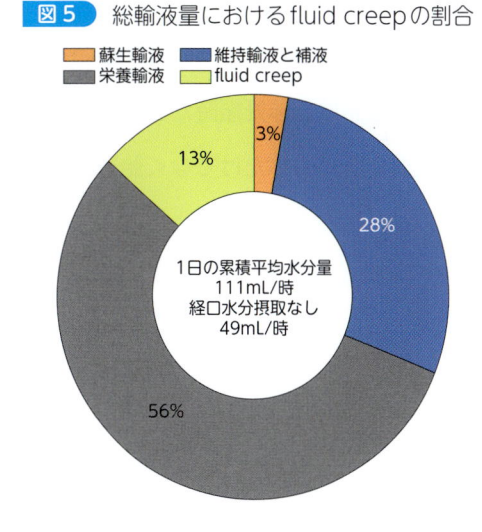

図 5　総輸液量における fluid creep の割合

- 蘇生輸液
- 栄養輸液
- 維持輸液と補液
- fluid creep

3%
13%
28%
56%

1日の累積平均水分量
111mL/時
経口水分摂取なし
49mL/時

2）1〜3 日目の維持液

蘇生輸液を必要最小限とするなかで，妊娠期の血栓化傾向が解除されていない時期の敗血症性 DIC 発症であり，血栓症を生じる血管内脱水を強く警戒したうえでの維持輸液が行われた。しかし，経口摂取可能だったため水分管理としての補液は削減できたと考えられる。純粋に maintenance または replacement fluids としても 1 日目 1,500mL，2，3 日目は 500mL ほどで管理可能だった。従って，維持輸液総量 4,541mL − 必要性のあった維持輸液量 2,500mL = 2,041mL は減量可能であったと言える。

→減量可能輸液量（推定）：2041mL

1）と 2）を合計すると減量可能輸液量は 650 + 2,041 = 2,691mL と推定され，6 日目の仮想輸液バランスは −3,298 − 2,691 = −5,989mL となる。

最初の 3 日間における約 2,700mL の推定過剰輸液は，敗血症性ショックの蘇生期も考慮するとけっして過多ではないだろう。実際に本例は fluid creep 回避という視点で輸液削減を意識しており，酸素需要の有無等の臨床症状に主眼をおいてのバランス管理を行っていた。しかし，それでも肺うっ血と胸水増加をきたした。その原因は，非妊娠時から ＋ 5kg の体重増加を伴う希釈性の体液増加状態にあり，緊急帝王切開の手術侵襲と術後プラスバランスのままであったことの影響が大きいだろう。

敗血症性ショック時などの生体侵襲時における不要な輸液回避の重要性は本書他項でも述べられるとおりだが，妊産婦に関しては侵襲前からすでに希釈性の体液増加と低アルブミン血症に伴う膠質浸透圧低下の状態にあることを強く意識し，非妊産婦よりもさらに厳しく不要な輸液の削減を心掛けることが重要である。

- 妊産婦にある侵襲前から存在する特有の生理学的変化を知っておく。

- 輸液管理時は，非妊娠時からの希釈性体液増加量と低膠質浸透圧血症を特に意識する。

- 妊娠期では，母体だけでなく胎児機能不全を回避する血行動態管理が非常に重要である。

文献

1) Kohlhepp L M, Hollerich G, Vo L, et al: Physiological changes during pregnancy. Anaesthesist 2018; 67: 383-396.

2) Tan EK, Tan EL: Alterations in physiology and anatomy during pregnancy. Best Pract Res Clin Obstet Gynaecol 2013; 27: 791-802.

3) Shields A, de Assis V, Halscott T: Top 10 Pearls for the Recognition, Evaluation, and Management of Maternal Sepsis. Obstetrics & Gynecology 2021; 138: 289-304.

4) Edwards SE, Grobman WA, Lappen JR, et al: Modified obstetric early warning scoring systems (MOEWS) : validating the diagnostic performance for severe sepsis in women with chorioamnionitis. Am J Obstet Gynecol 2015; 212: 536.

5) Albright CM, Ali TN, Lopes V, et al: The Sepsis in Obstetrics Score: a model to identify risk of morbidity from sepsis in pregnancy. Am J Obstet Gynecol 2014; 211: 39.

6) Bowyer L, Robinson H, Barrett H, et al: SOMANZ guidelines for the investigation and management sepsis in pregnancy. Aust N Z J Obstet Gynaecol 2017; 57: 540-551.

7) Padilla CR, Shamshirsaz A: Critical care in obstetrics. Best Pract Res Clin Anaesthesiol. 2022; 36: 209-225.

8) Zhang SJ, He SZ, Wu JJ, et al: Evaluation of extravascular lung water and cardiac function in normal vaginal delivery by intrapartum bedside ultrasound. BMC Pregnancy Childbirth 2024; 24: 13.

病態別適正輸液
救急・集中治療終末期の輸液

Key Slide ~~Case~~ ~~まとめ~~

図 救急・集中治療終末期の輸液における5つのポイント

① 救急・集中治療終末期と判断された場合，advance care planning の内容などを基に患者家族らと goals-of-care discussion を行う際に，生命維持装置の差し控え（withhold）／終了（withdraw）の方針を決める一環として人工栄養や輸液に関する方針も話し合っておく

▼

② 患者家族らに説明する際には，死にゆく過程において意識が低下し食事量や飲水量が低下することは自然なことであり，輸液や人工栄養を継続することは徒に死までの過程を長引かせ，浮腫などによる苦痛を増大させる原因となることを伝える

▼

③ 生命維持装置の差し控え（withhold）／終了（withdraw）が決定した場合，基本的には症状緩和のため以外の投薬や介入はすべて終了するため，輸液終了も考慮する

▼

④ 実際の医療現場では，救急・集中治療終末期患者が最期を迎えるまで輸液が継続されていることが多いが，この医療行為は医学的な目的ではなく，家族や医療・ケアスタッフの心理的負担を軽減するためだけに行われていたという調査もある

▼

⑤ 不要な輸液や，そのための静脈路確保・維持のための介入は，終末期患者に徒に侵襲を加えることとなり，穏やかな死にゆく過程を妨げている場合もあることを医療従事者は認識する必要がある

~~Key Slide~~ **Case** ~~まとめ~~

- 70歳代，男性
- 屋外で倒れているところを発見され，通行人が救急要請。救急隊到着時，心肺停止
- 初期波形は pulseless electronic activity。心肺蘇生により心拍再開し循環動態は安定したものの，昏睡状態が続き，低酸素性脳症による遷延性意識障害と診断された
- 入院1週間目に患者家族と goals-of-care discussion が行われ，人工呼吸器を含めた根治的治療の終了（withdraw）の方針が決定した

4

ROSE モデルと症例で学ぶ輸液適正化のポイント

一般的な輸液方法とポイント解説

▶ 終末期における輸液の目的

　集中治療終末期と医学的に判断され，適切な意思決定のプロセスを経て生命維持装置を含めた根治的治療の終了（withdraw）の方針が決まった場合，症状緩和のみを行う"CMO（comfort measure only）"へと移行する[1,2]。方針決定する際の話し合い"goals-of-care discussion"においては，患者家族らへ死にゆく過程に関して説明する。すなわち，意識は低下し，飲水も止まり，呼吸が不規則になり，最終的に呼吸が止まる。死が近づくにつれ食事量が低下し，飲水もできなくなるのは自然の成り行きである[2,3]。しかし，患者家族や医療従事者は，死にゆく過程にある患者であっても，人工栄養や輸液をしなければ餓死させることになるのではないかと不安になり，withdraw, CMO の方針になっても人工栄養や輸液を継続することがある。会田らの調査によると，患者が病院で最期を迎える場合に末梢点滴が継続されているのは医学的な目的でなく，家族や医療・ケアスタッフの心理的負担軽減のためだったことが指摘されている[4]。死にゆく過程にある患者にとって，人工栄養や輸液を継続しても，死を回避できるわけではなく，むしろ浮腫を増悪させたり，静脈路確保や管理のための侵襲を加えることとなり，患者本人の最期の時間の質を損なわせることにもなりかねない[3,5]。

　また，輸液に限らず，バイタルサインチェックや採血などの検査，体位変換，モニター類の装着など，医療従事者が当たり前に行っている臨床行為は救命を前提としているものであるため，死にゆく過程にある患者にとっては役に立たず，穏やかな時間を妨げていることも追記しておく[2,5]。

　投薬に関しては，薬剤の相互作用や副作用によるリスクもあるため，基本的には症状緩和のための薬剤以外は終了する。特に，症状に関係なく"予防的に"使用している薬剤に関しては継続しても意味がない。ただし，循環作動薬や抗痙攣薬など一部の薬剤は急激な中断により合併症が生じることがあるため，徐々に減量するか継続する[5]。

▶ 抗菌薬使用のエビデンス

　CMO の方針となった場合の抗菌薬の使用に関しては，一般的にはその有用性を支持するようなエビデンスはほとんどない。死にゆく過程にある患者に抗菌薬を継続して生じうる有害事象としては，薬物反応，薬物相互作用，クロストリジウム・ディフィシル腸炎の誘発，多剤耐性菌の発生，感染症を治療するための診察や薬剤投与そのものによる侵襲などが挙げられるため，患者家族らと goals-of-care discussion を行う際には十分に説明をし，理解を得たうえで継続するかどうかを話し合うべきである[5]。

▶ 終末期医療の質向上に向けて

　なお，本項の本題から外れるが，集中治療終末期で CMO となった患者に必要とされるケアに関しては，海外では質の高い終末期医療を実現させるために，既存のガイドラインやプロトコルを取り入れた comfort care order set を作成し，診療チームによる基本的緩和ケアの実践，および，必要に応じて緩和ケア専門家へのコンサルトが推奨されている[5,6]。わが国における集中治療領域での緩和ケアの普及は十分とはいえないため，現状では現場の個々の診療チームの努力により，集中治療終末期患者に対し最善の医療を提供することが求められている[2,6]。

輸液の考え方と実際

　Case（症例）における1日ごとの輸液分類（図1）と，その詳細を表1に示す。また，輸液の仮想累積減量推移を図2に示す。当症例においては，ROSE モデルに単純に当てはめることが適さないと思われるため，根治的治療の終了（withdraw）の方針が決定した日を0日目とし，解説していく。

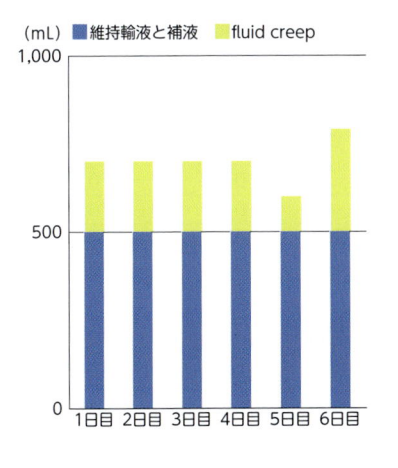

図1　1日ごとの輸液総量と輸液分類

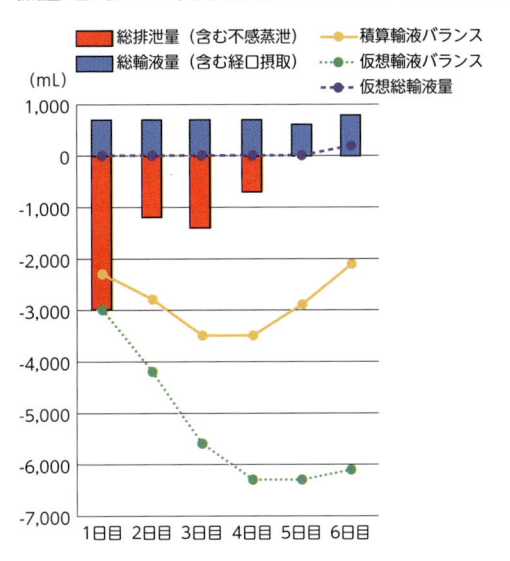

図2　輸液の仮想減量

日々の減量可能輸液量を，実際の日々の総輸液量から差し引くことで仮想総輸液量がプロットできる（紫破線）。さらにこの仮想輸液量から，日々の総排泄量を差し引くことで，仮想総輸液バランスがプロットできる（緑破線）。

0 日目

　医学的に終末期と判断され，患者家族と goals-of-care discussion を行った結果，人工呼吸器を含めた根治的治療の終了（withdraw）の方針決定となった。患者家族らが集合できる日に抜管する方針で日程調整することとなった。この段階で，経管栄養は中止し，輸液も最小限に絞ることとなった。ストレス潰瘍予防のための PPI（proton pump inhibitor：プロトンポンプ阻害薬）と肺炎に対して使用していた抗菌薬は継続された。

1 ～ 4 日目

　"最小限の輸液" としての細胞外液 500mL/日，PPI，抗菌薬が継続された。家族らの話し合いの結果，6日目の午後に家族立会いのもと，terminal weaning（抜管）することが決定した。

5 日目

　抗菌薬を終了した。尿道カテーテルを抜去し，尿量カウントを終了した。

6 日目

　家族らが集合した後，抜管に先立ち，予測される呼吸苦症状を緩和するためにモルヒネ 1mg/mL（4mL/時）を持続点滴で開始した。

7 日目

　抜管から約 12 時間後，家族らに見守られながら永眠となった。

4

ROSE モデルと症例で学ぶ輸液適正化のポイント

表1 輸液分類の詳細

輸液タイプ	%	1日の輸液量平均値(mL)	1日の輸液量中央値(mL)	volume					
				1日目	2日目	3日目	4日目	5日目	6日目
蘇生輸液	0	0	0	0	0	0	0	0	0
等張晶質液（速度1L/6時間以上）		0	0	0	0	0	0	0	0
膠質液（主にアルブミンとゼラチン）		0	0	0	0	0	0	0	0
輸血用血液製剤	0	0	0	0	0	0	0	0	0
維持輸液と補液	72	500	500	500	500	500	500	500	500
グルコース含有晶質液		0	0	0	0	0	0	0	0
等張晶質液（速度1L/6時間未満）		500	500	500	500	500	500	500	500
栄養輸液	0	0	0	0	0	0	0	0	0
経腸栄養剤		0	0	0	0	0	0	0	0
経静脈栄養		0	0	0	0	0	0	0	0
経口水分摂取		0	0	0	0	0	0	0	0
fluid creep（体液クリープ）	28	198	200	200	200	200	200	100	290
電解質補充のための輸液		0	0	0	0	0	0	0	0
静脈ラインキープのための輸液		0	0	0	0	0	0	0	0
薬剤の溶媒としての輸液（ワンショットおよび持続投与）		198	200	200	200	200	200	100	290
総輸液量	100	698	700	700	700	700	700	600	790
尿および便		1,050	950	3,000	1,200	1,400	700	0	0
滲出液（不感蒸泄）		0	0	0	0	0	0	0	0
総排泄量		1,050	950	3,000	1,200	1,400	700	0	0
総バランス		-352	-250	-2,300	-500	-700	0	600	790
累積体液バランス		-2,852	-2,850	-2,300	-2,800	-3,500	-3,500	-2,900	-2,110

Fluid creepと輸液減量のポイント

　当症例においては，定義上の"fluid creep"は全体の28％（1,190mL）であるが（図3），6日目から使用したモルヒネの持続点滴はむしろessentialであり，全体の約70％を占める維持輸液として投与していた等張晶質液は"家族や医療・ケアスタッフの心理的負担を軽減させるため"だけに投与されており，患者にとってはむしろこちらのほうが"fluid creep"であったと思われる。

1）抗菌薬溶解液

　抗菌薬が1日目から4日目まで使用されていたが，CMOとなった時点で終了してもよかった。

　→減量可能fluid creep（推定）＝50mL × 2回 × 4日 ＝ 400mL

2）PPI溶解液

　CMOとなった場合は症状緩和に関係のない予防的に投与している薬剤はすべて終了すべきだった。

　→減量可能fluid creep（推定）：50mL × 2回× 6日 ＝ 600mL

図3 総輸液量におけるfluid creepの割合

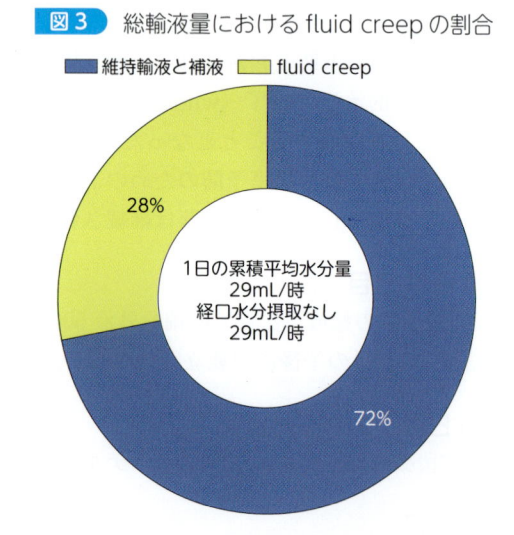

■ 維持輸液と補液　■ fluid creep

28%

1日の累積平均水分量
29mL/時
経口水分摂取なし
29mL/時

72%

3) 維持輸液としての等張晶質液

　"CMO となっても，医療者側がまったく点滴をしないことに抵抗を感じて細胞外液 500mL バックを 1 日 1 本だけ継続する"という医療者側の心理負担をケアするためだけの輸液がここでも行われている。先述のとおり，CMO となった患者にとってはむしろ自然な死までの過程を妨げてしまう可能性もあるため，この輸液は本来であれば必要なかった。また，患者の身体的侵襲を軽減するために，5 日目には尿道カテーテルは抜去され，尿量カウントも終了しているため，CMO となった患者の輸液の出納を議論することにはもはや意味がない。

　→減量可能 replacement fluids（推定）：500mL × 1 回 × 6 日 = 3,000mL

　上記より，当症例では CMO と方針が決定した後は 4,000mL の fluid creep が認められた。

Key Slide　　Case　　**まとめ**

- 救急・集中治療室で終末期と判断され，生命維持装置を含む根治的治療を差し控え（withhold）／終了（withdraw）を選択した場合，死にゆく過程にある患者にとって，輸液は浮腫や静脈路確保・管理のための処置介入でむしろ苦痛を増大させる要因にもなる。

- 「輸液（または人工栄養）をしないと患者を餓死させることになるのではないか」というような医療者側の不安を解消するために輸液を継続することは，結局患者のためにならないので，注意が必要である。

文献

1) 日本集中治療学会・日本救急医学会・日本循環器学会：救急・集中治療における終末期医療に関するガイドライン〜3 学会からの提言〜．https://www.jsicm.org/pdf/1guidelines1410.pdf（2024 年 8 月閲覧）
2) 氏家良人監，木澤義之編，伊藤　香：生命維持治療の中止とその後に行うべき緩和ケア，救急・集中治療領域における緩和ケア　第 1 版，医学書院，東京，2021，p163-179.
3) 香坂　俊監，植村健司：死の過程，極論で語る緩和ケア　第 1 版，丸善出版，東京，2023，p26-41.
4) 日本エンドオブライフケア学会監，平原佐斗司・荻野美恵子編，会田薫子：認知症を有する人への人工的水分・栄養補給のあり方，エンドオブライフケア　すべての人の命とくらしのために　第 1 版，南山堂，東京，2022，p421-426.
5) Harman SM, Walling AM: Palliative care: The last hours and days of life, UpToDate（last updated: May 9, 2024.）（2024 年 8 月閲覧）
6) Ito K, George N, Wilson J, et al: Primary palliative care recommendations for critical care clinicians. J Intensive Care 2022; 10: 20.

4

ROSE モデルと症例で学ぶ輸液適正化のポイント

病態別適正輸液

移植医療の輸液（ドナー管理）

Case まとめ

- 20代，男性
- バイクで走行中に対向車と衝突し受傷。意識レベル JCS Ⅲ -300 で救急搬送となった
- 右椎骨動脈損傷に伴う外傷性くも膜下出血を認め，母血管閉塞術と後頭蓋窩減圧開頭術・脳室ドレナージ術を行った（図 a，b）
- 第2病日に瞳孔不同を認めたため頭部 CT を撮影したところ，脳幹部や小脳の虚血性変化と脳浮腫の進行を認めた（図 c）
- 第3病日に瞳孔散大，自発呼吸消失，脳幹反射消失を認めた。脳死とされうる状態であることを確認し，家族に臓器提供について説明したところ希望があり，脳死下臓器提供を行う方針となった
- 第8病日に法的脳死判定を終了し，翌日臓器摘出手術を行った

図 頭部 CT 像と脳血管造影像

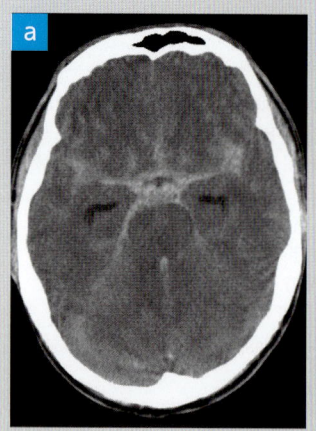 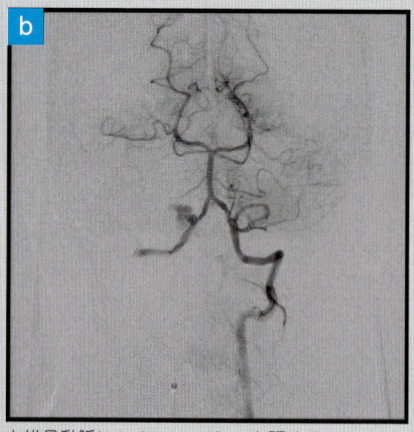 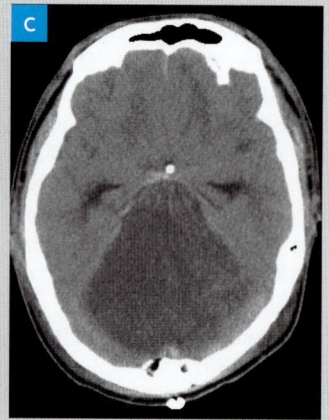

a 頭部 CT 像。広範なくも膜下出血。

b 右椎骨動脈に extravasation を認める。

c 第2病日の頭部 CT 像。脳幹・小脳の虚血性変化と脳浮腫。

一般的な輸液方法とポイント解説

▶ 総論

　脳死患者では，自律神経系応答や視床下部下垂体機能の消失により血行動態が不安定化となるため，脳死患者特有の生理学的変化を理解したうえで全身管理を行う必要がある[1]。脳死に至って間もない時期における catecholamine surge（カテコラミン過剰放出）は心機能低下を引き起こし，下垂体機能消失による中枢性尿崩症では血管内脱水となりやすく，自律神経系応答の消失は血管抵抗の低下により血圧低下を引き起こす[1,2]。輸液管理の目標は臓器保護のための十分な臓器灌流を確保することであり，十分な血管内容量と適切な心拍出量を維持する必要がある[3]。これまで，積極的な輸液療法は腎保護的とされてきたが，中心静脈圧や肺動脈楔入圧を指標とした制限輸液管理を行うことでより多くの肺の提供を可能にし，腎移植の成績を悪化させなかったという報告がある[3-5]。今日推奨される輸液管理は，血管内脱水に注意しさまざまなモニタリング方法を用いながら，臓器灌流を最大限に保つことである[3,6]。

▶ 輸液の選択

　脳死患者では血管内脱水が起こりやすいため，等張晶質液が推奨される[3,6]。HES（hydroxyethyl starches）製剤は腎障害や凝固障害を引き起こす可能性があり，使用を避ける[3,7,8]。また，HES製剤の使用により移植後腎障害が増加したという報告もある[9]。より急速に血管内容量を確保する必要がある場合には，アルブミン製剤の使用を考慮する[3,10]。

▶ モニタリング

　血圧，心拍数，心拍出量，尿量，乳酸値，中心静脈圧，肺動脈楔入圧，混合静脈血酸素飽和度などを参考に管理を行う。血行動態モニタリングは血管内容量や輸液反応性の評価に有用であり，動脈圧カテーテルや中心静脈カテーテル，肺動脈カテーテルの使用が推奨される[3-6]。

　目標値に関してはさまざまな推奨があるが，大まかに以下のようになる[1,3,6,11,12]。

> **目標値**
> ✓ 平均動脈圧：60 〜 80mmHg（収縮期血圧 ≧ 100mmHg）
> ✓ 尿量　　　：0.5 〜 3.0mL/kg/ 時
> ✓ 左室駆出率：≧ 45 〜 50%
> ✓ 中心静脈圧：6 〜 12mmHg

▶ バソプレシン補充療法

　下垂体後葉機能などの消失によりバソプレシンの分泌欠乏が生じ，自由水の再吸収が阻害され，多尿，高 Na 血症をきたす[13]。バソプレシンの投与は，血管平滑筋収縮による血圧上昇，抗利尿作用により多尿を抑制するため第一選択となる[3,6]。バソプレシンの投与が提供可能な臓器数を増やすという報告もある[14,15]。

4

ROSE モデルと症例で学ぶ輸液適正化のポイント

ROSE モデルにおける区分と輸液の分類

Case（症例）における 1 日ごとの輸液分類（**図 1**）と，その詳細を**表 1** に示す。また，輸液の仮想累積減量推移を**図 2** に示す。

図 1 1 日ごとの輸液総量と輸液分類

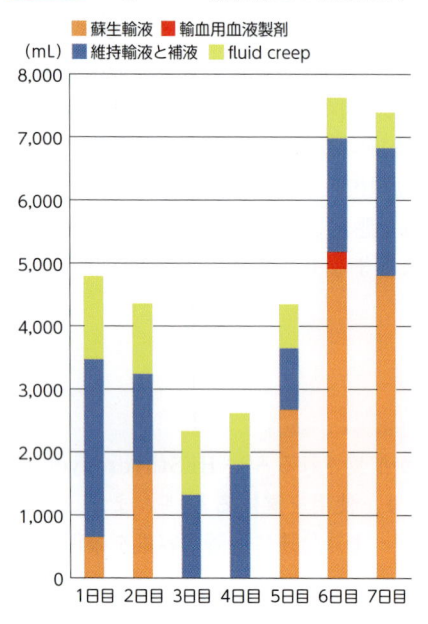

図 2 輸液の仮想減量

日々の減量可能輸液量を，実際の日々の総輸液量から差し引くことで仮想総輸液量がプロットできる（紫破線）。さらにこの仮想輸液量から，日々の総排泄量を差し引くことで，仮想総輸液バランスがプロットできる（緑破線）。

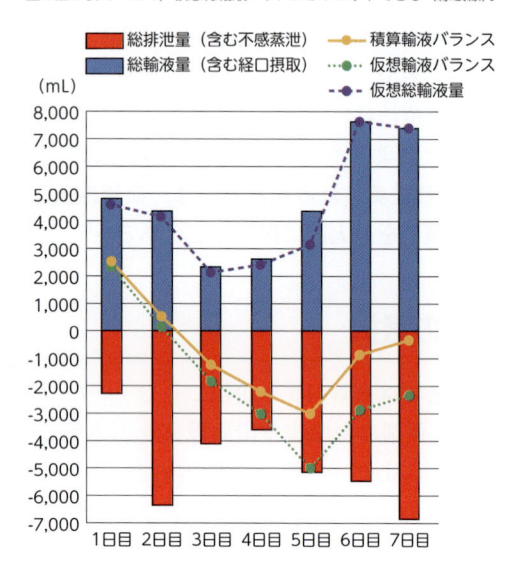

resuscitation 期 /optimization 期

救命のための管理とドナー管理は異なるため，ドナー管理における resuscitation 期を 3 日目（脳死とされうる状態を確認した日）からとした。輸液分類の詳細のとおり，臓器摘出まで resuscitation 期と optimization 期を繰り返したため，resuscitation 期と optimization 期を明確に区分することは困難である。

1 日目（第 3 病日）では脳浮腫に対し浸透圧利尿薬を投与していた影響で高 Na 血症を認めており，等張晶質液からグルコース含有晶質液へ輸液を変更し，浸透圧利尿薬は中止した。

当初からバソプレシン持続投与を行なっていたが，4 日目（第 6 病日）から 5 日目（第 7 病日）にかけて中枢性塩類喪失症候群のような病態となり，多尿と低 Na 血症を認めた。等張晶質液の急速投与を行なっていたが Na 値の是正が困難だったため高張食塩水も併用した（**表 1** の輸液分類詳細では等張晶質液として記載）。その後は，尿量と Na 値の推移をみながら高張食塩水と等張晶質液の流量を調整した。

stabilization 期 /evacuation 期

脳死患者では，体位変換や一過性の尿量増加や排便だけでも容易に血圧が低下して輸液の急速投与や昇圧薬の増量を要するため，stabilization 期/evacuation 期の管理としてできることはほとんどなく，本症例では臓器摘出直前まで resuscitation 期であった

表1　輸液分類の詳細

輸液タイプ	%	1日の輸液量平均値(mL)	1日の輸液量中央値(mL)	volume						
				1日目	2日目	3日目	4日目	5日目	6日目	7日目
蘇生輸液	44	2,117	1,800	650	1,800	0	0	2,670	4,900	4,800
等張晶質液（速度 1L/6 時間以上）		2,117	1,800	650	1,800	0	0	2,670	4,900	4,800
膠質液（主にアルブミンとゼラチン）		0	0	0	0	0	0	0	0	0
輸血用血液製剤	1	40	0	0	0	0	0	0	280	0
維持輸液と補液	36	1,741	1,800	2,820	1,440	1,320	1,800	980	1,800	2,025
グルコース含有晶質液		917	840	2,320	1,440	1,320	840	0	500	0
等張晶質液（速度 1L/6 時間未満）		824	960	500	0	0	960	980	1,300	2,025
栄養輸液	0	0	0	0	0	0	0	0	0	0
経腸栄養剤		0	0	0	0	0	0	0	0	0
経静脈栄養		0	0	0	0	0	0	0	0	0
経口水分摂取		0	0	0	0	0	0	0	0	0
fluid creep（体液クリープ）	19	881	814	1,318	1,116	1,010	814	694	648	568
電解質補充のための輸液		309	280	120	570	350	350	210	280	280
静脈ラインキープのための輸液		0	0	0	0	0	0	0	0	0
薬剤の溶媒としての輸液（ワンショットおよび持続投与）		573	484	1,198	546	660	464	484	368	288
総輸液量	100	4,779	4,356	4,788	4,356	2,330	2,614	4,344	7,628	7,393
尿および便		3,928	4,250	1,355	5,450	3,210	2,690	4,250	4,580	5,960
滲出液（不感蒸泄）		900	900	900	900	900	900	900	900	900
総排泄量		4,828	5,150	2,255	6,350	4,110	3,590	5,150	5,480	6,860
総バランス		-49	-806	2,533	-1,994	-1,780	-976	-806	2,148	533
累積体液バランス		-661	-875	2,533	539	-1,241	-2,217	-3,023	-875	-342

Fluid creep と輸液減量ポイント

　7 日間で fluid creep は 19%（6,168mL）であった（ **図3** ）。脳死患者も発汗するため不感蒸泄を 900mL/日と設定したところ，累積体液バランスは − 342mL であった。ただ，原疾患における蘇生期の輸液量を加味していないため，さらにマイナスバランスでの管理が可能だったと思われる。

　減量可能なポイントとして考えられるのは，1）抗菌薬の薬剤溶解液，2）5 日目の蘇生輸液の 2 点である。

1）抗菌薬の薬剤溶解液

　5 日目（第 7 病日）まで抗菌薬の溶解液を生理食塩水 100mL としており，50mL に減量可能であった。1 日 4 回投与していたため，溶解液を 50mL とした場合，50mL × 4 回 × 5 日間 = 1,000mL となる。

　→減量可能輸液量（推定）：1,000mL

図3　総輸液量における fluid creep の割合

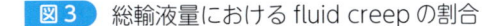
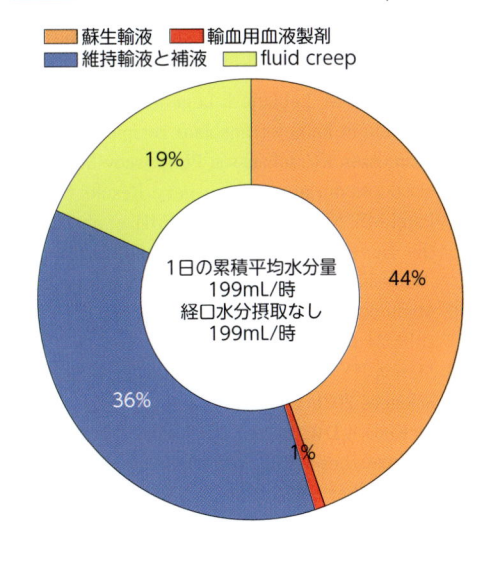

凡例：
- 蘇生輸液
- 輸血用血液製剤
- 維持輸液と補液
- fluid creep

19%
44%
36%
1%

1日の累積平均水分量
199mL/時
経口水分摂取なし
199mL/時

2）5日目の蘇生輸液

4日目から5日目にかけて多尿と低Na血症を認め，等張晶質液の急速投与を行なったが，尿中Na排泄が多いことを確認できており，早い段階で高張食塩水の投与を開始しバソプレシンの投与量を増やしていれば輸液量を減らせた可能性がある。6，7日目においては法的脳死判定前および実施中ということもあり，積極的な輸液の減量は難しいと判断した。

　→減量可能輸液量（推定）：1,000mL

以上から，すべての推定減量可能輸液量は2,000mLであった。記載はしていないが，入院時から第3病日までの総バランスは＋4,160mLであったため，不感蒸泄を考慮しても現実的な値だと思われる。

一方，ドナー管理では血管透過性亢進や尿崩症により血圧低下が起こりやすく，過剰輸液での管理になりやすい。さまざまな指標を用いて輸液量を決定していくのは言うまでもないが，十分な血管内容量と判断できていても輸液の減量で血圧が低下することはよくある。特に法的脳死判定前や実施中は安全面から輸液量は多くなりやすい。安易な輸液量の減量は急変につながったり，状態が不安定となることで臓器摘出までの期間を遅らせ，結果として提供可能な臓器が減ったり，臓器提供自体ができなくなる可能性もあるので注意が必要である。

文献

1）Kenneth EW, Bryan NB, John GM, et al: Care of the Potential Organ Donor. N Engl J Med 2004; 351: 2730-2739.

2）Smith M: Physiologic Changes During Brain Stem Death—Lessons for Management of the Organ Donor. J Heart Lung Transplant 2004; 23: S217-222.

3）Robert MK, Sandralee B, Gerard JF, et al: Management of the Potential Organ Donor in the ICU: Society of Critical Care Medicine/American College of Chest Physicians/Association of Organ Procurement Organizations Consensus Statement. Crit Care Med 2015; 43: 1291-1325.

4）Minambres E, Ballesteros MA, Rodrigo E, et al: Aggressive lung donor management increases graft procurement without increasing renal graft loss after transplantation. Clin Transplant 2012: 1-8.

5）Rajamiyer VV, Val BP, Ian CW, et al: Early Donor Management Increases the Retrieval Rate of Lungs for Transplantation. Ann Thorac Surg 2008; 85: 278-286.

6）KD Bera, A Shah, MR English, et al: Optimisation of the organ donor and effects on transplanted organs: a narrative review on current practice and future directions. Anaesthesia 2020: 1-14.

7）Cittanova M, Leblanc I, Legendre C, et al: Effect of hydroxyethylstarch in brain-dead kidney donors on renal function in kidney-transplant recipients. Lancet 1996; 348: 1620-1622.

8）Rasmussen KC, Johansson PI, Hojskov M, et al: Hydroxyethyl starch reduces coagulation competence and increases blood loss during major surgery: Results from a randomized controlled trial. Ann Surg 2014; 259: 249-254.

9）Patel MS, Niemann CU, Sally MB, et al: The Impact of Hydroxyethyl Starch Use in Deceased Organ Donors on the Development of Delayed Graft Function in Kidney Transplant Recipients: A Propensity-Adjusted Analysis. American Journal of Transplantation 2015; 15: 2152-2158.

10）Madhukar SP, Peter LA: Current practices in deceased organ donor management. Curr Opin Organ Transplant 2019; 24: 343-350.

11）Marcia HY, Nícollas NR, Leonardo CW, et al: Brain death and management of the potential donor. Neurological Sciences 2021; 42: 3541-3552.

12）McKeown DW, Bonser RS, Kellum JA: Management of the heartbeating brain-dead organ donor. British Journal of Anaesthesia 2012; 108: i96-i107.

13）Pennefather SH, Bullock RE, Mantle D, et al: Use of low dose arginine vasopressin to support brain-dead organ donors. Transplantation 1995; 59: 58-62.

14）Plurad DS, Bricker S, Neville A, et al: Arginine vasopressin significantly increases the rate of successful organ procurements in potential donors. Am J Surg 2012; 204: 856-860.

15）Plurad DS, Bricker S, Falor A, et al: Donor hormone and vasopressor therapy: closing the gap in a transplant organ shortage. Journal of Trauma and Acute Care Surgery 2012; 73: 689-694.

輸液プロトコル
輸液療法の個別化

Key Slide　Case　まとめ

図　輸液プロトコルとして考慮すべきフロー

どの輸液製剤を使用するか？	多くの輸液が入りそう	balanced crystalloid
		アルブミン輸液を考慮
	Cl（クロライド）≧110mmol/L	balanced crystalloid
	低アルブミン血症	アルブミン輸液を考慮
	その他のケース	生理食塩液も可

輸液量はどの程度か？	明らかな循環血液量減少	急速投与
		4mL/kg/5〜10分投与し，早期のNADを考慮
	体液過剰リスクが高い	ゆっくり投与
	その他のケース	1時間で10mL/kg投与し，その後再評価する

どのように輸液反応性を評価するか？	人工呼吸器使用中 LIMITSがない ・自発呼吸 ・不整脈 ・1回換気量 ≧ 8mL/kg ・HR/RR > 3.6 ・最高気道内圧≧30mL/cmH₂O ・腹腔内圧上昇	PPV, SVV
	人工呼吸器未使用	PLRテスト, mini-fluid challenge
	CO測定不能	tidal volume challenge
		PLRテストによるPPV評価
		mini-fluid challengeによるPPV評価
	体液過剰リスクが高い	繰り返すMini-fluid challengeは不可能（単回のみ）
	伏臥位	EEOT
	その他のケース	PLRテスト
		mini-fluid challenge
		tidal volume challenge

輸液除去をすべきか？	輸液反応性あり	輸液除去しない
	明らかな体液貯留なし	輸液除去しない
	無尿・利尿薬無効	RRT/CRRT
	その他のケース	利尿薬

最後に，輸液療法のプロトコル（輸液療法の個別化）について解説する。すべての患者に当てはまる絶対的なプロトコルは存在しないが，輸液を投与しようとする際に，考慮するべき内容は共通している（KeySlide 図）。そこから患者の状態ごとに個別化して輸液療法を行うように心がける。

4

ROSE モデルと症例で学ぶ輸液適正化のポイント

どの輸液製剤を使用するか？

　これまでも述べてきたが，基本的には balanced crystalloid（ヒト血漿成分の組成に近い晶質液で，酢酸リンゲル液や乳酸リンゲル液など）を使用する。この選択を裏付けるエビデンスは 2025 年 1 月現在でも乏しいが，生理食塩液を主な輸液源として使用すると，高 Cl 性代謝性アシドーシスを誘発し，腎皮質灌流を低下させ，腎不全を誘発する可能性がある。また，大量の輸液を必要とする病態では，早期にアルブミン輸液を投与することで初期輸液量を減量し，グリコカリックスの保護（組織浮腫の予防）に努める。低アルブミン血症の患者に対してもアルブミン製剤は選択される。

輸液量はどの程度か？

　組織浮腫・体液貯留は有害であり，死亡率を上昇させる。従って，初期輸液量には十分に注意をしなければならない。これまでの多くの研究では，蘇生輸液，維持輸液と補液，プロトコル化された輸液除去のいずれかを制限する研究であり，3 つすべてを同時に制限・調整した研究はない。さらに，個別の患者特性（ARDS・肺炎・腹膜炎・膵炎など）も考慮されていない。それにもかかわらず，SSCG2021 のガイドラインでは，低血圧または血中乳酸値の上昇が認められる敗血症患者に対し，来院後 3 時間以内に"一律"30mL/kg 以上の晶質液を投与することが推奨されている。本来的には，初期輸液量は体液喪失量・心機能に応じて個別化されることが理にかなっている。従って，初期輸液は，明らかな循環血液量減少患者には，急速投与（4mL/kg/5 〜 10 分投与）と早期のノルアドレナリンの使用を，体液過剰リスクが高い患者には緩徐な投与を，その他のケースには 1 時間で 10mL/kg での投与を行い，それぞれその後に輸液反応性をみながら投与量を再評価する個別化戦略がよい。ノルアドレナリンは，一般的に輸液投与を行っても血圧の上昇がみられない患者に使用されるが，早期に投与することで，輸液投与と相乗効果を発揮し，蘇生中に投与する輸液量を減らすことができる。敗血症患者を対象とした観察研究では，早期のノルアドレナリン開始が輸液のプラスバランスを抑え，生存率を改善させる可能性が示唆されている。

どのように輸液反応性を評価するか？

　人工呼吸器装着の有無，あるいは施設が保有するデバイスなどによりパターン分けされる。まず人工呼吸器使用中であれば，PPV（pulse pressure variation）や SVV（stroke volume variation）で評価できる。ただし，先の章にも記載されているが，LIMITS（自発呼吸，不整脈，1 回換気量 ≧ 8mL/kg，HR/RR ≧ 3.6，最高気道内圧≧ 30mL/cmH$_2$O，腹腔内圧上昇）がない条件下で評価が可能となることに留意する。人工呼吸器を使用していなければ，PLR テストや mini-fluid challenge を行うことになる。もちろん身体所見や患者の口渇感も参考となる。次に，施設内デバイスで CO が測定できるか否かであるが，測定不可能であれば，tidal volume challenge, PLR テスト，mini-fluid challenge による PPV 評価が選択肢になる。さらに，体液過剰リスクが高い患者には，繰り返す mini-fluid challenge は不可能であり，単回でのみ実施できる。伏臥位の患者には EEOT が適している。その他の場合においては，患者と施設特性に応じて，PLR テスト，mini-fluid challenge, tidal volume challenge などを使い分けることになる。重要なのは，常に輸液反応性を評価する姿勢である。

輸液除去すべきか？

入れすぎた輸液（過剰輸液）を除去するためには，まず利尿薬が使用される。しかし，乏尿または無尿の場合，代替策として限外濾過（血液透析）が用いられる。アルブミン値が低い場合は，20% の高浸透圧アルブミンが体液除去に相乗効果をもたらす。では，減量する体液（蓄積した輸液）量はどのように決めるか？ 体液を減らし過ぎるリスクは，血行動態の状態を変化させることである。体液減少の安全性を確保するには，生理学的条件への考慮と，血行動態の安定が求められる。そのためには，血管収縮薬は低用量であるか，または中止されている必要がある。次に，体液除去による前負荷の減少は，血行動態の状態を変化させる可能性があり，輸液反応性がないことを前提として行うべきである。ショックが安定化した重症患者を対象とした研究では，輸液反応性のない患者（PLR テスト陰性）では，限外濾過法による体液除去によっても低血圧は誘発されなかった。従って，輸液反応性がある場合は，さらなる体液除去を行わないことが強く推奨される。

▶ ROSE モデルの活用

これらの方策を構造的に具現化するのが ROSE モデルである（図1）。概念モデルのため，実際の形は個々に異なるが，各フェーズを意識すること，それぞれのフェーズで重要となる考え方はすべての疾患・病態で共通である。従って，"薬"としての輸液，つまりすべての輸液使用時において，常にこのモデルを念頭に診療していただきたい。

図1 ROSE モデルで考える輸液削減の方策

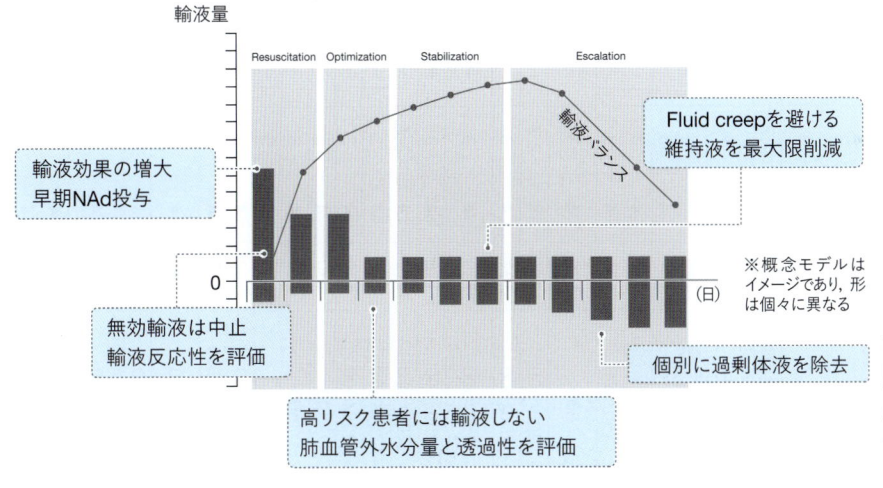

（Monnet X, Lai C, Teboul JL: How I personalize fluid therapy in septic shock? Crit Care. 2023; 27: 123 を元に作成）

結びに

一見単純そうにみえる輸液療法は，実際には複雑である。輸液は薬物であり，その効果は一定せず，有害作用も顕著である。ほかの薬物と同様に，輸液は，必要な患者にのみ，適切な用量で投与されなければならない。輸液療法を行う際は，すべての患者に同一の戦略を当てはめるのではなく，患者ごとに個別化することが重要である。患者の特性（血管拡張の重症度，体液貯留の可能性），現病歴（患者接触時の循環血液量減少の程度），生理学的状態（輸液反応性）を考慮すれば，理論的には効果的かつ安全な輸液と体液除去が確実に行われるはずである。最も一般的な治療である輸液療法だからこそ，"First, do no harm" の精神を思い出して，適切に行ってほしい。

主な輸液製剤一覧（※商標登録マーク省略）

【略記】Glu：グルコース, Sor：ソルビトール, Fru：フルクトース, Xyl：キシリトール, Mal：マルトース

細胞外液

製剤名	製造販売元	容量（mL）	電解質（mEq/L）								その他	糖（%）	エネルギー（kcal/L）	浸透圧比
			Na$^+$	K$^+$	Ca^{2+}	Mg^{2+}	Cl$^-$	Lac$^-$	Ace$^-$	HCO$_3^-$				
生理食塩液	各社	20/50/100/250/500/1,000	154	–	–	–	154	–	–	–	–	–	–	–
リンゲル液［オーツカ］	大塚製薬工場	500	147	4	4.5	–	155.5	–	–	–	–	–	–	約1
ラクテック注	大塚製薬工場	250/500/1,000	130	4	3	–	109	28	–	–	–	–	–	約1
ソルラクト輸液	テルモ	250/500/1,000	131	4	3	–	110	28	–	–	–	–	–	約0.9
ハルトマン輸液［NP］	ニプロ	500	131	4	3	–	110	28	–	–	–	–	–	約1
ニソリ輸液	ヴィアトリス・ヘルスケア	500	130	4	3	–	109	28	–	–	–	–	–	0.5～1.4
ラクトリンゲル液"フソー"	扶桑薬品工業	200/500/1,000	130.4	4	2.7	–	109.4	27.7	–	–	–	–	–	0.8～1.0
ハルトマン輸液pH8［NP］	ニプロ	1,000	131	4	3	–	110	28	–	–	pH調整剤含有（pH約8）	–	–	約1
ラクテックD輸液	大塚製薬工場	500	130	4	3	–	109	28	–	–	–	5 (Glu)	200	約2
ハルトマンD液	扶桑薬品工業	500	131	4	3	–	110	28	–	–	–	5 (Glu)	200	1.8～2.2
ラクテックG輸液	大塚製薬工場	250/500/1,000	130	4	3	–	109	28	–	–	–	5 (Sor)	200	約2
ソルラクトS輸液	テルモ	250/500	131	4	3	–	110	28	–	–	–	5 (Sor)	200	約2
ニソリ・S注	ヴィアトリス・ヘルスケア	500	130	4	3	–	109	28	–	–	–	5 (Sor)	200	1.5～2.4
ラクトリンゲルS注	扶桑薬品工業	200/500	130.4	4	2.7	–	109.4	27.7	–	–	–	5 (Sor)	200	1.8～2.0
ソルラクトTMR輸液	テルモ	250/500	131	4	3	–	110	28	–	–	–	5 (Mal)	200	約1
ニソリM注	ヴィアトリス・ヘルスケア	250/500	130	4	3	–	109	28	–	–	–	5 (Mal)	200	1.4～1.5
ポタコールR輸液	大塚製薬工場	250/500	130	4	3	–	109	28	–	–	–	5 (Mal)	200	約2
ラクトリンゲルM注	扶桑薬品工業	200/500	130.4	4	2.7	–	109.4	27.7	–	–	–	5 (Mal)	200	1.4～1.5
ソルアセトD輸液	テルモ	250/500	131	4	3	–	109	–	28	–	–	5 (Glu)	200	約2
アクメインD輸液	光製薬	200/500	130	4	3	–	109	–	28	–	–	5 (Glu)	200	約2
ヴィーンF輸液	扶桑薬品工業	500	130	4	3	–	109	–	28	–	–	–	–	約1
ソリューゲンF輸液	ネオクリティケア	500	130	4	3	–	109	–	28	–	–	–	–	0.8～1.0
リナセートF輸液	エイワイファーマ	500	130	4	3	–	109	–	28	–	–	–	–	約1
ヴィーンD輸液	扶桑薬品工業	200/500	130	4	3	–	109	–	28	–	–	5 (Glu)	200	1.8～2.1
ソリューゲンG注	ネオクリティケア	200/300/500	130	4	3	–	109	–	28	–	–	5 (Glu)	200	1.8～2.1
ペロール注	ヴィアトリス・ヘルスケア	300/500	130	4	3	–	109	–	28	–	–	5 (Glu)	200	1.8～2.1
リナセートD輸液	エイワイファーマ	200/500	130	4	3	–	109	–	28	–	–	5 (Glu)	200	約2
フィジオ140輸液	大塚製薬工場	250/500	140	4	3	2	115	–	25	–	Glu$^-$：3 Cit^{3-}：6	1 (Glu)	40	約1
ビカネイト輸液	大塚製薬工場	500/1,000	130	4	3	2	109	–	–	28	Cit^{3-}：4	–	–	約1
ビカーボン輸液	エイワイファーマ	500	135	4	3	1	113	–	–	25	Cit^{3-}：5	–	–	0.9～1.0

開始液　1号液

製剤名	製造販売元	容量（mL）	電解質（mEq/L）						糖（%）	エネルギー（kcal/L）	浸透圧比
			Na⁺	K⁺	Ca²⁺	Mg²⁺	Cl⁻	Lac⁻			
ソリターT1号輸液	エイワイファーマ	200/500	90	−	−	−	70	20	2.6 (Glu)	104	約1
YDソリターT1号輸液	陽進堂	200/500	90	−	−	−	70	20	2.6 (Glu)	104	約1
ソルデム1輸液	テルモ	200/500	90	−	−	−	70	20	2.6 (Glu)	104	約1
リプラス1輸液	扶桑薬品工業	200/500	90.8	−	−	−	70.8	20	2.6 (Glu)	104	1.0〜1.2
KN1号輸液	大塚製薬工場	200/500	77	−	−	−	77	−	2.5 (Glu)	100	約1
デノサリン1輸液	テルモ	200/500	77	−	−	−	77	−	2.5 (Glu)	100	約1

脱水補給液　2号液

製剤名	製造販売元	容量（mL）	電解質（mEq/L）							Phosphate（mmol/L）	糖（%）	エネルギー（kcal/L）	浸透圧比
			Na⁺	K⁺	Ca²⁺	Mg²⁺	Cl⁻	Lac⁻	Ace⁻				
ソリターT2号輸液	エイワイファーマ	200/500	84	20	−	−	66	20※	−	10	3.2 (Glu)	128	約1
ソルデム2号輸液	テルモ	200/500	77.5	30	−	−	59	48.5	−	−	1.45 (Glu)	58	約1
KN2号輸液	大塚製薬工場	500	59	25	−	2	49	25	−	P:6.9	2.35 (Glu)	94	約1

※添加物としてL−乳酸8mEq/Lを含むため，L−Lactare−濃度は28mEq/L，Glu：グルコース

維持液　3号液

製剤名	製造販売元	容量（mL）	電解質（mEq/L）									糖（%）	エネルギー（kcal/L）	浸透圧比
			Na⁺	K⁺	Ca²⁺	Mg²⁺	Cl⁻	Lac⁻	Ace⁻	H₂PO₄²⁻	Phosphate			
KN3号輸液	大塚製薬工場	200/500	50	20	−	−	50	20	−	−	−	2.7 (Glu)	108	約1
KNMG3号輸液	大塚製薬工場	500	50	20	−	−	50	20	−	−	−	10 (Glu)	200	約3
フルクトラクト注	大塚製薬工場	200/500	50	20	−	−	50	20	−	−	−	2.7 (Fru)	108	約1
ソルデム3号輸液	テルモ	200/500	50	20	−	−	50	−	−	−	−	2.7 (Glu)	108	約0.9
ソルデム3号輸液	テルモ	200/500	50	20	−	−	50	−	−	−	−	2.7 (Glu)	108	約0.9
ソリターT3号輸液	エイワイファーマ	200/500	35	20	−	−	35	20	−	−	−	4.3 (Glu)	172	約1
ソルデム3A輸液	テルモ	200/500/1,000	35	20	−	−	35	20	−	−	−	4.3 (Glu)	172	約1
ハルトマンG3号輸液	扶桑薬品工業	200/500	35	20	−	−	35	20	−	−	−	4.3 (Glu)	172	1.0〜1.6
ヒシナルク3号輸液	ニプロ	200/500	35	20	−	−	35	20	−	−	−	4.3 (Glu)	172	約1
ユエキンキープ3号輸液	光製薬	200/500	35	20	−	−	35	20	−	−	−	4.3 (Glu)	172	約1
リプラス3号輸液	扶桑薬品工業	200/500	40	20	−	−	40	20	−	−	−	5 (Glu)	200	1.4〜1.5
EL−3号輸液	エイワイファーマ	500	40	35	−	−	40	20	−	−	8 (mmol/L)	5 (Glu)	200	約2
クリニザルツ輸液	扶桑薬品工業	500	45	25	−	5	45	−	20	10	−	5 (Xyl)	200	1.5〜1.8
ヴィーン3G輸液	扶桑薬品工業	200/500	45	17	−	5	37	−	20	10	−	5 (Glu)	200	約1.5
アセトキープ3G注	ネオクリティケア	200/500	45	17	−	5	37	−	20	10	−	5 (Glu)	200	1.3〜1.7
アセテート維持液3G	光製薬	200/500	45	17	−	5	37	−	20	10	−	5 (Glu)	200	1.4〜1.6
アクマルト輸液	光製薬	200/500	45	17	−	5	37	−	20	10	−	5 (Mal)	200	約1
アクチット輸液	扶桑薬品工業	200/500	45	17	−	5	37	−	20	10	−	5 (Mal)	200	0.9〜1.0
アルトフェッド輸液	扶桑薬品工業	200/500	45	17	−	5	37	−	20	10	−	5 (Mal)	200	0.9〜1.0
エスロンB注	ネオクリティケア	200/500	45	17	−	5	37	−	20	10	−	5 (Mal)	200	0.9〜1.0
ソルマルト輸液	テルモ	200/500	45	17	−	5	37	−	20	10	−	5 (Mal)	200	約1
ペンライブ輸液	ヴィアトリス・ヘルスケア	200/300/500	45	17	−	5	37	−	20	10	−	5 (Mal)	200	0.9〜1.0

高濃度糖加維持液

| 製剤名 | 製造販売元 | 容量（mL） | 電解質（mEq/L） | | | | | | | | | 糖（%） | エネルギー（kcal/L） | 浸透圧比 |
			Na⁺	K⁺	Ca²⁺	Mg²⁺	Cl⁻	Lac⁻	Ace⁻	Phosphate	その他			
ソリターT3号G輸液	エイワイファーマ	200/500	35	20	－	－	35	20	－	－	－	7.5 (Glu)	300	約2
ソルデム3AG輸液	テルモ	200/500	35	20	－	－	35	20	－	－	－	7.5 (Glu)	300	約2
グルアセト35注	扶桑薬品工業	250/500	35	20	5	3	28	－	20	P：10 (mmol/L)	Glu⁻：5	10 (Glu)	400	2.4〜2.8
フィジオ35注輸液	大塚製薬工場	250/500	35	20	5	3	28	－	20	P：10 (mmol/L)	Glu⁻：5	10 (Glu)	400	約3
フィジオゾール3号輸液	大塚製薬工場	500	35	20	－	3	38	20	－	－	－	10 (Glu)	400	約3
アステマリン3号MG輸液	ヴィアトリス・ヘルスケア	500	35	20	－	3	38	20	－	－	－	10 (Glu)	400	2.0〜2.9
ソルデム3PG輸液	テルモ	200/500	40	35	－	－	40	20	－	8 (mmol/L)	－	10 (Glu)	400	約3
10%EL−3号輸液	エイワイファーマ	500	40	35	－	－	40	20	－	8 (mmol/L)	－	10 (Glu)	400	約3
トリフリード輸液	大塚製薬工場	500/1,000	35	20	5	5	35	－	6	P：10 (mmol/L)	Cit³⁻：14, Zn：5μmol/L	10.5 (GFX※)	420	約3
ソリタックス−H輸液	エイワイファーマ	500	50	30	5	3	48	20	－	10 (mmol/L)		12.5 (Glu)	500	約3

※ Glu：Fru：Xyl ＝ 4：2：1 で含有したもの

術後回復液　4号液

| 製剤名 | 製造販売元 | 容量（mL） | 電解質（mEq/L） | | | | | | 糖（%） | エネルギー（kcal/L） | 浸透圧比 |
			Na⁺	K⁺	Ca²⁺	Mg²⁺	Cl⁻	Lac⁻			
ソリターT4号輸液	エイワイファーマ	200/500	30	－	－	－	20	10	4.3 (Glu)	172	約1
ソルデム6輸液	テルモ	200/500	30	－	－	－	20	10	4 (Glu)	160	約0.9
KN4号液	大塚製薬工場	500	30	－	－	－	20	10	4 (Glu)	160	約1

糖質輸液

製剤名	製造販売元	容量（mL）	糖（%）	エネルギー（kcal/L）	浸透圧比
大塚糖液5%	大塚製薬工場	20/50/100/250/500/	5 (Glu)	200	約1
大塚糖液10%	大塚製薬工場	20/500	10 (Glu)	400	約2
テルモ糖注10%	テルモ	500	10 (Glu)	400	約2
光糖液20%	光製薬	20/500	20 (Glu)	800	約4
光糖液30%	光製薬	500	30 (Glu)	1,200	約6
大塚糖液50%	大塚製薬工場	200/500	50 (Glu)	2,000	約12
テルモ糖注50%	テルモ	200/500	50 (Glu)	2,000	約12
大塚糖液70%	大塚製薬工場	350	70 (Glu)	2,800	約16
キリット注5%	大塚製薬工場	300/500	5 (Xyl)	200	約1
キシリトール注5%「フソー」	扶桑薬品工業	200/500	5 (Xyl)	200	1.1〜1.3
キシリトール注「ヒカリ」5%	光製薬	500	5 (Xyl)	200	約1
マルトス輸液10%	大塚製薬工場	250/500	10 (Mal)	400	約1

その他

製剤名	製造販売元	容量 (mL)	電解質 (mEq/L)					糖 (%)	エネルギー (kcal/L)	浸透圧比
			Na$^+$	K$^+$	Ca^{2+}	Cl$^-$	Ace$^-$			
フィジオ70輸液	大塚製薬工場	250/500	70	4	3	52	25	2.5 (Glu)	100	約1

高カロリー輸液用　脂肪・糖・電解質・アミノ酸液

製剤名	製造販売元	容量 (mL)	電解質									
			Na$^+$ (mEq/袋)	K$^+$ (mEq/袋)	Ca^{2+} (mEq/袋)	Mg^{2+} (mEq/袋)	Cl$^-$ (mEq/袋)	Glu$^-$ (mEq/袋)	Ace$^-$ (mEq/袋)	SO$_4$$^{2-}$ (mEq/袋)	P (mmol/袋)	Zn (μmol/袋)
ミキシッドL輸液	大塚製薬工場	900	35	27	8.5	5	44	8.5	25	5	150 (mg)	10
ミキシッドH輸液	大塚製薬工場	900	35	27	8.5	5	40.5	8.5	25	5	200 (mg)	10

製剤名	製造販売元	容量 (mL)	総遊離アミノ酸 (g/L)	非蛋白熱量/窒素	窒素量 (g/L)	脂肪 (g/袋)	糖 (%)	エネルギー (kcal/L)	浸透圧比
ミキシッドL輸液	大塚製薬工場	900	30	126	4.61	15.6	12.2 (Glu)	700	約4
ミキシッドH輸液	大塚製薬工場	900	30	169	4.61	19.8	16.7 (Glu)	900	約5

高カロリー輸液用　糖・電解質・アミノ酸・総合ビタミン・微量元素液

製剤名	製造販売元	容量(mL)	電解質										微量元素（μmol/袋）				
			Na⁺(mEq/袋)	K⁺(mEq/袋)	Ca²⁺(mEq/袋)	Mg²⁺(mEq/袋)	Cl⁻(mEq/袋)	Lac⁻(mEq/袋)	Ace⁻(mEq/袋)	SO₄²⁻(mEq/袋)	Cit³⁻(mEq/袋)	P(mmol/袋)	Fe	Mn	Zn	Cu	I
エルネオパNF1号輸液	大塚製薬工場	1,000	50	22	4	4	50	11	39	4	8	5	10	0.5	30	2.5	0.5
		1,500	75	33	6	6	75	16.5	58.5	6	12	7.5	15	0.75	45	3.75	0.75
		2,000	100	44	8	8	100	22	78	8	16	10	20	1	60	5	1
エルネオパNF2号輸液	大塚製薬工場	1,000	50	27	5	5	50	14	48	5	12	6	10	0.5	30	2.5	0.5
		1,500	75	40.5	7.5	7.5	75	21	72	7.5	18	9	15	0.75	45	3.75	0.75
		2,000	100	54	10	10	100	28	96	10	24	12	20	1	60	5	1
ワンパル1号輸液	エイワイファーマ	800	50	25	8	6	50	5.2	29	6.1	11.7	8	8.75	0.5	50	2.5	0.5
		1,200	75	37.5	12	9	75	7.8	43.6	9.2	17.6	12	13.124	0.75	75	3.75	0.75
ワンパル2号輸	エイワイファーマ	800	50	30	8	6	50	4.6	40	6.1	14.4	8	8.75	0.5	50	2.5	0.5
		1,200	75	45	12	9	75	7	60.1	9.2	21.6	12	13.124	0.75	75	3.75	0.75

製剤名	製造販売元	容量(mL)	水溶性ビタミン								
			ビタミンB₁(mg/袋)	ビタミンB₂(mg/袋)	ビタミンB₆(mg/袋)	ビタミンB₁₂(μg/袋)	ナイアシン(mg/袋)	パントテン酸(mg/袋)	葉酸(mg/袋)	ビオチン(μg/袋)	ビタミンC(mg/袋)
エルネオパNF1号輸液	大塚製薬工場	1,000	3.84	2.3	3.675	2.5	20	7	0.3	30	100
		1,500	5.76	3.45	5.513	3.75	30	10.5	0.45	45	150
		2,000	7.68	4.6	7.35	5	40	14	0.6	60	200
エルネオパNF2号輸液	大塚製薬工場	1,000	3.84	2.3	3.675	2.5	20	7	0.3	30	100
		1,500	5.76	3.45	5.513	3.75	30	10.5	0.45	45	150
		2,000	7.68	4.6	7.35	5	40	14	0.6	60	200
ワンパル1号輸液	エイワイファーマ	800	4	2.5	4	5	20	7.5	0.3	50	100
		1,200	6	3.75	6	7.5	30	11.25	0.45	75	150
ワンパル2号輸液	エイワイファーマ	800	4	2.5	4	5	20	7.5	0.3	50	100
		1,200	6	3.75	6	7.5	30	11.25	0.45	75	150

製剤名	製造販売元	容量(mL)	ビタミンD(μg/袋)	ビタミンE(mg/袋)	ビタミンK(mg/袋)	総遊離アミノ酸(g/袋)	非蛋白熱量/窒素	窒素量(g/袋)	糖(%)	エネルギー(kcal/袋)	浸透圧比
エルネオパNF1号輸液	大塚製薬工場	1,000	2.5	5	0.075	20	153	3.13	12 (Glu)	560	約4
		1,500	3.75	7.5	0.113	30	153	4.695	12 (Glu)	840	約4
		2,000	5	10	0.15	40	153	6.26	12 (Glu)	1120	約4
エルネオパNF2号輸液	大塚製薬工場	1,000	2.5	5	0.075	30	149	4.70	17.5 (Glu)	820	約6
		1,500	3.75	7.5	0.113	45	149	7.05	17.5 (Glu)	1230	約6
		2,000	5	10	0.15	60	149	9.4	17.5 (Glu)	1640	約6
ワンパル1号輸液	エイワイファーマ	800	2.5	5	0.075	20	158	3.04	15 (Glu)	560	約4.8
		1,200	3.75	7.5	0.113	30	158	4.56	15 (Glu)	840	約4.8
ワンパル2号輸液	エイワイファーマ	800	2.5	5	0.075	30	158	4.56	22.5 (Glu)	840	約6.7
		1,200	3.75	7.5	0.113	45	158	6.85	22.5 (Glu)	1260	約6.7

高カロリー輸液用　糖・電解質・アミノ酸・総合ビタミン液

電解質

製剤名	製造販売元	容量 (mL)	Na⁺ (mEq/袋)	K⁺ (mEq/袋)	Ca²⁺ (mEq/袋)	Mg²⁺ (mEq/袋)	Cl⁻ (mEq/袋)	Lac⁻ (mEq/袋)	Ace⁻ (mEq/袋)	SO₄²⁻ (mEq/袋)	Cit³⁻ (mEq/袋)	Glu⁻ (mEq/袋)	Succinate²⁻	P (mmol (mg)/袋)	Zn (μmol/袋)
フルカリック 1号輸液	テルモ	903	50	30	8.5	10	49	30	11.9	–	–	8.5	–	250 (mg)	20
	テルモ	1,354.50	75	45	12.75	15	73.5	45	17.85	–	–	12.75	–	375 (mg)	30
フルカリック 2号輸液	テルモ	1,003	50	30	8.5	10	49	30	11.9	–	–	8.5	–	250 (mg)	20
	テルモ	1,504.50	75	45	12.75	15	73.5	45	17.85	–	–	12.75	–	375 (mg)	30
フルカリック 3号輸液	テルモ	1,103	50	30	8.5	10	49	30	11.9	–	–	8.5	–	250 (mg)	20
ネオパレン 1号輸液	大塚製薬工場	1,000	50	22	4	4	50	–	47	4	4	–	–	156 (mg)	20
	大塚製薬工場	1,500	75	33	6	6	75	–	71	6	6	–	–	235 (mg)	30
ネオパレン 2号輸液	大塚製薬工場	1,000	50	27	5	5	50	–	53	5	12	–	12	187 (mg)	20
	大塚製薬工場	1,500	75	41	7.6	7.5	75	–	80	8	18	–	18	280 (mg)	30

水溶性ビタミン

製剤名	製造販売元	容量 (mL)	ビタミンB₁ (mg/袋)	ビタミンB₂ (mg/袋)	ビタミンB₆ (mg/袋)	ビタミンB₁₂ (μg/袋)	ナイアシン (mg/袋)	パントテン酸 (mg/袋)	葉酸 (mg/袋)	ビオチン (μg/袋)	ビタミンC (mg/袋)
フルカリック 1号輸液	テルモ	903	1.5	2.54	2	5	20	7.02	0.2	50	50
	テルモ	1,354.50	2.25	3.81	3	7.5	30	10.53	0.3	75	75
フルカリック 2号輸液	テルモ	1,003	1.5	2.54	2	5	20	7.02	0.2	50	50
	テルモ	1,504.50	2.25	3.81	3	7.5	30	10.53	0.3	75	75
フルカリック 3号輸液	テルモ	1,103	1.5	2.54	2	5	20	7.02	0.2	50	50
ネオパレン 1号輸液	大塚製薬工場	1,000	1.95	2.3	2.45	2.5	20	7	0.2	30	50
	大塚製薬工場	1,500	2.925	3.45	3.675	3.75	30	10.5	0.3	45	75
ネオパレン 2号輸液	大塚製薬工場	1,000	1.95	2.3	2.45	2.5	20	7	0.2	30	50
	大塚製薬工場	1,500	2.925	3.45	3.675	3.75	30	10.5	0.3	45	75

脂溶性ビタミン

製剤名	製造販売元	容量 (mL)	ビタミンA (VA単位/袋)	ビタミンD (μg/袋)	ビタミンE (mg/袋)	ビタミンK (mg/袋)	総遊離アミノ酸 (g/袋)	非蛋白熱量/窒素	窒素量 (g/袋)	糖 (%)	エネルギー (kcal/袋)	浸透圧比
フルカリック 1号輸液	テルモ	903	1650	5	7.5	1	20	154	3.12	13.29 (Glu)	560	約4
	テルモ	1,354.50	2475	7.5	11.25	1.5	30	154	4.68	13.29 (Glu)	840	約4
フルカリック 2号輸液	テルモ	1,003	1650	5	7.5	1	30	150	4.68	17.45 (Glu)	820	約5
	テルモ	1,504.50	2475	7.5	11.25	1.5	45	150	7.01	17.45 (Glu)	1,230	約5
フルカリック 3号輸液	テルモ	1,103	1650	5	7.5	1	40	160	6.23	22.67 (Glu)	1,160	約6
ネオパレン 1号輸液	大塚製薬工場	1,000	1650	2.5	5	1	20	153	3.13	12 (Glu)	560	約4
	大塚製薬工場	1,500	2475	3.75	7.5	1.5	30	153	4.7	12 (Glu)	840	約4
ネオパレン 2号輸液	大塚製薬工場	1,000	1650	2.5	5	1	30	149	4.7	17.5 (Glu)	820	約6
	大塚製薬工場	1,500	2475	3.75	7.5	1.5	45	149	7.05	17.5 (Glu)	1,230	約6

慢性腎不全高カロリー輸液用　糖・電解質・アミノ酸・総合ビタミン液

製剤名	製造販売元	容量(mL)	電解質								
			Na^+(mEq/袋)	K^+(mEq/袋)	Ca^{2+}(mEq/袋)	Mg^{2+}(mEq/袋)	Cl^-(mEq/袋)	Lac^-(mEq/袋)	Ace^-(mEq/袋)	Cit^{3-}(mEq/袋)	Zn(μmol/袋)
キドパレン輸液	大塚製薬工場	1,050	50	−	6	6	40	16	18	9	20

製剤名	製造販売元	容量(mL)	水溶性ビタミン								
			ビタミン B1(mg/袋)	ビタミン B2(mg/袋)	ビタミン B6(mg/袋)	ビタミン B12(μg/袋)	ナイアシン(mg/袋)	パントテン酸(mg/袋)	葉酸(mg/袋)	ビオチン(μg/袋)	ビタミン C(mg/袋)
キドパレン輸液	大塚製薬工場	1,050	7.68	4.6	7.35	5	40	14	0.6	60	200

製剤名	製造販売元	容量(mL)	脂溶性ビタミン				総遊離アミノ酸(g/袋)	非蛋白熱量/窒素	窒素量(g/袋)	糖（%）	エネルギー(kcal/袋)	浸透圧比
			ビタミン A(VA単位/袋)	ビタミン D(μg/袋)	ビタミン E(mg/袋)	ビタミン K(mg/袋)						
キドパレン輸液	大塚製薬工場	1,050	3300	5	10	0.15	32.847	300	4.56	32.6 (Glu)	1,500	約9

高カロリー輸液用　糖・電解質・アミノ酸液

製剤名	製造販売元	容量(mL)	電解質										総遊離アミノ酸(g/袋)	非蛋白熱量/窒素	窒素量(g/袋)	糖(%)	エネルギー(kcal/袋)	浸透圧比
			Na^+(mEq/袋)	K^+(mEq/袋)	Ca^{2+}(mEq/袋)	Mg^{2+}(mEq/袋)	Cl^-(mEq/袋)	Glu^-(mEq/袋)	Ace^-(mEq/袋)	SO_4^{2-}(mEq/袋)	Phosphate(mmol/袋)	Zn(μmol/袋)						
ピーネヌツイン−1号輸液	エイワイファーマ	1,000	50	30	8	6	50	8	34	6	8	20	20	158	3.04	12 (Glu)	560	約4
ピーネヌツイン−2号輸液	エイワイファーマ	1,100	50	30	8	6	50	8	40	6	8	20	30	158	4.56	16.36 (Glu)	840	約5
ピーネヌツイン−3号輸液	エイワイファーマ	1,200	51	30	8	6	50	8	46	6	8	20	40	164	6.08	20.87 (Glu)	1,160	約7

高カロリー輸液用　糖・電解質液

製剤名	製造販売元	容量(mL)	電解質											糖(%)	エネルギー(kcal/袋)	浸透圧比
			Na^+(mEq/袋)	K^+(mEq/袋)	Ca^{2+}(mEq/袋)	Mg^{2+}(mEq/袋)	Cl^-(mEq/袋)	Lac^-(mEq/袋)	Ace^-(mEq/袋)	SO_4^{2-}(mEq/袋)	Glu^-(mEq/袋)	P(mmol/袋)	Zn(μmol/袋)			
ハイカリックRF輸液	テルモ	250	12.5	−	1.5	1.5	7.5	7.5	−	−	1.5	−	5	50 (Glu)	500	約11
		500	25	−	3	3	15	15	−	−	3	−	10	50 (Glu)	1,000	約11
ハイカリック液−1号	テルモ	700	−	30	8.5	10	−	−	25	−	8.5	150 (mg)	10	17.1 (Glu)	480	約4
ハイカリック液−2号	テルモ	700	−	30	8.5	10	−	−	25	−	8.5	150 (mg)	10	25 (Glu)	700	約6
ハイカリック液−3号	テルモ	700	−	30	8.5	10	−	−	22	−	8.5	250 (mg)	20	35.7 (Glu)	1,000	約8

高カロリー輸液用　基本液　小児用

製剤名	製造販売元	容量(mL)	電解質						P (mmol/袋)	Zn (μmol/袋)	糖(%)	エネルギー(kcal/袋)	浸透圧比
			Na⁺ (mEq/袋)	K⁺ (mEq/袋)	Ca²⁺ (mEq/袋)	Mg²⁺ (mEq/袋)	Ace⁻ (mEq/袋)	Lac⁻ (mEq/袋)					
リハビックスーK1号輸液	エイワイファーマ	500	5	10	4	1	1	9	5	10	17 (Glu)	340	約4
リハビックスーK2号輸液	エイワイファーマ	500	－	15	7.5	2.5	2.5	2.5	10	10	21 (Glu)	420	約5

アミノ酸製剤

製剤種別	製剤名	製造販売元	容量(mL)	電解質(mEq/L)			総遊離アミノ酸(g/L)	窒素量(g/L)	BCAA含有率%	エネルギー(kcal/L)	浸透圧比
				Na⁺	Cl⁻	Ace⁻					
総合アミノ酸製剤	アミパレン輸液	大塚製薬工場	200/300/400	約2	－	約120	100	15.65	30	400	約3
	アミゼットB輸液	テルモ	200	－	－	－	100	15.6	31	400	約3
	プロテアミン12注射液	テルモ	200	約150	約150	－	113.62	18.15	21.3	454	約5
	アミニック輸液	エイワイファーマ	200	約2.9	－	約80	100.35	15.2	35.9	401.4	約3
	モリプロンF輸液	エイワイファーマ	200	<1.5	－	約60	100	15.2	22.6	400	約3
必須アミノ酸純結晶注射液	モリアミンS注	エイワイファーマ	200	約18	約182	－	84.7	13.9	28.2	338.8	約3
腎不全用アミノ酸液	キドミン輸液	大塚製薬工場	200/300	約2	－	約45	72.05	10	45.8	288	約2
	ネオアミユー輸液	エイワイファーマ	200	約2	－	約47	59	8.1	42.2	236	約2
肝性脳症改善アミノ酸液	アミノレバン点滴静注	大塚製薬工場	200/500	約14	約94	－	79.86	12.22	35.5	319	約3
肝付箋用アミノ酸液	モリヘパミン点滴静注	エイワイファーマ	200/300/500	約3	－	約100	74.7	13.18	36.9	299	約3
3歳児以下高カロリー輸液用総合アミノ酸製剤	プレミアンーP注射液	扶桑薬品工業	200	約3	－	約80	76	11.75	39	304	2.3～2.8

末梢静脈栄養製剤

電解質

製剤名	製造販売元	容量(mL)	Na⁺ (mEq/袋)	K⁺ (mEq/袋)	Ca²⁺ (mEq/袋)	Mg²⁺ (mEq/袋)	Cl⁻ (mEq/袋)	Lac⁻ (mEq/袋)	Ace⁻ (mEq/袋)	SO₄²⁻ (mEq/袋)	Cit³⁻ (mEq/袋)	Glu⁻ (mEq/袋)	P (mmol/袋)	Zn (μmol/袋)
エネフリード輸液	大塚製薬工場	550	17.5	10	2.5	2.5	17.5	10.5	8.2	2.5	3.2	2.5	5	2.5
		1,100	35	20	5	5	35	21.1	16.4	5	6.3	5	10	5
ビーフリード輸液	大塚製薬工場	500	17.5	10	2.5	2.5	17.5	10	8	2.5	3	-	5	2.5
		1,000	35	20	5	5	35	20	16	5	6	-	10	5
パレセーフ輸液	エイワイファーマ	500	17.1	10	2.5	2.5	17.6	10	9.5	2.5	-	2.5	5	2.4
パレプラス輸液	エイワイファーマ	500	17.1	10	2.5	2.5	17.6	12.7	0.6	2.5	6	-	5	2.4
		1,000	34.2	20	5	5.1	35.2	25.5	1.2	5.1	12	-	10	4.9
ツインパル輸液	エイワイファーマ	500	17.5	10	2.5	2.5	17.5	10	-	2.5	-	2.5	5	2.5
		1,000	35	20	5	5	35	20	-	5	-	5	10	5
プラスアミノ輸液	大塚製薬工場	200	約7	-	-	-	約7	-	-	-	-	-	-	-
		500	約17	-	-	-	約17	-	-	-	-	-	-	-

水溶性ビタミン

製剤名	製造販売元	容量(mL)	ビタミンB1 (mg/袋)	ビタミンB2 (mg/袋)	ビタミンB6 (mg/袋)	ビタミンB12 (μg/袋)	ナイアシン (mg/袋)	パントテン酸 (mg/袋)	葉酸 (mg/袋)	ビオチン (μg/袋)	ビタミンC (mg/袋)
エネフリード輸液	大塚製薬工場	550	1.91	1.15	1.83	1.25	10	3.52	0.15	15	50
		1,100	3.82	2.3	3.66	2.5	20	7.04	0.3	30	100
ビーフリード輸液	大塚製薬工場	500	0.96	-	-	-	-	-	-	-	-
		1,000	1.92	-	-	-	-	-	-	-	-
パレセーフ輸液	エイワイファーマ	500	1	-	-	-	-	-	-	-	-
パレプラス輸液	エイワイファーマ	500	1.91	1.25	1.25	2.5	10	3.75	0.1	25	50
		1,000	3.81	2.5	2.5	5	20	7.5	0.2	50	100
ツインパル輸液	エイワイファーマ	500	-	-	-	-	-	-	-	-	-
		1,000	-	-	-	-	-	-	-	-	-
プラスアミノ輸液	大塚製薬工場	200	-	-	-	-	-	-	-	-	-
		500	-	-	-	-	-	-	-	-	-

製剤名	製造販売元	容量（mL）	総遊離アミノ酸（g/袋）	非蛋白熱量/窒素	窒素量（g/袋）	脂肪（g/袋）	糖（%）	エネルギー（kcal/袋）	浸透圧比
エネフリード輸液	大塚製薬工場	550	15	105	2.37	10	6.8 (Glu)	310	約3
		1,100	30	105	4.75	20	6.8 (Glu)	620	約3
ビーフリード輸液	大塚製薬工場	500	15	64	2.35	−	7.5 (Glu)	210	約3
		1,000	30	64	4.7	−	7.5 (Glu)	420	約3
パレセーフ輸液	エイワイファーマ	500	15	64	2.35	−	7.5 (Glu)	210	約3
パレプラス輸液	エイワイファーマ	500	15	64	2.35	−	7.5 (Glu)	210	約3
		1,000	30	64	4.7	−	7.5 (Glu)	420	約3
ツインパル輸液	エイワイファーマ	500	15	64	2.36	−	7.5 (Glu)	210	約3
		1,000	30	64	4.71	−	7.5 (Glu)	420	約3
プラスアミノ輸液	大塚製薬工場	200	5.43	71.4	0.84	−	7.5 (Glu)	82	約3
		500	13.57	178.5	2.1	−	7.5 (Glu)	204	約3

脂肪乳剤

製剤名	製造販売元	容量 (mL)	精製大豆油（g/袋）	精製卵黄レシチン（g/袋）	濃グリセリン（g/袋）	エネルギー（kcal/袋）	浸透圧比
イントラリポス輸液10%	大塚製薬工場	250	25	3	5.5	約275	約1
イントラリポス輸液20%	大塚製薬工場	50	10	0.6	1.1	約100	約1
		100	20	1.2	2.2	約200	約1
		250	50	3	5.5	約500	約1

代用血漿剤

製剤名	製造販売元	容量（mL）	電解質		ヒドロキシエチルデンプン（g/袋）	浸透圧比
			Na⁺（mEq/袋）	Cl⁻（mEq/袋）		
ボルベン輸液6%	フレゼニウスカービジャパン	500	154	154	30	約1

索引

和文

あ

亜鉛 45
アカルボース 251
アドレナリン 148
アミゼット® 261
アミノ酸製剤 44, 252
アミパレン® 45
アミロライド 219
アリピプラゾール 205, 206
アルカローシス 164, 209, 254
アルブテロール 210
アルブミナー® 247
アルブミン製剤 2-4, 130, 169, 176, 189, 200, 246-249, 258, 263-265, 273, 317, 320, 329, 334
アロプリノール 213
アンジオテンシン変換酵素 31
アンピシリン/スルバクタム 192, 224

い

イオン化 Ca 200, 213
一酸化窒素 22
インスリングラルギン 222
イントラリポス® 252

う

ヴィーン® D 313
ヴィーン® F 164, 165, 312
右室拡張末期容積 62, 63
右室拡張末期容積指数 63, 105
右室径 / 左室径比 153
右房圧 49, 75, 76, 100, 103, 104, 110, 115, 116, 291, 292, 294, 295

え

エルシトニン® 211, 212
エルネオパ®NF1 号 45, 259, 261
エルネオパ®NF2 号 45
エレメンミック® 46
エレンタール® 242
塩化カリウム 247
塩酸ファスジル 157, 158
エンドセリン 22, 157
エンドセリン受容体拮抗薬 157
エンレスト® 187

お

横紋筋融解症 147
オーツカ MV 46
オザグレルナトリウム 157
オメプラゾール 282

か

可逆性後頭葉白質脳症 279
下大静脈（径） 76, 81, 147, 158, 161, 175, 195, 235, 257, 291, 305, 306, 308
カテコラミン 142, 175, 237, 290, 295, 298, 300, 302, 329
カリウム製剤 46, 197, 208
カルペリチド 186
間歇的血液透析 237
間欠的腎代替療法 173

き

機械的補助循環 290
基礎代謝率 17
急性外傷性凝固障害 175
急性肝障害 147, 251
急性肝不全 251-253
急性呼吸窮迫症候群 29, 31, 58, 118, 121, 189, 228
急性心筋梗塞 138, 289-292, 294, 295
急性腎障害 28, 36, 44, 50, 129, 147, 173, 174, 233, 246, 256, 273, 276
急性尿細管壊死 234
急性肺血栓塞栓症 151
凝固障害 147, 169, 175, 200, 329
強心薬 20, 185-187, 200, 273, 276, 291
胸水 157, 158, 320, 321
胸水貯留 158, 161, 276, 317, 318

く

くも膜下出血 124, 125, 157, 170, 177, 328
クラゾセンタンナトリウム 157
グリコカリックス層 32, 129
グルココルチコイド 207
グルコン酸カリウム 209
グルコン酸カルシウム 210, 269
クロストリジウム・ディフィシル腸炎 324
グロブリン 39

け

経管栄養 158, 182, 183, 202, 203, 237, 299, 300, 313, 325
経肺熱希釈法 56-59, 61, 64, 66, 69, 121, 190, 257
劇症型心筋炎 300
劇症肝炎 246, 251, 253
血液浄化療法 138, 218, 233, 235, 252
血液粘稠度 19, 21-23, 49
血管抵抗 19-23, 104, 329
血管内皮グリコカリックス 38, 39
血液粘稠度 19, 22, 23, 49
血漿浸透圧 24, 28, 31, 33, 35, 195
血栓症 317, 321

こ

高 Ca 血症 211, 212
高 Cl 血症 235
高 K 血症 209, 210, 267, 268
高 Na 血症 28, 129, 131, 200, 208, 211, 219, 329, 330
高 P 血症 213, 214, 267, 268
抗凝固薬 173, 252
高血圧緊急症 278, 280, 282
抗血小板薬 298
膠質浸透圧 26, 27, 50, 52, 53, 72, 118, 141, 235, 246, 317, 318, 321
甲状腺機能亢進症 209, 305, 308
甲状腺クリーゼ 304-308

右列

肝硬変 245, 246, 249
肝腎症候群 245, 246
肝性脳症 251-253
灌流指数 100
カンレノ酸カリウム 247

高浸透圧高血糖症候群 222
高張食塩水 205, 330, 332
抗利尿ホルモン 21, 30, 31, 36, 195, 206, 219, 314
抗利尿ホルモン不適合分泌症候群 32
誤嚥性肺炎 158, 176
呼気終末閉塞テスト 100
呼気終末陽圧 100
混合静脈酸素飽和度 17
混合性結合組織病 180

さ

サイアザイド利尿薬 207
細胞外液 24, 25, 28, 49, 59, 146, 148, 152, 155, 157, 158, 164-166, 175, 177, 181-183, 191, 192, 197, 218, 219, 221, 222, 224, 229-231, 235, 237, 247-249, 255, 258, 273, 274, 276, 290, 294, 295, 307, 308, 312, 314, 318, 320, 325, 327
細胞内液 24, 25, 49
酢酸リンゲル液 134, 164, 228, 235, 263, 298, 334
左室拡張末期圧 117
左室拡張末期容積 117
左室最大圧較差上昇速度 69
左室流出路 153
左室流出路速度時間積分値 153
左房圧 115, 117
サルコペニア 246
三尖弁圧較差 291
三尖弁逆流圧較差 108
三尖弁逆流最大速度 108
三尖弁輪収縮期移動距離 153
酸素供給量 14, 16, 18, 22, 48, 280
酸素消費量 14, 16-18
酸素抽出率 17, 18

し

ジアゼパム 280
糸球体毛細血管膠質浸透圧 27
糸球体濾過率 27, 50
持続的血液濾過透析 251, 252, 299
持続的腎代替療法 45, 141, 268
周期性四肢麻痺 209
自由水 35, 208, 219, 221, 223, 329
自由水クリアランス 35, 36, 49, 50
重症型アルコール性肝 246, 247, 249
重炭酸塩 200
出血性ショック 129, 134, 135, 155, 169, 175-177, 257, 304
受動的下肢挙上テスト
腫瘍崩壊症候群 213, 267
硝酸薬 187,
上大静脈 121, 122
ジルチアゼム 280
心筋障害 147
心係数 57, 61, 117, 195
心原性ショック 114, 118, 289, 290, 291, 297, 298, 300
心原性脳梗塞 303
人工肝補助療法 251, 252
人工呼吸器関連肺炎 171, 176

侵襲的陽圧換気···········195
新鮮凍結血漿···········169, 171, 175, 252, 254
心臓拡張末期容積···········57, 58, 64, 121
心臓拡張末期容積指数···········121
心臓リハビリテーション···········291, 292, 294
心停止後症候群···········262, 263
浸透圧クリアランス···········35
浸透圧利尿薬···········307, 330
心嚢液貯留···········158, 199
心拍出量···········8, 9, 16, 17, 19-23, 31, 36, 48, 50, 56-64, 66, 68, 69, 81, 86-89, 100, 117, 124, 138, 153, 183, 195, 257, 291, 318, 329
深部静脈血栓症···········151
心房細動···········9, 83, 94, 199, 303, 304, 305, 307, 308
心房性ナトリウム利尿ペプチド···········21, 263

す
水溶性ビタミン···········45
ステロイド···········33, 36, 180, 195, 197, 203, 247, 249, 252, 254, 276, 308
ステロイドパルス治療···········247
スピロノラクトン···········186
スワンガンツ・カテーテル···········17, 57, 60, 61, 63, 66, 103, 114, 115, 121, 290-292, 294, 295, 298

せ
正常血糖糖尿病性ケトアシドーシス···········222
成人 T 細胞白血病···········211
赤血球増加症···········23
セファゾリン···········316
セフメタゾール···········316
セレン···········45
全駆出率···········68, 69
全身血管抵抗···········22, 65, 66, 253, 257

そ
速度時間積分値···········153
ゾメタ®···········211
ソリタ®T3号···········44, 47, 181, 182
ソルアセト®F···········181, 197, 219, 242, 258, 259, 320
ソルデム®3A···········131, 219, 230, 259, 261, 320
ゾレドロン酸···········212

た
体温管理療法···········262, 263
体外限外濾過法···········237
体外式膜型人工肺···········297
代謝性アシドーシス···········3, 6, 14, 28, 148, 164, 165, 199, 210
代謝性アルカローシス···········164, 209
体液蓄積症候群···········8
ダイメジン···········46
大量輸血プロトコル···········175
多飲症···········207
多臓器不全···········14, 44, 61, 169, 189, 228, 272
タゾバクタム/ピペラシリン···········316
多尿···········133, 138, 329, 330, 332
多発外傷···········169, 171, 174, 176, 304
炭酸水素ナトリウム···········148

ち
チアマゾール···········305
遅発性脳虚血···········124

中心静脈圧···········15, 22, 48, 49, 62, 63, 75, 78, 103, 147, 153, 154, 165, 257, 298, 329
中心静脈血酸素飽和度···········153
中枢性塩類喪失症候群···········330
中枢性尿崩症···········33, 329
超音波ドプラ検査···········246
調整晶質液···········129, 222, 235, 273
腸閉塞···········163-165, 168

て
低 Ca 血症···········212, 213, 269
低 K 血症···········167, 207-209
低 Mg 血症···········216
低 Na 血症···········28, 203, 205-208, 330, 332
低 P 血症···········214, 249
低アルブミン血症···········6, 23, 26, 41, 50, 130, 140, 246, 247, 275, 317, 321, 334
テイコプラニン···········40
低酸素性肺血管収縮反応···········22
低酸素脳症···········264
低心拍出症候群···········186, 291
低分子デキストラン···········158, 161
デスモプレシン···········33, 208
テタニー···········216, 269
テルリプレシン···········246

と
銅···········45
等張晶質液···········253, 254, 310, 314, 326, 327, 329, 330, 332
糖尿病関連脳症···········222, 223, 225, 226
糖尿病性ケトアシドーシス···········214, 222
動脈血酸素飽和度···········16, 48
トーヌス···········39
特発性細菌性腹膜炎···········246, 247, 249
ドブタミン···········154, 155, 185, 186, 290-292, 294, 295
トルバプタン···········292, 294

な・に
ナファモスタットメシル酸塩···········173
ニカルジピン···········280, 282, 294
ニトロプルシド···········280
乳酸アシドーシス···········200, 268, 304
乳酸リンゲル液···········3, 146, 164, 176, 200, 224, 228, 263, 334
尿崩症···········33, 221, 264, 332
尿量のモニタリング···········229, 247, 257, 318
妊娠高血圧症候群···········318

ね
ネーザルハイフロー···········158
熱傷···········131, 139, 147, 227-231, 257
熱中症···········145-148

の
脳死下臓器提供···········328
脳性ナトリウム利尿ペプチド···········21
ノルアドレナリン···········21, 139, 142, 147, 148, 154, 155, 171, 173, 181, 183, 201-203, 233-235, 237, 242-244, 258, 259, 274, 276, 290, 312-314, 320, 334
ノルエピネフリン···········147, 219
ノンストレステスト···········318

は
ハーゲン・ポアズイユの式···········15, 21, 48
肺血管外水分量···········56-59, 71, 72, 121, 125, 190, 257, 318
肺血管外水分量指数···········58, 73
肺血管抵抗···········65, 66, 154, 195, 197, 200, 291
肺血管透過性指数···········72, 73, 139
敗血症診療国際ガイドライン···········4
敗血症性 DIC···········316, 321
敗血症性ショック···········8, 33, 50, 59, 66, 86, 90, 124, 129, 131, 135, 147, 170, 173, 180, 181, 183, 184, 200, 203, 233, 235, 241, 244, 256, 258, 259, 261, 272, 274, 310, 318, 320, 321
敗血症性心筋症···········274, 317
肺高血圧症···········65-67, 108, 111, 155
肺水腫···········195, 252, 264, 273, 276, 284, 294, 296, 299, 301, 318
肺動脈カテーテル···········22, 114, 115, 329
肺動脈楔入圧···········116, 292, 329
肺動脈閉塞圧···········115
ハイドロコートン®···········181-184
肺毛細血管楔入圧···········115
播種性血管内凝固···········272
バソプレシン···········21, 27, 30-33, 35, 157, 201-203, 206, 208, 234, 258, 259, 263, 274, 276, 329, 330, 332
バソプレシン補充療法···········329
バンコマイシン···········224, 226, 244, 310, 313, 314

ひ
ビーフリード···········44
ピヴラッツ点滴静注液®···········157
非侵襲的陽圧換気···········187, 195
ビスホスホネート製剤···········212
ビタミン D···········45, 211
必須アミノ酸···········44
ヒドララジン···········280
ピトレシン®···········242
ヒドロキシエチルデンプン含有製剤···········130
ヒドロコルチゾン···········201, 274, 276, 305
びまん性大細胞型 B 細胞リンパ腫···········267, 269
ヒューマリン®R···········210
微量栄養素···········43, 45

ふ
フィジオ35®···········261
フィブリノーゲン···········22, 39, 267, 304
フェンタニル···········243
不感蒸泄···········140, 145, 146, 202, 230, 258, 313, 332
腹腔内圧···········48, 50, 89, 104, 139, 170, 234, 241, 256, 334
腹腔内高血圧症···········257
副腎皮質刺激ホルモン···········31
腹水濾過濃縮再静注法···········247
腹部開放管理···········241, 256, 258, 304
腹部コンパートメント症候群···········50, 176, 234, 241, 256, 273
プレセデックス®···········260
プレドニゾロン···········195, 255, 270, 271
プレドニン®···········283
フロセミド···········90, 91, 148, 158, 186, 187, 207, 242, 247, 275, 280, 283, 287, 301

プロトンポンプ阻害薬 183, 301, 325
プロポフォール 260

へ

平均灌流圧 105
平均動脈圧 15, 17, 18, 48, 53, 58, 105, 139, 147, 171, 173, 200, 234, 240, 241, 257-259, 291, 292, 299, 318, 320, 329
閉塞性ショック 153-155
閉塞性腎盂腎炎 180
ペプタメン®AF 259
ヘマトクリット値 22, 49
ベルイシグアト 292
ヘンレループ 27

ほ

膀胱内圧 242, 256-259, 261
ボウマン腔静水圧 27

ま

慢性血栓塞栓性肺高血圧症 155
慢性腎臓病 44, 246
慢性閉塞性肺疾患 79, 194

み・む

ミネラルコルチコイド受容体拮抗薬 187
脈圧変動 6, 58, 87
ミルクアルカリ症候群 212
ミルリノン 291
無気肺 176

め・も

メロペネム／バンコマイシン 310
毛細血管再充満時間 33, 53, 103, 175, 195, 229
目標指向型輸液管理 197
モルヒネ 325, 326
門脈圧亢進症 246

ゆ

有機浸透圧調節物質 28
輸液チャレンジ 80, 86, 175
輸血関連急性肺障害 176
輸血関連循環過負荷 176

よ

ヨウ化カリウム 305
陽性変時作用 154
予防的抗菌薬 231, 266, 308

ら

ラシックス® 197
ラスブリカーゼ 213, 268-271
ランジオロール 305

り・れ

リコンビナントトロンボモジュリン製剤 274
リチウム中毒 217-219
硫酸マグネシウム（製剤） 46, 247
リン酸カリウム製剤 46
リン酸ナトリウム（製剤） 46, 247, 249

る

ループ利尿薬 187, 207, 210, 212, 215, 292, 294, 299, 301, 307
レニン―アンジオテンシン―アルドステロン系 21, 28, 30, 36

欧文

A

abdominal compartment syndrome (ACS) 176, 240-242, 256, 257, 261
activated partial thromboplastin time (APTT) 267, 294
acute kidney injury (AKI) 28, 36, 44, 50, 105, 233-235, 237, 246
acute respiratory distress syndrome (ARDS) 31
acute traumatic coagulopathy (ATC) 28, 31, 56, 58, 72-74, 118, 121, 124, 125, 176, 188-192, 195, 228, 334
acute tubular necrosis (ATN) 234
adrenocorticotropic hormone (ACTH) 31
adult T-cell leukemia-lymphoma (ATL) 211
AG 開大性代謝性アシドーシス 224
angiotensin receptor blocker (ARB) 186, 187, 292
angiotensin receptor-neprilysin inhibitor (ARNI) 187, 292
angiotensin-converting enzyme (ACE) 31
antidiuretic hormone (ADH) 21, 31, 206, 219, 314
AT₁受容体 31
AT3 製剤 274
atrial natriuretic peptide (ANP) 21, 263

B

bacterial translocation 50, 164, 167
Barsoum and Levine の式 206
basal metabolic rate (BMR) 17
biophysical profile score (BPS) 318
blood pressure (BP) 21
brain natriuretic peptide (BNP) 21, 110, 187, 283

C

capillary refill time (CRT) 52-54, 103, 153, 175, 200, 273
cardiac index (CI) 57, 61, 117, 118, 195
cardiac output (CO) 14, 16-19, 21, 48, 57, 60, 61, 81, 85, 86, 88-92, 99, 100, 101, 114, 117, 123, 124, 257, 258, 299, 311, 318, 334
cell-free and concentrated ascites reinfusion therapy (CART) 247
central diabetes insipidus (CDI) 33
central venous pressure (CVP) 15, 62, 63, 78, 102, 103, 124, 195
chronic kidney disease (CKD) 44
chronic obstructive pulmonary disease (COPD) 75, 79, 83, 124, 194, 195
chronic thromboembolic pulmonary hypertension (CTEPH) 155
CO₂ gaps 153
comfort measure only (CMO) 324, 326, 327
continuous hemodiafiltration (CHDF) 251-255, 292

D

continuous renal replacement therapy (CRRT) 45, 125, 141, 173, 233, 235, 237, 268
damage-associated molecular patterns (DAMPs) 170
deep vein thrombosis (DVT) 151, 152, 155
delayed cerebral ischemia (DCI) 124
diabetic ketoacidosis (DKA) 214, 222-226
DIC 治療薬 320, 321
disseminated intravascular coagulation (DIC) 256, 272, 274, 321

E

ECPELLA 291, 296, 298-300
end expiratory occlusion test (EEOT) 99, 100
endothelial glycocalyx layer (EGL) 32
endothelial glycocalyx (eGCX) 39
euglycemic diabetic ketoacidosis (euDKA) 222-224, 226
euvolemia 226, 237
extracellular fluid (ECF) 24, 25, 49
extracorporeal membrane oxygenation (ECMO) 191, 291, 296-299, 301, 302
extracorporeal ultrafiltration method (ECUM) 237
extravascular lung water index (ELWI) 58, 71, 73
extravascular lung water (EVLW) 56-59, 71-74, 121, 125, 190, 318

F

Fantastic four 187
FloTrac® 56, 83, 103, 197, 201, 257
fluid accumulation syndrome 8
fluid challenge 80-82, 86, 175, 235, 306, 308
fluid stewardship 10-12
Frank-Starling の法則 20, 49, 117, 185, 186
free water clearance 35
full feeding 43, 44

G

GFO® 182
global ejection fraction (GEF) 68, 69
glomerular filtration rate (GFR) 27, 28, 50, 212, 246
goal-directed fluid therapy (GDFT) 195

H

hematocrit (Hct) 22, 157
hepatorenal syndrome (HRS) 246, 247, 249
Holliday-Segar の輸液計算式 313, 314
hydroxyethyl starch (HES) 製剤 2, 4, 130, 131, 176, 329
hyperosmolar hyperglycemic syndrome (HHS) 222-225
hypovolemia 195, 197, 206, 208
hypoxic pulmonary vasoconstriction (HPV) 22

I

ICU acquired weakness （ICU-AW）
....43, 44
Impella® 296-299, 302
inferior vena cava （IVC） 75-79, 81,
111, 151, 200, 257-259
infusion reaction 321
interventricular dependence 152, 153
intra-abdominal pressure （IAP）
....50, 241, 257
intracellular fluid （ICF）............24, 25, 49
invasive positive pressure ventilation
（IPPV）..187, 195
isotonic crystalloids 231

K

KCL...206, 209, 219, 261

L

Lactate （Lac）.....129, 138, 188, 199, 201, 202,
241, 258, 259, 292, 299
left arterial pressure （LAP） 117
left ventricular end-diastolic pressure
（LVEDP）..117
left ventricular end-diastolic volume
（LVEDV）..117
left ventricular outflow tract velocity time
integral （LVOT-VTI）...............153, 291
left ventricular outflow tract （LVOT）
....80-83
low output syndrome （LOS） 185-187

M

massive transfusion protocol （MTP）.....175
mean arterial pressure （MAP）...15, 17, 18,
48, 50, 104, 105, 200-202, 234
mean perfusion pressure （MPP）.........105
mechanical circulatory support （MCS）
.................................290, 292, 294-301
mineralocorticoid receptor antagonist
（MRA）..187, 292
mini-fluid challenge 85-87, 334
minimini-fluid challenge 86
mixed connective tissue disease （MCTD）
....180
mixed venous oxygen saturation （ScvO₂）
....117, 153
mixing point 302

N

National Institute for Health and Clinical
Excellence （NICE） ガイドライン·11, 130
non invasive positive pressure ventilation
（NPPV） 187, 195, 197, 290
non stress test （NST） 322
north-south syndrome.....................299, 302
NSAIDs 219
NT-proBNP 187

O

O₂ extraction ratio （O₂ER） 17
obstetric modified quick SOFA
（omqSOFA）..316
on-line hemodiafiltration （HDF）.........252
open abdominal management （OAM）
.................241, 242, 256, 261, 258, 304, 307

overfeeding.................................43, 44, 47
oxygen consumption （VO₂）....14, 16, 17
oxygen delivery （DO₂）.........14, 16, 17, 48

P

passive leg raising （PLR） テスト
...............88-90, 92, 171, 192, 200, 334, 335
perfusion index （PI） 100
permissive hypotension 169, 176
permissive underfeeding...................43, 47
PiCCO®................56, 58-61, 63, 69, 72, 73,
103, 121, 122, 257, 261, 318
point-of-care ultrasound （POCUS）.........147
positive end expiratory pressure （PEEP）
............79, 96, 100, 104, 105, 117, 141
post-cardiac arrest syndrome （PCAS）
....262-264
posterior reversible encephalopathy
syndrome （PRES） 278-280, 282
pressure control ventilation （PCV）
....94, 96
proton pump inhibitor （PPI）
.................183, 184, 301, 325, 326
pulmonary artery catheter （PAC）
...............................113-115, 117, 118
pulmonary artery occlusion pressure
（PAOP）..115
pulmonary artery wedge pressure
（PAWP）..115
pulmonary capillary wedge pressure
（PCWP）.....113, 114, 116-118, 121, 124, 291
pulmonary hypertension （PH）
.................66, 107, 108, 110-112
pulmonary thromboembolism （PTE）
....151-155
pulmonary vascular permeability index
（PVPI）..71-74
pulse pressure variation （PPV）.....6, 56, 58,
59, 61-64, 87, 89, 93-97, 103, 105, 124, 257,
334

R

refeeding 症候群 43, 46, 47, 225
renal replacement therapy （RRT）
.................................141, 235, 268
reninangiotensin-aldosterone system
（RAAS）...............................28, 30-33, 195
right arterial pressure （RAP）
.....................49, 75-79, 104, 107, 114
right ventricular end-diastolic volume
index （RVEDVI）....................63, 105
right ventricular end-diastolic volume
（RVEDV）..62-64
RV/LV ratio 153

S

sepsis-associated AKI （SA-AKI）
....234, 237
SGLT2 （sodium glucose cotransporter2）
阻害薬 187, 222, 224, 292
SOFA （sequential organ failure
assessment） スコア...........40, 41, 200, 256
spontaneous bacterial peritonitis （SBP）
....246
SSCG2021................................4, 6, 139, 334

stroke volume index （SVI）
.................................60, 86, 118, 124
stroke volume variation （SVV）
.................................6, 123, 238
stroke volume （SV）..............6, 16, 19, 60,
61, 63, 80-84, 86, 89, 104, 117, 118
subarachnoid hemorrhage （SAH）
.................................157, 158, 161
superior vena cava （SVC）.....121, 122, 124
syndrome of inappropriate secretion of
antidiuretic hormone （SIADH）
.................................32, 206, 207
systemic vascular resistance index
（SVRI）.............58, 65, 66, 257-259, 273
systemic vascular resistance （SVR）
.................................22, 58, 65-67, 311

T

targeted temperature management
（TTM）.................................262, 263
transfusion–associated circulatory
overload （TACO）...........176, 283-285,
287, 288
transfusion–related acute lung injury
（TRALI）.........176, 276, 284, 285, 287
transpulmonary thermodilution （TPTD）
.................................57, 121, 124
tricuspid annular plane systolic excursion
（TAPSE）.............................110, 153
tricuspid regurgitation pressure gradient
（TRPG）.............107, 108, 110, 291
tricuspid regurgitation velocity （TRV）
.................................107-112
triple-H 療法 157
tumor lysis syndrome（TLS）
....267-271

U・V

underfeeding.................................43, 44
vascular resistance （VR）....................21, 22
velocity time integral （VTI）.........80-84, 257
veno-venous extracorporeal membrane
oxygenation （VV-ECMO）..........188, 297
veno-arterial extracorporeal membrane
oxygenation （VA-ECMO）..........154, 297
venous excess ultrasound （VExUS）
.................................153, 235, 305
viscosity...22
volume control ventilation （VCV）.....93-96

数字・その他

1 回心拍出量指数.................................86, 118
1 回拍出量...............16, 19, 20, 58, 60, 61,
63, 86, 89, 104, 195
1 回拍出量変動.....6, 58, 81, 87, 195, 257
2.5％ブドウ糖液.....................................208
5％ ブドウ糖液...............128, 133, 134, 141,
206, 208, 219, 255, 271, 294, 321
10％ブドウ糖液.....................................210
20％ ブドウ糖液.....................................312
50％ブドウ糖液.....................................210
70％ブドウ糖液.....................................261
β-ラクタム系抗菌薬................................41
β 遮断薬.................................186, 187, 292

ER・ICU の適正輸液

2025 年 3 月 1 日　第 1 版第 1 刷発行

■**編　集**　土谷飛鳥　　つちや　あすか

■**発行者**　吉田富生

■**発行所**　株式会社メジカルビュー社

〒162-0845 東京都新宿区市谷本村町 2-30
電話　03(5228)2050(代表)
ホームページ　https://www.medicalview.co.jp/

営業部　FAX　03(5228)2059
　　　　E-mail　eigyo@medicalview.co.jp

編集部　FAX　03(5228)2062
　　　　E-mail　ed@medicalview.co.jp

■**印刷所**　シナノ印刷株式会社

ISBN 978-4-7583-2304-8 C3047

©MEDICAL VIEW, 2025 Printed in Japan